U0301221

肌少症基础与临床

Sarcopenia: From Bench to Bedside

主　编　肖　谦

副主编　彭　彦　赵柯湘　陈金梁

人民卫生出版社

·北 京·

图书在版编目（CIP）数据

肌少症基础与临床 / 肖谦主编 . —北京：人民卫
生出版社，2024.3
ISBN 978-7-117-36014-2

Ⅰ. ①肌…　Ⅱ. ①肖…　Ⅲ. ①肌肉疾病－诊疗　Ⅳ.
①R685

中国国家版本馆 CIP 数据核字（2024）第 048472 号

人卫智网	www.ipmph.com	医学教育、学术、考试、健康， 购书智慧智能综合服务平台
人卫官网	www.pmph.com	人卫官方资讯发布平台

肌少症基础与临床

Jishaozheng Jichu yu Linchuang

主　　编：肖　谦
出版发行：人民卫生出版社（中继线 010-59780011）
地　　址：北京市朝阳区潘家园南里 19 号
邮　　编：100021
E - mail：pmph @ pmph.com
购书热线：010-59787592　010-59787584　010-65264830
印　　刷：天津市光明印务有限公司
经　　销：新华书店
开　　本：889×1194　1/16　印张：21　插页：4
字　　数：635 千字
版　　次：2024 年 3 月第 1 版
印　　次：2024 年 4 月第 1 次印刷
标准书号：ISBN 978-7-117-36014-2
定　　价：99.00 元
打击盗版举报电话：010-59787491　E-mail：WQ @ pmph.com
质量问题联系电话：010-59787234　E-mail：zhiliang @ pmph.com
数字融合服务电话：4001118166　E-mail：zengzhi @ pmph.com

编　者

（以姓氏笔画为序）

马厚勋（重庆医科大学附属第一医院）　　　　范　真（四川省人民医院）

马楼艳（西安市第九医院）　　　　　　　　　罗　成（重庆医科大学附属第一医院）

王　锐（重庆医科大学附属第一医院）　　　　罗　宇（重庆医科大学附属第一医院）

吕　琼（重庆医科大学附属第一医院）　　　　周　平（重庆医科大学附属第一医院）

吕安康（重庆医科大学附属第二医院）　　　　周　婷（重庆医科大学附属第一医院）

朱淑娟（重庆医科大学基础医学院）　　　　　周　静（重庆医药高等专科学校）

刘　霞（重庆大学附属沙坪坝医院）　　　　　周灵杉（兰州大学第一医院）

孙　悦（重庆医科大学附属第一医院）　　　　郑　坤（重庆医科大学附属第一医院）

李　巍（重庆医科大学附属第一医院）　　　　赵宇星（重庆医科大学附属第一医院）

李沅汾（重庆医科大学附属第一医院）　　　　赵柯湘（重庆医科大学附属第一医院）

李佳俊（重庆医科大学附属第一医院）　　　　胡建平（重庆医科大学附属第一医院）

杨　虹（重庆医科大学附属第一医院）　　　　耿艳清（重庆医科大学基础医学院）

杨韵霏（重庆医科大学附属第一医院）　　　　夏　丽（重庆医科大学附属第一医院）

肖　飞（重庆医科大学附属第一医院）　　　　夏文静（重庆医科大学附属第一医院）

肖　谦（重庆医科大学附属第一医院）　　　　顾子微（重庆医科大学附属第一医院）

吴永鑫（重庆医科大学附属第一医院）　　　　徐凌杰（重庆医科大学附属第一医院）

吴尧旋（重庆医科大学附属第一医院）　　　　高　原（重庆医科大学附属第一医院）

余　靖（重庆医科大学附属第一医院）　　　　郭　艾（重庆医科大学附属第一医院）

余红梅（重庆医科大学附属第一医院）　　　　黄文祥（重庆医科大学附属第一医院）

宋双益（重庆医科大学附属第一医院）　　　　黄昶荃（成都市第二人民医院）

张莹宵（重庆医科大学附属第一医院）　　　　黄增益（重庆医科大学基础医学院）

陈　曦（重庆医科大学附属第一医院）　　　　彭　彦（重庆医科大学基础医学院）

陈冬梅（新疆维吾尔自治区人民医院克拉玛依医院）　彭嘉怡（重庆医科大学附属第一医院）

陈金梁（浙江大学医学院附属第二医院）　　　蒲　蝶（重庆医科大学附属第二医院）

陈秋男（重庆医科大学附属第一医院）　　　　廖芷吟（重庆医科大学附属第二医院）

陈鸿桢（重庆医科大学附属第一医院）　　　　穆欣艺（重庆医科大学基础医学院）

陈德清（重庆市荣昌区人民医院）

学术秘书

穆欣艺（重庆医科大学基础医学院）　　　　　赵宇星（重庆医科大学附属第一医院）

主编简介

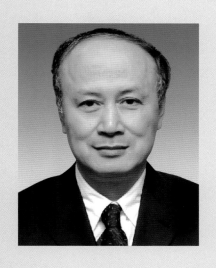

肖　谦　教授,博士研究生导师,主任医师。重庆市学术技术带头人,重庆市老年病科临床医疗质量控制中心常务副主任,重庆市老年医学联盟理事长,重庆市医学会老年医学分会第五届、第六届主任委员。中国老年学和老年医学学会常务委员,中国老年医学中心联盟常委。

本科毕业于华西医科大学临床医学系,博士毕业于重庆医科大学。从事临床医疗、教学、科研工作 40 年,主要研究糖尿病慢性并发症、肌少症的发病机制及保护策略。主编、参编《老年护理学》《老年医学》《临床医学导论》《全科医生临床能力培养》《内科症状鉴别诊断》《内分泌科临床禁忌手册》等专著。培养硕士、博士研究生 100 余人。发表 CSCD(中国科学引文数据库)、SCI 论文 100 余篇。主持国家自然科学基金、教育部博士点基金、重庆市自然科学基金等课题多项。

前　言

距 1989 年 Rosenberg 首次提出 sarcopenia 的概念已 34 年,起初国内学者将其译为"肌肉减少症",近年来业界逐渐用其简称"肌少症"作为通用名称,2019 年,全国科学技术名词审定委员会正式公布"肌少症"为规范的专用名词。近 10 年来,肌少症在基础和临床研究方面取得一系列突破性的进展,欧洲老年肌少症工作组(EWGSOP)、国际肌少症工作组(IWGS)、亚洲肌少症工作组(AWGS)以及中华医学会骨质疏松和骨矿盐疾病分会(CSOBMR)分别于 2010 年、2011 年、2014 年、2016 年发表了肌少症共识并持续更新,2016 年肌少症被纳入国际疾病分类 ICD-10 诊断编码,成为人类疾病谱中的新成员。我们团队 10 年来专注于肌少症的临床实践和基础研究,随着对肌少症的认识不断拓宽和深入,整理总结该领域的进展和成果以窥其全貌的愿望越来越强烈,于是这本书应运而生。

肌少症是一系列临床不良事件的独立危险因素,增加跌倒、骨折、感染的风险,进一步导致衰弱、失能和高死亡率,严重影响生活质量和预期寿命,并给家庭和社会增加沉重的医疗护理负担。肌少症缺乏特异的临床表现,病因及发病机制还未完全明确,目前尚无以肌少症为适应证的治疗药物。此外,肌少症还与多种常见疾病密切相关,如骨质疏松症、糖尿病、心血管疾病、呼吸系统疾病和认知障碍等。全世界肌少症的患病人数预计将从 2010 年的 5 000 万人增加到 2050 年的 2 亿人,随着全球老龄化,肌少症的预防和管理已被公认为一个亟待解决的全球性问题。

寒暑两载,编者们查阅大量文献,数易其稿,终成此书。本书分为四大部分,第一部分系统地介绍了骨骼肌的解剖结构、生理特性和研究模型等基础理论知识。第二部分重点介绍了肌少症的临床概况以及与临床常见疾病之间千丝万缕的关系。第三部分主要介绍了肌少症与常见老年综合征之间的联系。第四部分重点关注了肌少症的治疗策略和方法。本书从基础到临床进行了详尽阐述,反映了肌少症近年来重要的研究成果和临床进展。希望本书能对一线临床医护人员、老年相关服务人员、基础医学研究人员及相关专业研究生提供有益的参考。

书稿编撰期间恰逢新冠病毒全球肆虐之时,工作繁忙、生活不易,本书最终得以如期面世,离不开全体编者的辛勤付出和通力合作。为此,我由衷感谢为此付出大量时间和精力的编者们!

他山之石,可以攻玉;百家之长,可以厚己。各位读者如能从本书中获益一二,编者不胜欣慰。限于编者的认识水平及时间,疏漏之处在所难免,请读者不吝指正。

肖　谦

2023 年初夏于重庆

目 录

第一篇 基 础 理 论

第一章 骨骼肌的发生 ……………………………………………………………………… 2

第二章 骨骼肌的解剖结构 ………………………………………………………………… 14

第三章 骨骼肌的组织结构 ………………………………………………………………… 31

第四章 骨骼肌的生理特性 ………………………………………………………………… 36

第五章 模式生物肌肉研究进展 …………………………………………………………… 47

第六章 肌少症研究模型 …………………………………………………………………… 58

第七章 肌少症的潜在生物标志物 ………………………………………………………… 64

第八章 骨骼肌与激素 ……………………………………………………………………… 76

第九章 肌少症与肠道微生物群 …………………………………………………………… 83

第二篇 肌少症与临床

第十章 肌少症概述 ………………………………………………………………………… 94

第十一章 肌少症与肿瘤 …………………………………………………………………… 106

第十二章 肌少症与糖尿病 ………………………………………………………………… 117

第十三章 肌少症性肥胖 …………………………………………………………………… 125

第十四章 肌少症与代谢综合征 …………………………………………………………… 130

第十五章 肌少症与冠状动脉粥样硬化性心脏病 ………………………………………… 136

第十六章 肌少症与心力衰竭 ……………………………………………………………… 144

第十七章 肌少症与外周动脉疾病 ………………………………………………………… 152

第十八章 肌少症与慢性阻塞性肺疾病 …………………………………………………… 156

第十九章 肌少症与阻塞性睡眠呼吸暂停低通气综合征 ………………………………… 165

第二十章 肌少症与慢性肾脏病 …………………………………………………………… 169

第二十一章 肌少症与骨质疏松症 ………………………………………………………… 177

第二十二章 肌少症与骨关节炎 …………………………………………………………… 187

第二十三章　肌少症与类风湿性关节炎 ··· 191

第二十四章　肌少症与非酒精性脂肪性肝病 ··· 196

第二十五章　肌少症与肝硬化 ·· 204

第二十六章　肌少症与炎症性肠病 ··· 213

第二十七章　肌少症与脑卒中 ·· 217

第二十八章　肌少症与帕金森病 ··· 224

第二十九章　肌肉萎缩与慢性脊髓和周围神经疾病 ······························· 228

第三十章　肌少症与脓毒症 ··· 235

第三十一章　肌少症与贫血 ··· 241

第三十二章　肌少症与常用药物 ··· 245

第三十三章　肌少症与中医药 ·· 252

第三篇　肌少症与老年综合征

第三十四章　肌少症与衰弱综合征 ··· 258

第三十五章　肌少症与认知功能障碍 ·· 264

第三十六章　肌少症与营养不良 ··· 273

第三十七章　肌少症与跌倒 ··· 288

第三十八章　肌少症与抑郁症 ·· 292

第三十九章　肌少症与吞咽困难 ··· 296

第四十章　肌少症与睡眠障碍 ·· 301

第四十一章　肌少症与慢性疼痛 ··· 305

第四篇　治　疗

第四十二章　肌少症治疗总论 ·· 310

第四十三章　肌少症的运动治疗 ··· 313

第四十四章　肌少症的营养治疗 ··· 317

第四十五章　肌少症的药物治疗 ··· 322

中英文名词对照索引 ··· 327

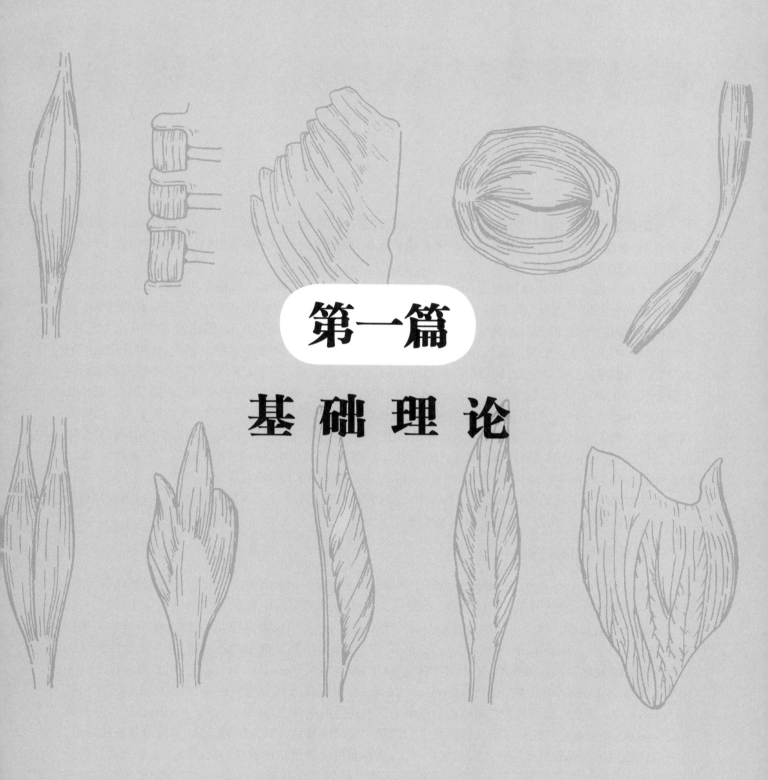

第一篇

基础理论

第一章　骨骼肌的发生

骨骼肌组织主要由具有收缩功能的骨骼肌细胞组成。肌细胞因呈长纤维形,故又称肌纤维,其细胞膜称为肌膜,细胞质又称肌质。骨骼肌外包裹有结缔组织,肌纤维间有少量结缔组织、血管、淋巴管及神经。骨骼肌一般借肌腱附于骨骼。

产生肌肉的过程称为肌肉发生(myogenesis),能够分化形成肌纤维的细胞称为生肌细胞(myogenic cells)。肌肉发生可以分为几个不同的阶段。第一个阶段在胚胎发生的早期,此时,中胚层形成的体节形成了机体最初的肌纤维,随后以这些肌纤维为模板逐渐产生新的肌纤维附加其上。第二个阶段在出生前后,此时肌组织中出现了生肌祖细胞(myogenic progenitors),它们在大量增殖后又逐渐减少,此时骨骼肌中细胞核数量逐渐增加并最终恒定,同时肌原纤维的蛋白合成到达顶峰。一旦肌肉发育成熟,这些祖细胞会进入静止状态并从此作为卫星细胞(satellite cell)留存在肌组织中。第三个阶段在成年后。同其他不断自我更新的成体器官一样,骨骼肌能够持续替换衰老或损伤的肌纤维而保持肌组织稳定的功能状态。此时的肌肉发生依赖于卫星细胞的激活及其分化为新的肌纤维。而目前研究最广泛的肌肉发生的形式,就是肌肉受损后,大量卫星细胞通过有丝分裂扩增并分化,最后修复受损组织,重建组织的稳态。有趣的是,胚胎时期骨骼肌发生与成年时期骨骼肌再生中,许多转录因子和信号分子都是重叠的。

本章内容将主要从胚胎时期骨骼肌的发生、成人骨骼肌的再生两个方面进行介绍,并探讨调控骨骼肌发生的常见转录因子、信号分子等基因调控网络。

一、骨骼肌的来源

人体的骨骼肌全部来自于三胚层胚盘的中间层——中胚层。胚胎受精第 16 天,三胚层胚盘形成后,在脊索以及神经管两旁的中胚层细胞增生,形成左、右一对纵行增厚的中胚层组织,称为轴旁中胚层,它们是骨骼肌最早的起源。轴旁中胚层最开始是没有节段性的,最初形成的这种暂时性的、未分节的结构称为前体节中胚层(presomitic mesoderm)。在人胚第 17 天,轴旁中胚层细胞局部增殖,在神经管两侧从头端到尾端逐渐分化为左右对称的 42~44 对团块状结构,称为体节(somite)。自枕部至尾部,每个体节均分化出生骨节(sclerotome)、生皮生肌节(dermamyotome),生皮生肌节再分化为生皮节(dermatome)和生肌节(myotome)。来自生肌节的间充质细胞会逐渐分化出前生肌祖细胞(premyogenic progenitors)以及骨骼肌成肌细胞(myoblast)。成肌细胞迁移到预定形成肌肉的相应部位并相互融合,形成多核的骨骼肌纤维,并在肌纤维内出现肌原纤维。至人胚第 3 个月末,具有典型的横纹结构的骨骼肌出现。躯干和四肢的骨骼肌均由体节分化而来。而头端的轴旁中胚层不形成体节,而形成称为体节球或头节的结构,组织比较疏松,不分化为生骨节和生皮生肌节,而形成头部和颈部的肌肉。

生皮生肌节的细胞高表达转录因子 Pax3(paired-homobox 3)和 Pax7,而低表达转录因子 Myf5(myogenic factor 5)。生皮生肌节的周缘部分会进一步分化为生肌节,这种含有肌细胞的最原始的肌组织的分子特征是高表达肌分化因子(myogenic differentiation protein,MyoD)和 Myf5。因此 MyoD 和 Myf5 被认为是肌细胞谱系定向分化的分子标记物。在大多数的生肌祖细胞中,*MyoD* 作为 *Pax3* 和 *Pax7* 下游基因发挥功能,*Myf5* 则与 *Pax* 基因相对独立,在同一层次上共同调控肌发生的过程。

（一）体节的形成

体节的形成是从头端向尾端推进的。由于刚开始胚盘长轴还在不断延长,当胚盘头端分化出体节时,尾端仍然存在前体节中胚层的结构。在胚胎发育过程中,许多信号分子都是沿胚胎的中轴呈浓度梯度分布的,这对机体许多结构的形成都是至关重要的,这些信号分子的距离与浓度都能通过调控基因网络导致细胞发生不同的响应。在体节的发生中,这些具有浓度梯度的信号分子包括 Wnt、FGF(成纤维细胞生长因子)以及视黄酸。胚胎尾侧部的轴旁中胚层具有最高浓度的 FGF 与 Wnt 分子,它们将细胞维持在了未分化的间充质干细胞的状态。细胞离开胚胎尾部后,这些基因的周期性表达停止了,同时由于视黄酸(RA)浓度的逐渐升高,体节逐渐具有了极性,并随后发育为显著的背侧部和腹侧部的分化(图 1-1)。

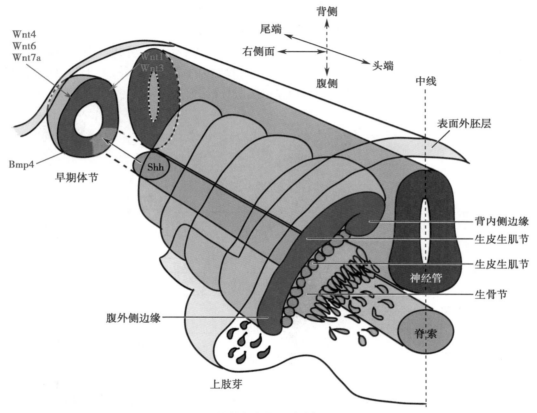

图 1-1　体节发生的胚胎横切面示意图

在尾端的中胚层还处于早期体节发生过程,中胚层的分化由特定的信号通路决定;胚胎不同区域分泌的蛋白决定了早期体细胞分化形成生骨节和生皮生肌节。由背侧神经管和表面外胚层分泌的 Wnt 与侧中胚层产生的骨形成蛋白(bone morphogenetic protein,BMP)维持了体节的未分化状态,而神经管底板和脊索产生的 Shh 信号则诱导了生骨节的形成。在头端的中胚层进入了晚期体节发生过程,随着生骨节从体节中分离出来,生皮生肌节也形成了。而来自生皮生肌节的背内侧边缘和腹外侧边缘的生肌祖细胞分化为生肌节。而在正在发育的肢芽相同的水平面上,Pax3 阳性的生肌祖细胞从生皮生肌节的腹外侧唇迁移入肢芽内,随后产生四肢肌肉。

目前的学说认为,体节的发生是在前体节中胚层中进行的一个高度动态的分子过程,它涉及被称为分节时钟(segmentation clock)的分子振荡器,通过周期性产生 Notch、FGF 和 Wnt 信号脉冲,以控制体节的产生。

轴旁中胚层的尾段由四个连续的转录区域组成:尾芽(tail bud)、后端前体节中胚层(posterior presomitic mesoderm)、前端前体节中胚层(anterior presomitic mesoderm)以及正在形成的体节(S0)。此处前端(anterior)和后端(posterior)是胚胎学中的定义,分别对应于胚体的头端和尾端,而非解剖学概念中腹侧和背侧。尾芽区包含了轴旁中胚层的祖细胞,它们暴露在高度活跃的 Wnt/FGF 信号通路中。再往前是后端前体节中胚层,其中的细胞高表达 Msgn1(mesogenin 1),在这个区域中,Wnt-FGF 通路仍然高度活跃,这对维持轴旁中胚层未分化的特性以及分节时钟的作用十分重要。沿前体节中胚层的后端向前端方向,Wnt/FGF 活性梯度也许具有一个阈值,在该阈值上,细胞可以通过激活 *Mesp2*(mesoderm posterior BHLH transcription factor 2)等分节基因的表达对分节时钟作出反应。这个特定的阈值称为确定前线或波前线(determination front or wavefront),此时胚盘中刚形成原条与原结,该阈值大致位于胚盘中前体节中胚层靠尾端三分之一的分界线(图 1-2)。跨越确定前线后,前体节中胚层中从后端进入前端的细胞会经历十分剧烈的信号传导、代谢和转录的变化,包括 Msgn1 的下调以及 Mesp2、Pax3、Foxc1/2 和 Meox1/2 的激活。胚胎后端的轴旁中胚层具有最高浓度的成纤维细胞生长因子(fibroblast growth factors,FGF)与 Wnt 分子,将细胞维持在了未分化的间充质干细胞的状态。同时这些前体节中胚层的细胞有很强的增殖活性,从而不断向头侧迁移,当跨越确定前线后,一方面这些细胞接触到的 Wnt/FGF 浓度梯度下降,另一方面头端产生的能有诱导分化的 RA 浓度逐渐升高,于是前体节中胚层的细胞开始发生分化。由于不断有细胞增殖并迁移出来,同时基因表达发生周期性的改变,因而形成了节段性的体节。此外,由于胚盘尾端的轴旁中胚层高表达 RA 降解酶 Cyp26,而使其内部的细胞免受 RA 诱导的分化作用。

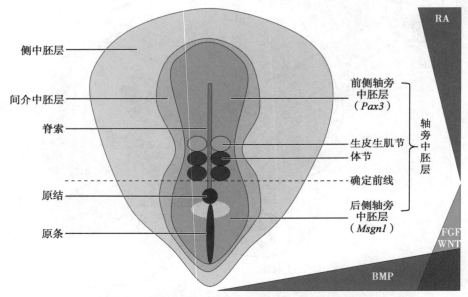

图 1-2 三胚层胚盘中胚层分化的空间结构(背视图)

中胚层通过在原条细胞下陷迁移到上下胚层之间形成,中胚层分化为脊索两侧的轴旁中胚层、间介中胚层及侧中胚层,它们各自表达不同的基因。中胚层的分化由特定的信号通路决定,特别是 BMP、Wnt、FGF 和视黄酸(RA)信号,它们在发育中的胚胎中呈梯度分布(如图所示)。在胚胎伸长的同时,轴旁中胚层祖细胞在早期阶段位于原结后方(黄色区域),之后它们会进入尾芽。

Mesp2 在轴旁中胚层上周期性的表达定义了即将形成的体节的前后边界。从胚盘头侧到确定前线,新形成的体节是通过相应 Notch 信号的周期性激活而获得其前一段体节和后一段体节之间的区分的。前体节中胚层尾侧的细胞为具有高度迁移能力的间充质细胞,而前体节中胚层头侧的细胞则经历了间充质 - 上皮转换,逐渐形成了围绕间充质核心的背侧和腹侧上皮层组织。这一过程是由轴旁中胚层中的 Tcf15 调控的,而 Tcf15 这个在前体节中胚层前端被激活的转录因子是受背侧外胚层表达的 Wnt6 所调控的。最头端的前体节中胚层中,在 Mesp2 阳性和阴性细胞之间形成了与脊索方向垂直的横裂,导致中胚层上皮组织块的出现,于是新的体节形成了。肝配蛋白(ephrins)、钙黏着蛋白(cadherin)、Cdc42、Rac1 等蛋白都参与了这一组织重塑过程。然而,在分节和/或间充质-上皮转换严重缺陷的小鼠或鸡胚模型中,虽然其之后的分化模式发生异常,但也能观察到轴旁中胚层的分化,以及肌肉和软骨形成,这也暗示了调控轴旁中胚层的分化同调控其分化模式的分子机制是相对独立的。

(二) 体节的分化与隔室化发育

在体节形成后,体节便具有了极性,发生了显著的背侧部和腹侧部分化,称为隔室化(compartmentalization)。体节的腹内侧分形成间充质性的生骨节,随后会分化为软骨、骨以及肌腱。而体节的背外侧分仍为上皮性,称为生皮生肌节。生皮生肌节会形成人体除了头部外的所有骨骼肌、棕色脂肪以及背部真皮。在它们形成时,每个体节由一个靠头端的 Tbx18 阳性隔室和一个靠尾端的 Uncx 阳性隔室组成,二者各自衍化为上肌节(epimere),又称轴上肌(epaxial muscle)和下肌节(hypomere),又称轴下肌(hypaxial muscle)。在鸡胚中,形成的体节还可以进一步细分为中部和外侧隔室,各自有不同的分化方向,表达不同的基因。外侧隔室的体节细胞会形成四肢或肋间肌的下肌节,而内侧隔室的体节细胞则形成生骨节、背部真皮和躯干中轴部肌肉。

刚形成的体节细胞的分化方向并未确定。移植实验以及体外培养实验均表明,体节各隔室是在周围组织所分泌的因子的诱导下逐渐形成的,这些周围组织包括背侧外胚层、神经管、脊索以及侧中胚层。而诱导这些细胞发生分化的主要信号通路包括 Wnt、Shh、BMP 和 Notch 等。

1. Wnt 信号通路对体节分化的调控　Wnt 蛋白家族的成员对生皮生肌节和生肌节的形成至关重要。通过与它们的胞内受体 Fzd(Frizzled)蛋白结合,Wnt 蛋白既可以通过激活经典的 β-catenin/TCF 转录复合体,也可以通过其他的非经典通路发挥功能。在这些决定体节分化规律的 Wnt 蛋白中,Wnt1 和 Wnt3 由背侧的神经管分泌,而 Wnt4、Wnt6 和 Wnt7a 则来源于表面外胚层。动物模型实验中,*Wnt1* 和 *Wnt3* 双突变的小鼠胚胎表现为生皮生肌节部分缺失,且 Pax3 和 Myf5 表达都下降。在体外培养小鼠体节分化前的中胚层,Wnt1 能够大量提高 Myf5 的表达,而 Wnt7a 或 Wnt6 则诱导 MyoD 的表达。Wnt 受体的表达分析表明,Fzd7 在体节下轴(hypaxial)部位表达,Fzd1 和 Fzd6 则在体节上轴(epaxial)部位表达,而该部位正是早期表达 Myf5 的区域。体节上轴部位表达的 Wnt1 和 Fzd1/6 极可能是通过经典信号通路调控 Myf5 表达的,而 Wnt7a 和 Fzd7 调控的 MyoD 的表达,则是通过不依赖 β-catenin 的非经典的蛋白激酶 C(protein kinase C,PKC)通路进行的。此外,Wnt 拮抗剂 sFRP3 可以剂量依赖性地减少肌纤维在胚胎中的形成和发育,也证明了胚胎肌肉发生需要 Fzd 信号激活。

2. Shh 信号通路对体节分化的调控　Shh(sonic hedgehog)蛋白能正向调控体节中生肌祖细胞的分化。Shh 由脊索和神经管底板产生,是 Hedgehog 蛋白家族的一员,而 Hedgehog 家族还包括 Dhh(desert hedgehog)和 Ihh(Indian hedgehog)。哺乳动物 Hedgehog 蛋白能够与 Patched 受体互作,导致 Smoothened 蛋白的释放,并进一步通过 GLI 转录因子调控基因的转录。*Shh* 或 *Smoothened* 基因敲除小鼠都表现出生骨节形成异常,且生肌节内 Myf5 表达下调。另外,斑马鱼胚胎中 Shh 信号的缺失会导致体节中高表达 Pax3 和 Pax7 的细胞数量增加,并抑制随后的成肌细胞谱系的发生与发育。在鸡胚中,过表达 Shh 能够上调生骨节分子标记物 Pax1,而抑制生皮生肌节中 Pax3 的表达。这些研究都表明,Shh 对生皮生肌节内细胞分化为高表达 MyoD、Myf5 且低表达 Pax3 和 Pax7 的生肌节细胞十分重要。与此相符的是,*Myf5* 基因的调节元件包含有 TCF 和 GLI 结合位点,这也能够解释为何 Shh 和经典的 Wnt 信号可以协同激活 Myf5 表达。

3. BMP 信号对体节分化的调控　与 Shh 和 Wnt 能够正向调控肌肉发生相反,骨形成蛋白(bone morphogenetic protein,BMP)能够抑制肌肉发生的相关基因。BMP 蛋白是 TGF-β(转化生长因子-β)超家族的一个子家族,因为它们在早期骨形成中的作用而得名。在许多生理环境中,Wnt 和 BMP 蛋白呈时空特异性的关联表达,它们要么共表达,要么呈反向梯度分布,这些都暗示了这两条信号通路之间具有保守的互作机制。BMP 蛋白发挥功能是通过丝氨酸-苏氨酸激酶受体激活 Smad 蛋白,从而激活或抑制下游靶基因。BMP4 在侧中胚层表达,可能通过维持 Pax3 的表达、延迟 Myf5 和 MyoD 的表达,使未分化的生肌祖细胞保持稳定的数量。研究提示,过表达 BMP 能够扩大生肌祖细胞池,避免其过早发生分化。在生皮生肌节的背内侧周缘,Wnt 和 Shh 通过上调 noggin(头蛋白)表达来拮抗 BMP 信号。这样就允许了 MyoD 的局部上调,并进一步启动了生肌节的形成。与此相符的是,noggin 敲除的小鼠胚胎表现出尾部区域生肌节发育受损,同时体节仍维持着未分化的上皮性状态并高表达 Pax3。

4. Notch 信号通路对体节分化的调控 在胚胎发育中,Notch 信号是祖细胞的分化命运的重要调控因子,而 Notch 信号通路同样在脊椎动物的肌肉发生中有十分重要的作用。Notch 是一个位于细胞膜上的跨膜蛋白,通过与相邻细胞上的 Delta 和 Jagged 配体结合而介导细胞间的互作。迁移到神经管和体节之间的神经嵴细胞,除了其细胞表面上携带 Wnt1 蛋白,同样也表达 Notch 配体 Dll1(delta-like 1)。而当生皮生肌节周缘的细胞接触到这些迁移过来的 Delta1 阳性细胞,Notch 通路就被激活。激活的 Notch 信号能通过抑制 GSK3β 的活性而增强 Snail 的稳定性,导致细胞增殖、分层并进入相邻的生肌节,并启动生皮生肌节细胞中 Myf5 的表达。另一方面,Notch 信号还通过 DNA 结合蛋白 RBP-J 和转录抑制因子 Hes1 共同抑制 MyoD 的表达。Delta1 和 RBP-J 的突变均会导致过度的肌肉分化过程,以及生肌祖细胞的丢失,表明同 BMP 类似,Notch 信号还能够促进生肌祖细胞的扩增,并抑制其分化。

二、胚胎时期骨骼肌的发生

随着胚胎的发育,生皮生肌节中心部位退化,形成中空的结构,进一步分化为生皮节和初级生肌节(primary myotome)。初级生肌节中含有生肌祖细胞,出生以后,骨骼肌中的一部分卫星细胞就是由这些生肌祖细胞形成。随后生肌节又衍化为两个生肌区(图 1-3)。一个生肌区靠近体节的背内侧区,该区的细胞向生皮节细胞所在部位迁移,并发育为较小的背侧区,称为上肌节,将形成脊柱的伸肌。而另一个生肌区靠近体节的背外侧区,该区的细胞将向腹侧生长并迁移,形成较大的腹侧区,即下肌节。下肌节将形成四肢和体壁的肌肉。

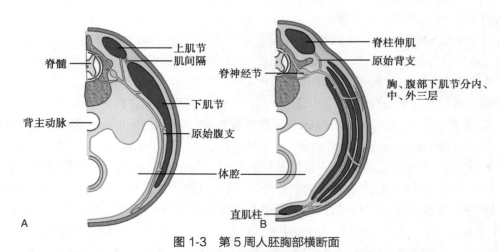

图 1-3 第 5 周人胚胸部横断面
A. 第 5 周,生肌节分化为两个区,一个位于背侧区称为上肌节,一个位于腹侧区,较大,为下肌节;
B. 在随后的发育中,胸腹部的下肌节将分化为 3 层。

由下肌节形成的体壁肌肉主要包括:①在颈部将形成斜角肌、颏舌肌和椎前肌;②在胸部分化为三层,分别形成肋间外肌、肋间内肌和胸横肌,由于肋骨的存在,这些肌肉仍保持分节的特征;③在腹部形成腹外斜肌、腹内斜肌和腹横肌,这些最初有分节的肌肉相互融合,形成较大的片状肌肉;④在腰部形成腰方肌;⑤在骶部和尾部分别形成盆膈和直肠下段的骨骼肌。除了腹外侧的三层肌肉外,下肌节的腹侧末端还在腹部形成腹直肌,在颈部形成舌骨下肌,而在胸部,这种纵行的肌肉仅少部分保留下来,形成胸骨肌。

四肢肌肉、横膈膜和舌下肌来源于具有较强迁移能力的成肌细胞。人胚第 7 周,随着肢芽的形成,一些间充质性质的成肌细胞从生皮生肌节的腹外侧周缘迁移出来,到达肢芽近根部的水平面,并发生致密化,随后进入肢芽内,形成肌肉(图1-4)。随着四肢的伸长,肌组织分裂为屈肌和伸肌两个部分。尽管四肢肌在最初也呈分节状,但后来则形成由几个相邻节段的肌组织相互融合而成的肌肉。

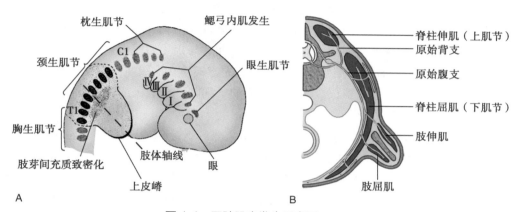

图1-4 四肢肌肉发生示意图

A. 人胚第7周,部分成肌细胞从肢体轴线区的生肌节迁移至肢芽根部,并发生致密化;B. 随后,这些细胞迁移至肢芽内,形成肢体肌肉,并分裂为屈肌和伸肌两部分。同时来自相应节段的脊神经的原始腹支也侵入肢芽,并形成背侧和腹侧神经。

头部所有的肌肉,包括舌肌、眼肌(不含虹膜肌,它来自于视杯外胚层)和与鳃弓相关的肌肉,都来自轴旁中胚层形成的位于胚胎头部的7对体节球,体节球的组织一直比较疏松,也不分化出生骨节和生皮生肌节。下面我们将着重描述胚胎时期骨骼肌发生的分子调控机制。

(一)体节中肌肉发生的启动

在小鼠和鸡胚刚形成的体节中,肌肉发生的第一个标志是体节背内侧细胞开始表达Myf5。首先,背侧部的生皮生肌节高表达Pax3而低表达Myf5,于是生皮生肌节在体节横断面上分成了中心区域(central domain)、背内侧边缘(dorsomedial lip)和腹外侧边缘(ventrolateral lip)。随后,背内侧细胞的Myf5很快发生上调,而Pax3则发生下调。于是,夹在背侧的生皮生肌节和腹侧的生骨节之间出现了一层细胞,这就是初级生肌节(图1-1)。

胚胎中形成的第一个骨骼肌细胞是生肌节中的肌细胞。这些细胞表达特化的细胞骨架蛋白,包括慢肌球蛋白重链(即Myh7,又称Ⅰ型肌球蛋白重链)、胚胎肌球蛋白重链(即Myh3)、α肌动蛋白(心肌为Actc1,而骨骼肌为Acta1)、结蛋白(desmin),还有Notch配体Jagged2以及代谢酶β-烯醇化酶、碳酸酐酶Ⅲ等。这些新形成的单个核的肌细胞在Wnt11信号下,延胚盘前-后轴纵向延伸至整个肌节。而从生皮生肌节周缘产生的新的肌细胞会不断添加到生肌节中,这些细胞与已经存在的肌细胞发生融合,逐渐形成Myh7阳性的肌纤维。生肌节形成以后,生皮生肌节的中心区域失去了其上皮性,而Pax3阳性的细胞转移到了生肌节中,进一步形成生肌祖细胞。随着胚胎的伸长和新的体节对依次增加,肌肉发生及成熟的过程也是相应地从头端到尾端呈波型进行。在躯干和四肢的肌肉发生是由一些核心转录因子构成的网络所控制,包括Pax3和一组肌肉调节因子(muscle regulatory factors,MRF),包括Myf5、MyoD、MRF4(Myf6)和myogenin(成肌蛋白)。在胚胎中,myogenin控制了成肌细胞向肌细胞的终末分化。遗传学研究还确定了一组转录因子,它们是骨骼肌发生的上游调节因子,包括Rp58(Zfp238或Zbtb18)、Meox1/2、Six1/4、Eya1/2和Nfix。

(二)初级和次级肌肉发生

胚胎发育过程中的肌肉发生可以分为两个阶段:初级阶段(小鼠为E10.5—12.5;鸡为E3—7)以及次级阶段(小鼠为E14.5—17.5;鸡为E8以后)。第一个阶段产生初级肌纤维,它们由生皮生肌节中的Pax3

阳性(小鼠)或 Pax3/Pax7 阳性(鸡)生肌祖细胞形成。这些初级肌纤维形成了早期的生肌节和四肢肌肉,为构建成体肌肉提供了模板。它们表达了一组特殊的蛋白,包括慢肌球蛋白重链和肌球蛋白轻链 1 (myosin light chain,MyLC1/Myl1)。在小鼠的第二个阶段的肌肉发生中,一部分 Pax3 阳性的生肌祖细胞开始表达 Pax7,并下调 Pax3 表达。这些 Pax7 阳性的生肌祖细胞相互融合,或与初级肌纤维融合,于是形成了次级(胚胎)肌纤维,这些肌纤维开始表达特异的分子标记物,包括 β- 烯醇化酶、Nfix 或 MyLC3。与此同时,这些肌纤维也开始表达快肌球蛋白重链。次级肌肉发生中,肌肉生长基本上就是通过成肌细胞融合和加入不断增殖的 Pax7 阳性的生肌祖细胞来实现的。而这与出生后肌肉生长的方式不同,后者主要是通过在肌纤维胞浆内添加新的肌原纤维导致肌纤维肥大的方式。在次级肌肉发生的同时,还有一群 Pax7 阳性的生肌祖细胞会进入静止状态,形成成体肌组织中的干细胞——卫星细胞。

(三) 肌肉发生中的信号调控

在骨骼肌的发生中,体节周围的胚胎组织会提供重要的诱导信号。如前所述,脊索、神经管以及背侧的外胚层产生的 Shh 和 Wnt 信号对肌肉发生十分重要。肝细胞生长因子(hepatocyte growth factor,HGF) 同样能够支持肌肉发生。由侧中胚层产生的 HGF 对成肌细胞的正确迁移十分重要。胰岛素信号也可以与 Wnt 信号一同促进肌肉发生以及成肌细胞的融合,而 FGF 信号能够促进成肌细胞的增殖并抑制其分化。除此之外,还有许多复杂的转录调控因子,构成多个层级的基因网络调控肌肉的发生。

1. 肌肉调节因子 MRF 对肌肉发生的调节 肌肉调节因子 MRF 是一类具有螺旋 - 环 - 螺旋的因子,特异性地在骨骼肌细胞谱系中表达,包括 MyoD、Myf5、myogenin 以及 MRF4(Myf6),能够诱导非肌细胞分化为成肌细胞,或诱导成肌细胞融合形成肌管(myotube),即肌纤维的前体细胞。MRF 的基本结构域能介导 DNA 结合,而螺旋 - 环 - 螺旋基序(motif)负责与 E 蛋白形成异二聚体。E 蛋白能够识别基因上的 E 框,这是在许多肌肉特异性基因的启动子上发现的基序。Myf5 是在胚胎发育中最早表达的 MRF 基因,在轴旁中胚层中短暂上调,并进一步诱导了生肌节的形成。小鼠 MyoD 和 Myf5 单敲和双敲模型表明,二者的敲除会导致肌肉的完全缺失,但二者间呈明显的冗余补偿关系。研究者利用诱导白喉毒素表达而条件性消除胚胎中 Myf5 阳性细胞后发现,生肌节仍然可以部分形成,说明并非所有形成生肌节的细胞都表达 Myf5。而在细胞中过表达 MyoD 则可以完全抵消 Myf5 阳性细胞缺失的影响,且二者是由不同的上游调控因子所控制。之后的研究还表明,Myf5 和 MyoD 位于其他 MRF 基因的上游,它们主要负责诱导成肌细胞的形成,而 myogenin 和 Mrf4 则更直接地参与随后的分化过程并触发肌管特异性基因的表达。这些结果都表明肌肉组织由不同起源或特性的细胞共同融合形成,具有显著的异质性和可塑性,且这种特点不仅存在于胚胎中,还存在于成人肌源性祖细胞池中,我们还将在后续的章节中进一步描述。

2. 配对同源盒转录因子 Pax 对肌肉发生的调控 转录因子 Pax3 和 Pax7 能在另一个层级上调控肌肉发生。Pax 家族基因在物种上十分保守。小鼠的生皮生肌节细胞能表达 Pax3 和 Pax7,其中中心区域高表达 Pax7,而背侧和腹侧边缘则高表达 Pax3。然而,在长距离迁移的细胞中则只有 Pax3 表达,因而 Pax3 参与了四肢肌肉的发生。研究表明,Pax3 位于 MyoD 基因的上游,而 Pax3∶Myf5∶MRF4 三重基因突变会导致小鼠全身所有肌肉的缺失,也无法检测到 MyoD 和所有其他下游肌源性因子的表达。与 Pax3 不同,Pax7 对胚胎的肌肉发生并不是必不可少的,但 Pax3 和 Pax7 双敲会导致胚胎中更严重的肌肉缺失,仅有早期生肌节的发育,说明二者之间也存在一定的补偿作用。利用诱导白喉毒素表达而条件性消除 Pax3 阳性细胞会导致胚胎致死,且没有 Pax7 阳性细胞的出现,而消除 Pax7 阳性细胞却只会导致发育后期的肌肉缺陷,如出生时四肢肌肉较小、肌纤维较少。因此有推测认为,Pax3 阳性细胞是在四肢肌肉发生中形成初始肌纤维模板的生成细胞,而 Pax7 阳性细胞在随后的过程中通过形成次级肌纤维和建立卫星细胞池发挥功能。

3. 转录因子 Six 蛋白对肌肉发生的调控 目前认为,Six1(sine oculis-related homeobox 1)和 Six4 蛋白位于调控肌肉发生的基因级联网络的顶点,可诱导生皮生肌节中的祖细胞形成成肌谱系细胞。Six 蛋白家族同样是一类转录因子,包含两个保守的结构域,一个为能够结合 DNA 的 Six 同源域,另一个是与转录共激活因子或辅阻遏因子相互作用的氨基末端 Six 域。Six 蛋白与 Eya1 和 Eya2 结合并转位进入细胞核,随后激活 Six 的下游靶基因 *Pax3*、*MyoD*、*MRF4* 和 Myogenin。与同在其下游的 Pax3 和 Pax7 相似,Six-Eya 也具有互补冗余的关系,单个基因突变仅具有较轻的缺陷,但二者的共同缺失会导致严重的肌肉发生缺陷。

4. miRNA 对肌肉发生的调控　许多 miRNA 也在肌细胞中特异性高表达,这些 miRNA 几乎参与了肌肉发生的所有阶段。目前的研究已发现大量 miRNA 可以通过靶向 *MyoD*、*myostatin*、*Mef* 等基因调控肌肉发生,还可以通过作用于 IGF-Akt-mTOR 信号通路以及 TGF-β 信号通路影响肌肉发生。

(四)成肌细胞的融合,肌原纤维与基膜的形成

成熟的骨骼肌纤维内含有由整齐排列的肌原纤维组成的具有高度结构化的细胞骨架。骨骼肌纤维首先通过成肌细胞融合形成多核肌管,进一步成熟为肌纤维。肌管是形成成熟骨骼肌纤维的一种过渡性结构,由成肌细胞首尾融合形成,细胞核位于细胞中央成排排列,细胞核外具有收缩功能的肌丝正在形成,这些肌丝很快就会有规律地排列形成肌节,从而组装为肌原纤维。因此,在并未完全成熟的肌纤维表面也可观察到横纹的结构。成肌细胞-成肌细胞融合和成肌细胞-肌管融合的过程受到高度调节,但在脊椎动物中仍然知之甚少。在果蝇中,肌肉融合由两种不同类型的成肌细胞协同:一为有限数量的创始细胞,建成细胞亚群启动与周围成肌细胞的融合;二为具有融合能力的成肌细胞,成肌细胞产生基于肌动蛋白的足突状结构,侵入创始细胞并形成穿孔,允许细胞质和细胞核从成肌细胞转移到创始细胞。在脊椎动物中,成肌细胞融合是由表面受体的识别和黏附所起始,也有证据表明肌动蛋白动力学、参与内吞作用和膜修复途径的蛋白都在此过程中发挥重要作用。在出生后,肌纤维的延长是通过在其末端融合新的成肌细胞而介导,这一过程依赖于 TGF-β 信号。细胞因子 IL-4 也被证明可以控制成肌细胞融合,通过作用于下游的 *NFATC2* 控制成肌细胞与肌管的融合。

肌原纤维的发生是指在大部分肌浆中填充肌原纤维,这些肌原纤维将延伸到肌纤维的两端并锚定到肌腱连接处。肌原纤维由肌节串联而成。每根肌纤维也被一层特化的基膜单独包围。肌膜(肌细胞膜)通过肌营养不良蛋白相关糖蛋白复合物(dystrophin-associated glycoprotein complex,DGC)这一跨膜蛋白复合物将肌纤维细胞骨架与细胞外基质相连接,将肌纤维锚定到基膜上。横小管和终池形成的三联体是在出生前后形成的,也与肌原纤维的发生密切相关。

三、成体肌肉的发生与发展

与胚胎时期的肌肉发生不同,高等脊椎动物成体肌肉发生称为肌肉再生(muscle regeneration),依赖于受损肌组织处所留存的细胞外基质支架,该支架将作为肌肉再生中肌纤维形成的模板。在体内,受损组织再生需要将未分化的祖细胞募集到损伤部位,而在成熟的骨骼肌中,此功能由卫星细胞完成。卫星细胞的激活同样依赖于胚胎期调控肌肉发生的基因。卫星细胞已被证明通过不对称分裂进行自我维持,分裂产生的两个子细胞中的一个已向成肌细胞谱系分化。还有研究证明,卫星细胞可以分化为几种不同的同属于中胚层来源的细胞谱系,包括肌肉、骨骼和棕色脂肪。因此,卫星细胞的特点真正满足成体干细胞的标准:自我更新的能力以及分化产生几种不同后代细胞类型的能力。又因为卫星细胞群体的高度异质性,这种在成年后体内留存的高度未分化的细胞,引起了研究者的广泛关注。

(一)卫星细胞微环境

成体干细胞都存在于一个特殊的干细胞微环境(stem cell niche)中,这样的微环境能够维持干细胞的自我更新,并抑制其分化。而卫星细胞则特别依赖于其所在的微环境。卫星细胞紧邻骨骼肌纤维并被该肌纤维的基膜所包裹,通常位于物质交换活跃的毛细血管附近。除非肌肉损伤或被其他刺激激活,卫星细胞的微环境会使成体肌组织中的卫星细胞一直保持静止的非增殖状态,而这对于它们在肌组织中终身存在和维持至关重要。然而,利用卫星细胞治疗肌病只有较低的成功率,究其原因,也与卫星细胞对其所在微环境的依赖性相关。当卫星细胞从其微环境中脱离出来,就会不可逆地迅速分化为成肌细胞,大量表

达 Myf5、MyoD 以及 myogenin，因此人们很难在体外对卫星细胞进行扩增和培养。为了克服这一困难，研究者考虑通过移植未分化状态更高的胚胎干细胞或者诱导型多能干细胞（iPS）来实现。在小鼠模型中，Pax3 和 Pax7 重编程产生的小鼠祖细胞均能成功移植到肌肉中，而 Pax3 或 Pax7 重编程的人多能干细胞（hPSC）可以产生 CD29（ITGβ1）$^+$/CD44$^+$/CD56$^+$ 和 CXCR4$^-$/CD106（VCAM1）的肌源性祖细胞，并且可以成功移植到小鼠肌肉中。

（二）卫星细胞的起源

所有的成熟肌组织中的卫星细胞均表达 Pax7，而在如膈肌等一些特殊的肌肉中，卫星细胞也维持了 Pax3 的表达。这些成体卫星细胞是来源于生皮生肌节中心区域中 Pax7 阳性的生肌祖细胞。有趣的是，来自肌肉以外的其他谱系的细胞也被证明具有生肌潜力，例如骨髓来源的祖细胞、骨骼肌侧群细胞（skeletal muscle side population cells）、中胚层成血管细胞、血管周细胞、CD133（Prom1）阳性的祖细胞和 PW1（Peg3）阳性的间质细胞，它们都能够参与肌管的形成。然而，当成年肌组织中表达 Pax7 的卫星细胞被消除，而卫星细胞池无法得到补充，此时损伤的肌组织却无法得到修复，这表明表达 Pax7 的卫星细胞是成人肌纤维再生的主要因素。此外，Notch 信号对于维持 Pax3/Pax7 阳性的生肌祖细胞池是必不可少的，缺失 Notch 信号则不能形成卫星细胞。

肌肉总量增长的高峰期为胎儿期和出生前后，在此期间生肌祖细胞积极分裂，占比可高达小鼠肌组织中单个核细胞的 30%，然而在出生后 2 个月内，这些祖细胞的数量迅速减少，形成静止的 Pax7 阳性卫星细胞，仅占成年小鼠肌组织中单个核细胞的百分之几。在小鼠中，卫星细胞在胎鼠晚期（大约 E18.5）被包围在肌纤维的基膜下。尽管 Pax7 对于成熟卫星细胞的分化不是必需的，但 Pax7 突变小鼠会逐渐丢失卫星细胞。

（三）卫星细胞池的维持

骨骼肌具有很强的再生能力，即使经历多轮损伤，卫星细胞池仍保持恒定大小，这表明在卫星细胞中要么存在能够自我复制的补充细胞亚群，或卫星细胞池本身能够自我更新。而自我更新则需要细胞的随机分化或不对称分裂。在随机分化模型中，一个卫星细胞分裂形成两个已发生分化的子细胞，而另一个卫星细胞则产生两个与之完全一致的子细胞，以维持祖细胞池的恒定规模。而在不对称分裂模型中，每次分裂则分别产生一个维持干性的子细胞，以及一个已发生分化的子细胞。卫星细胞不对称分裂的行为已经通过 DNA 示踪实验观察到。而通过荧光示踪实验进一步发现，在卫星细胞中约有 10% 的细胞不表达 Myf5，这些 Myf5 阴性细胞会在与相邻骨骼肌基膜垂直的方向上发生不对称分裂，形成一个分化的 Myf5 阳性细胞以及一个完成了自我复制和更新的 Myf5 阴性细胞。当把这些 Myf5 阴性和 Myf5 阳性的卫星细胞分别移植入卫星细胞耗竭的肌肉中时，Myf5 阴性的卫星细胞较 Myf5 阳性的卫星细胞具有更强的定植和扩增能力。也有实验在体外培养的肌纤维中观察到，在同时表达 Pax7 和 MyoD 的已发生分化的卫星细胞中，仍有一个亚群的细胞能够通过不对称分裂产生 Pax 阳性而 MyoD 阴性的细胞。

上述实验证明，在卫星细胞池中具有一个可以发生不对称分裂的细胞亚群，它们通过复杂的自我更新机制以维持卫星细胞池的恒定大小，并抑制卫星细胞发生谱系进展和终末分化。

（四）成体肌肉发生的外部调控

卫星细胞微环境中的多种信号分子控制着成年小鼠肌组织中卫星细胞的命运。与胚胎肌肉发生过程类似，Wnt 蛋白是出生后肌肉发生过程中卫星细胞分化和自我更新的关键调节因子。Notch 信号主要作用于成熟骨骼肌损伤后卫星细胞池的扩增，而其向经典 Wnt3a 信号的转变则对成肌细胞的分化和肌肉再生是必需的。而再生的肌纤维中释放的 Wnt7a，能够通过与 Fzd7 受体结合，介导非经典的平面细胞极性信号（planar cell polarity），诱导 Myf5 阳性的卫星细胞在平行于相邻骨骼肌基膜的方向上发生对称性分裂，参与控制卫星细胞自我更新与分化。Wnt7a 介导的卫星细胞池扩张已被证明可显著增强肌肉受伤后的再生能力。此外，在成年人肌肉再生中，成纤维细胞生长因子（FGF）、胰岛素样生长因子（IGF）、肝细胞生长因子（HGF）和转化生长因子 β（TGF-β）通路都对卫星细胞的激活十分重要。另一个在成年肌肉发生中有重要功能的蛋白是肌生成抑制蛋白（myostatin，Gdf8），myostatin 缺失会导致肌肉过度肥大。

这些成体肌肉发生中的外部调节因子同样与它们在胚胎时期肌肉发生中的功能类似，一些蛋白阻止谱系分化进展，同时促进损伤后未分化的卫星细胞池的扩增，而其他的蛋白以拮抗的方式促进 MRF 的上调，并随后建立起肌纤维分化中细胞融合的分子机制。而针对这些分子途径开发药物以动员患病肌肉中的卫星细胞，是增强成体肌组织自身再生能力以及治疗肌少症等肌肉相关疾病的很好的切入点。然而，由于目前仍无法在体外培养能够维持其干性的卫星细胞，严重阻碍了治疗性化合物的筛选工作。因此，通过诱导多能干细胞定向分化为卫星细胞或诱导胚胎干细胞分化为其他成肌谱系细胞也是当前研究的热点。

综上所述，肌肉发生是一个十分复杂的过程，是多种转录因子与信号级联通路相互作用的结果。这些信号分子和转录因子可以在反馈和前馈循环中发挥协同或拮抗作用。这些复杂的级联调节信号共同协调了胚胎发育中的肌肉发生，并重新激活了成体肌肉的修复过程。而随着技术的进步，研究人员一方面能更容易地在蛋白质组和全基因组层面研究控制肌肉发生的生物调控网络，另一方面可以通过体外诱导的 iPS 细胞或 ES 细胞定向分化为成肌谱系细胞。因此，高通量数据分析与整合生物学实验的结合将成为未来研究肌肉发生领域的重要组成部分，最终在体外和体内有效地操纵生肌祖细胞和卫星细胞的行为和功能，并将其应用于再生医学。

（穆欣艺）

参 考 文 献

1. 高茂英. 组织学与胚胎学. 3 版. 北京: 人民卫生出版社, 2015.

2. Chal J, Pourquié O. Making muscle: skeletal myogenesis in vivo and in vitro. Development, 2017, 144 (12): 2104-2122.

3. Bentzinger CF, Wang YX, Rudnicki MA. Building muscle: molecular regulation of myogenesis. Cold Spring Harb Perspect Biol, 2012, 4 (2): a008342.

4. Davis TA, Fiorotto ML. Regulation of muscle growth in neonates. Curr Opin Clin Nutr Metab Care, 2009, 12 (1): 78-85.

5. Cinnamon Y, Kahane N, Bachelet I, et al. The sub-lip domain: a distinct pathway for myotome precursors that demonstrate rostral-caudal migration. Development, 2001, 128 (3): 341-451.

6. Ordahl CP, Berdougo E, Venters S J, et al. The dermomyotome dorsomedial lip drives growth and morphogenesis of both the primary myotome and dermomyotome epithelium. Development, 2001, 128 (10): 1731-1744.

7. Bismuth K, Relaix F. Genetic regulation of skeletal muscle development. Exp Cell Res, 2010, 316 (18): 3081-3086.

8. Aulehla A, Pourquie O. Pourquie. Signaling gradients during paraxial mesoderm development. Cold Spring Harb Perspect Biol, 2010, 2 (2): a000869.

9. Chal J, Oginuma M, Al Tanoury Z, et al. Differentiation of pluripotent stem cells to muscle fiber to model Duchenne muscular dystrophy. Nat Biotechnol, 2015, 33 (9): 962-969.

10. Jurberg AD, Aires R, Novoa A, et al. Compartment-dependent activities of Wnt3a/beta-catenin signaling during vertebrate axial extension. Dev Biol, 2014, 394 (2): 253-263.

11. Oginuma M, Moncuquet P, Xiong F, et al. A Gradient of Glycolytic Activity Coordinates FGF and Wnt Signaling during Elongation of the Body Axis in Amniote Embryos. Dev Cell, 2017, 40 (4): 342-353 e10.

12. Sakai Y, Meno C, Fujii H, et al. The retinoic acid-inactivating enzyme CYP26 is essential for establishing an uneven distribution of retinoic acid along the anterio-posterior axis within the mouse embryo. Genes Dev, 2001, 15 (2): 213-225.

13. Chalamalasetty RB, Garriock RJ, Dunty WC, et al. Mesogenin 1 is a master regulator of paraxial presomitic mesoderm differentiation. Development, 2014, 141 (22): 4285-4297.

14. Linker C., Lesbros C, Gros J, et al. beta-Catenin-dependent Wnt signalling controls the epithelial organisation of somites

through the activation of paraxis. Development, 2005, 132 (17): 3895-3905.

15. Chal J., C. Guillot, O. Pourquie. PAPC couples the segmentation clock to somite morphogenesis by regulating N-cadherin-dependent adhesion. Development, 2017, 144 (4): 664-676.

16. Brunelli S, Relaix F, Baesso S et al. Beta catenin-independent activation of MyoD in presomitic mesoderm requires PKC and depends on Pax3 transcriptional activity. Dev Biol, 2007, 304 (2): 604-614.

17. Hammond CL, Hinits Y, Osborn DP. Daniel P S Osborn, et al. Signals and myogenic regulatory factors restrict pax3 and pax7 expression to dermomyotome-like tissue in zebrafish. Dev Biol, 2007, 302 (2): 504-521.

18. Borello U, Berarducci B, Murphy P, et al. The Wnt/beta-catenin pathway regulates Gli-mediated Myf5 expression during somitogenesis. Development, 2006, 133 (18): 3723-3732.

19. McMahon JA, Takada S, Zimmerman LB, et al. Noggin-mediated antagonism of BMP signaling is required for growth and patterning of the neural tube and somite. Genes Dev, 1998, 12 (10): 1438-1452.

20. Sieiro D, Rios AC, Hirst CE, et al. Cytoplasmic NOTCH and membrane-derived beta-catenin link cell fate choice to epithelial-mesenchymal transition during myogenesis. Elife, 2016, 5: e14847.

21. Schuster-Gossler K, Cordes R, Gossler A. Premature myogenic differentiation and depletion of progenitor cells cause severe muscle hypotrophy in Delta1 mutants. Proc Natl Acad Sci U S A, 2007, 104 (2): 537-542.

22. Gros J, Serralbo O, Marcelle C.. WNT11 acts as a directional cue to organize the elongation of early muscle fibres. Nature, 2009, 457 (7229): 589-593.

23. Sieiro-Mosti D, De La Celle M, Pele M, et al. A dynamic analysis of muscle fusion in the chick embryo. Development, 2014, 141 (18): 3605-3611.

24. Relaix F., Rocancourt D, Mansouri A, et al. A Pax3/Pax7-dependent population of skeletal muscle progenitor cells. Nature, 2005, 435 (7044): 948-953.

25. Yokoyama S., Ito Y, Ueno-Kudoh H, et al. A systems approach reveals that the myogenesis genome network is regulated by the transcriptional repressor RP58. Dev Cell, 2009, 17 (6): 836-848.

26. Hutcheson D. A., Zhao J, Merrell A, et al. Embryonic and fetal limb myogenic cells are derived from developmentally distinct progenitors and have different requirements for beta-catenin. Genes Dev, 2009, 23 (8): 997-1013.

27. Messina G., Biressi S, Monteverde S, et al. Nfix regulates fetal-specific transcription in developing skeletal muscle. Cell, 2010, 140 (4): 554-566.

28. White R. B., Bierinx AS, Gnocchi VF, et al. Dynamics of muscle fibre growth during postnatal mouse development. BMC Dev Biol, 2010, 10: 21.

29. Haldar M., Karan G, Tvrdik P, et al. Two cell lineages, myf5 and myf5-independent, participate in mouse skeletal myogenesis. Dev Cell, 2008, 14 (3): 437-445.

30. Grifone R., Demignon J, Giordani J, et al. Eya1 and Eya2 proteins are required for hypaxial somitic myogenesis in the mouse embryo. Dev Biol, 2007, 302 (2): 602-616.

31. Xu M., Chen X, Chen D, et al. Regulation of skeletal myogenesis by microRNAs. J Cell Physiol, 2020, 235 (1): 87-104.

32. Kim J. H., Ren Y, Ng WP, et al. Mechanical tension drives cell membrane fusion. Dev Cell, 2015, 32 (5): 561-573.

33. Demonbreun AR, Biersmith BH, McNally EM.. Membrane fusion in muscle development and repair. Semin Cell Dev Biol, 2015, 45: 48-56.

34. Gu J. M., Wang DJ, Peterson JM, et al. An NF-kappaB--EphrinA5-Dependent Communication between NG2 (+) Interstitial Cells and Myoblasts Promotes Muscle Growth in Neonates. Dev Cell, 2016, 36 (2): 215-224.

35. Ciciliot S., Schiaffino S. Regeneration of mammalian skeletal muscle. Basic mechanisms and clinical implications. Curr Pharm Des, 2010, 16 (8): 906-914.

36. Filareto A., Rinaldi F, Arpke RW, et al. Pax3-induced expansion enables the genetic correction of dystrophic satellite cells. Skelet Muscle, 2015, 5: 36.

37. Mitchell K. J., Pannerec A, Cadot B, et al. Identification and characterization of a non-satellite cell muscle resident progenitor during postnatal development. Nat Cell Biol, 2010, 12 (3): 257-266.

38. Günther S, Kim J, Kostin S, et al. Myf5-positive satellite cells contribute to Pax7-dependent long-term maintenance of adult muscle stem cells. Cell Stem Cell, 2013, 13 (5): 590-601.

39. Kuang S., Kuroda K, Le Grand F, et al. Asymmetric self-renewal and commitment of satellite stem cells in muscle. Cell, 2007,

129 (5): 999-1010.

40. Bentzinger C. F., von Maltzahn J, Dumont NA, et al. Wnt7a stimulates myogenic stem cell motility and engraftment resulting in improved muscle strength. J Cell Biol, 2014, 205 (1): 97-111.

41. Bentzinger CF, von Maltzahn J, Rudnicki MA. Rudnicki. Extrinsic regulation of satellite cell specification. Stem Cell Res Ther, 2010, 1 (3): 27.

一、骨骼肌的形态和解剖学构造

（一）骨骼肌的形态

骨骼肌的形态多种多样（图 2-1），按其外形大致可分为长肌、短肌、阔肌和轮匝肌四种。长肌多见于四肢，主要为梭形或扁带状，肌束的排列与肌的长轴相一致，收缩的幅度大，可产生大幅度的运动，但由于其横截面肌束的数目相对较少，故收缩力也较小。短肌小而短，多见于手、足和椎间，收缩幅度小。阔肌扁平呈薄片状，多位于胸腹部，除有运动的功能外，还有保护脏器的作用。轮匝肌由环形的肌纤维构成，位于孔裂的周围，如眼、口等开口部位，收缩时可以关闭孔裂。

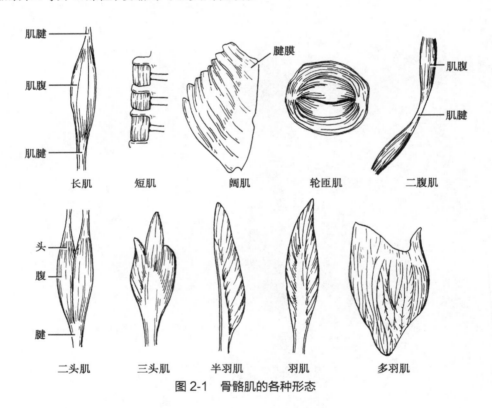

图 2-1 骨骼肌的各种形态

（二）骨骼肌的构造

人体肌肉众多，但基本结构相似。一块典型的肌肉，可分为中间部的肌腹和两端的肌腱。肌腹是肌的主体部分，由横纹肌纤维组成的肌束聚集构成，色红，柔软有收缩能力。肌腱呈索条或扁带状，由平行的胶原纤维束构成，色白，有光泽，但无收缩能力，肌腱附着于骨处与骨膜牢固地编织在一起。扁肌的肌腹和肌腱都呈膜状，其肌腱叫作腱膜。肌腹的表面包以结缔组织性外膜，向两端则与肌腱组织融合在一起。

二、骨骼肌的配布规律和运动时的相互关系

骨骼肌通常以两端附着于两块或两块以上的骨面上,中间跨过一个或者多个关节。肌的收缩使两骨彼此靠近而产生运动。每一块骨骼肌的附着点分为起点和止点。在这些附着点骨骼肌借助肌腱与骨相连。起点是骨骼肌相对固定的一端,所以又叫定点;而止点是产生运动骨相连的一端,所以又叫动点。通常把靠近身体正中面或四肢部靠近近侧的附着点看作肌肉的起点或定点,而把另一端看作止点或动点;肌肉的定点和动点在一定条件下可互相转换(图2-2)。

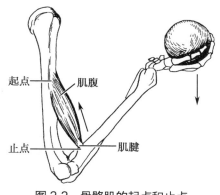

图2-2　骨骼肌的起点和止点

骨骼肌在关节周围的配布方式和多少与关节的运动类型密切相关。每一个关节至少配布有两组运动方向完全相反的肌,这两组肌肉叫作对抗肌;在完成一个运动时,除了主要的运动肌(原动肌)收缩外,尚需其他肌肉配合共同完成,这些配合原动肌的肌肉叫协同肌;还有一些运动,在原动肌收缩时,必须另有一些肌肉固定附近的关节,这种不直接参与该动作而为该动作提供先决条件的肌肉叫作共济肌。

骨骼肌在神经系统的统一支配下,相互协调又相互配合,才能共同完成某动作。

三、骨骼肌的辅助装置

骨骼肌的周围有辅助装置协助肌的活动,具有保持肌的位置和减少运动时的摩擦等功能。肌的辅助装置包括筋膜、滑膜囊和腱膜。

(一)筋膜

筋膜遍布全身,分浅筋膜和深筋膜两种(图2-3)。

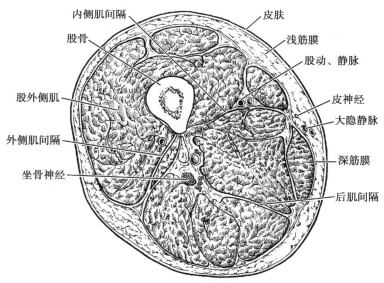

图2-3　大腿中部水平切面(示筋膜)

浅筋膜又称皮下筋膜,为分布于全身皮下层深部的纤维层,它由疏松结缔组织构成,内含浅动、静脉、浅淋巴结和淋巴管、皮神经等,有些局部还有乳腺和皮肌。浅筋膜对其深部的肌、血管和神经具有一定的保护作用。

深筋膜又叫固有筋膜,由致密结缔组织构成,遍布全身,包裹肌肉、血管神经束和内脏器官。深筋膜与肌的关系非常密切,深入到肌群之间,构成肌间隔。由于血管和神经都沿着肌间或肌群之间的筋膜间隙走

行,所以了解和掌握筋膜的层次和配布有助于寻找血管和神经。在病变的情况下,还可根据筋膜间隙的交通推测炎症和积液的蔓延方向。

(二)腱鞘

腱鞘是包裹在肌腱外面的鞘状结构。一些运动剧烈的部位如手和足部,长肌腱通过骨面时,其表面的深筋膜增厚,并伸向深部与骨膜连接,形成筒状的纤维鞘,其内含由滑膜构成的双层圆筒状套管,套管的内层紧包在肌腱的表面,外层则与纤维鞘相贴(图2-4)。

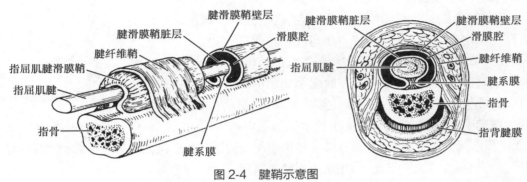

图2-4 腱鞘示意图

(三)滑液囊

滑液囊是封闭的结缔组织小囊,多位于腱和骨面之间,以减少两者之间的摩擦,壁薄,内含滑液。

四、骨骼肌的命名原则

骨骼肌可根据其形状、大小、位置、起止点、纤维方向和作用等命名。根据形态命名,有斜方肌、菱形肌、三角肌、梨状肌等;按位置命名,有肩胛下肌、冈上肌、冈下肌、肱肌等;按位置和大小综合命名,有胸大肌、胸小肌、臀大肌等;按起止点命名,有胸锁乳突肌、肩胛舌骨肌等;按纤维方向和部位综合命名,有腹外斜肌、肋间外肌等;依作用命名的,如旋后肌、咬肌等。了解肌肉的命名有助于学习和记忆。

五、骨骼肌的血管、淋巴管和神经

(一)骨骼肌的血液供应

骨骼肌的代谢旺盛,因此血供丰富。血管一般与神经伴行,反复分支,最后在肌内膜包裹肌纤维形成毛细血管网。一般肌腱的血供较少。肌及其营养血管可制作肌瓣或肌皮瓣移植进行修补缺损部位。

(二)骨骼肌的淋巴回流

肌的淋巴回流起于肌的毛细淋巴管,伴随静脉回流,汇入较大的淋巴管中。

(三)骨骼肌的神经支配

每块骨骼肌的神经多与主要血管束伴行,入肌的形式主要有与肌纤维平行或垂直两种方式。支配肌的神经有躯体神经和内脏神经两种,前者又分为传入和传出两种纤维,骨骼肌的收缩受传出纤维的支配。一个运动神经元轴突支配的骨骼肌纤维数目多少不等,少的1~2条,多的上千条,而每个骨骼肌纤维通常只有一个轴突分支支配。一个运动神经元的轴突及其分支所支配的全部骨骼肌纤维合起来称为运动单元,因此运动单元的大小差别很大。运动单元是肌收缩的最小单位。运动越精细的骨骼肌,运动单元越小。正常情况下,各肌都有少量的运动单元在轮流收缩,使肌保持一定的张力,称为肌张力。

六、骨骼肌的解剖

全身骨骼肌按部位可分为中轴骨骼肌和附肢骨骼肌。中轴骨骼肌包括头肌、颈肌、背肌、胸肌、膈肌、腹肌。附肢骨骼肌包括上肢肌、下肢肌。

（一）头肌
头肌分为面肌和咀嚼肌两部分（图 2-5，图 2-6）。

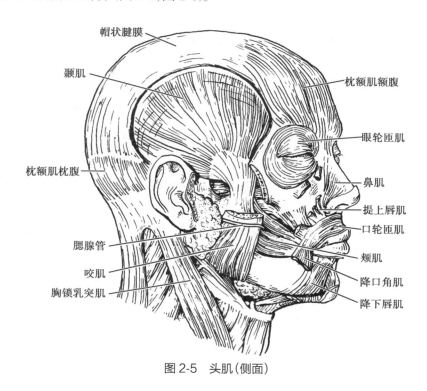

图 2-5 头肌（侧面）

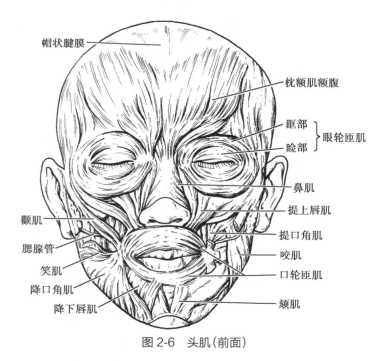

图 2-6 头肌（前面）

1. **面肌** 面肌又叫表情肌，位置表浅，为扁薄的皮肌，主要分布在眼裂、口裂和鼻孔周围，可闭合或开大孔裂，并能牵拉面部皮肤显示各种表情，故面肌又叫表情肌。

面肌包括：①颅顶肌（枕额肌）前方为额腹，后方为枕腹，中间是帽状腱膜，作用是枕腹收缩时向后牵拉帽状腱膜，额腹收缩时提眉并使额部皮肤出现皱纹；②眼轮匝肌，作用是使眼裂闭合。泪囊部纤维可扩大泪囊产生负压,以利于泪液经鼻泪管流向鼻腔;③口周围肌包括面颊深部的一对颊肌和环绕口裂的环形口轮匝肌,前者的作用是帮助咀嚼和吸吮,后者的作用是关闭口裂;④鼻肌不发达,分布在鼻孔周围,有开大和缩小鼻孔的作用。

2. 咀嚼肌 咀嚼肌包括咬肌、颞肌、翼外肌和翼内肌,配布于下颌关节周围,参加咀嚼运动(图2-7)。

咬肌略呈长方形,起自颧弓,止于下颌支和下颌角的外面,作用是上提下颌骨。

颞肌呈扇形,起自颞窝,止于下颌骨的冠突。其作用是上提下颌骨,后份纤维可拉下颌骨向后。

翼内肌,起自翼窝,止于下颌支和下颌角内面,作用是上提下颌骨,也可牵拉下颌骨向前向对侧。

翼外肌与翼内肌位于颞下窝内,起自蝶骨大翼的下面和翼突的外侧板,向外方止于下颌颈。两侧作用向前牵引下颌骨,从而开口;一侧收缩可使下颌骨向对侧运动。在两侧翼内外肌交替作用下,形成下颌骨的两侧运动,即研磨运动。

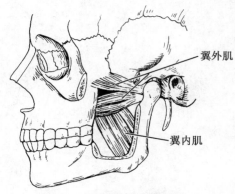

图2-7 翼内肌和翼外肌

(二)颈肌

根据颈肌所在的位置,可分为颈浅肌群、颈前肌群和颈深肌群三组。

1. 颈浅肌群 颈浅肌群包括颈阔肌和胸锁乳突肌(图2-8)。

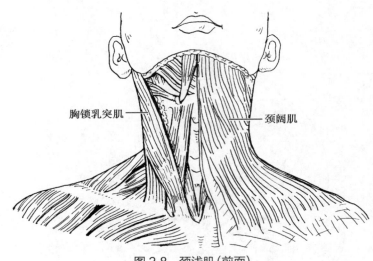

图2-8 颈浅肌(前面)

(1)颈阔肌:位于颈部浅筋膜中,为一皮肌,起自胸大肌和三角肌表面的筋膜,向上止于口角等处。作用是拉口角向下并使颈部皮肤出现皱褶。

(2)胸锁乳突肌:在颈部两侧,起自胸骨柄前面和锁骨的胸骨端,止于颞骨的乳突,大部分被颈阔肌所覆盖,是一对强有力的肌,体表可见其轮廓。一侧肌收缩使头向同侧倾斜,脸转向对侧;两侧收缩可使头后仰。

2. 颈前肌群 颈前肌群包括舌骨上肌群和舌骨下肌群(图2-9)。

(1)舌骨上肌群:位于舌骨与下颌骨和颅底之间,每侧有4块肌组成。包括二腹肌、下颌舌骨肌、茎突舌骨肌和颏舌骨肌,它们的作用是上提舌骨,使舌升高,协助推进食团入咽。当舌骨固定时,下颌舌骨肌、颏舌骨肌和二腹肌均能拉下颌骨向下而张口。

(2)舌骨下肌群:位于颈前部,在舌骨下方正中线的两旁,居喉、气管和甲状腺的前方。每侧有4块肌,包括胸骨舌骨肌、肩胛舌骨肌、胸骨甲状肌和甲状舌骨肌,分深浅两层,各肌均以起止点命名。舌骨下肌群的作用是下降舌骨和喉。

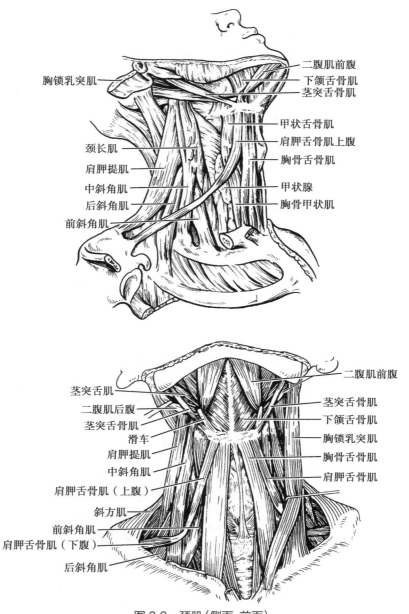

胸锁乳突肌
颈长肌
肩胛提肌
中斜角肌
后斜角肌
前斜角肌

二腹肌前腹
下颌舌骨肌
茎突舌骨肌
甲状舌骨肌
肩胛舌骨肌上腹
胸骨舌骨肌
甲状腺
胸骨甲状肌

茎突舌肌
二腹肌后腹
茎突舌骨肌
滑车
肩胛提肌
中斜角肌
肩胛舌骨肌（上腹）
斜方肌
前斜角肌
肩胛舌骨肌（下腹）
后斜角肌

二腹肌前腹
茎突舌骨肌
下颌舌骨肌
胸锁乳突肌
胸骨舌骨肌
肩胛舌骨肌

图 2-9　颈肌（侧面、前面）

3. 颈深肌群　颈深肌群包括外侧群和内侧群（图 2-10）。

（1）外侧群：位于脊柱颈段两侧，包括前斜角肌、中斜角肌和后斜角肌。颈外侧群均起源颈椎横突，其中前、中斜角肌止于第 1 肋，后斜角肌止于第 2 肋，前、中斜角肌与第 1 肋之间的空隙为斜角肌间隙，有锁骨下动脉和臂丛通过。作用是一侧颈外侧群肌收缩使颈侧屈，两侧肌同时收缩可上提第 1、2 肋，助深吸气，如肋固定，则可使颈前屈。

（2）内侧群：在脊柱颈段的前方，有头长肌和颈长肌等，合称椎前肌。作用是使头前俯、颈前屈。

（三）背肌

背肌包括背浅肌和背深肌（图 2-11）。

1. 背肌浅层　背肌浅层主要为阔肌，它们起自脊柱的不同部位，止于上肢带骨或肱骨，包括斜方肌、背阔肌等。

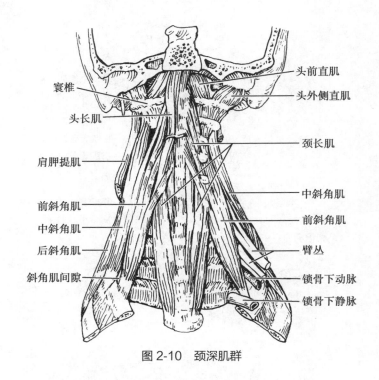

图 2-10 颈深肌群

头前直肌
寰椎
头外侧直肌
头长肌
颈长肌
肩胛提肌
中斜角肌
前斜角肌
前斜角肌
中斜角肌
臂丛
后斜角肌
锁骨下动脉
斜角肌间隙
锁骨下静脉

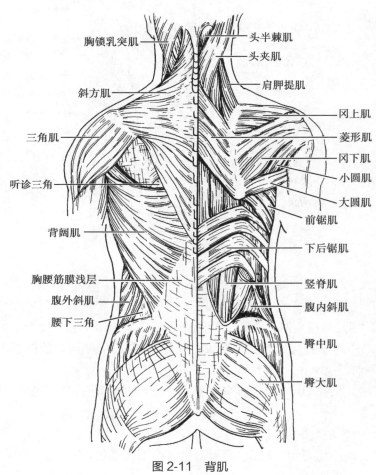

图 2-11 背肌

胸锁乳突肌
头半棘肌
头夹肌
斜方肌
肩胛提肌
冈上肌
三角肌
菱形肌
冈下肌
小圆肌
听诊三角
大圆肌
前锯肌
背阔肌
下后锯肌
竖脊肌
胸腰筋膜浅层
腹内斜肌
腹外斜肌
臀中肌
腰下三角
臀大肌

（1）斜方肌：位于项部和背上部的浅层，为三角形阔肌，两侧合成斜方肌。该肌起自上项线、枕外隆凸、第 7 颈椎和全部胸椎的棘突，其上份纤维向下，中份纤维平行向外，下份纤维向上外，止于锁骨的外侧 1/3、肩峰和肩胛冈。作用是使肩胛骨向脊柱靠拢,上部肌束可上提肩胛骨,下部肌束使肩胛骨下降。如果肩胛骨固定,一侧肌收缩使颈向同侧屈、脸转向对侧,两侧同时收缩可使头后仰。该肌瘫痪时,产生"塌肩"。

(2)背阔肌:位于背的下半部及胸的后外侧,呈扁三角形,以腱膜起自下6个胸椎的棘突、全部腰椎的棘突、骶正中嵴及髂嵴后部等处,纤维向上外,止于肱骨小结节嵴。作用是使肱骨内收、旋内和后伸。当上肢上举固定时,可引体向上。背阔肌面积较大,临床上常取其做皮瓣或肌瓣行显微外科的修复术。

背浅肌除了斜方肌和背阔肌外,还包括肩胛提肌、菱形肌、夹肌。

2. 背肌深层 位于棘突两侧的脊柱沟内,主要有长的竖脊肌,其深面为节段性比较明显的短肌,能运动相邻的椎骨,也能加强椎骨间的联结。

背深肌主要是竖脊肌(骶棘肌),该肌纵列于脊柱两侧的沟内,起自骶骨背面和髂嵴的后部,向上沿途止于椎骨和肋骨,可到达颞骨乳突,是背肌中最长、最大的肌。作用是使脊柱后伸和仰头,一侧收缩使脊柱侧屈。对维持人体直立姿势有重要作用。

(四)胸肌

胸肌可分为胸上肢肌和胸固有肌(图2-12)。

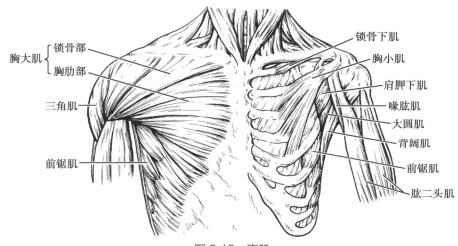

图 2-12 胸肌

1. 胸上肢肌 胸上肢肌包括胸大肌、胸小肌、前锯肌,多为阔肌,位于胸壁的前面及侧面浅层,起自胸廓,止于上肢带骨或肱骨(图2-13)。

(1)胸大肌:覆盖胸廓前壁的大部,起自锁骨的内侧半、胸骨和第1~6肋软骨等处,止于肱骨大结节嵴。作用是使肩关节内收、旋内和前屈。如上肢固定,可上提躯干,与背阔肌一起完成引体向上的动作,也可提肋助吸气。

(2)胸小肌:位于胸大肌深面,起自第3~5肋骨,止于肩胛骨的喙突。作用是拉肩胛骨向前下方。当肩胛骨固定时,可上提肋以助吸气。

(3)前锯肌:位于胸廓侧壁,以数个肌齿起自上第1~8或1~9肋骨,止于肩胛骨内侧缘和下角。作用是拉肩胛骨向前和紧贴胸廓,当肩胛骨固定时,可上提肋骨助深吸气。若此肌瘫痪,出现"翼状肩",此时不能完全上举臂或作向前推的动作。

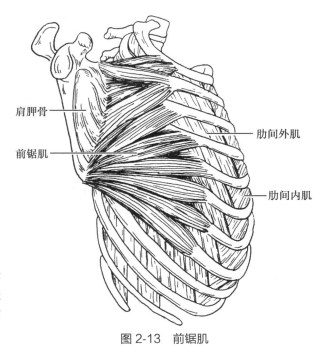

图 2-13 前锯肌

2. **胸固有肌** 胸固有肌参与构成胸壁,主要有肋间外肌、肋间内肌和肋间最内肌。

(1)肋间外肌:位于各肋间隙的浅层,起自肋骨下缘,肌束斜向前下,止于下一肋骨的上缘,其前部肌束仅达肋骨与肋软骨的结合处,在肋软骨间隙处,移行为一片结缔组织膜,称肋间外膜。作用为提肋,以助吸气。

(2)肋间内肌:位于肋间外肌的深面,起自下位肋骨的上缘,止于上位肋骨的下缘,肌束方向与肋间外肌相反,纤维向上内,后部肌束只到肋角,自此向后为肋间内膜所代替。作用为降肋助呼气。

(3)肋间最内肌:位于肋间的中 1/3 部,肋间内肌的深面,肌束方向和作用与肋间内肌相同。

(五)膈

膈(diaphragm)为分隔胸腹腔的阔肌(图 2-14)。膈的周围部属肌性,膈的肌纤维起自胸廓下口的周缘和腰椎前面,可分为三部:胸骨部起自剑突后面;肋部起自下 6 对肋骨和肋软骨;腰部以左、右两个隐脚起自上第 2~3 腰椎。各部肌束止于中央膜性的中心腱。膈上有裂孔,通过重要结构。①主动脉裂孔:在第 12 胸椎的前方,为主动脉和胸导管所通过,裂孔为腱性组织;②食管裂孔:位于主动脉裂孔的左前方,约在第 10 胸椎水平,为食管和迷走神经所通过,周缘属肌性组织;③腔静脉孔:在食管裂孔右前方的中心腱内,约在第 8 胸椎水平,下腔静脉在此通过。

膈是主要的呼吸肌。膈与腹肌同时收缩,能增加腹压,协助排便、呕吐、咳嗽、喷嚏及分娩等活动。

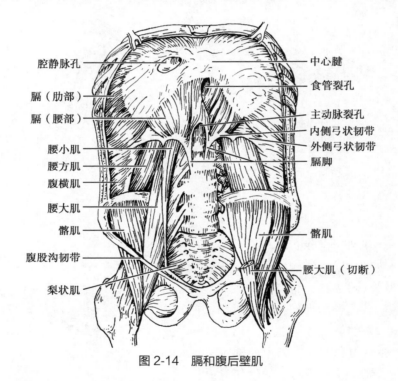

图 2-14 膈和腹后壁肌

(六)腹肌

腹肌位于胸廓与骨盆之间,按其部位可分为前外侧群、后群两部分。

1. **前外侧群** 前外侧群构成腹腔的前外侧壁,包括腹直肌和 3 块扁肌。3 块扁肌由浅至深为腹外斜肌、腹内斜肌和腹横肌(图 2-15,图 2-16)。

(1)腹外斜肌:为前外侧群中最表浅的一层宽阔扁肌,起自下 8 个肋骨的外面,肌纤维从外上斜向前下,后部肌束向下止于髂嵴前部,其余肌束向内移行于腱膜,经腹直肌的前面,并参与构成腹直肌鞘的前层,至腹正中线终于白线。

腹外斜肌腱膜的下缘卷曲增厚连于髂前上棘与耻骨结节之间,称为腹股沟韧带。在耻骨结节上方,腹外斜肌腱膜形成一个三角形裂孔,称为腹股沟皮下环,有精索(男性)或子宫圆韧带(女性)通过(图 2-16)。

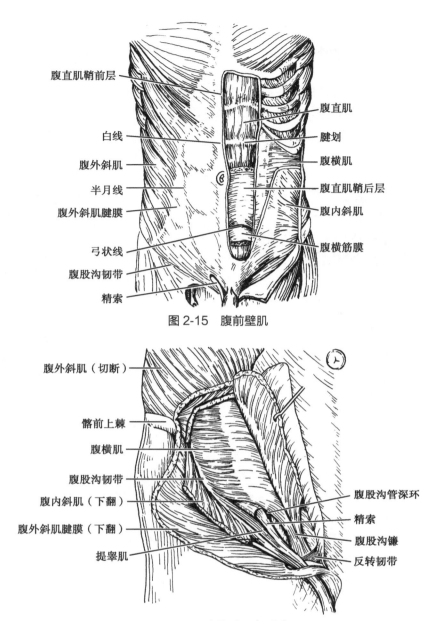

图 2-15 腹前壁肌

图 2-16 腹前壁肌（下部）

（2）腹内斜肌：在腹外斜肌深面，起始于胸腰筋膜、髂嵴和腹股沟韧带的外侧 1/2 或 1/3，后部肌束上升止于下位 3 个肋骨，大部分肌束向前上方延为腱膜，在腹直肌外侧缘分为前后两层包裹腹直肌，参与构成腹直肌鞘的前层及后层，在腹正中线终于白线。腹内斜肌下部起于腹股沟韧带的肌束行向前下，越过精索前面，延为腱膜，与腹横肌的腱膜会合形成腹股沟镰或称联合腱。下缘少量肌纤维包绕精索和睾丸，称为提睾肌，收缩时可上提睾丸。

（3）腹横肌：居最深面，起自下 6 个肋软骨的内面、胸腰筋膜、髂嵴和腹股沟韧带的外侧 1/3，肌束横行向前延为腱膜，腱膜越过腹直肌后面参与组成腹直肌鞘后层，止于白线。腹横肌最下部分亦参与构成提睾肌和腹股沟镰。

（4）腹直肌：位于腹前壁正中线的两旁，居腹直肌鞘中，起自耻骨联合和耻骨嵴，肌束向上止于胸骨剑突和第 5~7 肋软骨的前面。肌的全长被 3~4 条横行的腱划分成几个肌腹。

腹前外侧群肌的作用为保护腹腔脏器，增加腹内压，促使中空器官排出内容物，如排便、分娩、呕吐等；能使脊柱前屈、侧屈与旋转，还可降肋助呼气。

2. 后群 后群有腰大肌和腰方肌,腰大肌将在下肢肌中叙述。腰方肌位于腹后壁,在脊柱两侧,位于腰大肌外侧,起自髂嵴,止于第 12 肋及下位腰椎横突。此肌可下降并固定第 12 肋,以及使脊柱侧屈。

（七）上肢肌

上肢肌可按部位的不同分上肢带肌、臂肌、前臂肌和手肌。

1. 上肢带肌 上肢带肌配布于肩关节周围,均起自上肢带骨,止于肱骨。包括 6 块,即三角肌、冈上肌、冈下肌、小圆肌、大圆肌和肩胛下肌(图 2-17,图 2-18)。

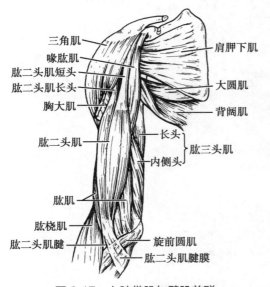
图 2-17 上肢带肌与臂肌前群

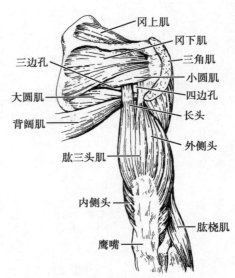
图 2-18 上肢带肌与臂肌后群

三角肌:位于肩部浅层,呈三角形,起自锁骨的外侧段、肩峰和肩胛冈,止于肱骨体的三角肌粗隆。腋神经受损可致该肌瘫痪萎缩,使肩峰突出于皮下。作用为外展肩关节,前部肌束可以使肩关节屈和旋内,后部肌束能使属关节伸和旋外。

深层包括肩胛下肌、冈上肌、冈下肌、小圆肌、大圆肌,作用为使肩关节外展、内收、旋内、旋外。

2. 臂肌 臂肌覆盖肱骨,形成前后两群。前群为屈肩、屈肘肌,后群为伸肩、伸肘肌。

(1)前群:包括浅层的肱二头肌和深层的肱肌和喙肱肌。肱二头肌呈梭形,有长、短两个头,长头起自肩胛骨盂上结节,通过肩关节囊,经结节间沟下降;短头起自肩胛骨喙突。两头在臂的下部合并成一个肌腹,向下移行为肌腱止于桡骨粗隆。作用为屈肘关节,当前臂在旋前位时,能使其旋后。此外,还能协助屈肩关节。喙肱肌起自肩胛骨喙突,止于肱骨中部的内侧,作用是协助肩关节屈和内收。肱肌起自肱骨下半的前面,止于尺骨粗隆,作用为屈肘关节。

(2)后群:肱三头肌,该肌有长头、外侧头以及内侧头。长头起自肩胛骨盂下结节,外侧头起自肱骨后面桡神经沟以上的骨面,内侧头起自桡神经沟以下的骨面,三个头向下以一坚韧的肌腱止于尺骨鹰嘴。肱三头肌的作用为伸肘关节,长头还可使属关节后伸和内收。

3. 前臂肌 前臂肌位于尺、桡骨的周围,分为前(屈肌)、后(伸肌)两群,大多数是长肌,肌腹位于近侧,细长的腱位于远侧,因此前臂的上半部膨隆,而下半部逐渐变短,主要运动腕关节、指间关节。

(1)前群:共 9 块肌,分四层排列(图 2-19,图 2-20)。

1)第一层(浅层):有 5 块肌,自桡侧向尺侧依次为:肱桡肌、旋前圆肌、桡侧腕屈肌、掌长肌和尺侧腕屈肌。以上各肌的作用同其名。

2)第二层:有 1 块肌,即指浅屈肌。作用:屈近侧指间关节、屈掌指关节和屈腕。

3)第三层:有 2 块肌,即拇长屈肌和指深屈肌。拇长屈肌作用为屈拇指指间关节和掌指关节,指深屈肌作用为屈第 2~5 指的远侧指间关节、近侧指间关节、掌指关节和屈腕。

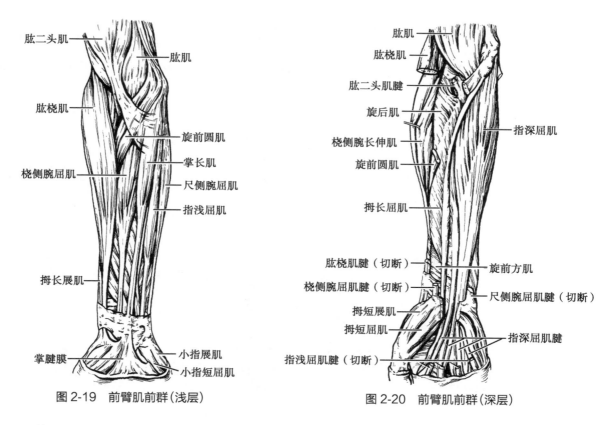

图 2-19 前臂肌前群（浅层）

图 2-20 前臂肌前群（深层）

4）第四层：旋前方肌，其作用为使前臂旋前。

（2）后群共 10 块肌，分浅、深两层排列（图 2-21，图 2-22）。

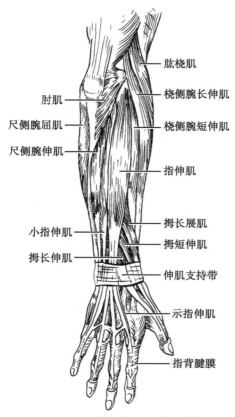

图 2-21 前臂肌后群（浅层）

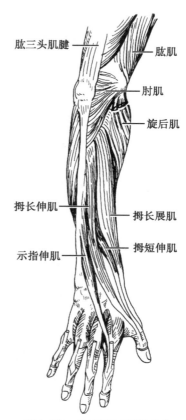

图 2-22 前臂肌后群（深层）

1）浅层：有 5 块肌，自桡侧向尺侧依次为桡侧腕长伸肌、桡侧腕短伸肌、指伸肌、小指伸肌和尺侧腕伸肌。以上各肌的作用同其名。

2）深层：有 5 块肌，从上外向下内依次为旋后肌、拇长展肌、拇短伸肌、拇长伸肌、示指伸肌。以上各肌的作用同其名。

4. 手肌　手肌全部集中在手的掌侧，可分为外侧、中间和内侧肌群（图 2-23）。

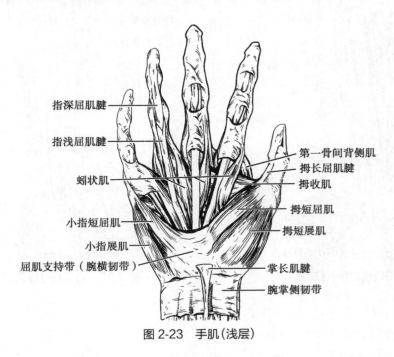

指深屈肌腱
指浅屈肌腱
蚓状肌
小指短屈肌
小指展肌
屈肌支持带（腕横韧带）

第一骨间背侧肌
拇长屈肌腱
拇收肌
拇短屈肌
拇短展肌
掌长肌腱
腕掌侧韧带

图 2-23　手肌（浅层）

外侧群较发达，在手掌拇指侧形成一隆起，称鱼际，可使拇指作展、屈、对掌和收等动作。中间群：位于掌心，包括蚓状肌和骨间肌。内侧群在手掌小指侧，也形成一隆起，称小鱼际，可使小指作屈、外展和对掌等动作。

（八）下肢肌

下肢肌分为髋肌、大腿肌、小腿肌和足肌。下肢及比上肢肌粗壮强大，这与维持直立姿势、支持体重和行走有关。

1. 髋肌　髋肌又叫盆带肌，主要运动髋关节。按其所在的部位和作用，可分为前、后两群（图 2-24，图 2-25，图 2-26）。

（1）前群：包括髂腰肌和阔筋膜张肌。髂腰肌由腰大肌和髂肌组成。腰大肌起自腰椎体侧面和横突，髂肌位于腰大肌的外侧，起自髂窝，两肌向下会合，经腹股沟韧带深面，止于股骨小转子。髂腰肌的作用是使髋关节前屈和旋外，下肢固定时，可使躯干前屈，如仰卧起坐。阔筋膜张肌位于大腿上部前外侧，起自髂前上棘，肌腹在阔筋膜两层之间，向下移行于髂胫束，止于胫骨外侧髁，作用是使阔筋膜紧张并屈髋。

（2）后群：主要位于臀部，又称臀肌，包括臀大、中、小肌和经过髋关节囊后面的其他小肌。臀大肌位于臀部浅层，起自髂骨翼外面和骶骨背面，肌束斜向下外，止于髂胫束和股骨的臀肌粗隆，可使髋关节伸和外旋。下肢固定时，能伸直躯干，防止躯干前倾，是维持人体直立的重要肌肉。臀中肌位于臀大肌的深面，臀小肌位于臀中肌的深面，两肌都呈扇形，均起自髂骨翼背面，止于股骨大转子，二者作用相通，可使大腿外展，两肌的前部肌束能使髋关节旋内，后部肌束则使髋关节旋外。梨状肌，位于深层，起自盆内骶骨前面，纤维向外出坐骨大孔达臀部，止于股骨大转子，可外旋、外展髋关节。其他后群肌肉还有闭孔内肌、股方肌和闭孔外肌等。

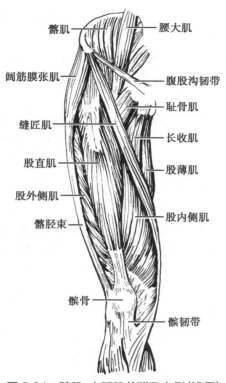

图 2-24 髋肌、大腿肌前群及内侧（浅层）

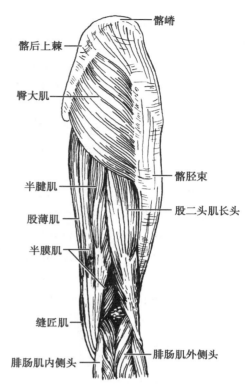

图 2-25 髋肌和大腿肌后群（浅层）

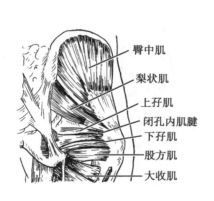

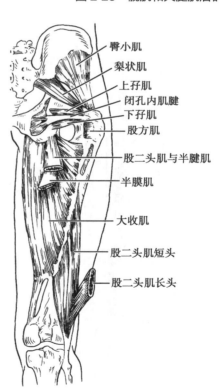

图 2-26 髋肌和大腿肌后群（深层）

2. 大腿肌 大腿肌分前群、后群和内侧群（图 2-24，图 2-25，图 2-26）。

（1）前群：包括缝匠肌和股四头肌。

1）缝匠肌：起于髂前上棘，斜向下内，止于胫骨上端的内侧面。作用：屈髋和屈膝关节，并使已屈的膝关节旋内。

2) 股四头肌:全身最大的肌,有四个头,即股直肌、股内侧肌、股外侧肌和股中间肌。起自髂前上棘及股骨骨面,肌腱包绕髌骨,通过髌韧带附着于胫骨粗隆,作用是屈髋、伸膝。

(2) 内侧群:共有 5 块肌,从外向内有耻骨肌、长收肌、股薄肌、短收肌和大收肌。作用:主要使髋关节内收并外旋大腿。大收肌还有一个腱止于股骨内上髁上方的收肌结节,此腱与股骨之间形成一裂孔称收肌腱裂孔,有股血管通过。

(3) 后群:位于大腿后面,包括股二头肌、半腱肌和半膜肌。它们均起自坐骨结节,从后面下行止于胫骨或腓骨的上端,后群肌可以屈膝、伸髋。屈膝时股二头肌可以使小腿旋外,而半腱肌和半膜肌使小腿旋内。

3. 小腿肌 小腿肌分化不如前臂,数目较少,但一般比较粗大,参与维持人体的直立姿势和行走,可分为前群、后群和外侧群(图 2-27,图 2-28)。

(1) 前群:由内侧向外侧排列有胫骨前肌、趾长伸肌和姆长伸肌,分别起自胫骨、腓骨和骨间膜前面,肌腱经踝关节前方到足背。前群各肌都能伸踝关节,胫骨前肌可使足内翻,趾长伸肌能伸第 2~5 趾,姆长伸肌能伸姆趾。

(2) 外侧群:有腓骨长肌和腓骨短肌,位于腓骨外侧面,长肌掩盖短肌。两肌作用可使足外翻和屈踝关节。

(3) 后群:主要是小腿三头肌,由腓肠肌和比目鱼肌会合而成。作用是屈踝关节和屈膝关节。在站立时,能固定踝关节和膝关节,以防止身体向前倾斜。此群还包括胫骨后肌、趾长屈肌和姆长屈肌等,这些肌肉也能屈踝关节和使足内翻。

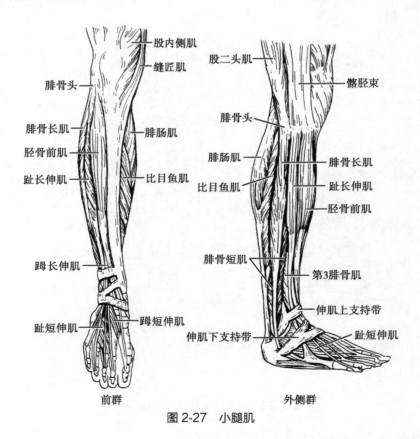

图 2-27 小腿肌

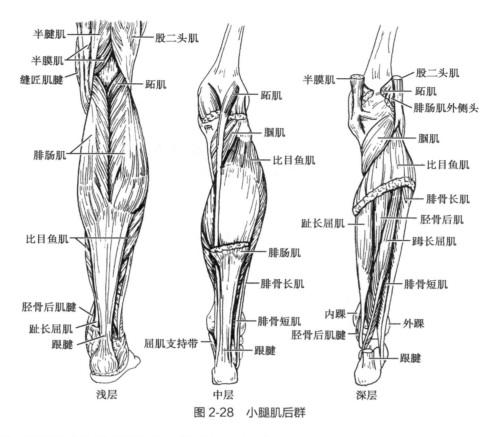

半腱肌　股二头肌
半膜肌　跖肌
缝匠肌腱
腓肠肌
比目鱼肌
胫骨后肌腱
趾长屈肌
跟腱
浅层

跖肌
腘肌
比目鱼肌
腓肠肌
腓骨长肌
腓骨短肌
屈肌支持带　跟腱
中层

半膜肌　股二头肌
跖肌
腓肠肌外侧头
腘肌
比目鱼肌
趾长屈肌
腓骨长肌
胫骨后肌
蹈长屈肌
腓骨短肌
内踝　外踝
胫骨后肌腱
跟腱
深层

图 2-28　小腿肌后群

4. 足肌　足肌可分为足背肌和足底肌（图 2-29）。作用是运动足趾。

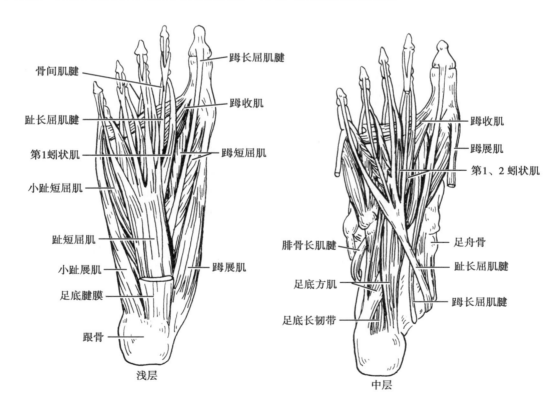

骨间肌腱　蹈长屈肌腱
　　　　　蹈收肌
趾长屈肌腱
第1蚓状肌　蹈短屈肌
小趾短屈肌
趾短屈肌
小趾展肌　蹈展肌
足底腱膜
跟骨
浅层

蹈收肌
蹈展肌
第1、2蚓状肌
腓骨长肌腱　足舟骨
足底方肌　趾长屈肌腱
足底长韧带　蹈长屈肌腱
中层

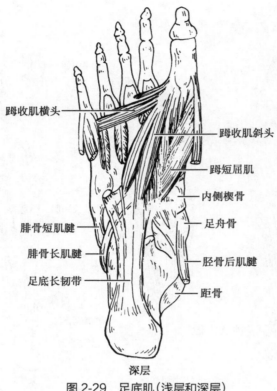

图 2-29 足底肌（浅层和深层）

（李 巍 朱淑娟）

参 考 文 献

1. 柏树令. 系统解剖学. 5 版. 北京: 人民卫生出版社, 2001.
2. 柏树令, 应大君. 系统解剖学. 3 版. 北京: 人民卫生出版社, 2015.
3. 柏树令. 系统解剖学. 2 版. 北京: 人民卫生出版社, 2013.
4. 孙善全, 张绍祥. 人体大体形态学实验 (系统解剖学分册). 2 版. 北京: 科学出版社, 2013.
5. Standring S. Henry Gray's Anatomy of the Human Body. 41st ed. London: Churchill Livingstone, 2013.
6. Martini FH, Nath JL Bartholomew EF. Fundamentals of Anatomy & Physiology. 10th ed. London: Pearson, 2014.

骨骼肌组织(muscle tissue)主要由具有收缩功能的骨骼肌细胞构成,其功能是收缩使机体或器官产生活动。骨骼肌细胞间有少量结缔组织、血管、淋巴管及神经等。骨骼肌细胞平行排列呈长纤维形,故又称骨骼肌纤维(skeletal muscle fiber)。骨骼肌细胞膜称为肌膜,细胞的胞质称为肌浆,其中的滑面内质网称肌浆网(肌质网)。骨骼肌组织丛切面光镜下可见大量整齐排列、明暗交界的横纹,故属于横纹肌。骨骼肌的收缩受人的意识支配,也称随意肌。

一、骨骼肌光镜结构

骨骼肌(skeletal muscle)由许多平行排列的骨骼肌纤维组成,其周围包裹着致密结缔组织为肌外膜(epimysium),含有血管和神经。肌外膜的结缔组织以及血管和神经的分支伸入肌内,分隔和包围大小不等的肌束,形成肌束膜(perimysium)。包绕在每条肌纤维周围的结缔组织为肌内膜(endomysium),肌内膜含有丰富的毛细血管及神经分支(图 3-1)。各层结缔组织膜有支持、连接、营养和保护肌组织的作用。在骨骼肌细胞膜与基膜之间可见肌卫星细胞(muscle satellite cell),其是骨骼肌组织中的肌干细胞,与骨骼肌的再生有关。损伤时肌卫星细胞可分化形成新的肌纤维(具体参见第一章第三部分)。

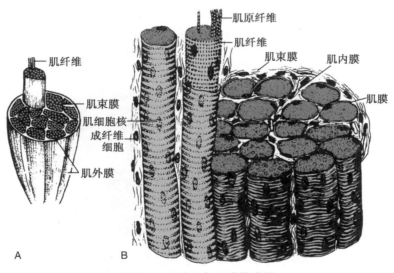

图 3-1 骨骼肌与肌膜模式图

A. 一块骨骼肌; B. 一个肌束

骨骼肌纤维的光镜结构。骨骼肌纤维一般呈长圆柱形,直径为 10μm~100μm,长度不等,一般为 1mm~40mm,最长可达 10cm,少有分支。骨骼肌纤维是一种多核细胞,核的数量随肌纤维的长短而异,短者核少,长者核数量可达几百个,核呈扁椭圆形位于肌膜下方。在骨骼肌的肌浆内有大量与其长径平行排列的肌原纤维。肌原纤维呈细丝状，直径为 1μm~2μm。每条肌原纤维上都有明暗相间的带，即周期性横纹（cross striation）（图 3-2，图 3-3），由于各条肌原纤维的明暗带都相应地排列在同一平面上，故使纵切的肌纤维呈现明、暗相间的横纹。明带（light band）又称 I 带；暗带（dark band）又称 A 带。在电镜下，暗带中央有一条较明的窄带，称 H 带，H 带的中央有一条深色的暗线，称 M 线。明带中央可见一条暗线，称 Z 线。两条相邻 Z 线之间的一段肌原纤维称为肌节（sarcomere），每个肌节都由 1/2 个 I 带 +A 带 +1/2 个 I 带所组成。一条肌原纤维可由几百个肌节组成，肌节是肌纤维结构和功能的基本单位。

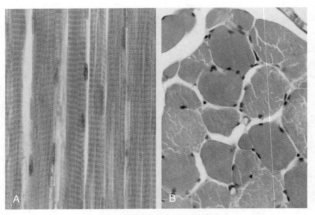

图 3-2　骨骼肌纤维光镜图
A. 纵切面（HE 染色）；B. 横切面（HE 染色）

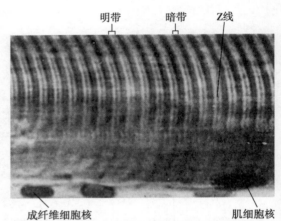

图 3-3　骨骼肌纤维（纵切面）光镜（油镜）图

二、骨骼肌纤维的超微结构与收缩原理

（一）肌原纤维

电镜下可见肌原纤维由粗、细两种肌丝构成，两种肌丝沿肌纤维的长轴并按规则的空间布局互相穿插平行排列，明、暗带就是这两种肌丝规律性排布的结果。粗肌丝位于肌节的中部，贯穿 A 带全长，中央有 M 膜起固定作用，两端游离；细肌丝的一端附着在 Z 膜上，另一端伸到粗肌丝之间，达 H 带的外缘。明带只含细肌丝，H 带只含粗肌丝，H 带以外的暗带部分是由粗、细两种肌丝组成的。在其横断面上，一根粗肌丝的周围排列有 6 根细肌丝，而一条细肌丝周围有 3 条粗肌丝（图 3-4）。

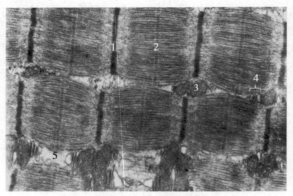

图 3-4　骨骼肌纤电镜示肌原纤维和横小管
1. Z 线；2.M 线；3. 线粒体；4. 三联体；5. 肌质网

1. 粗肌丝　粗肌丝（thick filament）长约 1.5μm，直径约 15nm，由肌球蛋白分子集合而成，肌球蛋白分子平行排列，集合成束，组成一条粗肌丝。肌球蛋白分子形似豆芽状，分头和杆两部分，头部如同两个豆瓣，杆部如茎。在头和杆的连接点及杆上有两处类似关节，可以屈动。肌球蛋白分子的杆都是向着 M 膜，

并以一定距离相错开,而头都朝向粗肌丝的两端并露于表面,称为横桥(cross bridge)(图 3-5)。肌球蛋白分子头具有 ATP 酶活性,能与 ATP 结合。只有当肌球蛋白分子头部与肌动蛋白接触时,ATP 酶才被激活,于是分解 ATP 释放出能量,使横桥发生屈伸运动。

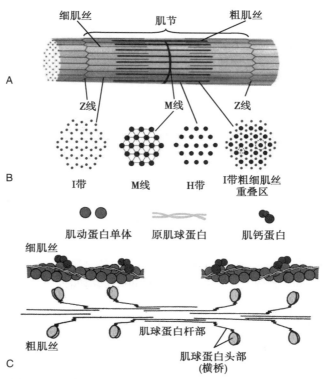

图 3-5 骨骼肌肌原纤维超微结构及肌丝分子构成示意图

A. 肌节的纵切面;B. 肌节不同部位的横切面;C. 肌丝的组成

2. 细肌丝 细肌丝(thin filament)直径约 5nm,长 1μm,由肌动蛋白(actin)、原肌球蛋白(tropomyosin)和肌钙蛋白(troponin)三种蛋白分子组成(图 3-5)。球形肌动蛋白单体互相连接,形成两条呈螺旋状相互绞合的肌动蛋白链。每个球形肌动蛋白单体上都有一个可以与肌球蛋白头部相结合的活性位点。原肌球蛋白分子细长,呈丝状,是由两条多肽链相互缠扭而形成的双股螺旋状分子,长约 40nm。原肌球蛋白首尾相连形成长丝状,嵌于肌动蛋白双螺旋链的浅沟内。肌钙蛋白由三个球状亚单位构成,一个原肌球蛋白分子丝上附有一个肌钙蛋白分子。它的三个亚单位是:①肌钙蛋白 C 亚单位(TnC),是 Ca^{2+} 受体蛋白,能与 Ca^{2+} 相结合,每个 TnC 分子有 4 个可与 Ca^{2+} 结合的位点;②肌钙蛋白 T 亚单位(TnT),是与原肌球蛋白相结合的亚单位;③肌钙蛋白 I 亚单位(TnI),是能抑制肌动蛋白与肌球蛋白相结合的亚单位。

(二)横小管

肌膜以垂直于肌纤维长轴的方向凹陷入细胞内,形成的小管,称为横小管(transverse tubule)。人与哺乳动物的横小管位于 A 带与 I 带交界处,同一水平的横小管在细胞内分支吻合环绕在每条肌原纤维周围(图 3-6)。横小管可将肌膜的兴奋迅速传到肌纤维内。

(三)肌质网

肌质网(sarcoplasmic reticulum)是肌纤维内特化的滑面内质网,位于横小管之间。肌质网包绕在每条肌原纤维周围,大部分走行方向与肌纤维的长轴一致,故又称纵小管(longitudinal tubule,L 小管)。纵小管末端膨大并互相连通,形成与横小管平行并紧密相贴的扁囊状盲管,称为终池(terminal cisterna)。每条横小管与其两侧的终池共同组成三联体(triad)(图 3-6)。肌质网的生理功能是调节控制肌浆内 Ca^{2+} 的浓度,在肌纤维收缩过程中起重要作用。

此外,肌浆内有丰富的线粒体,分布于肌膜下和细胞核附近以及肌原纤维之间。线粒体产生 ATP,为肌肉舒缩提供能量。肌浆内线粒体的数量和大小体现肌纤维氧化代谢率的高低。

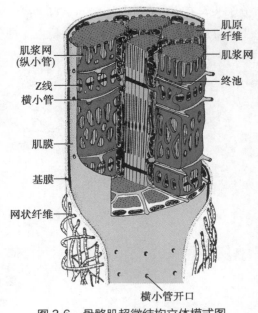

图 3-6 骨骼肌超微结构立体模式图

(四) 骨骼肌纤维的收缩原理

骨骼肌纤维的收缩原理目前最广泛接受的是肌丝滑动学说。

目前认为,骨骼肌的收缩机制是肌丝滑动理论。其主要内容是:横纹肌的肌原纤维是由粗、细两组与其走向平行的蛋白丝构成,肌肉的缩短和伸长均通过粗、细肌丝在肌节内的相互滑动而肌丝本身的长度不变。当神经冲动传递到突触,使突触小泡向前移动并释放出递质,递质与后膜上的受体结合,引起终板电位并向两侧扩布到两侧的肌细胞膜形成动作电位,并沿细胞膜传递到肌细胞的横管系统使两侧终池释放出 Ca^{2+},Ca^{2+} 与肌钙蛋白结合使原肌球蛋白发生变化,暴露出肌动蛋白与横桥结合的位点,接着横桥和肌动蛋白相结合后横桥分解 ATP 获得能量使横桥细肌丝不断地向肌节中心 M 线拉动(详见本书第四章第一部分)。

三、神经肌接头结构

一般而言,骨骼肌受躯体运动神经支配。躯体运动神经元的胞体位于脊髓灰质前角或脑干,具有很长的轴突,离开中枢神经系统后形成有髓鞘的躯体运动神经纤维。当运动神经纤维抵达骨骼肌时,脱去髓鞘,再反复分成更为细小的分支,每一分支都形成葡萄状的轴突末端,并贴附在一条骨骼肌纤维表面与其建立突触连接,称为神经 - 肌肉接头(neuromuscular junction)。通过银染后在显微镜下观察,此连接区域呈椭圆形板状隆起,为棕黑色的纽扣状膨大(图 3-7)。

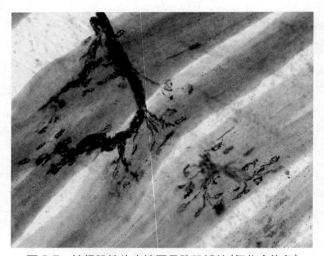

图 3-7 神经肌接头光镜图骨骼肌铺片(氯化金染色)

作为运动神经末梢与骨骼肌形成的特殊的突触连接,运动神经末梢侧突触前膜(presynaptic membrane)形成突触前成分,又称接头前膜(prejunctional membrane),呈球状膨大,附着在骨骼肌上。电镜下,突触前成分内含许多突触小泡(synapse vesicle),或称突触囊泡。突触小泡的大小和形状不一,多为圆形,直径

40nm~60nm，部分突触小泡呈扁平形。突触小泡内含神经递质乙酰胆碱（ACh）。突触小泡表面附有突触小泡相关蛋白，称突触素（synapsin），可使突触小泡集合并附在细胞骨架上。此外，神经肌接头的突触前膜富含 Ca^{2+} 通道，轴突终末内还有许多线粒体和一些微管、微丝等（图 3-8）。

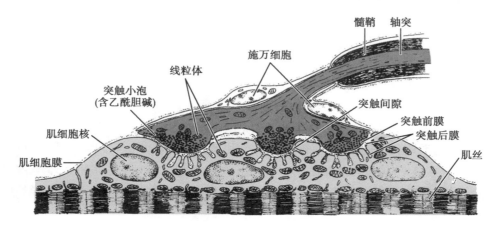

图 3-8 神经肌接头结构示意图

与突触前膜相对的肌膜为突触后膜（postsynaptic membrane），是特化的肌膜，又称接头后膜（postjunctional membrane），或运动终板（moter endplate）。它再向肌质内凹陷形成许多深沟和皱褶，使接头表面积增大。接头后膜上有 N_2 型 ACh 受体，即 N_2 型 ACh 受体阳离子通道，它们集中分布于皱褶的开口处。接头前膜和接头后膜均比一般细胞膜略厚。接头后膜处的肌纤维局部内含丰富的肌质，有较多的细胞核和线粒体（图 3-8）。突触前膜与骨骼肌形成的突触后膜间存在约 20nm~30nm 的狭窄间隙为突触间隙，又称接头间隙（junction cleft）。

当神经冲动沿轴膜传至轴突终末时，可引起突触前膜上的钙离子通道开放，在 ATP 的参与下促使突触素发生磷酸化。磷酸化的突触素降低了它与突触小泡的亲和力而与小泡分离，致使突触小泡脱离细胞骨架，移至接头前膜并与其融合，通过出胞作用释放小泡内的 ACh 到突触间隙。释放出的 ACh 迅速扩散、通过突触间隙，到达终板膜，与乙酰胆碱受体结合，使其离子通道开放，将神经递质生物信号转化成生物电信号。产生电流使终板膜瞬时去极化。这种去极化叫作终板电位（EPP）。当终板电位超过骨骼肌细胞的阈值，出现骨骼肌细胞动作电位，通过骨骼肌细胞内的兴奋收缩耦联机制，导致骨骼肌细胞收缩（详见本书第五章第一部分）。

（彭 彦 穆欣艺）

─── 参 考 文 献 ───

1. 李继承, 曾园山. 组织学与胚胎学. 9 版. 北京: 人民卫生出版社, 2018.
2. 高茂英. 组织学与胚胎学. 3 版. 北京: 人民卫生出版社, 2015.
3. 王娅兰. 人体概述. 北京: 人民卫生出版社, 2016.
4. 王娅兰, 汪维伟. 人体显微形态学实验. 2 版. 北京: 科学出版社, 2013.
5. Mescher A. Junqueira's Basic Histology: Text and Atlas. 14th ed. Newyork: McGraw-Hill Education, 2015.
6. Ovalle WK, Nahirney PC. Netter's Essential Histology. 2nd ed. Philadelphia: Saunders, 2013.

第四章　骨骼肌的生理特性

骨骼肌在光镜下呈明暗相间的横纹,属于横纹肌。因其受躯体运动神经支配被划分为随意肌。骨骼肌与人体生命活动密切相关,具备物理特性(伸展性、弹性和黏滞性等)和生理特性,本章主要介绍骨骼肌的生理特性,包括收缩性、兴奋性和传导性,其中收缩性为一般生理特性,兴奋性和传导性则为电生理特性。

一、骨骼肌的一般生理特性

人体的多种活动与骨骼肌细胞的收缩和舒张有关,骨骼肌的活动受到躯体运动神经的支配。支配骨骼肌的神经纤维发生兴奋时,被支配的骨骼肌才能产生收缩活动,骨骼肌细胞收缩功能的实现还依赖多个亚细胞生物网络系统的协调活动,本部分通过介绍肌细胞在神经支配下的收缩过程及其力学特性和影响因素,以了解骨骼肌的一般生理特性,即收缩性。

（一）骨骼肌神经 - 肌肉接头处兴奋的传递

1. 骨骼肌神经 - 肌肉接头的结构　骨骼肌神经 - 肌肉接头是运动神经末梢和其支配的骨骼肌细胞之间的特化结构(详见本书第四章)。运动神经末梢裸露的轴突末梢膨大形成突触小体,嵌入到肌细胞向内凹陷的突触沟槽,形成骨骼肌神经 - 肌肉接头。轴突末梢的膜称为接头前膜(prejunctional membrane),与其相对的肌细胞膜称为接头后膜,也叫运动终板,二者之间为接头间隙。接头前膜内含有许多突触囊泡,每个囊泡内约含有 10^4 个 ACh 分子。接头间隙中充满细胞外液。接头后膜为特化的肌细胞膜,向内凹陷形成许多皱褶。接头后膜上有 N_2 型 ACh 受体,即 N_2 型 ACh 受体阳离子通道,它们集中分布于皱褶的开口处。在接头后膜的表面还分布有乙酰胆碱酯酶(acetylcholinesterase),它能把 ACh 分解为胆碱和乙酸。

2. 骨骼肌神经 - 肌肉接头处的兴奋传递　骨骼肌神经 - 肌肉接头兴奋传递具有电 - 化学 - 电传递的特点。动作电位传至运动神经末梢引起接头前膜去极化,进而激活膜上电压门控 Ca^{2+} 通道开放,Ca^{2+} 流入神经末梢使轴浆内的 Ca^{2+} 浓度升高,触发突触囊泡的出胞机制,将囊泡内的 ACh 释放至接头间隙。ACh 在接头间隙内扩散至接头后膜,与 N_2 型 ACh 受体阳离子通道结合并使之激活,通道开放致 Na^+、K^+ 和 Ca^{2+} 的跨膜流动,但通道主要允许 Na^+ 和 K^+ 通透,浓度差和电场力都使 Na^+ 内流,而 K^+ 跨膜流动的驱动力很小(肌细胞处于静息电位,接近 K^+ 平衡电位),故接头后膜以 Na^+ 内流为主,发生去极化。这一去极化的电位称为终板电位(end-plate potential,EPP),其幅度约 50mV。终板电位具有局部电位特征,可通过电紧张方式扩布到周围正常的肌细胞膜,刺激膜上的电压门控 Na^+ 通道开放,Na^+ 内流使膜去极达阈电位即可触发动作电位的产生,并传播至整个肌细胞膜。ACh 在引起接头后膜产生终板电位的同时,可被接头后膜表面的胆碱酯酶迅速分解而消除其作用,从而使终板膜恢复到可继续接受新刺激的状态。

在神经 - 肌肉接头的兴奋传递过程中,ACh 的释放是关键步骤。含有 ACh 的囊泡在启动神经肌肉传递的"活动区"与突触前膜融合。活动区包含突触前膜上的特殊蛋白质(如 Piccolo、Bassoon、和 RIM1,由纤维连接并嵌入基质)。囊泡以确定模式停靠在活动区。突触蛋白将储备池中的囊泡锚定在肌动蛋白细胞骨架上,当突触前 P/Q 型电压门控钙通道进入 Ca^{2+} 时,肌动蛋白轨道上的肌球蛋白马达将这些囊泡运输到活动区以胞吐方式释放。胞吐机制主要由可溶性 SNARE（SNARE）和 SEC1/MUNC18 样（SM）蛋白组成，它们使囊泡靠近突触前膜。SNARE 复合体的形成分三步：①突触前膜结合的 SNAP25 结合突触融合蛋白 -1，在突触前膜形成复合物（t-SNARE），SM 蛋白（特别是 MUNC18）通过突触融合蛋白 -1 与 SNARE 复合物结合；②突触素作为突触前 Ca^{2+} 的传感器，与 t-SNARE 结合，使囊泡接近突触前膜；③ t-SNARE 与囊泡相关的 VAMP/ 突触结合蛋白结合，完成 SNARE 复合物的形成。胞吐后，细胞通过内吞迅速进行回收囊泡和囊泡膜蛋白以维持胞吐功能。NSF、轴突蛋白和 α-SNAP 参与解体胞吐后的 SNAREs，并在维持突触内的融合动力学和囊泡恢复中发挥关键作用。因此，接头前膜释放 ACh 具有 Ca^{2+} 依赖性，是一种量子式释放。量子式释放是指 ACh 以囊泡为基本单位释放，一个囊泡被称为一个量子，囊泡内的 ACh 释放时倾囊而出。接头前膜 Ca^{2+} 内流触发囊泡释放 ACh，且接头前膜内流 Ca^{2+} 的越多，释放的 ACh 越多，这是由我国生理学家冯德培在神经 - 肌肉接头传递的研究中首先提出的。

在静息状态下，接头前膜也会随机自动释放单个囊泡，约每秒钟 1 次，并引起终板膜电位平均仅 0.4mV 的微小去极化，称为微终板电位（miniature endplate potential，MEPP）。由此可见，接头前膜一次动作电位传来产生的终板电位，需要大量突触囊泡同步释放所引起的微终板电位发生总和而形成。1932 年，中国生理学家冯德培院士在猫的骨骼肌神经 - 肌肉接头部位发现了强直刺激后终板电位增大的现象，被称为强直后增强（post-tetanic potentiation，PTP），是世界上首次发现突触传递效应的使用性增强现象，后被国际生理学术界称为"冯氏效应"，开辟了神经 - 肌肉接头的新研究领域。

3. **骨骼肌神经 - 肌肉接头处兴奋传递的特征**　兴奋在神经 - 肌肉接头处的传递具有以下特征：①单向传递。兴奋只能从接头前膜传向接头后膜，不能逆向传递，这是由于 ACh 只能从接头前膜释放，而 ACh 受体仅存于接头后膜。②时间延搁。由于神经 - 肌肉接头的兴奋传递包括 ACh 释放、ACh 经接头间隙的扩散、ACh 与受体的结合等过程，兴奋通过神经 - 肌肉接头的时间超过一般细胞膜传导同样距离所需的时间。③易疲劳且易受环境因素和药物的影响。由于神经 - 肌肉接头处的传递过程有神经递质的参与，成为许多药物和病理因素的作用靶点。筒箭毒碱和 α- 银环蛇毒可特异性阻断终板膜中的 N_2 型 ACh 受体阳离子通道而松弛肌肉；机体自身抗体破坏 N_2 型 ACh 受体阳离子通道可导致重症肌无力，胆碱酯酶抑制剂新斯的明等抑制乙酰胆碱酯酶，从而增加 ACh 在接头间隙的浓度而改善肌无力患者症状；有机磷农药中毒则因胆碱酯酶被磷酸化失活引起中毒症状。

（二）骨骼肌细胞收缩的结构基础

横纹肌细胞内含有大量的肌原纤维和高度发达的肌管系统。

1. **肌原纤维**　每个肌细胞内都含有上千条直径 $1\mu m \sim 2\mu m$、纵向平行排列的肌原纤维。肌原纤维相邻两条 Z 线之间的区域称为肌节，是肌肉收缩和舒张的基本单位。肌原纤维内有粗、细肌丝。粗、细肌丝在肌原纤维内规则排列，才使肌原纤维呈现明暗相间的横纹。

2. **肌管系统**　骨骼肌细胞中有两套独立的肌管系统。走行方向与肌原纤维垂直的膜性管道称为横管（transverse tubule），也叫 T 管，由肌膜向内凹陷并向细胞深部延伸而形成，它将肌细胞膜动作电位迅速传播至细胞内部。走行方向与肌原纤维平行的管道称为纵管，即肌质网（sarcoplasmic reticulum，SR），其中在肌原纤维周围包绕交织成网的称为纵行肌质网（longitudinal sarcoplasmic reticulum，LSR），LSR 膜上有钙泵，可逆浓度梯度将肌质中的 Ca^{2+} 转运至 SR 内。SR 的末端膨大或呈扁平状，与 T 管膜或肌膜相接触，称为连接肌质网（junctional sarcoplasmic reticulum，JSR）或终池（terminal cisterna）。JSR 内的 Ca^{2+} 浓度高，约比肌质中高数千倍。JSR 膜上有钙释放通道（calcium release channel）或称雷诺丁受体（ryanodine receptor，RYR）。骨骼肌中 T 管与其两侧的终池形成三联管（triad）结构，这是发生兴奋收缩耦联的关键部位。

3. **骨骼肌细胞的收缩机制**　在光镜下观察到，骨骼肌收缩时肌肉缩短，暗带宽度不变，只有明带发生缩短，同时 H 带相应变窄，表明骨骼肌收缩并非由肌丝缩短引起。目前公认的肌肉收缩机制是肌丝滑行理论（sliding filament theory），其主要内容是：横纹肌的肌原纤维是由与其平行走向的粗、细肌丝构成，肌肉的缩短和伸长是粗、细肌丝在肌节内发生相互滑动，肌丝本身的长度不变。

(1)肌丝的分子结构：粗肌丝主要由肌球蛋白(myosin)分子构成。单个肌球蛋白分子呈豆芽状，有一个杆部和两个球形的头部。每个分子由一对重链和两对轻链组成。两条重链的尾端组成杆状部，形成粗肌丝的主干，两条重链的头端各结合一对轻链构成球形头部，头部连同与它相连的一小段称作"桥臂"的杆状部分由肌丝中向外伸出而形成横桥(cross bridge)。横桥被激活后向 M 线方向扭动，是肌丝滑行的动力。

细肌丝主要由肌动蛋白(actin)、原肌球蛋白(tropomyosin)和肌钙蛋白(troponin)构成，三者的比例为7:1:1。肌动蛋白单体呈球形分子，它在肌丝中聚合成两条链并相互缠绕成螺旋状，构成细肌丝的主干，肌动蛋白上有多个位点可与粗肌丝的横桥结合。原肌球蛋白分子呈长杆状，由两条肽链缠绕成双螺旋结构，多个原肌球蛋白首尾相连形成长链，走行于肌动蛋白双螺旋的浅沟中，掩盖肌动蛋白上横桥的结合位点。肌钙蛋白由 3 个亚单位组成，分别为肌钙蛋白 T(troponin T,TnT)、肌钙蛋白 I(troponin I,TnI)和肌钙蛋白 C(troponin C,TnC)。TnC 中有 Ca^{2+} 结合位点，与 Ca^{2+} 有高亲和力，当胞质内 Ca^{2+} 浓度升高时，TnC 与 Ca^{2+} 结合，使肌钙蛋白结构发生变化，拖动原肌球蛋白分子向肌动蛋白双螺旋沟槽的深部移动，从而暴露出肌动蛋白上与横桥结合的位点，引发横桥与肌动蛋白的结合和肌肉收缩。因肌球蛋白和肌动蛋白与肌肉的收缩直接有关而被称为收缩蛋白。而原肌球蛋白和肌钙蛋白被称为调节蛋白，因为他们不直接参与肌肉收缩，但可影响和控制收缩蛋白间的相互作用。

(2)肌丝滑行的过程：肌肉安静时，肌质中的 Ca^{2+} 浓度低于 10^{-7}mol/L。当肌质中的 Ca^{2+} 浓度升高至 10^{-5}mol/L，Ca^{2+} 与细肌丝中的肌钙蛋白结合，引起原肌球蛋白挪位，暴露出肌动蛋白上横桥的结合位点，使横桥与细肌丝中的肌动蛋白结合，继而引起横桥结构改变，其头部向桥臂方向扭曲摆动 45°，拖动细肌丝向 M 线靠拢，从而将横桥储存的能量(来自 ATP 分解)转变为克服负荷的张力和／或肌节长度的缩短，然后横桥与肌动蛋白解离、复位，再以同一方式与细肌丝另一位点结合，出现新的横桥扭动，使细肌丝持续向 M 线滑动。肌球蛋白的横桥与肌动蛋白结合、扭动、复位的过程称为横桥周期(cross-bridge cycling)。一个横桥周期的时间为 20ms~200ms，其中横桥与肌动蛋白结合的时间约占一半。当肌质中的 Ca^{2+} 浓度降低时，因 Ca^{2+} 与细肌丝中的肌钙蛋白的分离，原肌球蛋白重新覆盖肌动蛋白上与横桥结合的位点，粗、细肌丝分离而弹性回位(舒张)，横桥周期停止。

(3)肌收缩的力学表现与横桥及横桥周期：肌收缩主要的力学表现是产生张力和缩短，这与横桥周期的运转模式有关。由于横桥头部与杆状部之间的桥臂有弹性，当肌肉在长度保持不变的条件下收缩时，可使具有弹性的桥臂伸长，从而产生张力。当肌肉收缩时产生的张力足以克服负荷时，可引起肌丝滑动而发生肌肉缩短。横桥的扭动是不同步的，但在给定条件下，每一瞬间与肌动蛋白处于结合状态的横桥的数量是相对恒定的。处于这种状态的每一个横桥都能产生一个很小的张力，而肌肉收缩产生的张力就是这众多横桥产生张力的总和。肌肉缩短的速度或张力产生的速度，取决于横桥周期的长短，横桥周期越短则横桥扭动速度越快，肌肉的收缩速度越快。

4. 骨骼肌的兴奋收缩耦联 骨骼肌的收缩由肌细胞动作电位引起。兴奋收缩耦联(excitation-contraction coupling,ECC)是肌细胞以动作电位为特征的兴奋过程与以肌丝滑行为基础的机械收缩过程联系起来的中介过程。它的发生部位在骨骼肌的三联管结构，Ca^{2+} 是关键耦联因子。

兴奋收缩耦联的基本步骤包括：①肌膜上的动作电位沿肌膜和 T 管膜传播到肌细胞深处，同时激活 T 管膜或肌膜中的 L 型钙通道即二氢吡啶受体(dihydropyridine receptor,DHPR)；②激活的 L 型钙通道再激活终末池膜上的雷诺丁受体即钙释放通道，它的激活使肌质网内的 Ca^{2+} 释放入胞质，胞质内的 Ca^{2+} 浓度由静息时 10^{-7}mol/L 的水平升高约 100 倍以上；③胞质内 Ca^{2+} 浓度的升高促使肌钙蛋白的 C 亚基与 Ca^{2+} 结合并触发肌丝滑行；④胞质内 Ca^{2+} 浓度升高的同时，激活肌质网膜上的钙泵，钙泵将胞质中的 Ca^{2+} 回收入肌质网，遂使胞质中 Ca^{2+} 浓度降低，Ca^{2+} 与肌钙蛋白解离，导致肌肉舒张。

5. 影响骨骼肌收缩效能的因素 肌肉收缩效能(performance of contraction)是指肌肉收缩时产生的张力大小、缩短程度及速度等。根据肌肉收缩的外部表现，可将收缩分为两种形式，即等长收缩(isometric contraction)和等张收缩(isotonic contraction)，前者表现为肌肉收缩时长度保持不变而张力增加；后者表现为肌肉收缩时张力保持不变而肌肉缩短。肌肉收缩时通常会先发生等长收缩以增加张力，当张力增多至足以克服阻力后，则发生等张收缩，肌肉缩短。横纹肌的收缩效能决定于肌肉收缩前或收缩时所承受的负荷、肌肉自身的收缩能力和总和效应等因素。

(1) 前负荷：前负荷(preload)是指肌肉在收缩前所承受的负荷。前负荷是作用于肌肉使其拉长的外力，前负荷越大，肌肉就被拉得越长，故前负荷决定肌肉在收缩前的长度即初长度(initial length)。实验研究前负荷对骨骼肌收缩的影响，在肌发生等长收缩条件下，测定不同初长度时肌肉收缩产生的张力，可得到长度-张力曲线。分析长度-张力曲线可以得出，在一定范围内，增加肌肉的初长度，肌肉的收缩张力随之增大，但过度增加肌肉的初长度则收缩张力下降，表示肌肉收缩存在一个最适初长度(optimal initial length)，在最适初长度下收缩，肌肉可产生最大主动张力。肌肉初长度对收缩张力的影响与肌节长度的变化有关。在最适初长度，即肌节长度为 $2.0\mu m\sim2.2\mu m$ 时，对应最适前负荷，由于此时全部横桥都能发挥作用，且肌丝间处于最好的对应关系，最适合横桥的活动，故能产生最大的收缩张力。

(2) 后负荷：后负荷(afterload)时肌肉在收缩过程中所承受的负荷。后负荷是肌肉收缩过程中克服的阻力，在等张收缩时，后负荷的大小决定了肌收缩产生的张力。在等张收缩的条件下，测定不同后负荷时肌肉收缩产生的张力和缩短的速度，可得到张力-速度曲线。当后负荷在理论上为零时，表现为等张收缩，肌肉缩短可达最大缩短速度(V_{max})。当后负荷增加到使肌肉不能缩短时，表现为等长收缩，肌肉可产生最大等长收缩张力(P_0)，即缩短速度为零。在 V_{max} 和 P_0 之间，肌肉先发生等长收缩然后发生等张收缩，且收缩的张力等于后负荷；随着后负荷(收缩张力)增加，肌收缩时缩短的速度减小，二者呈反变关系。在物理学里，把一个物体在力的作用下移动，称作该力对物体做功，其值等于力和物体沿力方向移动距离的乘积。肌肉收缩所做机械功的大小取决于肌肉收缩时产生的张力和肌肉缩短的程度(移动距离)，骨骼肌只有在适度的后负荷(约为产生最大张力的 1/3)时，才能获得肌肉做功的最佳效果。

(3) 肌肉收缩能力：肌肉收缩能力(contractility)是指与前、后负荷无关的影响肌肉收缩效能的肌肉内在特性。肌肉收缩能力增强时，收缩时产生的张力增大，肌肉缩短程度增大，缩短速度加快，表现为长度-张力曲线上移和张力-速度曲线向右上方移动；肌肉收缩能力降低时则发生相反的改变。肌肉收缩能力与多种因素有关，如兴奋收缩耦联过程中胞质内 Ca^{2+} 浓度的变化、Ca^{2+} 与肌钙蛋白的亲和力、肌球蛋白的ATP 酶活性、细胞内各种功能蛋白及其亚型的表达水平等。许多神经递质、体液因子、病理因素和药物，都可通过上述途径来调节和影响肌肉收缩能力。

(4) 收缩的总和：收缩的总和是指肌细胞收缩的叠加特性，骨骼肌可通过此方式快速调节其收缩强度。由于骨骼肌是随意肌，其收缩总和在中枢神经系统调节下完成，包括多纤维和频率总和。

多纤维总和(multiple fiber summation)是指多根肌纤维同步收缩产生的叠加效应。在体情况下，一个脊髓前角运动神经元及其轴突分支所支配的全部肌纤维，称为一个运动单位(motor unit)。骨骼肌以运动单位为基本单元进行收缩。收缩较弱时，仅有少量的、较小的运动单位发生收缩；随着收缩的加强，参与收缩的运动单位越来越多、越来越大，产生的张力也随之增加；舒张时则相反，最大的运动单位先停止收缩，最小的运动单位最后停止收缩。骨骼肌这种调节方式能有效地实现收缩强度及精细活动的调控，被称为大小原则。

频率总和(frequency summation)是指提高骨骼肌收缩频率而产生的叠加效应。随刺激频率的增大，连续刺激可使骨骼肌产生单收缩(single twitch)、不完全强直收缩(incomplete tetanus)和完全强直收缩(complete tetanus)。当动作电位频率很低时，一次动作电位之后将引起一次完整的收缩和舒张过程，这种形式的收缩称为单收缩。在一次单收缩中，动作电位时程仅 2ms~4ms，而收缩过程可达几十甚至几百毫秒，当动作电位的频率增加到一定程度时，后一动作电位引起的收缩可叠加于前一收缩，产生收缩的总和。若后一次收缩叠加在前一次收缩的舒张期，产生的收缩总和称为不完全强直收缩；若后一次收缩叠加在前一次收缩的收缩期，产生的收缩总和称为完全强直收缩。在等长收缩条件下，强直收缩产生的张力可达单收缩的 3~4 倍。这是由于高频率动作电位引起骨骼肌发生强直收缩时,肌细胞连续兴奋,使细胞内 Ca^{2+} 浓度持续升高,引起收缩蛋白持续活化并产生最大张力。在整体生理条件下,骨骼肌的收缩几乎都是完全强直收缩,有利于完成各种躯体运动和对外界物体做功。

二、骨骼肌的电生理特性

骨骼肌的电生理特性以细胞的生物电为基础,生物电指生物体内的电现象,是一种基本的生命现象。机体组织、器官和系统功能的完成均不同程度依赖生物电信息传导。生物电异常将导致机体功能障碍甚至死亡。目前临床广泛应用的心电图、脑电图、肌电图均为在器官水平上记录到的生物电,了解骨骼肌细胞的电生理特性,将为发现、诊断和判断某些疾病提供理论基础。

人体各组织器官所表现出的电活动是以细胞水平的生物电为基础。细胞的生物电通常指细胞的电位,又称跨膜电位或膜电位。本部分简述生物电的基本原理,并在此基础上,了解骨骼肌细胞的电生理特性,包括兴奋性和传导性。

(一) 生物电的基本原理

人类对生物电的认识经历了一个漫长的过程。在最早期,人们注意到电鳐和电鲇等生物有电活动;随后,在发明电流计基础上,科学家直接记录到生物的电活动;目前,基于微电极、电压钳和膜片钳等技术的建立和发展,人类已经从细胞和分子水平阐释细胞的生物电。细胞的生物电以细胞膜两侧带电离子的不均衡分布和选择性离子跨膜转运为基础,与细胞膜的电学特性、细胞内外的离子分布等密切相关。

根据记录电极的不同,可将生物电记录的方法分为细胞内记录和细胞外记录,也可将其分为双极记录和单极记录。

1837 年,意大利物理学家首次通过电流计直接测量到肌肉损伤横断面与未损伤部位之间的电流。1850 年,Hermann von Helmholtz 将神经干放置于记录电极上,测定神经冲动的传导速度,证明蛙神经的传导速度仅 20m/s~30m/s。在上述生物电记录中,由于是将两个记录电极都放置于细胞外,故称之为细胞外记录;又由于该方法是记录的两个记录电极之间的电位差值,故属于双极记录法。

由于测量电极与组织接触面积较大和组织具有导电性,采用上述方法观察到的生物电实际上是许多细胞产生的。但生物电以细胞为单位产生,为记录到只与某一细胞有关而几乎不受其它细胞电变化影响的细胞电位,就必须将一个电极放置于细胞的膜外另一个微电极插入细胞内,这种记录生物电的方法称为细胞内记录。1939 年,英国生理学家 Hodgkin AL 与 Huxley AF 将充满海水的毛细玻璃管(直径 0.1mm)插入枪乌贼大神经轴突(直径 0.5mm)作为细胞内电极,而将另一电极置于浸泡细胞的海水中,首次用细胞内记录的方法观察到跨膜静息电位。另外,还可采用单极记录法观察生物电活动。将一个记录电极(称为有效电极)接触或插入被观察的组织或细胞,将另一个记录电极的电位保持恒定或经常处于零电位状态,即此电极为参考或无关电极,由此记录到只反映被观察组织或细胞的电变化,这种记录生物电的方法称为单极记录法。

(二) 骨骼肌细胞生物电的产生基础

骨骼肌细胞生物电的产生机制与神经纤维等类似,细胞生物电的产生机制以物理学中的电学知识为基础,同时与细胞膜的结构和功能特征密切相关。

1. 细胞膜的电学特性 细胞膜的脂质双分子层将细胞内、外液分隔开,细胞膜和两侧电解质溶液具有以下电学特性。

只要细胞内外液电荷分布有很微小的差异,就可导致不均衡分布的电荷聚集在细胞膜的两侧,形成较明显的膜内外电位差值。又由于细胞内外液的电荷物质数量非常的巨大,因此,细胞内外液实际上都是接近电中性的。

单纯的脂质双分子层不允许电荷物质通过,但细胞膜的脂质双分子层中嵌入的离子通道和转运体使某些电荷物质能够跨细胞膜移动。某一电荷物质(通常是离子)能够跨细胞膜移动,称为细胞膜对该离子具有通透性。细胞膜对某离子的通透性大小常用膜电导 G 来表示,膜电导大说明细胞膜对该离子的通透性高。膜电导是膜电阻的倒数。根据欧姆定律,电流强度＝电压／电阻,通过测量膜电压和膜电流,即可计算出膜电阻和膜电导。但由于膜电流产生实质上是电荷物质跨膜,膜电位(即膜电压)随之将发生变化。为研究细胞膜上的电压门控通道的特性,电压钳(voltage clamp)技术采用一个反馈电路,通过外源输入一个与正发生的膜电流大小相同方向相反的电流,使膜电压被钳制(固定)于任一水平,从而使膜电导和电阻的测算成为可能。在电压钳技术的基础上发展起来的膜片钳(patch clamp)技术可测算单通道的跨膜电流、电阻和电导,使生物电的观察进入了分子水平。除膜电阻外,沿细胞的长轴还存在轴向电阻。它的数值与细胞的直径成反比,即细胞直径越大,轴向电阻越小。

2. **离子跨膜扩散和平衡电位**　在细胞膜对离子有通透性的前提下,驱动力决定离子是否跨膜和跨膜净移动的方向。对带电离子而言,离子净移动的驱动力包括浓度差和电场力。浓度差(或浓度梯度)为化学驱动力。电场力就是电位差(或电位梯度),为电学驱动力。浓度差和电场力的代数和称为电化学梯度。

经测量已知,细胞内、外液的主要带电离子的浓度有显著差异,假设细胞膜只对某一种离子有通透性,且膜两侧电荷分布无差异即不存在电位梯度,则该离子将顺浓度差跨膜扩散,带电离子的扩散就使膜两侧的电荷分布不再均衡,产生膜内外的电位差。该电位差形成的对该离子的驱动力与浓度差驱动力的方向相反,成为阻止离子进一步跨膜扩散的力量,随离子扩散的进行,浓度差逐渐减小而电场力逐渐增大,直至二者大小相对,离子扩散达动态平衡,此时的跨膜电位称为该离子的平衡电位。由此可见,如果细胞膜只对某离子有通透性,而且存在膜内外该离子的浓度差,细胞膜电位应当处于该离子的平衡电位,此时该离子的电化学梯度为零,尽管膜对该离子有通透性,但没有离子的跨膜净移动。每种离子都可以根据它在膜两侧的浓度,利用 Nernst 公式计算出它的平衡电位,用 E_x 来表示,即

$$E_x = \frac{AT}{RF} \ln \frac{[X]_o}{[X]_i} (V)$$

式中 R 是通用气体常数,Z 是离子价,F 是 Farady 常数,T 是绝对温度;式中 $[X]_o$ 和 $[X]_i$ 分别代表膜外和膜内的 X 离子的浓度。

3. **内向电流和外向电流**　电荷物质在膜内外的净移动,产生跨膜电流。根据电流方向的不同,跨膜电流被分为内向电流和外向电流。由于电流的方向是以正电荷移动的方向定义的,故正电荷由细胞外向细胞内的净移动或负电荷由细胞内向细胞外的净移动称为内向电流,而正电荷由细胞内向细胞外的净移动或负电荷由细胞外向细胞内的净移动称为外向电流。

(三) 骨骼肌细胞的静息电位

骨骼肌细胞在静息(未受刺激)时,存在于细胞膜内外的电位差值称为静息电位(resting potential,RP),又称骨骼肌细胞的跨膜静息电位。

1. **骨骼肌细胞静息电位的记录**　若将两个记录电极 A 和 B 均置于骨骼肌细胞外,两个记录电极之间没有电位差,此时的电位水平为 0;当将电极 B 插入骨骼细胞内,可在插入瞬间记录到电位突然降低 90mV,随后电位维持在这一水平。通常将置于细胞外的电极 A 接地或将细胞外电位定义为 0mV,膜电位的绝对值代表细胞内与细胞外电位的差值,若膜内电位高于膜外,则记为正,若膜内电位低于膜外,则记为负。由此可见,骨骼肌细胞的静息电位为 –90mV。

2. **骨骼肌细胞静息电位的特点和电位变化**　细胞的静息电位均低于细胞外,故静息电位均为负值,静息电位在不同种属动物的同类型细胞也各有不同。

细胞的静息电位是可以变化的。由于电位的正负符号代表的是膜内的电位高于或低于膜外,故用电位的绝对值定义静息电位的大小。膜内电位负值的减小称为静息电位减小,反之,则称为静息电位增大。细胞的膜电位还可在静息电位基础上因受刺激而发生变化,产生动作电位或局部电位。为方便对静息电位和膜电位变化的描述,将物理学电荷分布的不均衡状态"极化"的概念引入,并衍生出具有生理学特定含义的一系列相关概念。极化(polarization)被定义为静息电位时细胞膜电位外正内负的状态,即静息电

位状态就等同于极化状态。静息电位增大的过程或状态称为超极化（hyperpolarization）。静息电位减小的过程或状态称为去极化（depolarization）。若膜电位去极化至零电位后继续变为正值，则称为反极化，膜电位高于零电位的部分称为超射（overshoot）。而如果细胞膜的电位由远离静息电位的状态向静息电位方向恢复的过程称为复极化（repolarization）。通常情况下，复极化是指细胞膜电位去极化后再向静息电位的恢复。

3. **骨骼肌细胞静息电位产生的机制**　处于安静状态下的细胞，由于细胞膜上存在一种持续处于开放状态的 K^+ 通道（钾漏 K^+ 通道），故细胞膜主要对 K^+ 具有通透性。因此，根据上述关于细胞电学基础知识可知，静息电位产生机制主要与膜内外的 K^+ 有关，重点在于分析细胞膜内外的 K^+ 电化学梯度。假设安静状态下细胞膜内外没有电位差值，即膜电位为 0，只考虑膜对 K^+ 有通透性，实质上这种状态不可能持续。由于细胞内液 K^+ 浓度为细胞外液的 30 倍以上，浓度差推动 K^+ 外流，而其他带电物质都不能跨膜移动，带正电荷的 K^+ 外流使膜内的电位低于膜外，由此产生细胞膜内负外正的电场力，该电位差形成对 K^+ 的驱动力与浓度差驱动力的方向相反，成为阻止 K^+ 进一步跨膜外流的力量。随着 K^+ 外流继续，膜两侧浓度差动力逐渐减小而电场力阻力逐渐增大，直至电化学驱动力的代数和为零，K^+ 的跨膜净移动为零，此时的跨膜电位称为 K^+ 平衡电位（K^+ equilibrium potential, Ek）。此时细胞膜电位可以处于动态平衡而维持这种状态。

目前已知，细胞膜上的钾漏 K^+ 通道对 Na^+ 也有极小的通透性，细胞静息电位的产生也与 Na^+ 有关。由于膜外 Na^+ 浓度大于膜内，而假设此时处于 K^+ 平衡电位状态，也就是说细胞呈内负外正的状态，Na^+ 顺浓度差和顺电场力发生内流，即使因膜对 Na^+ 通透性较小，少量的 Na^+ 逸入膜内也会抵消一部分 K^+ 外移造成的膜内负电位。因此，实际测量出的细胞静息电位数值略小于理论上计算出的 K^+ 平衡电位值。可见细胞处于静息电位时，膜电位阻止 K^+ 外流的电场力略小于浓度差的外向驱动力，此时 K^+ 可有一个较小的外向驱动力而发生较少的 K^+ 净外流。

显然，细胞处于安静状态下的 K^+ 净外流和 Na^+ 内流持续存在，会破坏细胞膜内外的离子浓度梯度，Na^+ 泵的活动就起到将外流和内流的 K^+ 和 Na^+ 逆浓度梯度主动转运，将 3 个 Na^+ 转运出细胞，2 个 K^+ 转运回细胞内，从而维持细胞内外液离子分布的动态平衡。因此钠泵也在静息电位的产生中有重要作用。一方面，钠泵活动是生电性的，每一个转运周期产生了一个正电荷的净外移，对静息电位具有直接效应，使其负值变大；另一方面，因钠泵活动持续作用维持的细胞内高 K^+ 和细胞内低 Na^+ 状态，也间接影响着静息电位的产生。

综上，参与静息电位形成机制的重要基础是与 K^+ 在细胞内外的不平衡分布和膜主要对 K^+ 有通透性，即静息电位主要取决于 K^+ 平衡电位。少量的 Na^+ 内流和钠泵也参与静息电位的形成。静息电位实质上是细胞的电位和离子浓度梯度同时动态平衡的状态，是少量 K^+ 外流、少量 Na^+ 内流和钠泵共同作用的结果。

4. **影响骨骼肌细胞静息电位的因素**　凡参与静息电位产生机制的环节都可影响骨骼肌静息电位的值，主要包括以下几个方面：①改变细胞外液的 K^+ 浓度可通过改变 K^+ 平衡电位而影响静息电位，而 K^+ 平衡电位是影响静息电位的最主要因素。血 K^+ 升高，细胞内外的 K^+ 浓度差减小，K^+ 平衡电位减小，静息电位的值减小，膜去极化。相反，血 K^+ 降低，细胞内外的 K^+ 浓度差增大，膜超极化。②膜对 K^+ 和 Na^+ 的通透性也改变静息电位。膜对 Na^+ 的通透性增大，Na^+ 内流增多，静息电位变小，膜去极化；而膜对 K^+ 的通透性增大，K^+ 外流增多，静息电位更接近 K^+ 平衡电位，电位值变大，膜超极化。例如，用四乙铵阻断 K^+ 通道后，静息电位显著减小。③钠泵活动可通过直接和间接作用参与静息电位的形成和维持。在细胞缺血、缺 O_2 或 H^+ 增多（酸中毒）时，因细胞代谢障碍向钠泵提供能量降低，或者钠泵功能受哇巴因等药物的抑制，钠泵活动显著降低甚至停止，K^+ 不能泵回细胞内，细胞外液的 K^+ 浓度增加，细胞内外 K^+ 的浓度差逐渐减小，K^+ 外流减少，会导致静息电位的负值减小。如果某些因素致钠泵活动显著增强时，由于钠泵的直接生电效应，而使静息电位值变大，发生超极化。

（四）骨骼肌细胞的动作电位

在静息电位的基础上，给细胞一个有效刺激，可触发细胞产生快速、可传播的膜电位波动，称为动作电位（action potential，AP）。不同细胞的动作电位具有不同的形态。下文介绍动作电位的组成、产生和传播特点等，并在此基础上，认识骨骼肌细胞的兴奋性及其变化。

1. **骨骼肌细胞动作电位的组成** 骨骼肌细胞受到有效刺激产生动作电位的过程也是骨骼肌细胞兴奋的过程。膜电位首先从 $-90mV$ 迅速去极化，膜内电位出现极化倒转至 $+25mV$ 左右，形成动作电位的升支，称为动作电位的去极相。随后电位迅速复极至接近静息电位水平，形成动作电位的降支，两者共同形成尖峰状的电位变化，称为锋电位（spike potential）。锋电位是动作电位的主要组成部分，具有动作电位的主要特征。动作电位上升支的最高点又称为超射值，0 电位以上的部分称为超射，而从动作电位超射值下降至完全恢复静息电位的整个过程，称为动作电位的复极相。由此可见，动作电位的全过程可分为去极相和复极相两个时期。

2. **骨骼肌细胞动作电位的产生机制** 细胞膜在静息电位基础上，受到有效刺激可产生动作电位，表现为快速的电位波动，其实质是离子跨膜流动。内向电流使膜内电位的负值减小，引起膜的去极化。同理，在动作电位复极相，只有外向电流才能使膜电位的正值减小，进而使膜内负值恢复到静息电位，即引起膜的复极化。也就是说，动作电位的去极相是内向电流形成，而复极相则是外向电流形成。离子的跨膜流动以膜对离子的通透性为前提，膜两侧对离子的电化学驱动力决定物质跨膜移动的方向。因此，从分析动作电位去极相和复极相对离子的通透性和相应离子的驱动力角度，阐述动作电位产生的机制。

（1）动作电位的去极相：在动作电位的去极相，膜对 Na^+ 的通透性因 Na^+ 通道的开放而增加，大量的 Na^+ 迅速流入膜内，膜内负电荷因正电荷的进入而迅速被抵消，进而出现膜内的正电位，直至膜内正电位增大到足以对抗由浓度差所致的 Na^+ 内流，即浓度差引起的 Na^+ 内流动力与膜内正电位产生的对 Na^+ 内流的阻力达到平衡。此时的跨膜电位相当于 Na^+ 平衡电位，也可以根据 Nernst 公式计算出 Na^+ 平衡电位值。但实际上动作电位的超射值远小于 Na^+ 平衡电位，这与膜对 Na^+ 通透性快速消失和对 K^+ 通透有关。

介导动作电位去极相时膜对 Na^+ 通透的是电压门控 Na^+ 通道。Na^+ 通道存在 3 种状态，即关闭（close）、激活（activation）和失活（inactivation）。Na^+ 通道的 3 种状态与通道分子内部存在两个呈串联排列的激活门和失活门有关，其中在关闭和失活两种状态下的 Na^+ 通道都是不开放的，只有在激活状态下通道才开放。Na^+ 通道的开、闭都受膜电位的控制，具有电压依赖性，去极化使通道激活，且去极化程度越高，Na^+ 通道开放概率越高，膜对 Na^+ 通透性越高；同时它还具有时间依赖性，处于关闭状态的通道在被激活后迅速失活，直到经历一定时间和膜电位恢复到一定电位水平才能够回到关闭状态，此为通道的复活过程。用河豚毒素（tetrodotoxin，TTX）阻断 Na^+ 通道后动作电位不能产生；当细胞外液中的 Na^+ 浓度降低，动作电位的振幅减小或超射不再出现，在此基础上逐渐增加细胞外液的 Na^+ 浓度，动作电位的振幅亦逐渐增大。这些实验证据说明动作电位上升支与膜对 Na^+ 的通透性增大有关。但这些均为间接证据，应用电压钳与膜片钳技术开展的实验研究，直接证实了电压门控 Na^+ 通道在动作电位去极相中的作用。

在动作电位去极相，膜对 K^+ 具有较小通透性，远远小于膜对 Na^+ 的通透性，因此在分析其机制时，常常仅分析 Na^+ 的跨膜流动。实际上膜对 K^+ 通透，分析 K^+ 所受到的驱动力可知，K^+ 应发生外流，抵消一部分 Na^+ 内流产生的内正外负，这是超射值小于 Na^+ 平衡电位的原因之一。

（2）动作电位复极相：在动作电位去极化至超射值（约 $+25mV$）时，Na^+ 通道失活，膜对 Na^+ 通透性消失，同时膜对 K^+ 通透性的升高，于是膜内 K^+ 又由于浓度差和电位差的推动而外流，膜内电位由正值逐渐变为 0。此时推动 K^+ 外流的电场力为零，但浓度差会继续推动 K^+ 外流，膜电位向负值发展，直至恢复静息电位水平。

介导动作电位复极相时膜对 K^+ 通透的主要是电压门控 K^+ 通道。电压门控 K^+ 通道只有一个激活门，只有激活（开放）状态和去激活（关闭）两种状态。电压门控 K^+ 通道也是去极化电位使其激活，但开放

速度显著慢于 Na^+ 通道。

（3）骨骼肌细胞动作电位的特点：在同一细胞，动作电位的幅度不随刺激强度而发生变化的现象称作"全或无"（all or none）现象。从字面上理解，动作电位可以是"无"即不产生，一旦产生就没有形态大小的变化即"全"。动作电位的"全或无"特性是就同一细胞且条件不变而言的。

动作电位具有可传播性，且在同一细胞的传播具有不衰减传递的特点。动作电位在某一细胞的传导是整个细胞都依次产生一次动作电位，而不是电流的直接传导，由于细胞的动作电位具有"全或无"特性，故新产生的动作电位的形态和大小保持不变。部分学者将动作电位的不衰减传递特性归为"全或无"特性。

动作电位还具有不可总和的特性，这与动作电位产生过程中 Na^+ 通道及细胞的兴奋性变化有关。

（五）引起骨骼肌细胞兴奋的条件

引起骨骼肌细胞兴奋即引起骨骼肌细胞产生动作电位。动作电位由有效刺激引起。刺激泛指细胞所处环境因素的任何改变。任何变化都包括强度、时间以及强度时间变化率（即变化的快慢）三个维度，故将它们称为刺激的三个参数。实验表明，刺激要引起组织细胞发生动作电位，三个参数均必须达到某一临界值，任何一个参数过小，另外两个参数无论多大，都不能引起动作电位。在生理学实验中，常用电刺激作为人工刺激来观察和分析神经或各种肌肉组织的反应，为了分析的方便，常将刺激时间（波宽）和强度 - 时间变化率（方波刺激）固定为合适的值，而只改变刺激强度。

在记录不同强度刺激时细胞膜电位变化的实验中发现，不是所有的刺激都能引起动作电位。从外加刺激的角度看，只有刺激足够大才能够引起动作电位；从细胞膜电位的角度来说，只有膜电位去极化达到某一临界值，才能够引起动作电位，而且不同刺激引起的动作电位大小和形态没有变化。

生理学中将能够引起动作电位产生的最小强度的刺激称为阈刺激（threshold stimulus）。而阈强度则是指能够引起动作电位产生的最小的刺激强度。强度大于阈刺激的为阈上刺激，强度小于阈刺激的为阈下刺激。外加刺激必须是阈刺激或阈上刺激，是引起细胞动作电位产生的必要条件。

当刺激足够大时，膜电位去极化达到某一临界值，产生动作电位。这一能引发动作电位的临界膜电位称为阈电位（threshold potential），骨骼肌的阈电位约 $-55mV$。由于引起细胞动作电位去极化和复极化的离子通道都是电压门控通道，且都是去极化激发它们开放，因此，引起动作电位产生的刺激必然是使膜去极化的。刺激越大，膜去极化程度越高，而刺激越小，膜去极化变化越小。当刺激较小时，只产生小的去极化电位，膜上较少的 Na^+ 通道激活，膜对 Na^+ 通透性轻微增加，Na^+ 内流较静息电位时增多，引起膜电位去极化，但去极化电位使 K^+ 外流的电场力阻力变小，由于膜此时对 K^+ 通透性高，K^+ 外流快速增加并抵消 Na^+ 内流，电位复极化。随刺激增大，去极化增大，Na^+ 内流速度加快和增多，当 Na^+ 内流速度超过 K^+ 外流时，去极化就不能够被抵消，净内向电流使去极化继续进行，进一步加大膜中 Na^+ 通道的开放率，使 Na^+ 内流继续增加而造成膜内进一步去极化，如此反复形成正反馈的过程，称为膜去极化 - Na^+ 通道开放 - Na^+ 内流的再生性循环，其结果使膜内去极化迅速发展，产生动作电位。因此阈电位也可定义为能引发膜电压门控 Na^+ 通道再生性激活的临界膜电位值。阈电位是从膜电位本身来描述动作电位的产生条件，外加刺激仅起激活通道并形成正反馈的作用。阈刺激和阈电位在概念上不同但又有一定关联，阈或阈上刺激能使膜由静息电位去极化到阈电位，引起动作电位。

（六）骨骼肌细胞兴奋性的变化

骨骼肌动作电位的产生过程，称为兴奋（excitation）。骨骼肌细胞具有对刺激产生反应的能力则称为兴奋性（excitability）。基于现代生理学关于生物电的认识，细胞动作电位产生的条件需要以细胞具有兴奋性为前提，而细胞兴奋性的高低是指细胞是否容易产生动作电位。一般认为，骨骼肌细胞属于可兴奋细胞。

由于骨骼肌动作电位的产生是膜电位去极化与电压门控 Na^+ 通道激活的正反馈。因此，细胞的兴奋性与参与动作电位产生的通道即 Na^+ 通道密切相关。同时，从膜电位变化的角度看，细胞产生动作电位的条件,需要膜电位从静息电位水平去极化达阈电位水平,因此二者的距离也与细胞的兴奋性变化有关。

可兴奋细胞在发生一次动作电位后,其兴奋性会经历一系列变化,包括绝对不应期(absolute refractory period,ARP)、相对不应期(relative refractory period,RRP)、超常期和低常期。在动作电位去极相开始至快速复极(相当于锋电位)的时期,无论施加多强的刺激也不能使细胞再次产生动作电位,这段时间称为绝对不应期。处在绝对不应期的细胞,兴奋性为零,阈刺激无限大。绝对不应期是 Na$^+$ 通道正处于正反馈的激活过程中或失活状态,此时任何刺激都不可能使膜 Na$^+$ 通道再次正反馈激活而产生动作电位。由于动作电位的绝对不应期相当于锋电位时期,故细胞膜两个先后产生的动作电位不能叠加,即动作电位是脉冲式的,不能发生总和。在绝对不应期之后,细胞的兴奋性逐渐恢复,在一定时间内,受刺激后可发生动作电位,但刺激强度必须大于原来的阈强度,这段时期称为相对不应期。相对不应期的兴奋性低于正常,主要是由于部分 Na$^+$ 通道复活而还有部分仍处于失活状态,也与此时的较强 K$^+$ 外流有关。在相对不应期的早期,膜上可开放的 Na$^+$ 通道显著少于正常,兴奋性很低,随时间推移,复活的 Na$^+$ 通道数量越来越多,兴奋性逐渐提高直至基本恢复正常。相对不应期后,兴奋性可轻度而短暂高于正常水平,随后低于正常水平并逐渐恢复正常,分别称为超常期和低常期。超常期和低常期分别处于后去极化和后超极化时期,其发生主要与膜电位较正常静息电位时更靠近或远离阈电位有关。

(七) 骨骼肌细胞的传导性

骨骼肌细胞的传导性指动作电位在细胞膜上的传导过程。细胞膜某一部分产生的动作电位可沿细胞膜不衰减地传导至整个细胞。动作电位传导的机制与局部电流有关,产生动作电位的部位 A 与邻近的处于静息电位 B 部位之间形成了局部电流,而这一电流对邻近部位的作用是使膜在静息电位基础上发生去极化,而且这一去极化程度是比阈电位水平要大得多,动作电位就在 B 处的膜产生,于是,动作电位从 A 处传至 B 处。动作电位的传导是动作电位与邻近部位间的局部电流刺激相邻的膜产生动作电位,其实质是沿细胞膜不断产生新动作电位的过程,这也是动作电位的幅度在长距离传导中不衰减的原因。值得注意的是,当 B 处产生动作电位时,A 处已经复极化,与 B 处之间同样存在局部电流,但由于此时 A 处膜的 Na$^+$ 通道处于失活状态,故动作电位传导的方向是从 A 到 B 进行。

(耿艳清)

参 考 文 献

1. 王庭槐. 生理学. 9 版. 北京: 人民卫生出版社, 2018: 15.

2. Nishimune H. Molecular mechanism of active zone organization at vertebrate neuromuscular junctions. Molecular Neurobiology, 2012, 45 (1): 1-16.

3. Südhof TC, Rizo J. Synaptic vesicle exocytosis. Cold Spring Harb Perspect Biol, 2011, 3 (12): a005637.

4. Lin J, Wu H, Spiegelman BM, et al. Transcriptional co-activator PGC-1 alpha drives the formation of slow-twitch muscle fibres. Nature, 2002, 418 (6899): 797-801.

5. Mukund K, Subramaniam S. Skeletal muscle: A review of molecular structure and function, in health and disease. Wiley Interdiscip Rev Syst Biol Med, 2020, 12 (1): e1462.

6. Mahdy MAA. Skeletal muscle fibrosis: an overview. Cell Tissue Res, 2019, 375 (3): 575-588.

7. Baghdadi MB, Tajbakhsh S. Regulation and phylogeny of skeletal muscle regeneration. Dev Biol, 2018, 433 (2): 200-209.

8. Reid B, Song B, Zhao M. Electric currents in Xenopus tadpole tail regeneration. Dev Biol, 2009, 335 (1): 198-207.

9. Liu Z, Wan X, Li L et al. Electroactive Biomaterials and Systems for Cell Fate Determination and Tissue Regeneration: Design and Applications. Adv Mater, 2021, 33 (32): e2007429.

10. Wisedchaisri G, Tonggu L, McCord E, et al. Resting-State Structure and Gating Mechanism of a Voltage-gated Sodium

Channel. Cell, 2019, 178 (4): 993-1003. e12.

11. Yarov-Yarovoy V, DeCaen PG, Catterall WA et al. Structural basis for gating charge movement in the voltage sensor of a sodium channel. Proc Natl Acad Sci USA, 2012, 109 (2): E93-E102.

12. Mantegazza M, Cestèle S, Catterall WA. Sodium channelopathies of skeletal muscle and brain. Physiol Rev, 2021, 101 (4): 1633-1689.

13. Cannon SC. Sodium Channelopathies of Skeletal Muscle. Handb Exp Pharmacol, 2018, 246: 309-330.

14. She J, Guo J, Bai XC, et al. Structural insights into the voltage and phospholipid activation of the mammalian TPC1 channel. Nature, 2018, 556 (7699): 130-134.

15. Catterall WA. Forty Years of Sodium Channels: Structure, Function, Pharmacology, and Epilepsy. Neurochem Res, 2017, 42 (9): 2495-2504.

16. Abdul Kadir L, Stacey M, Barrett-Jolley R. Emerging Roles of the Membrane Potential: Action Beyond the Action Potential. Front Physiol, 2018, 9: 1661.

17. Raghavan M, Fee D, Barkhaus PE. Generation and propagation of the action potential. Handb Clin Neurol, 2019, 160: 3-22.

18. Yang M, Brackenbury WJ. Membrane potential and cancer progression. Front Physiol, 2013, 4: 185.

19. Rubin DI. Needle electromyography: Basic concepts. Handb Clin Neurol, 2019, 160: 243-256.

20. Sonoo M. Far-field potentials in the compound muscle action potential. Muscle Nerve, 2020, 61 (3): 271-279.

21. Bailey CS, Moldenhauer HJ, Meredith AL., et al. KCNMA1-linked channelopathy. J Gen Physiol, 2019, 151 (10): 1173-1189.

22. Radisic M, Hyoungshin Park, Vunjak-Novakovic G, et al. Functional assembly of engineered myocardium by electrical stimulation of cardiac myocytes cultured on scaffolds. Proc Natl Acad Sci USA, 2004, 101 (52): 18129-18134.

第五章 模式生物肌肉研究进展

骨骼肌是执行机体运动功能的主要组织器官之一。在骨骼肌的研究过程中,由于骨骼肌纤维细微结构的复杂性和肌组织组成的异质性,传统的研究手段难以揭示骨骼肌中多核肌纤维的特征性变化,目前人们对骨骼肌衰老等很多重要的生理过程的认识还十分有限,阻碍了相关治疗干预手段的开发。随着现代分子生物学、细胞生物学、细胞影像学、遗传学、细胞组学等学科研究技术的发展,以及交叉学科技术应用于骨骼肌的生理功能研究,人类对于骨骼肌生理功能的认识有了非常大的提高。骨骼肌除主要为运动提供力量以及支撑外,国内外学者现在普遍认为骨骼肌是一个重要的机体生命活动调节中心。目前的研究进展表明,骨骼肌可能是机体衰老的重要调控中心,如肌肉中一些衰老细胞会抑制肌肉再生;骨骼肌也是一个重要的分泌调节中心,其分泌的一些调节因子可能跨器官参与调控机体衰老、生殖等过程的系统性进展;特别是现代分子成像技术的应用和发展,更有助于提供对骨骼肌组装以及力量产生的原创性认识。

本章节中,主要以果蝇等简单模式动物总结肌肉相关的细胞生物学、生理学研究进展;进而探讨高等动物骨骼肌生理功能的一些新发现,为相关的科学研究以及临床治疗提供一定的参考。

一、果蝇肌肉的研究

哺乳动物骨骼肌的研究一直是人类的重要课题,但是鉴于哺乳动物生长周期长、后代较少等缺点,针对骨骼肌的发育过程、遗传筛选等实验体系很难构建,所以很多肌肉发育、肌肉生长、肌肉稳态维持的研究来源于果蝇与线虫等低等动物。黑腹果蝇(*Drosophila melanogaster*)因为其优良的遗传学优势(如后代多、饲养方便等)一直都是细胞生物学与遗传学研究中的重要模式动物,很多重要的生物学发现都来源于果蝇的遗传筛选。作为无脊椎动物,果蝇的飞行肌是一个有利于肌肉相关研究的模型。鉴于本书的其他章节中已经介绍了小鼠模型中关于骨骼肌发生的相关研究,所以本章节主要以果蝇为模型介绍肌肉相关的研究进展,如肌肉中线粒体质量控制的遗传分析等,并且就果蝇中发现的具有物种保守性的细胞信号转导通路,对其在哺乳动物的骨骼肌生理功能调节中进行探讨。

(一)果蝇肌肉的遗传操作技术

20世纪初,摩尔根开始在实验室内培育果蝇,发现了染色体的遗传机制,创立染色体遗传理论,奠定了现代生物学的基础。果蝇具有生长迅速、饲养简单、后代繁多、运行成本低等优势,使其成为大规模遗传筛选的理想模型。随着大量科研工作者对果蝇的研究技术以及资源的完善,果蝇现已经成为现代生物学研究当中一个非常重要的模式动物。国内外同行通过遗传学手段已经使果蝇成为研究人类疾病的模型,例如肌肉衰老症;同时果蝇也可以作为研究行为、记忆等高级神经生物学范畴中的重要模式动物。虽然其他哺乳类动物例如小鼠、灵长类等在进化上与人类更为接近,但是很多重要的生物学过程如细胞信号转导在果蝇与人类中基本上都是保守的。

利用双元系统控制目的基因的转录与表达是果蝇研究中一个非常重要的遗传学操作手段,目前主要有 Gal4/*UAS*、LexA/LexAop 以及 QF/QUAS 系统等。这些系统运用的原理相同,即通过转录因子激活目的基因的表达。比较有代表性的是来源于酵母的 Gal4/*UAS* 双元系统。该系统被称为果蝇遗传操作的

"金手指",可以时空特异性地在果蝇的体内对感兴趣的基因进行操作(图 5-1)。Gal4 是一个转录因子, *UAS* 则是与其结合并受其调控的 DNA 序列。因为果蝇基因组不编码 Gal4 转录因子,也不含有 *UAS* 序列,所以在果蝇体内单独表达 Gal4 或者 *UAS*-gene(X) 片段,都不会对果蝇正常的生物性状产生可见的影响。如图 5-1 所示,两个亲本产生的后代细胞中同时存在 Gal4 或 *UAS*-gene(X),此时 Gal4 就能启动 *UAS*-gene(X) 的表达,*UAS* 后面的元件可以是基因的开放阅读框(open reading frame,ORF),能够启动目的基因的过表达,也可以是双链 RNA,能够介导细胞中的基因沉默。

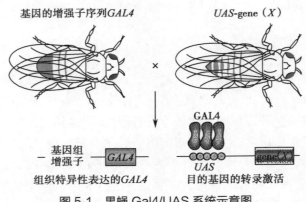

基因的增强子序列 *GAL4*   *UAS*-gene(X)

GAL4

基因组增强子   *GAL4*   *UAS*   gene(X)

组织特异性表达的 *GAL4*   目的基因的转录激活

图 5-1 果蝇 Gal4/UAS 系统示意图

注:gene. 基因

Gal4 的表达可通过前面的特异性启动子(如 enhancer-trap)来进行控制。目前已经有很多"启动子 -Gal4",可以在果蝇特定器官或某一群特定的细胞间进行目的基因的操作。在果蝇肌肉中常见的 Gal4 有 Mef2-Gal4、Mhc-Gal4、Actin88F-Gal4 等,由于其启动子不同,能够实现时空特定性表达,相关的具体信息可以在 flybase 网站(http://flybase.org)中检索得到。通过将带有 Gal4 的父本与 *UAS*-gene(X) 的母本进行杂交,后代则同时携带 Gal4/UAS-gene(X),若与 Gal4 连接的启动子仅在肌组织中表达,就可以实现在肌组织中特异性地对目标基因进行操作(图 5-1)。如基因型为(Mef2-Gal4/Mef2-Gal4)的父本与基因型为(*UAS*-mitoGFP/*UAS*-mitoGFP)的母本进行杂交,就可以在后代(基因型为 Mef2-Gal4/*UAS*-mitoGFP)的肌细胞线粒体中标记上绿色荧光蛋白。

运用果蝇的转基因技术可以获得不同的 *UAS*-gene(X) 果蝇品系,目前的果蝇资源库中几乎包含所有基因的 RNAi 品系,可以通过清华果蝇中心、美国布卢明顿果蝇库存中心(Bloomington Drosophila Stock Center,BDSC)、日本 NIG 等资源库获取。近年来,随着 CRISPR/Cas9 在果蝇中的应用,果蝇研究学者也开发了基于 CRISPR/Cas9 的在体基因编辑技术,可以在肌细胞中敲除或者激活基因的转录。因此通过 Gal4/*UAS* 在果蝇肌肉中开展全基因组筛选,就能够获得相关表型的遗传学机制。这些研究资源库的构建及应用对于研究肌细胞中控制线粒体质量的细胞信号转导、掌握肌肉来源的信号分子如何参与机体系统性生物过程等课题提供了重要的实验材料。

(二)果蝇肌细胞中线粒体质量控制及其机制

如果在 PubMed 用 Drosophila 与 muscle 同时进行检索,可检索到约 6 万篇文献,且近年的发文量不断增加,表明运用果蝇开展肌肉的相关研究越来越引起研究人员兴趣。在果蝇的飞行肌(flight muscle)中通过免疫荧光或者透射电镜可以观察到果蝇的肌细胞和哺乳动物骨骼肌细胞中有类似的亚细胞结构,包括肌原纤维与线粒体(图 5-2)。线粒体是真核细胞特有的一种细胞器,具有典型的结构与特征。同人类肌细胞类似,果蝇肌细胞中的线粒体数量巨大,且线粒体嵴结构有别于普通细胞,嵴状结构特别密集,可能是由于肌细胞对 ATP 合成的巨大需求所导致。因此果蝇的肌细胞是一个研究线粒体质量控制的天然良好模型。

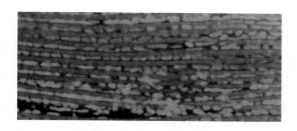

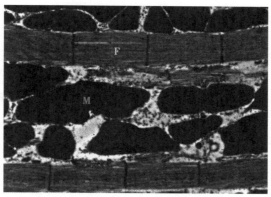

图 5-2　果蝇肌肉免疫荧光与透射电镜图

上：果蝇肌肉细胞荧光染色图,绿色为线粒体,红色为肌纤维；

下：肌肉细胞透射电镜图,F 为肌纤维,M 为线粒体

线粒体质量控制是一个工程学概念,在目前的生物学中并没有一个明显定义,主要是通过基因操作,观察基因水平改变后线粒体的形态与功能有无变化。如果有,则代表这个基因参与线粒体的质量控制。在运用果蝇肌细胞为模型研究线粒体质量控制的研究中,最有代表性的发现就是 PINK1-Parkin 通路参与线粒体质量控制,且 Parkin 位于 PINK1 信号下游。

2004 年,同一实验室相继报道 PINK1 与 Parkin 突变导致家族性早发帕金森病。后续的工作表明 PINK1 是一个具有激酶活性的蛋白,而 Parkin 则具有 E3 泛素连接酶的功能。这两个基因的分离鉴定表明了 PINK1 与 Parkin 蛋白的突变与帕金森病的联系,引起了很多科学家的研究兴趣。经过序列比对后发现,在果蝇的基因中也有这两个基因的同源基因。运用遗传学操作制备的果蝇 Parkin 突变体出现严重的肌细胞凋亡、精子发育异常并且伴随着空泡状线粒体(图 5-3)。这些结果表明,Parkin 基因对于果蝇肌肉中的线粒体质量维持有着非常重要的作用,但是缺乏具体的分子机制。

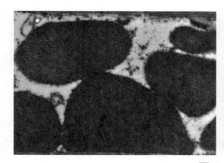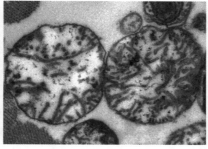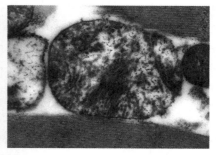

图 5-3　不同基因型果蝇肌细胞线粒体透射电镜图

左：正常果蝇；中：PINK1 突变体；右：Parkin 突变体

2006 年,美国与韩国的两个实验室同时报道 Parkin 与 PINK1 的果蝇突变体具有相同的表型。运用遗传分析表明,Parkin 的过表达可以挽救 PINK1 突变所导致的线粒体空泡化、精子发生异常、肌细胞凋亡等表型(图 5-3)。进一步的遗传分析显示 Parkin 位于 PINK1 的下游。这项在果蝇中的出色工作找到了

PINK1 与 Parkin 的遗传学关系,同时也为分离 PINK1/Parkin 的修饰基因提供了良好的遗传学模型。经过不同课题组围绕 PINK1 基因的遗传筛选,找到了参与 PINK1-Parkin 通路的一系列调控因子,其中多个因子都在哺乳动物肌肉相关疾病中有表达差异。这些结果表明,果蝇肌细胞中线粒体的质量控制方式可能具有物种保守性。

果蝇中构建的 PINK1/Parkin 通过同一条遗传通路参与线粒体质量控制的工作模式,为在哺乳动物细胞中开展 PINK1 与 Parkin 作用机制的后续研究提供了重要参考。在有稳定表达带有 YFP 标记的 Parkin 细胞中加入线粒体解偶联剂(carbonyl cyanide m-chlorophenylhydrazone,CCCP)破坏线粒体的膜电位,会发现细胞质中的 Parkin 被招募到线粒体上,且这个过程需要 PINK1;长时间的 CCCP 处理会导致细胞中受损线粒体通过自噬降解,即诱导线粒体自噬(mitophagy)。同样的实验体系下,正常的线粒体具有较高的膜电位,此时 PINK1 可依赖于线粒体膜电位进入到线粒体并被线粒体中的蛋白酶 PARL 切割,而当线粒体损伤时膜电位会降低,此时 PINK1 因无法进入到线粒体内部而在其外膜上聚集。这些聚集在线粒体膜上的 PINK1 会进一步将细胞质中的 Parkin 招募到线粒体上,从而启动线粒体自噬。这些工作建立了 PINK1/Parkin 介导的线粒体自噬的细胞生物学机制,也为进一步阐明其分子机制提供了重要的研究材料与研究基础。

果蝇肌细胞线粒体的形态与功能是果蝇衰老的一个重要指标。很多衰老的模型中都可以观察到肌肉线粒体形态的异常,如 *TBC1D7* 突变后导致的果蝇衰老模型。很多在果蝇中提出的线粒体质量控制的概念,如线粒体自噬,在哺乳动物的肌肉衰老研究中也得到了很好的验证。

衰老相关的骨骼肌质量和功能减退被称为肌少症。这种疾病将导致老年人运动能力、平衡能力等身体机能的显著下降,进而增加虚弱、跌倒、残疾甚至死亡的风险。因此,深入了解骨骼肌稳态维持及驱动衰老的机制具有重要的科学和临床意义。通过以果蝇肌肉中建立的一系列实验体系、观察指标、细胞工作模型、遗传互作方式为参考,运用小鼠和人类组织样本为实验对象进行研究,利用细胞影像、动态实时标记等手段进行实验,将组织水平、电镜亚细胞结构、骨骼肌荧光染色的三维重构的数据进行整合,可以在年龄相关性的肌少症中得出三个重要结论:①线粒体自噬是年龄相关的线粒体功能异常的重要指标;②正常衰老骨骼肌或者病理衰老的骨骼肌细胞中会积累致病性的线粒体 DNA;③增加线粒体自噬对延缓骨骼肌的衰老有积极作用。

(三)果蝇肌肉作为信号源调控机体系统性生物进程

得益于果蝇的双元表达系统,可以在特定的组织、特定的细胞中对基因进行遗传操作。因此,研究人员得以在果蝇的 A 器官中对基因实施操作,进而观察 B 器官甚至机体的整体反应。所以果蝇是一个研究器官与器官相互作用 / 跨器官调节(interorgan communication)的良好模型。

在生命体中,系统性的生物进程主要包括衰老、个体生长、生殖力等。果蝇体内有着与人类功能类似的组织和器官,经历相似的生物进程(图 5-4)。果蝇的生活周期主要包括胚胎、幼虫、蛹以及成体等几个时期。在每一个时期,果蝇体内都有神经系统、消化系统、肌肉、脂肪体等与人体功能类似的器官或者组织。略有不同的是,果蝇的造血细胞、肌肉前体细胞的分裂等过程主要发生在幼虫时期,而在成虫中主要存在的是已经老化的器官或细胞。因此果蝇幼虫是一个研究个体生长、器官发育的良好模型,而成体是一个研究生物系统性进程如衰老、代谢、生殖、组织稳态的良好模型。目前在果蝇中,研究的最为深入的就是肌肉与脂肪组织、肌肉与神经系统、肌肉与生殖系统的相互调控,并且其中很多调控的机制与模式在哺乳动物中是保守的。

在果蝇的肌肉中运用 Gal4/UAS 双元表达系统,可以在全基因组层面上筛选关注的候选分泌蛋白。如运用 Mef2-Gal4/UAS-RNAi,可以快速地在一个月内完成约 3 000 个基因的敲降,然后通过个体大小(如蛹的大小)为指标衡量果蝇的个体生长,得到肌肉中分泌的哪些因子参与果蝇的个体生长。运用类似的策略,哈佛大学 Norbert Perrimon 实验室发现,当肌肉线粒体功能受到轻微损伤(mitohormesis)后会激活肌细胞中两种不同的通路,第一为肌肉中氧化还原状态改变,导致线粒体非正常蛋白折叠反应(mitochondrial unfolded protein response)；第二为肌肉分泌的 Impl2 蛋白拮抗果蝇的生长信号通路，进而让果蝇个体生长变慢、延缓衰老等系统化进程。这个工作也可以推断在哺乳动物中的一些 IGFBPs（IGF binding proteins）可能也有类似的作用，为运动减肥等生理学过程提供了重要的分子基础。

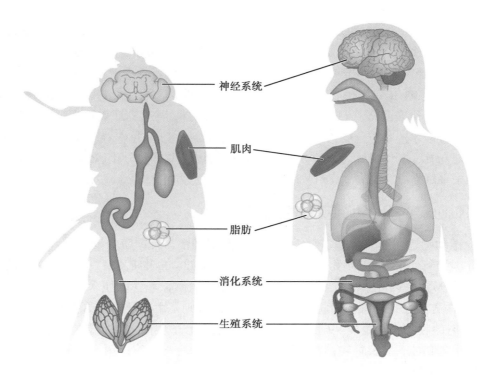

图 5-4　果蝇与人的器官对比模式图

　　临床观察表明，运动是一个延缓神经系统衰老的重要方式。在果蝇肌肉中通过轻微改变蛋白酶体的活性从而产生的蛋白应激反应，可以有效地延缓果蝇中枢神经系统的衰老。通过遗传筛选以及代谢组学分析发现，肌肉出现应激反应后会产生淀粉酶（amylase）抑制果蝇神经系统和眼中的蛋白质积累。淀粉酶可以水解淀粉产生麦芽糖（maltose），而循环系统中的麦芽糖对于减少果蝇神经系统的蛋白质积累非常重要，并且该现象在人脑类器官、运动后的相关活动中都能被观察到，表明果蝇肌肉 - 脑轴的这一调控方式是保守的。

　　运用同样的研究策略，通过果蝇肌肉中的遗传筛选还发现了肌肉分泌信号调控肠、脂肪组织、生殖干细胞的维持等过程。总之，运用果蝇模型，以遗传操作手段研究肌肉参与跨器官调控进而影响机体系统性进程是一个非常好的策略与切入点。

（四）果蝇肌肉干细胞研究

　　肌肉干细胞可发育分化为成肌细胞，后者可互相融合成为多核的肌纤维，形成骨骼肌最基本的结构。人类胚胎和成人体内都存在肌肉干细胞。胚胎和胎儿的肌肉干细胞增殖使得肌肉组织发展；成人体内的肌肉干细胞即为卫星细胞，一般处于休眠状态。在经过强烈运动或是受到外界伤害之后，卫星细胞会被激活并开始自我增殖，从而增加或恢复成人的肌组织。对于老年人，卫星细胞逐渐失去自我复制的活性，从而表现为肌组织的萎缩。因此，研究肌肉干细胞对于肌肉衰老、肌肉萎缩等疾病有着重要的科学与现实意义。

　　在肌肉发生过程中的遗传与分子机制在果蝇与哺乳动物细胞中是高度保守的。在哺乳动物中，肌肉干细胞即卫星细胞的存在已广为人知，并且已经有如透明质酸的相关商品可以通过刺激卫星细胞的分化进而加速肌肉的修复。然而在无脊柱动物如果蝇中，较长时间以来都没有发现具有类似功能的细胞。近年来,对果蝇中胚胎来源的肌细胞进行谱系分析,发现成体果蝇中也存在一些没有融合的细胞。运用荧光染色、透射电镜等观察手段,进一步证明了果蝇中也存在肌肉干细胞。这些细胞主要是受 *ZFH1* 基因和 Notch 信号通路所调控,也具有修复肌组织受损的功能。这个研究进一步证明了果蝇肌肉的发生、后期的修复具有与哺乳动物中类似的机制。

找到了特定的细胞,通过 Gal4/UAS 系统就可以针对该细胞亚群研究肌肉干细胞的维持和命运决定方式。在小鼠的肌肉损伤模型中发现激活的蛋白激酶 C 受体 1(receptor for activated C kinase 1,RACK1)有高表达,而以果蝇与小鼠的肌肉干细胞为研究对象,也发现肌肉受损后 RACK1 会在损伤的部位积累。运用果蝇遗传学操作,发现 RACK1 对于果蝇的肌肉受损修复非常重要,在肌肉干细胞活化过程与蛋白质应激相互耦联。这些工作表明,调控果蝇肌肉干细胞修复损伤肌组织(即肌肉再生)的机制是保守的。因为果蝇肌肉干细胞最近才被鉴定分离,其相关的实验资源尚不完善;但是随着研究的深入、体系的完善、研究方法的成熟、学界的认同,以果蝇为模型开展肌肉干细胞的生理功能、分化、修复以及激活肌肉干细胞的药物筛选可能是未来研究抗肌肉衰老、促进肌组织再生的重要方向。

二、骨骼肌肌节的分子组装及研究技术

骨骼肌是脊椎动物运动所需的基本组织。很多人类疾病都与骨骼肌的发生发育与稳态维持缺陷相关,如肌少症、Ⅱa 型沙尔科 - 马里 - 图思病(Charcot-Marie-Tooth disease,CMT Ⅱa)等。骨骼肌细胞是由数百个成肌细胞融合形成,因此单个肌细胞可以是非常大的合胞体,长达数厘米。运用透射电镜对肌纤维进行观察,肌纤维内含大量平行排列的肌原纤维,而肌原纤维则是由大量重复的肌节所构成(详情参见第三章)。肌节是肌肉的收缩和承重的基础结构单元。因此,在分子层面上对肌节的组装进行研究与解析,对于理解肌肉的生理功能、稳态维持有着重要意义。本部分内容将介绍运用电子断层技术与三维重构技术揭示肌节的分子组装机制。

(一)组成肌节的蛋白成分与功能基础

骨骼肌收缩的基础是肌动蛋白和肌球蛋白之间的周期性相互作用,通过将化学能转化为动能导致粗细肌丝之间产生相对运动,是肌节内力产生的主要驱动力。肌节的结构已在前面章节中详细描述,在此不再赘述。

理解肌节的组装对于肌肉相关的生理过程有着重要意义。前人的研究表明,Z 带主要由来自相邻肌节的平行排列的细肌丝末端形成。连接细肌丝的蛋白如 α- 肌动蛋白(α-actinin)通过横向交联的方式,将细肌丝末端交织在一起,并通过 titin(肌连蛋白)、nebulin(伴肌动蛋白)和 myotilin 等蛋白形成复杂的网络。在 M 带中,粗肌丝被 myomesin(肌间蛋白)、titin 和 obscurin(遮蔽蛋白)/obsl1(细胞骨架衔接蛋白 1)形成的复合物锚定在六边形阵列中,而由这些蛋白质和粗肌丝形成的网络通过吸收肌球蛋白头部产生的不平衡的纵向力为肌节提供机械稳定性。如果斜向的剪切力导致 M 带形变,M 带可以充当应变传感器,在信号传导中发挥重要作用(图 5-5)。

很多研究表明,果蝇等节肢动物和脊椎动物在肌节组装的调节和功能方面均有不同。在脊椎动物骨骼肌中,一根细肌丝与三根相邻的粗肌丝相互作用,形成更复杂的横桥模型。通过树脂包埋或者低温冷冻制备样品,运用电子断层扫描技术对昆虫飞行肌的肌节进行观察,果蝇肌节中 M 带的三维结构显示出与哺乳动物不同的横桥形态与分布。然而,有限的分辨率限制了对 A 带交叉部分细节的理解。对脊椎动物肌节进行的三维断层扫描显示,不同肌肉类型中细肌丝的长度不一样。因此,脊椎动物骨骼肌肌节组装的分子细节仍是没有确定的。

Z 盘(又称 Z 线)是复杂的结构,人们通常认为其功能较为简单,只是作为稳定而灵活的细肌丝交联结构。Z 带的核心单元是肌动蛋白 -α- 辅肌动蛋白连接(actin-α-actinin link)。在 2~7 之间的可变层中以大约 90° 的匝数交联细肌丝。Z 盘构象的可塑性不仅可以在肌节收缩和松弛期间提供对机械力的抵抗力,还可以通过许多相关 Z 盘蛋白的瞬时信号通路将机械应力转化为生化信号。小鼠和比目鱼心肌的 Z 盘

横截面图像显示出两种类型的外观以响应外界的刺激：放松的"小方形"形式和活跃的"篮子编织"形式。这两种状态都表现出细肌丝的排列改变。但由于缺乏 I 带中细肌丝的可视化三维影像，因此对于细肌丝如何从 A 带的六边形图案发展到 Z 盘中的方形图案仍然模糊不清。

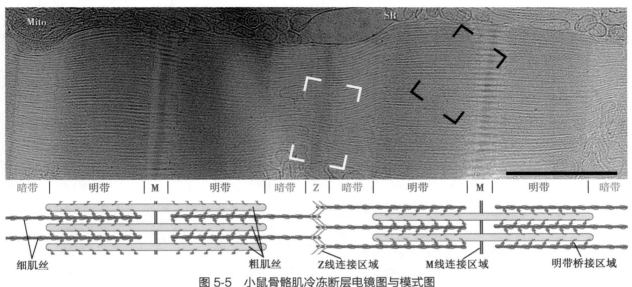

图 5-5　小鼠骨骼肌冷冻断层电镜图与模式图

近年来通过树脂包埋、切片，利用电镜观察光蟾鱼的声波肌肉（midshipman sonic muscle）显示其 Z 盘结构至少比哺乳动物骨骼肌的 Z 盘厚 10 倍，并具有一些非典型的结构，表现为横向交联的基本排列发生了 19.2nm 的轴向位移。这与先前在较低分辨率下观察到的结果一致。使用电子冷冻断层扫描（cryo-ET）对心脏肌原纤维孤立分支的 Z 盘进行研究，在 23Å 分辨率下发现了两种结构（假定为松弛和活化状态）的肌动蛋白 -α- 肌动蛋白复合物。这两种结构突出了 Z 盘内的变化，以响应肌球蛋白头部在细肌丝上施加的扭矩，而使 α- 肌动蛋白可以通过中心"杆"结构域和 N- 末端肌动蛋白结构域之间的连接子结构域旋转。然而在该研究中，由于没有确定肌节内的固有应变，并且结果是从许多单独的肌节中平均得到，因此在同一 Z 盘内或不同 Z 盘之间 α 肌动蛋白排列的异质性仍未被发现。

（二）冷冻聚焦离子束扫描电镜对肌节分子组装的解析

在过去研究中，常规电子断层扫描技术或者透射电镜技术为肌节中肌动蛋白横桥结构提供了重要的认识。传统的肌组织样品制备流程包括固定、染色、脱水、切片等一系列烦琐的过程，不利于对样品内分子的高分辨率特征进行准确测定。比如在样本制备过程中，钻石刀会对样品有一定的损伤，且切片的厚度仍在 100nm 以上。另外，透射电镜成像的过程中，树脂塑性收缩容易变形而产生伪影。因此，传统的化学固定、冷冻取代和透射电镜成像等技术都会限制肌节精细结构的分辨率。

聚焦离子束蚀刻技术（focused ion beam，FIB）是观察肌节精细结构的有力手段。大多数 FIB 设备采用镓离子源，也有部分厂家设备具有氦和氖离子源，其主要的原理是将离子源产生的离子束经过离子枪加速，聚焦后作用于样品表面，产生二次电子信号取得电子像。虽然这一原理与 SEM（扫描电子显微镜）成像原理类似，但这些强电流离子束能对样品表面原子进行剥离，可完成微米、纳米级表面形貌加工。因此，FIB 设备可以扫描一层样品、蚀刻一层、再扫描一层，如此循环往复直至整个样本完全成像。最后通过计算机辅助对组织进行三维重构，获得原子层面的样品三维图像。

高压冷冻技术也能观察肌节的超细结构。在急速冷冻的条件下，将生物样品进行固定，并通过冷冻电镜成像技术对处于冷冻水合（frozen-hydrated）状态的细胞切片直接成像，可以最大程度地减少伪影的形成。由于该技术保留了样品的氢键网络和精细超微结构，因此使得在成像后通过平均亚体积进行结构测定成为可能。该技术揭示了许多原位环境中分辨率接近原子尺度的结构，具有在天然状态和接近生理状态下解析蛋白质的分子和结构细节的能力。最近使用 Cryo-FIB 和 Cryo-ET 研究新生大鼠心肌细胞的研究为未成熟肌节内细肌丝的精细结构提供了初步见解,观察到粗肌丝和细肌丝半横纹的排列形式。

而冷冻聚焦离子束蚀刻技术(Cryo-FIB)整合了样品冷冻以及纳米尺度上的样品制备优点,是肌节分子组装研究中一个非常良好的工具。通过运用 Cryo-FIB、Cryo-ET 以及计算机三维重构,研究人员在具有三维尺度的分子水平上对细肌丝分子组装的细节进行了精确的测量与描述,论证了肌节具有高度的可塑性,肌球蛋白头部与细肌丝具有两种不同的相互作用。综上所述,肌节有着非常精细的结构,其高度可塑性可能会参与细胞信号转导等过程。目前,对于肌节的组装、分子调节以及肌肉再生的认识还在不断推进。

三、哺乳动物肌肉衰老与再生

人口老龄化是目前全球面临的严峻问题之一,在可预见的未来,人口老龄化也将是中国健康领域的一个重大的挑战。实现健康衰老是目前全球健康领域中的重要目标,也是科研工作者的重要任务和使命。目前的研究已表明,衰老是一种可预防、并在一定程度上可抑制、可逆转的生物学过程。抗衰老相关的研究将成为各国医疗、生命科学等领域的重要战场。本部分主要总结哺乳动物特别是人类肌肉衰老与再生领域中的研究进展。这些研究给予肌肉抗衰老,特别是通过肌肉系统调控系统性衰老提供了新的视角与研发线索。

(一)诱导哺乳动物肌肉衰老分子的鉴定

小鼠有着与人类相似的衰老过程:衰老个体活动能力下降,肌肉的体积与重量也显著下降。果蝇、小鼠、猴、人的衰老肌细胞中都能检测到线粒体异常、炎症水平增加等现象。衰老是一个系统性的生物学过程,这些在衰老组织中出现的现象或生化指标的改变是导致衰老的原因还是衰老造成的结果尚无定论。因此,目前只能在系统性的生物学过程中评估衰老的进程,如骨密度、运动能力、协调能力、认知能力等。借助遗传操作,如基因敲除、敲入、化学小分子介导的遗传学操作,最后综合表观遗传学、细胞影像学等手段,揭示肌肉衰老过程的调控机制,鉴定衰老过程相关的代谢物和基因改变,注释其在衰老过程中的生理功能对于理解衰老以及抵抗衰老有着重要的科学意义。

通过多组学分析发现,在衰老小鼠体内神经酰胺可能在肌肉衰老过程有重要的调控作用。鞘磷脂(sphingophospholipid)蛋白参与长链脂肪酸和鞘氨醇转化为神经酰胺的合成通路。运用化学阻断剂多球壳菌素(myriocin)干扰神经酰胺合成通路,可以减缓肌肉衰老的过程、减少肌肉衰老的相关指标,并使衰老的小鼠变得更加强壮,表现出更好的运动能力与协调性。转录组学分析显示,阻断鞘磷脂合成通路,可以激活卫星细胞,并将肌纤维类型转向快收缩的糖酵解快型细胞。这一结论也在人类遗传分析中得到了验证,发现神经酰胺代谢突变个体伴随着衰老延缓的表型。罕见病进行性假肥大性肌营养不良(duchenne muscular dystrophy,DMD)可以作为肌肉缓慢萎缩的天然模型,在这一疾病发展过程中也发现鞘磷脂的异常积累,而运用多球壳菌素干扰能够缓解 DMD 导致的炎症反应。

针对衰老导致的肌肉减少的情况(如肌少症),目前还没有有效的治疗手段与干预方案。这种不可逆的肌肉萎缩严重降低了老年人的生活质量,同时也产生了巨大的医疗负担。早期的研究表明前列腺素 E_2(prostaglandin E_2,PGE_2)可以激活卫星细胞,并对肌纤维的修复与再生有着非常重要的调控作用。在老年人和小鼠体内都发现了 PGE_2 的明显下降以及 PGE_2 降解酶 15-PGDH 的升高,表明 PGE_2 与衰老呈负相关,也提示 15-PGDH 是驱动机体衰老的重要因子。老年小鼠也显出与人类类似的现象,表现出明显的肌肉减少的症状。连续服用 15-PGDH 抑制剂一个月的老年小鼠肌肉中 15-PGDH 酶活显著降低,且 PGE_2 的水平有所升高,而其肌肉的相关指标较年轻小鼠肌肉没有显著区别。反之,过表达 15-PGDH 的小鼠出现了肌肉衰老加速的现象。这些研究都表明 PGE_2 是一个重要的肌肉衰老驱动因子,聚焦 PGE_2 激活卫星细胞的机制可能是未来研究的热点。

(二)能量限制对肌肉衰老的影响

限制能量摄取可以延长机体的寿命,特别是在线虫、果蝇低等模式动物中。研究结果证明了胰岛素/

生长素相关的信号通路转导对于模式动物的寿命有非常显著的影响,并揭示了能量限制抵抗衰老的分子机制。但是这些低等模式生物的研究结论是否在高等动物中具有保守性还处于争议中,主要是由于高等动物的分子机制更复杂、与环境相互作用时间更长,也很难像低等模式动物那样大样本量地开展重复研究。

近几年来,聚焦禁食的研究成了科学界的新宠。限时禁食、限制热量饮食等已被证明具有减肥和延长动物寿命的功效。而越来越多的研究表明,禁食有许多健康益处,包括改善代谢水平、预防或延缓衰老相关疾病,甚至可以减缓肿瘤的生长。而一项在人类中开展的研究表明,热量限制可以改善新陈代谢和免疫反应,有助于提高人类的健康和寿命,并筛选出一种可用于延长人类健康的关键蛋白 PLA2G7。

在一项美国国立卫生研究院资助的为期两年的临床研究中,研究人员进行了“减少热量摄入的长期影响综合评估(CALERIE)”,对人类限制热量摄入对健康的长期影响开展了随机对照研究。在实验中,一些参与者在两年内每天减少 14% 的卡路里摄入量,而其他人则照常进食。在实验的一年和两年后,研究人员分析了参与者脂肪组织的基因变化,以确定限制热量摄入产生的积极影响。通过转录组学分析发现,那些限制热量摄入的人的脂肪组织中 SPARC 蛋白的含量显著降低。SPARC 是一种富含半胱氨酸的酸性分泌蛋白,与肥胖、糖尿病和炎症的发生与发展有关。炎症在年龄相关的衰退中发挥重要的作用,因此研究人员进一步分析了热量限制是否通过 SPARC 控制炎症和免疫反应。研究发现,SPARC 通过转录因子 IRF3/7 诱导干扰素激活的基因表达,将抗炎巨噬细胞转化为促炎巨噬细胞。这些发现有助于人们预防或减缓与年龄相关的衰退。同时,探索如何在不改变热量摄入量的情况下诱导出类似限制热量摄入的健康益处的过程中,SPARC 蛋白可能是一个重要的靶点。总而言之,研究表明,限制热量摄入会减少衰老相关蛋白 SPARC 的产生,由于 SPARC 是炎症和干扰素反应的免疫代谢检查点,可用于延缓与年龄相关的代谢和机能衰退。

(黄增益)

参 考 文 献

1. Weitkunat M, Schnorrer F. A guide to study Drosophila muscle biology. Methods, 2014, 68 (1): 2-14..

2. Rodríguez A. D. V., Didiano D., Desplan C. Power tools for gene expression and clonal analysis in Drosophila. Nat Methods, 2011, 9 (11): 47-55.

3. Brand A. H., Perrimon N. Targeted gene expression as a means of altering cell fates and generating dominant phenotypes. Development, 1993, 118 (2): 401-415.

4. St Johnston D. The art and design of genetic screens: Drosophila melanogaster. Nat Rev Genet, 2002, 3 (3): 176-188.

5. Ni J. Q., Zhou R, Czech B, et al. A genome-scale shRNA resource for transgenic RNAi in Drosophila. Nat Methods, 2011, 8 (5): 405-407.

6. Jia Y, Xu RG, Ren X, et al. Next-generation CRISPR/Cas9 transcriptional activation in Drosophila using flySAM. Proc Natl Acad Sci USA, 2018, 115 (8): 4719-4724.

7. Goedert M. Familial Parkinson's disease. The awakening of alpha-synuclein. Nature, 1997, 388 (6639): 232-233.

8. Valente E. M., Abou-Sleiman PM, Caputo V, et al. Hereditary early-onset Parkinson's disease caused by mutations in PINK1. Science, 2004, 304 (5674): 1158-1160.

9. Greene J. C., Whitworth AJ, Kuo I, et al. Mitochondrial pathology and apoptotic muscle degeneration in Drosophila parkin mutants. Proc. Natl Acad Sci U S A, 2003, 100 (7): 4078-4083.

10. Clark I. E., Dodson MW, Jiang C, et al. Drosophila pink1 is required for mitochondrial function and interacts genetically with parkin. Nature, 2006, 441 (7097): 1162-1166.

11. Park J., Lee SB, Lee S, et al. Mitochondrial dysfunction in Drosophila PINK1 mutants is complemented by parkin. Nature,

2006, 441 (7097): 1157-1161.

12. Plun-Favreau H., Klupsch K, Moisoi N, et al. The mitochondrial protease HtrA2 is regulated by Parkinson's disease-associated kinase PINK1. Nat Cell Biol, 2007, 9 (11): 1243-1252.

13. Deng H., Dodson M. W., Huang H., et al. The Parkinson's disease genes pink1 and parkin promote mitochondrial fission and/ or inhibit fusion in Drosophila. Proc Natl Acad Sci U S A, 2008, 105 (38): 14503-14508.

14. Gautier C. A., Kitada T., Shen J. Loss of PINK1 causes mitochondrial functional defects and increased sensitivity to oxidative stress. Proc Natl Acad Sci U S A, 2008, 105 (32): 11364-11369.

15. Poole A. C., Thomas RE, Andrews LA, et al. The PINK1/Parkin pathway regulates mitochondrial morphology. Proc Natl Acad Sci. U S A, 2008, 105 (5): 1638-1643.

16. Weihofen A., Ostaszewski B., Minami Y., et al. Pink1 Parkinson mutations, the Cdc37/Hsp90 chaperones and Parkin all influence the maturation or subcellular distribution of Pink1. Hum Mol Genet, 2008, 17 (4): 602-616.

17. Yun J., Cao JH, Dodson MW, et al. Loss-of-function analysis suggests that Omi/HtrA2 is not an essential component of the PINK1/PARKIN pathway in vivo. J Neurosci, 2008, 28 (53): 14500-14510.

18. Tain L. S., Chowdhury RB, Tao RN, et al. Drosophila HtrA2 is dispensable for apoptosis but acts downstream of PINK1 independently from Parkin. Cell Death Differ, 2009, 16 (8): 1118-1125.

19. Geisler S., Holmström KM, Skujat D, et al. PINK1/Parkin-mediated mitophagy is dependent on VDAC1 and p62/SQSTM1. Nat Cell Biol, 2010, 12 (2): 119-131.

20. Imai Y., Kanao T, Sawada T, et al. The loss of PGAM5 suppresses the mitochondrial degeneration caused by inactivation of PINK1 in Drosophila. PLoS Genet, 2010, 6 (12): e1001229.

21. Kamp F., Exner N, Lutz AK, et al. Inhibition of mitochondrial fusion by alpha-synuclein is rescued by PINK1, Parkin and DJ-1. EMBO J, 2010, 29 (20): 3571-3589.

22. Liu S., Lu B. Reduction of protein translation and activation of autophagy protect against PINK1 pathogenesis in Drosophila melanogaster. PLoS Genet, 2010, 6 (12): e1001237.

23. Narendra D., Tanaka A., Suen D. F., et al. Parkin is recruited selectively to impaired mitochondria and promotes their autophagy. J Cell Biol, 2008, 183: 795-803.

24. Jin S. M., et al. Mitochondrial membrane potential regulates PINK1 import and proteolytic destabilization by PARL. J Cell Biol, 2010, 191 (5): 933-942.

25. Narendra D. P., Jin SM, Tanaka A, et al. PINK1 is selectively stabilized on impaired mitochondria to activate Parkin. PLoS Biol, 2010, 8 (1): e1000298.

26. Hasson S. A., Kane LA, Yamano K, et al. High-content genome-wide RNAi screens identify regulators of parkin upstream of mitophagy. Nature, 2013, 504 (7479): 291-295.

27. Ren S., Huang Z., Jiang Y., et al. dTBC1D7 regulates systemic growth independently of TSC through insulin signaling. J. Cell Biol, 2018, 217: 517-526.

28. Mito T., et al. Mosaic dysfunction of mitophagy in mitochondrial muscle disease. Cell metab, 2022, 34 (2): 197-208. e5.

29. Owusu-Ansah E., Song W., Perrimon N. Muscle mitohormesis promotes longevity via systemic repression of insulin signaling. Cell, 2013, 155 (3): 699-712.

30. Rai M., Coleman Z, Curley M, et al. Proteasome stress in skeletal muscle mounts a long-range protective response that delays retinal and brain aging. Cell metab, 2021, 33 (6): 1137-1154. e1139.

31. Nakka K., Hachmer S, Mokhtari Z, et al. JMJD3 activated hyaluronan synthesis drives muscle regeneration in an inflammatory environment. Science, 2022, 377 (6606): 666-669.

32. Chaturvedi D., Reichert H., Gunage R. D., et al. Identification and functional characterization of muscle satellite cells in Drosophila. eLife, 2017, 6: e30107.

33. Catalani E., et al. RACK1 is evolutionary conserved in satellite stem cell activation and adult skeletal muscle regeneration. Cell Death Discov, 2022, 8 (1): 459.

34. R Ribeiro Ede A Jr, Pinotsis N, Ghisleni A, et al. The structure and regulation of human muscle α-actinin. Cell, 2014, 159 (6): 1447-1460.

35. Lange S., Ehler E., Gautel M. From A to Z and back？ Multicompartment proteins in the sarcomere. Trends Cell Biol, 2006, 16 (1): 11-18.

36. Gautel M., Djinovic-Carugo K. The sarcomeric cytoskeleton: from molecules to motion. J Exp Biol, 2016, 219 (Pt 2): 135-145.

37. Liu J., Reedy MC, Goldman YE, et al. Electron tomography of fast frozen, stretched rigor fibers reveals elastic distortions in the myosin crossbridges. J Struct Biol, 2004, 147 (3): 268-282.

38. Taylor K. A., Reedy M. C., Cordova L., et al. Three-dimensional reconstruction of rigor insect flight muscle from tilted thin sections. Nature, 1984, 310 (5975): 285-291.

39. Wang Z., Grange M, Wagner T, et al. The molecular basis for sarcomere organization in vertebrate skeletal muscle. Cell, 2021, 184 (8): 2135-2150.

40. Laurila P-P., Wohlwend M, Imamura de Lima T, et al. Sphingolipids accumulate in aged muscle, and their reduction counteracts sarcopenia. Nature Aging, 2022, 2 (12): 1159-1175.

41. Laurila P-P., Luan P, Wohlwend M, et al. Inhibition of sphingolipid de novo synthesis counteracts muscular dystrophy. Sci Adv, 2022, 8 (4): eabh4423.

42. Palla A. R., Ravichandran M, Wang YX, et al. Inhibition of prostaglandin-degrading enzyme 15-PGDH rejuvenates aged muscle mass and strength. Science, 2020, 371 (6528): eabc8059.

43. Guarente L. Calorie restriction and sirtuins revisited. Genes Dev, 2013, 27 (19): 2072-2085.

44. Spadaro O., Youm Y, Shchukina I, et al. Caloric restriction in humans reveals immunometabolic regulators of health span. Science, 2022, 375 (6581): 671-677.

第六章 肌少症研究模型

国际上对肌少症的研究热度越来越高,肌少症与衰老、营养、运动障碍、机体合并疾病等多种危险因素相关,现有研究表明肌少症的发病机制包括蛋白质转化失衡、胰岛素抵抗、线粒体功能障碍、慢性低度炎症状态、肌卫星细胞功能障碍等;运动、营养补充及药物(维生素 D、睾酮、生长激素等)可以改善肌少症。然而目前临床上尚无理想的方法来防治该病,对肌少症的研究还需扩展深入,因此选择合适的实验模型显得十分重要。

小鼠、大鼠是模拟人类疾病最常用的模型生物,它们的衰老过程与人类相似,具有快速发育的肌肉骨骼系统,可以用于测试各种干预措施的疗效。另外,果蝇、秀丽隐杆线虫、斑马鱼也可作为肌少症的模型动物,具有廉价、寿命短的特点,是分子和基因相关研究的理想工具。由于与哺乳动物的肌肉组织存在差异,比如果蝇肌肉组织中不存在肌卫星细胞,可用于研究的样本组织少,不适用于治疗方法的探究等缺点,导致应用受限。在此总结了肌少症的实验模型,包括动物模型(以小鼠和大鼠为重点研究对象)和细胞模型,并评估了各个模型的优缺点,以确定其在研究肌少症发生发展机制和干预措施上的价值。

一、动物模型

1. 衰老模型　衰老是肌少症的主要危险因素,衰老模型已经被广泛用于肌少症的研究。主要包括自然衰老模型、高脂饮食诱导的衰老模型和加速衰老模型。

(1)自然衰老模型:为标准化老龄相关研究中使用的大鼠模型,美国国家老龄研究所推荐使用 Fisher 344 和 Brown Norway 自交系大鼠品系,24 月龄的 Fisher 344 大鼠和 32 月龄的 Brown Norway 大鼠被认为进入老年阶段。用作衰老模型的其他大鼠品种包括 SD 大鼠(平均寿命 29~30 个月)和 Wistar 大鼠(平均寿命 24 个月)。普通实验室小鼠的平均寿命约为 2.5 年,18~24 月龄的小鼠相当于人类 56~69 岁,因此大多数自然衰老的小鼠模型为 18 月龄或以上。18 月龄的 C57BL/6J 小鼠的抓力、运动耐力、肌肉体积和肌肉质量均显著低于 10 周龄的小鼠。一项对 10 月龄、16 月龄、21 月龄和 25 月龄的 C57BL/6 雄性小鼠的研究发现,与 10 月龄的小鼠相比,25 月龄小鼠后肢肌肉重量降低,日常活动能力、肌肉抓力和体外最大肌力显著降低,表明 25 月龄自然衰老的 C57BL/6J 小鼠是研究肌少症的合理模型。另外也有其他年龄阶段的自然衰老小鼠模型,如 27 月龄、24 月龄、22 月龄等。自然衰老模型能够最大限度地再现衰老过程,最适合研究与增龄相关的肌少症,但是自然衰老的动物模型存在耗时长、花费高、肌少症发病率不稳定、死亡率较高等缺点,越来越多的研究者选择其他造模方法来缩短肌少症的建模时间。

(2)高脂饮食诱导的衰老模型:高脂饮食是肌少症的重要危险因素,高脂饮食导致身体成分变化,脂肪组织明显增加,骨骼肌纤维变细,肌肉力量减退,而且高脂饮食能加重骨骼肌萎缩、老化,增加肌肉组织内的炎症反应。有研究显示用高脂饲料喂养 6 月龄 SD 大鼠 10 个月,大鼠出现肌肉组织减少的同时细胞凋亡因子胱天蛋白酶 3(caspase-3)含量显著增加;高脂饲料喂养 6 周龄 C57BL/6 小鼠 8 个月后,与正常组相比,高脂组表现出再生肌纤维生长分化显著受损、肌肉组织中胶原沉积明显增加、肌卫星细胞的激活和增殖存在下降趋势。需要注意的是,不是任何年龄的动物喂养任何时间的高脂饮食都能成功建模,有研究将

20 周龄 C57BL/6J 小鼠喂养 13 周高脂饲料后并没有出现骨和肌肉的衰退。为成功地建立模型并贴合临床实际情况,使用中年及以上年龄的鼠进行为期较长的高脂饮食干预可能是更好的方式。另外需要注意的是雄性鼠比雌性鼠更容易受到饮食诱导的肥胖的影响。高脂饮食诱导肌少症模型可以在一定程度上节约建模时间,但存在实验观察指标易受食物摄入和饮食成分影响的缺点;另外,由于高脂饮食喂养的同时常常会造成肥胖,因此高脂饮食诱导的肌少症模型可以作为肌少症性肥胖的动物模型,用于研究与肥胖相关的因素,如胰岛素抵抗等因素在肌少症发生发展中的作用。

(3)加速衰老模型:建立自然衰老模型需要很长时间,为缩短建模时间和提高研究效率,需要更加迅速的建模方法,于是开发了快速老化小鼠亚系(senescence accelerated mouse/prone,SAMP)。在衰老过程中,SAMP 小鼠模型出现与年龄相关的病理表型与老年人类相似,比如老年性/继发性淀粉样变、肾萎缩、老年性骨质疏松等。SAMP 小鼠具有多个亚系,SAMP8 小鼠是肌少症研究中最常用的快速老化小鼠模型。它常常在 8 月龄出现肌少症的表现,因此在肌少症相关研究主要使用 8 月龄以上的 SAMP8 小鼠。许多研究使用 SAMP8 小鼠来验证运动、药物对肌少症的影响和疗效。一项用 SAMP8 小鼠探究运动防治肌少症的研究表明,长期自发的运动有助于衰老相关肌少症的恢复。一项来自中国台湾的研究使用 SAMP8 小鼠来探究益生菌对肌少症的作用,结果表明干酪乳杆菌可以通过肠道-肌肉轴调节衰老相关肌肉损伤的发生和进展。其他品系的 SAMP 小鼠也可用于肌少症的研究,比如 SAMP1、SAMP6、SAMP10。SAMP 小鼠具有建模时间短、肌少症发病率高的优点,但花费高,而且 SAMP 小鼠不能代表自然老龄化引起的肌少症,它们大多用于研究各种干预措施对肌少症的影响。

(4)D-半乳糖诱导衰老模型:D-半乳糖可以通过氧化应激、线粒体损伤、慢性低度炎症等机制影响机体细胞的功能。目前,在国内外的衰老和抗衰老研究领域,D-半乳糖亚急性衰老模型作为一种理想的动物模型,广泛应用于老年病的研究、抗衰老措施以及抗衰老药物的筛选等方面,主要用于脑衰老、心脏老化、肝肾功能退化、生殖功能退化等方面研究。近年来,越来越多研究开始探索 D-半乳糖导致骨骼肌萎缩的机制及可能的干预措施,D-半乳糖可引起骨骼肌细胞明显凋亡和自噬受损,造成肌纤维横截面积显著降低,骨骼肌肌肉质量与体重的比值降低。用雄性 SD 大鼠建立 D-半乳糖衰老模型,与自然衰老大鼠和同龄对照组相比,D-半乳糖衰老模型表现出氧化应激相关的氧化还原改变,在比目鱼肌中的改变显著并且与自然衰老过程中发生的改变类似。有研究通过活体检测大鼠脑、骨骼肌和肝脏的线粒体功能、氧化应激参数,提出 D-半乳糖对骨骼肌的破坏性影响远远大于对大脑的影响。白藜芦素、亚精胺联合运动等措施可改善 D-半乳糖导致的骨骼肌萎缩。另外,有研究证实 D-半乳糖可成功诱导小鼠 C2C12 成肌细胞衰老,并发现肌脂蛋白减轻与肌少症相关的纤维化。D-半乳糖可以作为肌少症的潜在诱导剂,并且在模拟衰老上存在优势,更加符合肌少症的特点,但还需更多的研究探索相关机制。

2. **基因工程模型**　基因工程技术也被用于建造加速衰老或肌肉衰老的模型,基因工程动物模型成为了探究肌少症发生发展机制的另一重要工具。但是,这些模型可能表现出非常典型,甚至出人意料的肌少症特征,而且它们常常存在自然衰老条件下没有的外观特征。此外,由于动物基因敲除一次只能检查一个或几个特定的机制途径,对整个疾病的了解是有限的,因此涉及基因工程模型的研究应该谨慎解释其研究结果。

(1)基因敲除模型:白细胞介素-10(interleukin-10,IL-10)基因纯合缺失可促进炎性介质核因子 κB(nuclear factor-κB,NF-κB)的表达。IL-10 敲除小鼠可以模拟人类虚弱、肌无力、炎症、身体功能下降和整体活动减少的特征。50 周龄的 IL-10 敲除小鼠和野生型 C57BL/6 小鼠的骨骼肌基因表达微阵列分析表明,在 125 个差异表达基因中,许多基因与线粒体代谢和凋亡有关。IL-10 敲除小鼠还表现出线粒体功能障碍,骨骼肌中腺苷三磷酸(ATP)合成率低,线粒体损伤程度高的特点。由于慢性低度炎症是肌少症的重要发病机制之一,IL-10 敲除小鼠模型可用于研究存在炎症的情况下肌少症的发病机制。

铜锌超氧化物歧化酶(Cu/Zn-superoxide dismutase,SOD1)敲除小鼠在 5 月龄时出现肌少症的表型。SOD1 敲除小鼠表现出高水平的氧化损伤、迅速老化的肌肉特征和神经肌肉接头的损坏。有研究表明

SOD1 特异性敲除足以造成青年小鼠运动神经元缺失,但神经肌肉接头损伤、肌肉萎缩、无力直至中年才明显,建议选择中老年 SOD1 敲除小鼠进行肌少症的研究。

骨骼肌生长激素受体(growth hormone receptor,GHR)或胰岛素样生长因子 -1(insulin-like growth factor-1,IGF-1)受体缺失的小鼠表现出肌纤维数量和横截面积减少并伴有肌肉功能缺陷。在 6 周龄时,GHR 敲除小鼠腓肠肌的 Ⅰ 型纤维比例较野生型小鼠更低,Ⅱ 型纤维比例较高,但纤维大小相当。在 16 周龄时,GHR 敲除小鼠的 Ⅰ 型、Ⅱ 型肌肉纤维大小较野生型更小,这种差异持续到 26 周龄。在 6、16 周龄时,IGF-1 受体缺失小鼠腓肠肌的纤维比例和 GHR 敲除小鼠有相似的特征,但纤维大小较野生型更小。IGF-1 信号通路主要调控肌生成的负性因子——肌生成抑制蛋白,从而参与肌少症的发生发展。但 GHR 敲除小鼠还表现出明显的外周肥胖、胰岛素抵抗和葡萄糖耐受不良的代谢特征,这与单纯的肌少症模型存在差异,在 IGF-1 受体缺失小鼠中尚未观察到上述特征。此外,还有研究使用其他多种基因敲除鼠来探索肌少症的发病机制和治疗干预措施。

(2)基因过表达模型:老年野生型小鼠骨骼肌的肿瘤坏死因子 -α(tumor necrosis factor-α,TNF-α)表达水平增加,TNF-α 与肌肉萎缩、肌卫星细胞和 Ⅱ A 型肌纤维数量减少密切相关。TNF-α 过表达的转基因小鼠,在青春期和成年期间就会出现肌少症。TNF-α 过表达小鼠的骨骼肌中 TNF 受体相关因子 6 表达增加,TNF 受体相关因子 6 能与 TNF 受体 2 结合,通过 NF-κB 诱导肌特异性 E3 泛素连接酶——肌肉萎缩盒 F 蛋白(muscle atrophy F-box protein,MAFbx)和肌肉环状指蛋白 1(muscle ring finger protein 1,MuRF1),参与 TNF-α 诱导的肌萎缩,促进肌球蛋白重链降解。在衰老过程中对骨骼肌中 TNF 受体相关因子 6 信号转导进行药理学抑制可以预防和治疗肌少症。

衰老小鼠和人的萎缩骨骼肌的(前)肾素受体表达增加。在 CAG 启动子控制下表达(前)肾素受体,观察到(前)肾素受体过表达的转基因小鼠提前死亡,表现出肌萎缩的肌少症组织学特征,使用抗(前)肾素受体中和抗体可显著提高老年小鼠骨骼肌的再生能力,(前)肾素受体过表达的转基因小鼠可作为肌少症的一种动物模型。

(3)线粒体 DNA 突变模型:线粒体 DNA 突变可造成线粒体功能障碍,导致器官功能受损,引发疾病,进而缩短寿命。线粒体 DNA 的复制、校正主要依赖 DNA 聚合酶 γ。一种带有校正功能缺陷的线粒体 DNA 聚合酶 γ 的小鼠表现出线粒体 DNA 突变率增加、线粒体功能障碍和早衰表型(包括肌少症)。该小鼠模型可作为探究线粒体 DNA 突变负荷增加对肌少症的影响的动物模型。但是,在与人类相关的研究中只有少数探索了线粒体 DNA 突变与肌少症之间的关系,大多数关于肌少症和线粒体 DNA 突变的研究是在动物模型中进行,因此该模型对于探索人类肌少症的意义还需更多的证据。

3. 药物诱导动物模型

(1)地塞米松:长期注射地塞米松会引起体重增加、肌肉萎缩、心脏脂肪堆积等副作用。目前广泛采用地塞米松建立肌萎缩动物模型,大多数模型使用青年大鼠。地塞米松诱导的肌肉萎缩主要是 Ⅱ 型肌纤维减少导致,与衰老引起的肌肉萎缩一致,地塞米松皮下注射可诱导肌少症动物模型,但是地塞米松也可导致青年大鼠体重减轻,这与很多患有肌少症的老年人体重高于健康老年人的现象不一致。地塞米松诱导肌少症模型的方法具有简便、建模时间短的优点,但该模型的适用范围有限,适用于激素相关的肌少症;另外动物的年龄、地塞米松的剂量和给药天数仍需进一步研究。

(2)肉毒毒素 A:肉毒毒素 A 能抑制运动神经元乙酰胆碱释放到神经肌肉连接处的突触间隙,导致"化学去神经化",使肌肉麻痹,肌肉快速丢失。在新西兰白兔股四头肌反复注射肉毒毒素 A 后,肌力、肌肉质量均有不同程度的下降。对成年雌性 Wistar 大鼠进行为期 6 周的肉毒毒素 A 肌内注射,肌肉质量和肌肉横截面积出现显著降低。大鼠单次注射肉毒毒素 A 后,肌肉扭矩降低 50%,3 个月后进行第二次注射,扭矩降低 95%,单次注射肉毒毒素 A 后 12 个月,肌肉大小恢复,但肌肉收缩功能未恢复。需要注意的是,肉毒毒素 A 在造成肌肉流失的同时,往往伴随骨质流失,这与衰老相关的肌少症存在一定的差异,而且该建模方式只适用于对局部肌肉的研究,不适合对全身肌少症状态的研究。

4. **后肢悬吊模型**　后肢悬吊模型是采用动物后肢悬吊装置造成废用性肌肉萎缩。这是一种常用的模拟肌少症的模型,通常 2 周内可以诱导出肌少症。它能破坏多种细胞过程,如诱导氧化失衡、线粒体功能障碍、细胞间相互作用和异常蛋白质合成 / 降解进而导致肌肉萎缩。有研究表明,后肢悬吊 4 周后,实验大鼠比目鱼肌中 50% 的肌原纤维蛋白损失,比目鱼肌和跖肌的收缩张力和质量减少了约 50%。利用小鼠后肢悬吊模型探讨硝酸异山梨酯对肌萎缩和肌少症的影响,结果发现硝酸异山梨酯可以减少肌肉萎缩、改变代谢速率,抵消与年龄相关的肌少症。后肢悬吊模型可以模拟临床上长期卧床、不能活动的肌少症患者的特征,因此使用老年动物进行短期的后肢悬吊,可能是建立与老年相关的活动量减少的肌少症模型的有效方法。

5. **制动模型**　制动建立的肌少症模型主要是造成被固定肌肉失去收缩舒张等活动,从而引起肌肉萎缩。根据研究人员的实验设计,固定时间的范围从 1 到 3 周不等,固定的方法有多种,在关节位置进行石膏固定是常用的方法,另外还可使用外科缝合钉、金属回形针、1.5ml 离心管、Velcro 环、Autoclip 伤口夹等。有研究发现固定在收缩状态下的肌肉比拉伸状态下的肌肉萎缩程度更大。后肢固定 4 周后,大鼠比目鱼肌中 I 型纤维的减少程度比 II 型纤维的减少程度更大。制动模型可用于模拟术后制动患者的肌少症的发生发展,但是较为复杂的制动方法需要专业的手术人员和器械工具,并且存在术后感染的风险,适用范围有限。

6. **去神经模型**　骨骼肌的生长、发育和正常功能依赖于运动神经支配和调节。骨骼肌失神经性萎缩是指肌肉内神经的缺失导致骨骼肌废用萎缩,去神经模型已被广泛应用于肌肉萎缩和肌肉丢失的研究。去神经的方法包括胫神经切断术和坐骨神经分期切断术。有研究通过坐骨神经轴切断术诱导肌少症动物模型,用于研究抗氧化剂 N- 乙酰 -L- 半胱氨酸对肌少症的治疗效果,结果证明 N- 乙酰 -L- 半胱氨酸可作为一种潜在的治疗药物。去神经的小鼠肌少症模型适用于因外伤、手术、疾病等引起的神经源性肌少症及相关药物干预的研究,但是该模型的建立同样需要专业的手术人员,且存在术后感染的风险。

7. **疾病相关肌少症模型**　肌少症与增龄相关,也可继发于多种慢性疾病。衰老常常并发多种慢性疾病,因此疾病相关肌少症模型逐渐进入研究者的视野。慢性疾病种类多,相应的动物模型也多种多样,比如含 3,5- 二乙酯基 -1,4- 二氢三甲砒啶的饲料喂养 C57BL/6 小鼠可构建慢性肝病相关肌少症模型;含腺嘌呤的饲料喂养 C57BL/6 小鼠可构建慢性肾脏病相关肌少症模型;暴露于香烟烟雾的小鼠可构建慢性阻塞性肺疾病相关肌少症模型;不同肿瘤的荷瘤小鼠可构建肿瘤相关肌少症模型,以及化疗药物干预小鼠可构建肿瘤化疗相关肌少症模型;大脑中动脉短时闭塞的急性脑缺血小鼠可构建中风相关肌少症模型;手术结扎动脉造成心肌梗死以及皮下注射血管紧张素 II 的小鼠可构建心血管疾病相关肌少症模型;db/db 鼠及链脲霉素诱导的 1 型糖尿病小鼠可构建糖尿病相关肌少症模型。据目前研究,疾病相关肌少症模型的建模方法主要采用相应合并疾病的动物模型,较为全面地反映疾病相关肌少症的多态性,但目前疾病相关肌少症动物模型的建模方法并未统一,由于疾病相关肌少症的发病率较年龄相关肌少症更高,需要特殊关注与干预,此类相关研究逐渐增多,将来探索出标准的疾病相关肌少症模型的建模方法具有良好的前景。

二、体外细胞模型

骨骼肌细胞体外培养模型用于研究肌少症的病理生理,最常用的体外模型以大鼠 L6 成肌细胞和小鼠 C2C12 成肌细胞为研究对象,用于探究与肌少症发生发展有关的分子机制。但体外细胞模型通常只能模拟某一因素在肌少症发生发展中的作用,难以代表肌少症的综合特征。近年来,人原代骨骼肌细胞也被用于研究肌肉生成和老化,更有助于了解与衰老相关的肌少症的发生发展机制。

1. **过氧化氢**　过氧化氢是一种非自由基活性氧,可以通过细胞膜扩散并增加细胞内活性氧水平,特别是骨骼肌细胞。氧化应激水平升高,活性氧在骨骼肌中积聚是肌少症的发病机制之一。用不同浓度 (10μmol/L~4mmol/L) 的过氧化氢以不同时间干预骨骼肌细胞可诱导细胞损伤,包括氧化应激、细胞凋亡、内质网应激、自噬及线粒体功能障碍。过氧化氢已作为诱导成肌细胞和肌管的氧化应激损伤的方法。过氧化氢导致的骨骼肌细胞氧化应激可用于模拟氧化应激在肌少症发病机制中的作用,但该模型缺乏细胞衰老和炎症等肌少症发病机制的其他特征。

2. 神经酰胺和棕榈酸酯　神经酰胺是一种生物活性鞘磷脂,可以在骨骼肌中积累,抑制神经酰胺的从头合成可增强成肌细胞分化。有研究表明,老年大鼠神经酰胺增加与自噬增加和衰老相关的肌质网应激有关。神经酰胺在肥胖伴胰岛素抵抗的人的骨骼肌中明显增加。研究表明 C-2 神经酰胺可促进肌肉细胞的衰老,增加氧化应激水平,并诱导线粒体分裂。使用棕榈酸酯处理骨骼肌细胞,能导致鞘磷脂合成,特别是神经酰胺的合成。此外,棕榈酸酯可以延缓成肌细胞分化,诱导胰岛素抵抗和细胞衰老,自噬通量受损,并增加 *MAFbx* 和 *MuRF1* 基因表达。对于肥胖相关肌少症的骨骼肌衰老和胰岛素抵抗,神经酰胺和棕榈酸酯处理的骨骼肌细胞是一种合适的肌少症细胞模型。

3. TNF-α　低度炎症状态可导致与衰老相关的骨骼肌丢失。促炎症因子,特别是 TNF-α,是肌肉分解代谢的刺激因子。低浓度的 TNF-α(3ng/mL~100ng/mL)可刺激肌肉萎缩。越来越多的证据表明,随着年龄增加,MAFbx、MuRF1 和 TNF-α 之间的相关性变得更强,此外,TNF-α 可通过 p38/MAPK 途径诱导 C2C12 和 L6 成肌细胞 *MAFbx* 基因表达,导致蛋白质降解增多。经 TNF-α 处理的骨骼肌细胞已被用于研究肌肉消耗性疾病的治疗干预,TNF-α 通过调节 Akt/mTOR/FoxO1 信号通路诱导 C2C12 成肌细胞肌管萎缩,而白藜芦醇可以缓解这种现象。TNF-α 还能够在 L6 成肌细胞中诱导神经酰胺从头合成,从而对肌肉造成损害。TNF-α 处理的骨骼肌细胞是研究炎症在肌少症发生发展中的作用的理想模型,然而需要更多的实验证据来证明 TNF-α 对细胞衰老和线粒体功能障碍等其他肌少症相关机制的影响。

4. 地塞米松　地塞米松处理的肌细胞常用于研究肌萎缩。地塞米松已被证明可通过增加 MAFbx 和 MuRF1 表达上调泛素 - 蛋白酶体系统,造成蛋白质分解。C2C12 成肌细胞暴露于地塞米松会显著增加 MAFbx、MuRF1 和肌生成抑制蛋白的表达,出现肌管直径减小,成肌分化抗原和肌生成素表达减少;在 L6 成肌细胞中也观察到类似的结果。地塞米松可以通过 PKA/Akt 信号途径,通过去乙酰化酶 Sirtuin1 调控过氧物酶体增殖物激活受体 γ 辅激活因子 1α 以及叉头框 O(forkhead box O,FoxO)转录因子等机制对肌细胞造成上述影响,但是与肌少症相关的其他机制(如细胞衰老和炎症)是否由地塞米松激活的证据有限。

三、总结

肌少症实验模型是研究肌少症的重要工具,目前肌少症的建模方法较多,动物模型主要包括衰老模型、基因工程模型、药物诱导、后肢悬吊、制动、去神经模型;细胞模型包括过氧化氢、神经酰胺和棕榈酸酯、TNF-α、地塞米松诱导的模型,各个模型都存在各自的优缺点和适用范围。肌少症与年龄密切相关,自然衰老的建模方式是最贴近肌少症的模型;另外随着生活方式的改变,肥胖等代谢性疾病的发病率增加,采用高脂诱导肌少症的建模方式逐渐增加;此外由于衰老常常并发各种疾病,肌少症相关合并疾病的模型也是另一研究方向。由此看来,根据研究目的和实验设计选择合适的体内、体外研究模型以及继续开发新的更加接近人类肌少症的模型都很重要,以期通过理想的实验模型充分模拟临床上肌少症的发生发展过程,研发更好的治疗方法,改善肌少症患者的现状。

(张莹宵　肖　谦)

参 考 文 献

1. Kim C, Hwang JK. The 5, 7-Dimethoxyflavone Suppresses Sarcopenia by Regulating Protein Turnover and Mitochondria Biogenesis-Related Pathways. Nutrients, 2020, 12 (4): 1079.

2. van Dijk M, Nagel J, Dijk FJ, et al. Sarcopenia in older mice is characterized by a decreased anabolic response to a protein meal. Arch Gerontol Geriatr, 2017, 69: 134-143.

3. Kob R, Fellner C, Bertsch T, et al. Gender-specific differences in the development of sarcopenia in the rodent model of the ageing high-fat rat. J Cachexia Sarcopenia Muscle, 2015, 6 (2): 181-191.

4. Hu Z, Wang H, Lee IH, et al. PTEN inhibition improves muscle regeneration in mice fed a high-fat diet. Diabetes, 2010, 59 (6): 1312-1320.

5. Bott KN, Gittings W, Fajardo VA, et al. Musculoskeletal structure and function in response to the combined effect of an obesogenic diet and age in male C57BL/6J mice. Mol Nutr Food Res, 2017, 61 (10).

6. Takigawa K, Matsuda R, Uchitomi R, et al. Effects of long-term physical exercise on skeletal muscles in senescence-accelerated mice (SAMP8). Biosci Biotechnol Biochem, 2019, 83 (3): 518-524.

7. Chen LH, Chang SS, Chang HY, et al. Probiotic supplementation attenuates age-related sarcopenia via the gut-muscle axis in SAMP8 mice. J Cachexia Sarcopenia Muscle, 2022, 13 (1): 515-531.

8. Kou X, Li J, Liu X, et al. Ampelopsin attenuates the atrophy of skeletal muscle from d-gal-induced aging rats through activating AMPK/SIRT1/PGC-1α signaling cascade. Biomed Pharmacother, 2017, 90: 311-320.

9. Yanar K, Simsek B, Atukeren P, et al. Is D-Galactose a Useful Agent for Accelerated Aging Model of Gastrocnemius and Soleus Muscle of Sprague-Dawley Rats？ Rejuvenation Res, 2019, 22 (6): 521-528.

10. Sumbalová Z, Uličná O, Kucharská J, et al. D-galactose-induced aging in rats-The effect of metformin on bioenergetics of brain, skeletal muscle and liver. Exp Gerontol, 2022, 163: 111770.

11. Mohler MJ, Fain MJ, Wertheimer AM, et al. The Frailty syndrome: clinical measurements and basic underpinnings in humans and animals. Exp Gerontol, 2014, 54: 6-13.

12. Ko F, Abadir P, Marx R, et al. Impaired mitochondrial degradation by autophagy in the skeletal muscle of the aged female interleukin 10 null mouse. Exp Gerontol, 2016, 73: 23-27.

13. Bhaskaran S, Pollock N, C Macpherson P, et al. Neuron-specific deletion of CuZnSOD leads to an advanced sarcopenic phenotype in older mice. Aging Cell, 2020, 19 (10): e13225.

14. Mavalli MD, DiGirolamo DJ, Fan Y, et al. Distinct growth hormone receptor signaling modes regulate skeletal muscle development and insulin sensitivity in mice. J Clin Invest, 2010, 120 (11): 4007-4020.

15. Li J, Yi X, Yao Z, et al. TNF Receptor-Associated Factor 6 Mediates TNFα-Induced Skeletal Muscle Atrophy in Mice During Aging. J Bone Miner Res, 2020, 35 (8): 1535-1548.

16. Yoshida N, Endo J, Kinouchi K, et al.(Pro) renin receptor accelerates development of sarcopenia via activation of Wnt/YAP signaling axis. Aging Cell, 2019, 18 (5): e12991.

17. Aru M, Alev K, Pehme A, et al. Changes in Body Composition of Old Rats at Different Time Points After Dexamethasone Administration. Curr Aging Sci, 2019, 11 (4): 255-260.

18. Brent MB, Brüel A, Thomsen JS. PTH (1-34) and growth hormone in prevention of disuse osteopenia and sarcopenia in rats. Bone, 2018, 110: 244-253.

19. Minamoto VB, Suzuki KP, Bremner SN, et al. Dramatic changes in muscle contractile and structural properties after 2 botulinum toxin injections. Muscle Nerve, 2015, 52 (4): 649-657.

20. Ward SR, Minamoto VB, Suzuki KP, et al. Recovery of rat muscle size but not function more than 1 year after a single botulinum toxin injection. Muscle Nerve, 2018, 57 (3): 435-441.

21. Anderson JE, Zhu A, Mizuno TM. Nitric oxide treatment attenuates muscle atrophy during hind limb suspension in mice. Free Radic Biol Med, 2018, 115: 458-470.

22. Ohira Y, Yoshinaga T, Ohara M, et al. The role of neural and mechanical influences in maintaining normal fast and slow muscle properties. Cells Tissues Organs, 2006, 182 (3-4): 129-142.

23. Kinoshita H, Orita S, Inage K, et al. Skeletal Muscle Cell Oxidative Stress as a Possible Therapeutic Target in a Denervation-Induced Experimental Sarcopenic Model. Spine (Phila Pa 1976), 2019, 44 (8): E446-E455.

24. Russ DW, Boyd IM, McCoy KM, et al. Muscle-specificity of age-related changes in markers of autophagy and sphingolipid metabolism. Biogerontology, 2015, 16 (6): 747-759.

25. Wang DT, Yin Y, Yang YJ, et al. Resveratrol prevents TNF-α-induced muscle atrophy via regulation of Akt/mTOR/FoxO1 signaling in C2C12 myotubes. Int Immunopharmacol, 2014, 19 (2): 206-213.

26. Shen S, Liao Q, Liu J, et al. Myricanol rescues dexamethasone-induced muscle dysfunction via a sirtuin 1-dependent mechanism. J Cachexia Sarcopenia Muscle, 2019, 10 (2): 429-444.

第七章 肌少症的潜在生物标志物

肌少症（sarcopenia，又称肌肉减少症）是一种肌肉力量与质量下降，并伴随着功能受损的病理状态。根据欧洲老年人肌少症工作组（the European Working Group on Sarcopenia in Older People，EWGSOP）的意见，肌少症的诊断主要包括了对肌肉质量、肌肉强度与肌肉功能的检测。目前比较常用的肌少症诊断方法主要依赖于肌肉质量的测定，包括双能 X 射线吸收法（dual energy X-ray absorptiometry，DXA）、生物电阻抗分析法（bioelectrical impedance analysis，BIA）、计算机断层扫描（computed tomography，CT）、磁共振成像（magnetic resonance imaging，MRI）及人体测量学方法等。评估肌肉强度主要采用双手握力、膝屈伸试验评估上、下肢肌力。其中握力测定是一种简便、易于操作的肌肉强度评估方法。常用的肌肉功能评估方法包括日常步速评估法、简易机体功能评估、站起试验、站起步行试验、长距离步行试验等。上述这些检测方法分别对肌肉质量、肌肉强度或肌肉功能中某一方面进行评估，而肌少症的诊断需对上述 3 个方面进行综合评估。

肌少症作为较为常见的一种增龄性疾病，对老年人群的身体健康产生重要影响，因此建立肌少症早期筛查和评估方法尤为重要。目前肌少症筛查手段较多，各筛查方法均存在一定的优点与局限，多数筛查方法缺乏明确的切点值。近年来对肌少症生化水平的检测备受关注，肌少症特定的生物标志物是临床评估所需要的，可以有效跟踪预防并及时干预治疗。生物标志物是一种标记组织器官结构或功能改变或可能发生改变的生化指标，可用于疾病诊断、疾病分期以及评估新药或新疗法在目标人群中的安全性与有效性。肌少症的发病机制在很大程度上归因于多种因素之间复杂的相互作用，包括伴随增龄出现的身体成分变化、激素水平变化、全身慢性低度炎症，干细胞再生能力受损、活性氧产生、线粒体功能改变、肌肉神经支配改变等。因此，我们可以根据不同的病理生理机制来识别归纳肌少症的生物标志物。在目前研究中，肌少症的生物标志物呈现出多样性的选择。但是，这些标志物几乎没有经过大样本数据的验证。

肌分泌因子（myokine）是指骨骼肌细胞收缩分泌的因子，可在循环血液中检测到，进而用于评估肌肉生物功能的变化。肌分泌因子通过自分泌，旁分泌以及内分泌的方式，在骨骼肌和其他器官组织，包括脑、肝脏、脂肪组织、肠道、胰腺和免疫细胞等中发挥不同作用。这些因子的异常改变可能提示骨骼肌的病理改变，因此有研究已将肌分泌因子作为反映全身代谢的潜在生物标志物。其中许多肌分泌因子，如白细胞介素 -6、肌生成抑制蛋白、鸢尾素等，已被发现具有成为肌少症生物标志物的潜在可能。

目前研究并可能成为肌少症的生物标志物，主要分为以下几类：①肌肉蛋白周转因子类；②神经肌肉接头因子类；③炎症因子类；④激素类；⑤小分子核糖核酸类；⑥其他非特异性因子。

一、肌肉蛋白周转因子类

1. 肌生成抑制蛋白　肌生成抑制蛋白（myostatin，MSTN）是转化生长因子 -β（transforming growth factor-β，TGF-β）超家族成员之一，在胚胎和成人骨骼肌中均有表达。该因子在肌少症的病理生理机制中受到极大关注。MSTN 进化上高度保守，在骨骼肌中含量丰富，脂肪组织与心肌中也有表达。MSTN 的生理功能在动物实验中得到了反复证实，*MSTN* 基因敲除小鼠始终表现出骨骼肌显著肥大，而 MSTN 过度表达或全身给药导致肌肉萎缩，证实了其作为负性肌肉生长调节剂的强大作用。

考虑到 MSTN 生物学意义，有学者对其在肌少症发展中的作用进行了深入研究，然而这些研究仍存在争议，无法证明血清 MSTN 与肌少症之间的明确关系。随着年龄增长，MSTN 表达可能会上调，研究显示，与年轻受试者相比，在老年受试者中检测到 MSTN 的 mRNA 和血清蛋白水平升高，血清 MSTN 每增加 1ng/mL，老年男性出现肌少症的概率就会增加 11%。同样，MSTN 水平升高的老年人表现出低握力的可能性是 MSTN 未升高者的 7 倍。

研究表明，MSTN 主要通过增加蛋白质降解在骨骼肌萎缩中发挥作用。游离的 MSTN 与细胞膜上的激活素 Ⅱ 型受体 A 和 B（activin Ⅱ receptor A/B，ActR Ⅱ A/B）结合，并与激活素受体样激酶 4（activin receptor-like kinase 1，ALK4）或 ALK5 形成异二聚体。细胞内 ALK4 和 ALK5 的丝氨酸 / 苏氨酸激酶结构域磷酸化 Smad2 和 Smad3，它们与 Smad4 形成异源三聚体复合物，该复合物易位至细胞核，参与骨骼肌前体细胞增殖分化的基因转录以及成熟肌纤维的蛋白质降解途径。MSTN 对 Smad2/3 的激活也抑制了丝氨酸 - 苏氨酸激酶（protein kinase B，PKB/Akt）- 哺乳动物雷帕霉素靶蛋白（mammalian target of rapamycin，mTOR）通路，因此抑制蛋白质合成。此外，MSTN 还通过叉头框 O（forkhead box O，FoxO）转录因子诱导肌萎缩，但具体调控机制仍需要进一步研究。MSTN 还被认为是一种促氧化剂，通过核因子 κB（nuclear factor kappa-B，NF-κB）和还原型辅酶 Ⅱ（nicotinamide adenine dinucleotide phosphate，NADPH）氧化酶在骨骼肌细胞中产生活性氧（reactive oxygen species，ROS），诱导氧化应激发生。*MSTN*–/– 敲除的衰老小鼠发生肌少症的概率降低，基础抗氧化酶水平增加，而 NF-κB 水平降低，并有效地清除过量 ROS。因此提示，MSTN 诱导的 ROS 可能也导致了肌肉萎缩的发生发展。

由于 MSTN 显著抑制骨骼肌生长能力，因此与肌少症有着紧密联系，但目前 MSTN 的表达水平仍存在一定争议。尽管有研究观察到 MSTN 在老年个体血清中以及骨骼肌中 mRNA 水平升高，但在其他研究未能显示循环或骨骼肌的 MSTN 水平的年龄差异。此外，动物模型中也产生了矛盾结果，研究发现肌少症小鼠中 MSTN 的 mRNA 未发生明显变化，与年轻动物相比，老年大鼠的表达甚至更低。这些具有争议的发现表明 MSTN 可能不是肌少症的主要诱因。

大多数研究分析了血液 MSTN 与不同参数（如年龄）的关联，但 MSTN 是否可作为肌少症的生物标志，还需要深入分析 MSTN 与肌少症之间的关系。循环 MSTN 水平与肌少症相关参数之间的关系高度依赖于年龄、性别及相关合并症，并且也取决于不同的研究人群。近期研究表明，在剧烈运动后 24 小时内，血液 MSTN 浓度增加，因此体育锻炼可能会影响血液 MSTN 水平，这使得在确定 MSTN 作为肌少症的诊断或预后的生物标志物之前，有必要进一步明确体育锻炼与血液提取之间最合适的时间点，此外，在进行血液分析以测定 MSTN 水平前，可能需要对测试前几天的身体活动水平提出具体建议。这些内容可能有助于肌少症的早期诊断和预后评估，但 MSTN 是否可作为肌少症的生物标志物仍需要进一步在不同人群中的大样本研究。

2. **激活素 A 和 B** 激活素 A 和 B（activins A and B）是 TGF-β 家族成员，被定义为肌肉质量的负调节因子，在肌肉质量调节中发挥重要作用。与 MSTN 一样，激活素一般作为前体蛋白产生，激活素与 ActR Ⅱ A/ Ⅱ B 受体结合，然后招募并激活 ALK4。与肌生成抑制蛋白通路类似，活化的 ALK4 磷酸化细胞内信号分子 Smad2/3，进而与 Smad4 形成复合物并转位入核以调节靶基因表达。研究表明，激活素 A 触发的 ActR Ⅱ B 信号通路，包括 Akt/mTOR 介导的蛋白质合成减少，伴有肌肉纤维化以及肌肉质量与功能的下降。值得注意的是，ActR Ⅱ B 或 Smad3 的基因缺失导致小鼠骨骼肌显著增加。在癌症恶病质模型中，通过使用可溶性重组 ActR Ⅱ B 抑制 ActR Ⅱ B 可逆转肌肉萎缩并延长生存期，而激活素的高表达则会促进小鼠的肌肉萎缩与恶病质的加重。值得注意的是，在这项研究中发现激活素 A 和 B 在引起肌肉萎缩的能力是 MSTN 的 100 倍，这使得激活素成为迄今为止最强的天然肌肉生长抑制剂。目前的研究结果表明激活素参与了肌肉生理和病理过程，从而可能成为肌少症生物标志物。

3. **生长分化因子 15**　生长分化因子 15（growth differentiation factor-15，GDF-15），也称为巨噬细胞抑制性细胞因子 1（macrophage inhibitory cytokine-1，MIC-1），是 TGF-β 超家族的另一个相关成员。在基线条件下，除了在胎盘中高表达外，它在大多数组织中的产生都很微弱。然而在各种类型的中毒、癌症和心血管不良事件中，各组织 GDF-15 的产生显著增加，升高的 GDF-15 血浆水平已被认为是预测心血管疾病死亡风险的标志物。研究发现 GDF-15 转基因小鼠对诱导的心脏肥大具有抵抗性，限制了心肌细胞肥大。另一方面，与野生型小鼠相比，缺乏 GDF-15 的小鼠在压力超负荷时表现出心脏肥大和心脏功能丧失。研究还发现，GDF-15 的蛋白质和 mRNA 水平与接受心脏手术患者的肌肉萎缩有关。在心脏手术后出现股四头肌萎缩的患者中，GDF-15 血清和 mRNA 水平升高；在重症监护病房获得性虚弱患者中也发现 GDF-15 的表达升高。

几项研究表明，较高血清水平的 GDF15 与肌少症的严重程度之间存在关联。有研究通过 4 组小鼠（6、10、14 和 18 个月龄）来探索 GDF-15 水平与年龄、肌肉质量以及耐力之间的关联。在这些小鼠中，组织和血清中的 GDF-15 水平随着年龄的增长而增加，GDF-15 的血清水平与肌肉重量以及运动耐力均呈强烈负相关。在健康成人（19 名男性和 18 名女性）中测量血清 GDF-15 水平和肌肉质量发现，GDF-15 血清水平与年龄呈正相关，与肌肉质量呈负相关。这些发现支持 GDF-15 作为与年龄相关的肌少症的生物标志物的潜力，但 GDF15 与骨骼肌功能障碍相关的确切机制仍然未知，进一步的基础实验将有助于探索 GDF-15 在肌少症中的作用机制。

另外，生长分化因子 11（growth differentiation factor-11，GDF-11）最初被认为具有 MSTN 的相似作用。尽管 GDF-11 与 GDF-15 在氨基酸序列、受体和信号通路方面有很多重叠，但越来越多的证据表明这两种配体具有不同的功能，GDF-11 似乎对正常哺乳动物的发育至关重要，近期有研究提议该因子作为组织衰老的主动调节剂。但关于 GDF-11 在肌少症中的作用机制还有待进一步研究。

4. **卵泡抑素**　卵泡抑素（follistatin，FST）是一种单链糖蛋白，被认为是肌肉生长的强刺激剂。过度表达 FST 的转基因小鼠，其肌肉质量显著增加。FST 主要包含三种亚型：FST288、FST315 和 FST300（或 FST303）；其中，FST315 蛋白具有内分泌样活性，主要存在于血液循环中。尽管 FST 增强肌肉愈合的机制尚不清楚，但似乎与肌肉卫星细胞的生肌潜能增加有关，其可能的机制是 FST 对 MSTN、激活素 A 以及 TGF-β 的抑制。此外，FST 过表达小鼠的肌肉肥大伴随着蛋白质合成信号通路 Akt-mTOR 的增强。FST 对 Smad3 活性的抑制是 Akt-mTOR 信号传导激活的关键。

FST 是治疗肌肉损伤的潜在药物。通过将缺乏肝素结合活性的 FST315 与鼠 IgG1 Fc 的 N 端融合，可产生一种工程化的 FST315 变体。在正常小鼠中每周给药可引起体重与骨骼肌质量的增加。表达 FST 的肌生成抑制蛋白抑制剂（命名为 FS I-I）的转基因小鼠表现出骨骼肌增生、肥大和力量增加。值得注意的是，FS I-I 转基因小鼠与人类杜氏肌营养不良症模型 mdx 小鼠杂交所得的小鼠，其骨骼肌增大，细胞浸润减少，肌肉力量恢复。这些研究发现证明 FST 或 FST 衍生物在临床上可用于治疗与预防肌肉损伤／萎缩，将 FST 作为潜在的肌少症生物标志物具有重要的临床意义。

5. **骨形态发生蛋白**　骨形态发生蛋白（bone morphogenetic protein，BMP）是 TGF-β 细胞因子家族的另一个成员。目前有 20 种已知的同种型，它们在多种细胞的生理过程中发挥作用，包括调节细胞存活、增殖、分化、迁移等，具有不同的，有时甚至是相反的作用，并已被广泛研究。BMP 是分泌性生长因子，最近研究揭示了它们对骨骼肌的多效作用。研究显示，BMP 是肌肉质量的关键增强剂，BMP-Smad1/5/8 信号轴的激活可能在预防或改善肌肉萎缩方面有重要作用；BMP-Smad1/5/8 轴的激活伴随着小鼠骨骼肌生长增强，并且还可防止肌肉萎缩。尽管这些观察结果表明 BMP 在肌肉生理学中的调控作用，但目前尚未有关于 BMP 参与肌少症的相关研究。

6. **鸢尾素**　鸢尾素（irisin）是由含 Ⅲ 型纤连蛋白域蛋白 5（fibronectin type Ⅲ domain containing protein 5，FNDC-5）结构域裂解产生。鸢尾素主要是由骨骼肌分泌，尤其是在体力活动后产生。研究发现运动后小鼠体内鸢尾素的 mRNA 表达和血浆水平显著升高，表明其作为体育锻炼促进健康的潜在中介因子。鸢尾素由转录因子过氧化物酶体增殖物激活受体 -γ 共激活剂 1α（peroxisome proliferator-activated receptor-γ coactlvator-1α，PGC-1α）调控分泌，参与许多与能量代谢相关的途径。研究发现，鸢尾素可与 αV 类整联蛋白的蛋白质结合，目前已确定鸢尾素与 αV/β5 整联蛋白之间的相互作用。

鸢尾素可增加小鼠白色 / 棕色脂肪组织的褐变，并通过提高能量消耗增强白色脂肪组织的产热，从而有助于减轻体重、改善胰岛素抵抗、维持葡萄糖稳态。此外，在肥胖和 2 型糖尿病受试者中观察到循环鸢尾素浓度降低，其基因 FNDC-5 在肌肉和脂肪组织中的表达降低。因此，鸢尾素在代谢相关疾病中具有潜在的治疗作用。骨骼肌（体重的 40%）是鸢尾素的主要储存库，因此决定了其循环水平的改变。鸢尾素参与调节骨骼肌的肌源性分化、线粒体功能以及脂糖代谢稳态。与年龄相关的肌肉质量损失可导致老年人循环中鸢尾素水平降低。有研究显示，在绝经后女性中，血鸢尾素浓度的降低是肌少症的独立预测因素。鸢尾素的治疗可诱导骨骼肌肥大，提高肌肉强度，减少肌肉的坏死与组织纤维化，提示其在肌肉萎缩中的潜在治疗价值。血清鸢尾素水平可用作肌肉功能障碍的潜在生物标志物，帮助预测肌少症的发作，并为监测与年龄有关的肌肉变化提供新的治疗策略。

7. 脑源性神经营养因子　脑源性神经营养因子（brain-derived neurotrophic factor，BDNF）是一种神经营养因子，其主要在中枢神经系统中合成。BDNF 前体由 250 个氨基酸残基组成，其长度是成熟 BDNF 的两倍。BDNF 主要通过原肌球蛋白相关激酶 B 受体（tropomyosin-related kinase B receptor，TrkBR）和 p75 神经营养因子受体（p75 neurotrophin receptor，p75NTR）发挥作用，在神经元生长、分化以及可塑性中扮演重要角色。BDNF 还在原代人类肌管中检测到并由其释放，从而证实了 BDNF 作为肌分泌因子（myokine）的性质。在骨骼肌中，BDNF 参与成肌细胞的增殖分化，运动神经元存活的调节、神经递质的突触前释放以及骨骼肌纤维中突触后区域的维持。在一项对膈肌的研究中揭示了 BDNF 与肌肉病理学的联系，结果表明 BDNF 对小鼠肌少症非常敏感，可能机制是 BDNF 维持运动神经元和肌肉纤维之间改变的营养作用。BDNF 的表达水平因骨骼肌收缩而增加，并通过自分泌和 / 或旁分泌方式参与骨骼肌修复、再生和分化，提示 BDNF 参与了肌少症的发病机制。然而，有研究显示肌肉来源的 BDNF 似乎不会释放到循环中，因此 BDNF 是否可作为肌少症的生物标志物仍然存在诸多问题。

8. 成纤维细胞生长因子 21　成纤维细胞生长因子 21（fibroblast growth factor-21，FGF-21）是 FGF 超家族中的三种内分泌生长因子之一，主要通过与 FGF 受体和 β-klotho 结合发挥其代谢调节作用。FGF-21 经典的作用之一是诱导脂肪细胞摄取葡萄糖，促进葡萄糖代谢，从而使 FGF-21 在治疗与葡萄糖代谢相关的疾病方面具有重要意义。通过分析血清 FGF-21 水平与肌少症的关系发现，循环 FGF-21 与肌肉质量以及握力降低显著相关，即使在调整年龄、性别和体重指数（body mass index，BMI）后亦是如此。这些结果表明 FGF-21 对骨骼肌存在分解代谢作用，可能参与了老年肌肉萎缩的发生发展。在一项啮齿动物研究中，禁食可导致肌肉萎缩，而在 FGF-21 敲除小鼠中，禁食导致的肌肉质量损失可得到一定程度的缓解。在人类和大型动物中，使用长效 FGF-21 类似物治疗会导致体重减轻，这些研究表明 FGF-21 可能与老年人肌少症有关，但是否可作为生物标志物，还需要进一步研究。

二、神经肌肉接头因子类

1. 年龄相关的神经肌肉接头损伤　衰老相关的神经生理功能下降与肌少症的发病机制有关，尤其是神经肌肉接头（neuromuscular junction，NMJ）的受损。神经肌肉接头功能的主要参与者是乙酰胆碱（acetylcholine，ACh），能够触发位于突触后膜中的乙酰胆碱受体（acetylcholine receptor，AChR），产生动作电位，在肌肉兴奋收缩耦联中起重要作用。目前骨骼肌中与年龄相关的神经肌肉接头功能障碍原因尚不清楚，有研究认为线粒体功能障碍、氧化应激、炎症等可能与神经肌肉接头的功能障碍有关。

有学者提出，肌少症的发病可能与神经肌肉接头不稳定有关。在运动神经元中，集聚蛋白与低密度脂蛋白受体相关蛋白 4（low density lipoprotein receptor-related protein 4，LRP-4）相互作用以激活受体酪氨酸肌肉特异性激酶（muscle-specific kinase，MuSK），该激酶沿轴突运输并最终释放到突触基底层，然后诱导突触后分化,包括 AChR 的聚类和稳定。集聚蛋白通过神经胰蛋白酶(一种突触蛋白酶)裂解而失活,从而将可溶性 C- 端集聚蛋白(CAF)释放至循环中,使其可在人血清中检测到。在小鼠脊髓运动神经元中过度表达神经胰蛋白酶,可出现肌肉质量和力量的早期下降,其组织病理学特征与肌少症相似,例如 Ⅱ 型纤维丢失、纤维直径的异质性增加以及 Ⅰ 型到 Ⅱ 型纤维的过渡。这些研究表明集聚蛋白的过度切割导致 CAF 水平升高,神经肌肉接头断裂以及肌肉纤维去神经支配,这可能与肌少症的发病机制有关。近期研究发现,与非肌少症受试者相比,肌少症患者的血清 CAF 水平显著升高。此外,通过测量股外侧肌的功能阈值,确定了 CAF 血清水平与神经肌肉疲劳之间的显著负相关性。研究还发现 CAF 血清浓度是老年人四肢肌肉、体重损失的潜在标志物。这些研究结果提示,将血液样本中的 CAF 作为生物标志物进行评估,可提供肌少症中神经肌肉接头相关的骨骼肌状态信息。

2. 肌肉收缩调节蛋白 肌肉收缩调节蛋白包括与心脏和骨骼肌组织收缩过程相关的关键调节蛋白家族。骨骼肌肌钙蛋白 T(skeletal troponin T,sTnT)作为骨骼肌特异性亚型可用作肌肉萎缩的标志物。通常在血液循环中无法检测肌钙蛋白,但是正常肌肉更新或肌肉损伤可导致微量肌钙蛋白进入循环中。骨骼肌被多层结缔组织包围和保护,这有助于保持肌肉的完整性。当结缔组织屏障受损时,骨骼肌的内部成分,特别是 sTnT 会分泌到血液中。因此,血液中 sTnT 的存在应被解释为病理性的。由于肌少症、恶病质和一些神经肌肉疾病,如肌萎缩侧索硬化、重症肌无力和脊髓性肌萎缩症会显示运动神经元损伤或死亡,因此增强肌节的激活可能对骨骼肌的功能有一定的帮助。研究发现在社区老年人中进行 10 周的力量训练后,观察到身体功能出现显著改善,包括握力增加。引人注目的是,力量训练的这种有益效果与血清 sTnT 水平降低有关,表明 sTnT 可能作为肌肉健康和疾病(肌少症)的生物标志物。

三、炎症因子类

衰老可引起全身的慢性低度炎症反应,导致大量促炎细胞因子产生。这些炎症因子在肌少症的发生发展中起着重要作用,因此也成为了肌少症的潜在生物标志物。

1. 白细胞介素 -6 白细胞介素 -6(interleukin-6,IL-6)是一种众所周知的促炎细胞因子,是最早被鉴定的肌分泌因子之一。它在体外由 Ⅰ 型和 Ⅱ 型纤维分泌,并因肌肉的收缩而增加。运动可提高经典抗炎因子的循环水平,例如 IL-1 受体拮抗剂、IL-16、IL-10。因此,规律的体育锻炼可降低炎症标志物的基础水平,预防以炎症为特征的相关慢性疾病。研究发现,体育锻炼后的 IL-6 血浆浓度也高于静息状态,其基础血浆浓度会暂时增至 100 倍,但多数时候 IL-16 不显著的增加更为常见。运动期间循环中 IL-6 的增加,对肌肉未见任何损伤迹象。而运动引起的 IL-6 的有益作用通常与其瞬时产生和短期作用有关。相反,持续性炎症、某些类型的癌症以及其他慢性疾病状态与全身 IL-6 水平的长期升高有关。因此,IL-6 表达在运动后的短时间内增加是有益的,而 IL-6 的慢性升高则可能是有害的。大量研究已显示,IL-6 水平的升高与肌肉萎缩也有一定关系。另外,肥胖和 2 型糖尿病患者,尤其是老年患者,由于久坐或缺乏运动导致肌少症性肥胖的发生,包括 IL-6 在内的血清促炎细胞因子水平升高,提示 IL-6 与肌少症以及肌少症性肥胖的发生有密切关系。关于 IL-6 在肌少症中的作用仍有待阐明,需深入地研究以明确 IL-6 对肌少症的影响与调节机制,并基于其有益和有害作用,从而选择性地实施干预措施以达到治疗目的。

2. 白细胞介素 -10 衰老过程中白细胞介素 -10(interleukin-10,IL-10)水平的下降可加剧慢性炎症,导致促炎因子活性的增强。IL-10 可抑制包括骨骼肌在内的各种组织的促炎反应。该因子通过抑制巨噬细胞的活化,抗原呈递以及 TNF-α、IL-2、IL-6、γ 干扰素(interferon-γ,IFN-γ)等细胞因子的释放与活性来抑制炎症反应。IL-10 可调节受伤的肌肉中的巨噬细胞从 M1 型向 M2 型转换,而巨噬细胞的类型转变对于正常肌肉的生长和再生是必需的。最近一项研究表明,IL-10 可减轻与衰老相关的慢性炎症,并促进骨骼肌中的葡萄糖代谢。研究发现血液循环中的 IL-10 水平与年龄之间存在显著的正相关性,而另一些研究则提出循环中的 IL-10 水平不会随着年龄的增长而发生变化。尽管不能排除其他原因,但 IL-10 的升高可能是一种促炎症状态诱导的代偿机制。研究显示,在肌少症患者中存在 IL-6 和 IL-10 水平以及 IL-6/IL-10

比值升高,提示 IL-10 的表达异常与肌少症的发生存在一定的联系。但目前关于增龄时 IL-10 的表达变化仍存在争议,因此需要进一步研究以支持将 IL-10 用作诊断因子和治疗靶点。

3. 白细胞介素 -15　白细胞介素 -15(interleukin-15,IL-15)是 IL-2 超家族成员之一,其膜表面受体由 IL-2 受体 β(IL-2 receptor β,IL-2Rβ)与特定的 IL-15 受体 α(IL-15 receptor α,IL-15Rα)链组成。IL-15 作为一种肌肉因子备受关注,研究发现 IL-15 表达有助于体育锻炼对肌肉能量代谢的有益影响,IL-15 可通过调节肌肉蛋白质的合成与降解来增强骨骼肌肥大。在衰老动物模型与老年受试者中,肌肉和血清中 IL-15 和 IL-15Rα 蛋白水平随着年龄的增长而逐渐下降,并且还发现血浆 IL-15 水平的降低与肌少症的发病有一定的相关性。在独立生活的百岁老人的血清中,IL-15 的水平显著升高,表明 IL-15 的高表达赋予了抵抗衰弱以及衰老相关疾病的保护作用。

另外,血清中高浓度的 IL-15 显示出调节线粒体功能、脂质沉积和动员、肌纤维组成、棕色脂肪组织(brown adipose tissue,BAT)能量代谢功能的潜力。IL-15 的表达水平与腺苷酸活化蛋白激酶(adenosine 5-monophosphate-activated protein kinase,AMPK)通路的激活相关,可增强肌肉葡萄糖摄取和线粒体氧化功能。研究还表明 IL-15 对过氧化氢介导的氧化应激发挥保护作用,并通过骨骼肌细胞中的过氧化物酶体增殖物激活受体 δ(peroxisome proliferator-activated receptor δ,PPARδ)依赖性机制增强线粒体活性。尽管研究表明 IL-15 与骨骼肌代谢和功能维护关系密切,但目前还需要进行深入的基础和临床研究,以更好地了解 IL-15 是否可能作为肌少症的重要的生物标志物以及治疗靶点。

4. 白细胞介素 -8　白细胞介素 -8(interleukin-8,IL-8)是与 CXC 受体 2(CXC receptor 2,CXCR2)相关的趋化因子,可促进血管生成。运动可增加肌肉和血浆中 IL-8 的水平,研究发现,在抗阻运动训练过程中,血浆细胞因子,包括 TNF-α、IL-6 和 IL-8 的水平升高与力量强度有关。血清 IL-8 水平与肿瘤恶病质状态、体重减轻、肌少症呈正相关。目前,IL-8 在骨骼肌中的生理功能尚不清楚。

四、激素类

肌少症时体内存在多种激素变化,例如睾酮和脱氢表雄酮(dehydroepiandrosterone,DHEA),生长激素(growth hormone,GH)和胰岛素样生长因子 1(insulin-like growth factor 1,IGF-1)水平的改变,这些激素水平的改变是否可作为肌少症的生物标志物还需要大样本以及深入研究。

1. 脱氢表雄酮　脱氢表雄酮(DHEA)由肾上腺皮质分泌,是一种能够调节肌肉生长的主要雄激素。DHEA 水平随着年龄的增长而降低,其与肌肉质量以及力量之间存在密切关系,可能在肌少症的发病机制中起重要作用。DHEA 对身体成分与生理机能产生有益的影响,睾酮(男性从 30 岁起每年下降 1%)具有增加肌肉蛋白质合成的作用,补充睾酮会减少肌肉质量和握力的降低,但外源性补充睾酮也有增加睡眠呼吸暂停、血栓形成和前列腺癌的风险。

2. 胰岛素样生长因子　胰岛素样生长因子(insulin-like growth factor,IGF)以组织特异性方式刺激细胞增殖并调节细胞分化。IGF 系统包含两种胰岛素样生长因子(IGF-1 和 IGF-2)、6 种胰岛素样生长因子结合蛋白(insulin-like growth factor-binding proteins,IGFBPs)和两种胰岛素样生长因子受体(IGF-1R 和 IGF-2R)组成。IGF 主要是通过从 IGFBPs 释放的循环配体(IGFs)激活质膜结合的 IGF-Rs 来实现。IGF-1 通过激活卫星细胞增强骨骼肌再生,从而刺激增生。有学者认为,IGF-1、Akt/PKB 和目标信号通路 mTOR 构成了与肌肉收缩以及肌纤维中蛋白质合成之间的关键环节,该途径的改变可能导致肌少症。在肌肉萎缩期间,IGF-1 与受体的结合减少导致 Akt/mTOR 的激活减少,进而导致蛋白质合成减少。mTOR 活性降低也会通过 UNC-51 样激酶 1/2(UNC-51-like kinase 1/2,ULK1/2)信号传导刺激自噬。与此同时,Akt 活性降低导致 FoxO 从细胞质中的分离位点释放,引发萎缩级联反应。

3. 生长激素　生长激素(GH)是一种由垂体前叶产生的单链肽。它的产生受生长激素释放激素(growth hormone releasing hormone,GHRH)和生长抑素(抑制 GH 分泌)的作用调节。与睾酮类似,生长激素水平在 30 岁后以每年约 1% 的速度逐渐下降,但更重要的是,老年人每天的生长激素分泌量比年轻人低 5~20 倍。生长激素分泌的年龄依赖性下降继发于 GHRH 的减少和生长抑素分泌的增加,生长激素的生长促进作用由循环或局部产生的 IGF-1 介导,IGF-1 被认为是一种有效的合成代谢激素,可以刺激肌肉生长和再生。已经证明全身性 IGF-1 给药增加了损伤的骨骼肌功能恢复的速度。

4. 瘦素 瘦素(leptin)在多个身体器官和系统中发挥一系列病理生理作用。它由脂肪细胞产生,可影响骨骼肌的生物功能,特别是对脂肪分解以及胰岛素敏感性的调控作用。肌肉是葡萄糖的主要消耗组织,因此肌少症的存在是发生胰岛素抵抗的危险因素。在动物模型中,瘦素干预可致肌纤维增大,这可能与激活胰岛素信号通路有关。另外,在老年大鼠中瘦素降低与肌肉异位炎症有关,这可能也是瘦素导致肌肉萎缩的因素之一。

肌肉质量和瘦素之间的关系在人体中可能更加复杂。例如,将老年人的体重标准化(考虑脂肪组织)时,观察到血清瘦素浓度与四肢瘦肉组织质量之间存在负相关。然而,四肢瘦体重未按体重标准化时(不考虑脂肪组织),这种关联减弱或消失,这表明肥胖可能介导了肌少症和瘦素之间的关系。尽管有研究在老年人中观察到血清瘦素和腹部肌肉面积无相关性,但血清瘦素与肌肉密度呈负相关。这些研究表明较高的血清瘦素水平与老年人肌肉质量和功能降低之间存在关联。瘦素常与抗炎脂肪因子脂联素(adiponectin)联系在一起。低循环脂联素与腹部肥胖直接相关。脂联素可通过脂肪酸氧化与 AMPK 激活的葡萄糖转运蛋白(glucose transporter type 4,GLUT-4)易位来调节骨骼肌的功能。脂联素也在促进卫星细胞的肌生成和抑制蛋白水解中发挥有益作用。目前脂联素与肌少症的关系尚不清楚。在肌少症患者中观察到低血清脂联素水平。相比之下,也有几项大型流行病学研究观察到高血清脂联素水平与低肌肉横切面积(cross-sectional area,CSA)、低肌肉密度、肌肉功能降低以及肌少症的高发病率之间存在关联。目前造成这种矛盾的原因尚不清楚,血清脂联素的"健康"范围可能需要由衰老轨迹期间的 U 形风险曲线表示。基于这些发现,脂联素可能有助于管理或预防肌少症及其代谢后遗症,但是否可作为潜在的生物标志物还需要深入研究。

五、小分子核糖核酸类

小分子核糖核酸(miRNA)是靶向 mRNA 的小型非编码 RNA,参与基因表达的转录后调控。小分子核糖核酸在组织和细胞中普遍表达,但部分具有组织特异性。哺乳动物基因组中的小分子核糖核酸对生命的发育和功能至关重要,大量的小分子核糖核酸是重要的调节因子。小分子核糖核酸可通过细胞释放,并存在于各种生物体液中。因此,测量循环中的小分子核糖核酸可提供有关组织或细胞的信息。监测骨骼肌的状态一直是一个长期关注的问题,并且不断进行研究以寻找肌肉损伤的生物标志物,既往的大多数研究都集中在蛋白质或肽上,近年来,循环小分子核糖核酸出现在许多临床领域,是一类新的、有前途的生物标志物。小分子核糖核酸在结构上不同于蛋白质或肽,它们具有较低的分子量和体积,导致在血浆中的释放、扩散或稳定性方面具有不同的特性。Myo-miRNA 是一类横纹肌特异性或肌肉丰富的小分子核糖核酸,循环 Myo-miRNA 可提供有关骨骼肌健康状况的新信息,因此可作为骨骼肌在生理和病理过程的生物标志物。Myo-miRNA 包括横纹肌特异性的 miRNA(miRNA-1、miRNA-133a、miRNA-133b、miRNA-206、miRNA-208a、miRNA-208b 和 miRNA-499)或肌肉丰富的 miRNA(miRNA-486)。由于许多小分子核糖核酸在骨骼肌中表达,因此确定它们的循环水平可能有助于估计肌肉相关疾病。近年来,循环小分子核糖核酸因其在体液中(包括血液循环中)的稳定性而被认为是潜在的非侵入性生物标志物,具有成为肌少症生物标志物以及治疗靶点的可能性。但目前缺乏支持循环 Myo-miRNA 信号作用的强有力的实验论据,因此有必要深入了解肌肉组织中小分子核糖核酸释放的调控机制,以充分了解小分子核糖核酸作为肌少症生物标志物的可能性和局限性。

随着年龄增长,小分子核糖核酸在骨骼肌中的表达存在差异。小分子核糖核酸通过调控靶基因的表达来调节肌肉细胞生物学的重要过程,包括增殖分化和干细胞更新和维持,其中许多靶基因参与保守的衰老途径。小分子核糖核酸检测技术在不断更新,对其整体作用的理解将更加全面。随着高通量测序技术的发展,发现大量序列、结构、表达和功能不同的小分子核糖核酸分子与肌少症有关。有学者使用 TaqMan miRNA 阵列分析了年轻(12 月龄)和老年(24 月龄)小鼠股四头肌中的小分子核糖核酸,发现与年轻小鼠相比,老年小鼠股四头肌组织中共有 57 个小分子核糖核酸的表达发生了显著变化,其中 36 种小分子核糖核酸显著减少,21 种小分子核糖核酸显著增加。使用新一代测序技术的年轻(6 月龄)和老年(24 月龄)小鼠腓肠肌中的全基因组小分子核糖核酸谱中,发现 34 种小分子核糖核酸随年龄发生差异表达。在人类中,使用小分子核糖核酸阵列报告了来自成年(31 岁 ± 2 岁)和老年(73 岁 ± 3 岁)男性肌肉组织的小分子核糖核酸谱,发现有 18 种小分子核糖核酸在老年与成年人的骨骼肌中差异表达。衰老最明显的身体表现之一可能与干细胞功能的改变有关,随着年龄增长,肌肉干细胞或祖细胞的数量逐渐减少,生肌能力下降。卫星细胞的这些表型变化是肌少症的关键致病因素。研究表明小分子核糖核酸在肌肉干细胞维持中的作用,调节肌肉干细胞能力的小分子核糖核酸可能成为延缓肌肉衰老的潜在治疗靶点,肌肉小分子核糖核酸有望成为肌少症的生物标志物。

小分子核糖核酸在肌少症中的功能研究尚处于起步阶段,其具体作用机制有待进一步阐明。为了全面了解小分子核糖核酸作为肌肉衰老和疾病相关肌肉疾病的生物标志物或治疗靶点的全部潜力,需要在体外和体内系统中进行深入验证研究。

六、其他指标

研究证实,一些生化指标,如肌酐、C 反应蛋白、维生素 C、维生素 E 等,与肌少症的关系密切。另外,贫血、低白蛋白血症、血浆硒水平下降、血镁升高、维生素 D 不足也与肌力下降显著相关。然而,上述指标并非肌少症的特异性指标,因此用于肌少症评估的临床价值有待验证。

1. 肌酐 肌酐(creatinine,Cr)是由磷酸肌酸脱去磷酸后产生的,其主要存在于肌肉组织中,并以恒定的速度从尿液排出。有研究提出测定 24h 尿肌酐水平可以间接评估肌肉质量(1g 肌酐约相当于 20kg 骨骼肌),但该方法需受试者高度配合,且收集 24 小时尿液要求进行无肉饮食。血清肌酐水平是骨骼肌状态的指标,检测的可及性和低成本使其在老年肌少症患者的整体评估中具有重要意义。血清肌酐可能是受试者骨骼肌质量的可靠、廉价且易于获取的生物标志物。基于 D3- 肌酸稀释法的液相色谱 - 串联质谱法检测尿肌酐,可能是测量全身骨骼肌质量变化的准确方法,这种方法的缺点是成本高,所需机器的可用性有限,通过使用基于 D3- 肌酸稀释法的液相色谱 - 串联质谱法,可进一步扩展肌酐作为肌少症参数的评估。尿肌酐测量提供了其前体肌酸的估计值,肌酸在人体中几乎完全来自横纹肌。由于肌酐排泄量在白天有波动,因此进行长时间的尿液收集非常重要。

2. 胶原蛋白 Ⅲ 型胶原蛋白是通过切割其前体 Ⅲ 型原胶原蛋白的 N 末端和 C 末端部分形成的。在肌肉重塑阶段,Ⅲ 型胶原蛋白对成肌细胞的正确定位和发育起主要作用。Ⅲ 型前胶原氨基末端肽(procollagen type Ⅲ N-terminal peptide,P3NP)作为 Ⅲ 型前胶原裂解为胶原过程中产生的小片段,主要存在于软组织、皮肤及肌肉中。研究显示 P3NP 与神经肌肉接头功能密切相关,与瘦体重的变化呈正相关,因此可能用于评估骨骼肌肌肉质量。P3NP 在血清中是可测量的,并且它与四肢肌肉瘦体重的变化有关,因此,P3NP 可能是肌少症的潜在生物标志物。

肌肉萎缩的其他血清生物标志候选物中,还包括 Ⅵ 型胶原蛋白周转相关肽,例如 Ⅵ 型胶原蛋白 N 端球状结构域表位(IC6)和基质金属蛋白酶(matrix metalloproteinase,MMP)生成的胶原蛋白 6 降解片段(C6M)。Ⅵ 型胶原蛋白存在于许多细胞的基底膜中,尤其是在肌膜中。这种类型的胶原蛋白的遗传缺陷通常与非常严重的肌肉疾病有关,例如肌营养不良症,突出了这种蛋白质在维持肌肉营养方面的重要性。因此,Ⅵ 型胶原蛋白周转相关肽已被提议作为肌肉组织损伤的生物标志物。

3. 3- 甲基组氨酸 3- 甲基组氨酸(3-methylhistidine,3MH)是可能与肌少症的病理生理学有关的分子。它由肌动蛋白和肌球蛋白的组氨酸残基甲基化产生,能够诱导肌原纤维的蛋白水解。3- 甲基组氨酸可在尿液或血浆中测量,但在收集尿液或血液样本前 3 天内有必要停止患者进食肉类,因为肉类摄入会使结果无效。有研究提示了 3- 甲基组氨酸作为生物标志物的潜在用途。将标有非放射性同位素的 3- 甲基组氨酸口服给予健康受试者,第二天收集尿液和血浆样本并通过质谱法进行分析,以获得关于肌原纤维蛋白水解的信息。尿中 3- 甲基组氨酸是 1-MH 的异构体,已知是蛋氨酸的一种成分。在人类受试者和哺乳动物中,骨骼肌含有可溶形式的 3- 甲基组氨酸以及与肌肉肌动蛋白和肌球蛋白结合的形式。成人受试者尿量中的 3- 甲基组氨酸分解代谢物水平为 50mg/d,健康儿童约为 10mg/d。3- 甲基组氨酸的尿液排泄在蛋白质耗尽状态下显著减少,但在在喂养期完成后恢复到正常值。此外,3- 甲基组氨酸已被验证为大多数应激障碍(如创伤、败血症和手术)中肌肉蛋白分解的指标,在食用富含肉类的饮食后,3- 甲基组氨酸尿检值可能被高估。

4. **热休克蛋白 72** 热休克蛋白(heat shock protein,HSP)是高度保守的蛋白质,其主要作用是通过分子伴侣功能保护蛋白质组。HSP72 是热休克蛋白家族成员之一,主要在血液中循环。研究证明血浆中较高的 HSP72 与较低的肌肉质量、较弱的握力和较慢的步行速度相关,可能是老年人肌少症的潜在生物标志物。剧烈的有氧运动会导致 HSP72 升高,这种升高是暂时的,一旦压力源(即运动)被消除,HSP72 的水平就会恢复正常。研究表明,为期 12 周的阻力训练会导致老年女性的 HSP72 减少,百岁老人中 HSP72 是降低的,较高的 HSP72 可能与老年人的不健康状况有关。有研究报告认为老年人的循环 HSP70 水平降低,这可能与随着年龄增长,产生压力反应的能力降低有关。

5. **ω-3 脂肪酸** ω-3 脂肪酸(ω-3 fatty acid,ω-3FA)由于其抗炎特性,作为维持肌肉健康的营养素引起了普遍的关注。通过气相色谱 / 质谱法测量 125 名接受过肌肉质量和功能综合评估的参与者的血清中 ω-3 脂肪酸水平,在调整性别、年龄和体重指数后,肌少症患者和肌肉力量低下患者的血清 ω-3 脂肪酸水平分别比对照组低 36.5% 和 32.4%;较高的血清 ω-3 脂肪酸水平与肌肉力量的增加显著相关。这些发现表明 ω-3 脂肪酸对人体肌肉稳态可能具有保护作用。另外,几项流行病学研究探讨了 ω-3 脂肪酸摄入量与肌肉参数之间的联系,结果在很大程度上相互矛盾,可能是由于方法学上的限制所致。ω-3 脂肪酸对肌肉代谢有益作用的确切机制尚待阐明,目前可能的机制主要是 ω-3 脂肪酸的抗炎特性。已知由衰老所致的免疫系统失调和促炎症细胞因子增加引起的慢性炎症会导致肌肉萎缩。因此,减轻炎症是 ω-3 脂肪酸对肌少症有益的一个合理解释。其次,ω-3 脂肪酸可能通过激活 mTOR 信号直接增加肌肉蛋白质合成速率,mTOR 通路是介导骨骼肌生成的关键合成代谢因子。一些研究表明,ω-3 脂肪酸对 mTOR 及其下游调节剂的刺激抑制了与年龄相关的肌肉损失;ω-3 脂肪酸还可能通过激活卫星细胞维持肌肉健康。另外,ω-3 脂肪酸可以通过改善神经肌肉接头传导性和肌肉收缩活动来增加肌肉力量和功能。综上,较低的血清 ω-3 脂肪酸水平与老年人肌少症的较高风险显著相关,ω-3 脂肪酸可能对人体肌肉稳态具有保护作用。但目前仍需要进一步大规模的纵向研究,以明确循环 ω-3 脂肪酸水平在肌少症风险评估中的意义。

6. **其他** 在握力较高的老年男性和女性中观察到血清镁水平与肌肉性能指标(如小腿肌肉力量和握力)之间存在正相关关系。此外,血清 25- 羟基维生素 D 水平低不仅与老年人身体机能低下有关,而且与肌肉代谢和质量下降以及握力下降有关。但血浆中这些因素的改变是否可作为肌少症的生物标志物还有待进一步研究。

肌少症已成为危害老年人健康的公共卫生问题之一,并会随着人口的老龄化而不断增加。尽管近年来对肌少症的发病机制以及诊疗方法等有所研究,但仍存在许多限制。了解肌少症的发病机制有助于利用分子研究来早期识别肌少症并为临床的治疗干预提供理论基础。理想的肌少症生物标志物应该是有效的、可重复的、可靠的、特异性的、廉价的和容易获得的。到目前为止,尚未确定有效且独特的肌少症生物标志物。

由于肌少症的多因素发病机制以及生物标志物的种类繁多,单一的生物标志物对肌少症的检测是不可靠的。为明确肌少症的病理生理机制并正确评估肌少症患者,有学者提出可通过使用一组不同病理途径的生物标志物来诊断肌少症,因此我们的目标应该是评估所有相关途径并且互补的生物标志物,它们共同构成了诊断肌少症的理想生物标志物组。在上述提及的潜在生物标志物中,可在每一类中选取具有代表性的因子,组成可从不同方面评估肌少症的生物标志物组。

　　肌少症生物标志物的确定仍面临诸多问题,不仅需要对这些因子进行大样本的前瞻性研究,另外,生物标志物的特异性、灵敏度与稳定性问题,检测标志物的方法与时机的选择,如血液或组织,疾病发展初期或高峰期等,都是未来需要研究解决的问题。

(郭　艾)

参 考 文 献

1. Kalinkovich A, Livshits G. Sarcopenia: The search for emerging biomarkers. Ageing Res Rev, 2015, 22: 58-71.

2. Drescher C, Konishi M, Ebner N, et al. Loss of muscle mass: current developments in cachexia and sarcopenia focused on biomarkers and treatment. J Cachexia Sarcopenia Muscle, 2015, 6 (4): 303-311.

3. Mancinelli R, Checcaglini F, Coscia F, et al. Biological Aspects of Selected Myokines in Skeletal Muscle: Focus on Aging. Int J Mol Sci, 2021, 22 (16): 8520.

4. Lee SJ, Mcpherron AC. Regulation of myostatin activity and muscle growth. Proc Natl Acad Sci USA, 2001, 98 (16): 9306-9311.

5. Lee SJ. Regulation of muscle mass by myostatin. Annu Rev Cell Dev Biol, 2004, 20: 61-86.

6. Peng LN, Lee WJ, Liu LK, et al. Healthy community-living older men differ from women in associations between myostatin levels and skeletal muscle mass. J Cachexia Sarcopenia Muscle, 2018, 9 (4): 635-642.

7. Rodriguez J, Vernus B, Chelh I, et al. Myostatin and the skeletal muscle atrophy and hypertrophy signaling pathways. Cell Mol Life Sci, 2014, 71 (22): 4361-4371.

8. Hoogaars W, Jaspers RT. Past, Present, and Future Perspective of Targeting Myostatin and Related Signaling Pathways to Counteract Muscle Atrophy. Adv Exp Med Biol, 2018, 1088: 153-206.

9. Carlson ME, Hsu M, Conboy IM. Imbalance between pSmad3 and Notch induces CDK inhibitors in old muscle stem cells. Nature, 2008, 454 (7203): 528-532.

10. Chen LK, Liu LK, Woo J, et al. Sarcopenia in Asia: consensus report of the Asian Working Group for Sarcopenia. J Am Med Dir Assoc, 2014, 15 (2): 95-101.

11. Chen JL, Walton KL, Winbanks CE, et al. Elevated expression of activins promotes muscle wasting and cachexia. FASEB J, 2014, 28 (4): 1711-1723.

12. Corre J, Hébraud B, Bourin P. Concise review: growth differentiation factor 15 in pathology: a clinical role? Stem Cells Transl Med, 2013, 2 (12): 946-952.

13. Lippi G, Sanchis-Gomar F, Montagnana M. Biological markers in older people at risk of mobility limitations. Curr Pharm Des, 2014, 20 (19): 3222-3244.

14. Wiklund FE, Bennet AM, Magnusson PK, et al. Macrophage inhibitory cytokine-1 (MIC-1/GDF15): a new marker of all-cause mortality. Aging Cell, 2010, 9 (6): 1057-1064.

15. Bloch S A, Lee J Y, Syburra T, et al. Increased expression of GDF-15 may mediate ICU-acquired weakness by down-regulating muscle microRNAs. Thorax, 2015, 70 (3): 219-228.

16. Fan X, Gaur U, Sun L, et al. The Growth Differentiation Factor 11 (GDF11) and Myostatin (MSTN) in tissue specific aging. Mech Ageing Dev, 2017, 164: 108-112.

17. Winbanks CE, Weeks KL, Thomson RE, et al. Follistatin-mediated skeletal muscle hypertrophy is regulated by Smad3 and mTOR independently of myostatin. J Cell Biol, 2012, 197 (7): 997-1008.

18. Nakatani M, Takehara Y, Sugino H, et al. Transgenic expression of a myostatin inhibitor derived from follistatin increases skeletal muscle mass and ameliorates dystrophic pathology in mdx mice. FASEB J, 2008, 22 (2): 477-487.

19. Ruan Q, Zhang L, Ruan J, et al. Detection and quantitation of irisin in human cerebrospinal fluid by tandem mass spectrom-

etry. Peptides, 2018, 103: 60-64.

20. Boström P, Wu J, Jedrychowski MP, et al. A PGC1-α-dependent myokine that drives brown-fat-like development of white fat and thermogenesis. Nature, 2012, 481 (7382): 463-468.

21. Kim H, Wrann CD, Jedrychowski M, et al. Irisin Mediates Effects on Bone and Fat via αV Integrin Receptors. Cell, 2018, 175 (7): 1756-1768.

22. Perakakis N, Triantafyllou GA, Fernández-Real JM, et al. Physiology and role of irisin in glucose homeostasis. Nat Rev Endocrinol, 2017, 13 (6): 324-337.

23. Park HS, Kim HC, Zhang D, et al. The novel myokine irisin: clinical implications and potential role as a biomarker for sarcopenia in postmenopausal women. Endocrine, 2019, 64 (2): 341-348.

24. Raschke S, Eckel J. Adipo-myokines: two sides of the same coin--mediators of inflammation and mediators of exercise. Mediators Inflamm, 2013, 2013: 320724.

25. Pedersen BK. Muscle as a secretory organ. Compr Physiol, 2013, 3 (3): 1337-1362.

26. Oost LJ, Kustermann M, Armani A, et al. Fibroblast growth factor 21 controls mitophagy and muscle mass. J Cachexia Sarcopenia Muscle, 2019, 10 (3): 630-642.

27. Talukdar S, Zhou Y, Li D, et al. A Long-Acting FGF21 Molecule, PF-05231023, Decreases Body Weight and Improves Lipid Profile in Non-human Primates and Type 2 Diabetic Subjects. Cell Metab, 2016, 23 (3): 427-440.

28. Bütikofer L, Zurlinden A, Bolliger MF, et al. Destabilization of the neuromuscular junction by proteolytic cleavage of agrin results in precocious sarcopenia. FASEB J, 2011, 25 (12): 4378-4393.

29. Sánchez-Castellano C, Martín-Aragón S, Bermejo-Bescós P, et al. Biomarkers of sarcopenia in very old patients with hip fracture. J Cachexia Sarcopenia Muscle, 2020, 11 (2): 478-486.

30. Lambernd S, Taube A, Schober A, et al. Contractile activity of human skeletal muscle cells prevents insulin resistance by inhibiting pro-inflammatory signalling pathways. Diabetologia, 2012, 55 (4): 1128-1139.

31. Pedersen BK, Febbraio MA. Muscles, exercise and obesity: skeletal muscle as a secretory organ. Nat Rev Endocrinol, 2012, 8 (8): 457-465.

32. Catoire M, Kersten S. The search for exercise factors in humans. FASEB J, 2015, 29 (5): 1615-1628.

33. Fischer CP. Interleukin-6 in acute exercise and training: what is the biological relevance？ Exerc Immunol Rev, 2006, 12: 6-33.

34. Asadullah K, Sterry W, Volk HD. Interleukin-10 therapy--review of a new approach. Pharmacol Rev, 2003, 55 (2): 241-269.

35. Dagdeviren S, Jung DY, Friedline RH, et al. IL-10 prevents aging-associated inflammation and insulin resistance in skeletal muscle. FASEB J, 2017, 31 (2): 701-710.

36. Alvarez-Rodríguez L, López-Hoyos M, Muñoz-Cacho P, et al. Aging is associated with circulating cytokine dysregulation. Cell Immunol, 2012, 273 (2): 124-132.

37. Forsey RJ, Thompson JM, Ernerudh J, et al. Plasma cytokine profiles in elderly humans. Mech Ageing Dev, 2003, 124 (4): 487-493.

38. Yalcin A, Silay K, Balik A R, et al. The relationship between plasma interleukin-15 levels and sarcopenia in outpatient older people. Aging Clin Exp Res, 2018, 30 (7): 783-790.

39. Pistilli EE, Siu PM, Alway SE. Interleukin-15 responses to aging and unloading-induced skeletal muscle atrophy. Am J Physiol Cell Physiol, 2007, 292 (4): C1298-C1304.

40. Maggio M, Lauretani F, Ceda GP. Sex hormones and sarcopenia in older persons. Curr Opin Clin Nutr Metab Care, 2013, 16 (1): 3-13.

41. Sakuma K, Yamaguchi A. Sarcopenia and age-related endocrine function. Int J Endocrinol, 2012, 2012: 127362.

42. Vainshtein A, Sandri M. Signaling Pathways That Control Muscle Mass. Int J Mol Sci, 2020, 21 (13): 4759.

43. Burgos-Ramos E, Canelles S, Rodríguez A, et al. The increase in fiber size in male rat gastrocnemius after chronic central leptin infusion is related to activation of insulin signaling. Mol Cell Endocrinol, 2018, 470: 48-59.

44. Tazawa R, Uchida K, Fujimaki H, et al. Elevated leptin levels induce inflammation through IL-6 in skeletal muscle of aged female rats. BMC Musculoskelet Disord, 2019, 20 (1): 199.

45. Vella CA, Cushman M, Van Hollebeke RB, et al. Associations of Abdominal Muscle Area and Radiodensity with Adiponectin and Leptin: The Multiethnic Study of Atherosclerosis. Obesity (Silver Spring), 2018, 26 (7): 1234-1241.

46. Menzaghi C, Trischitta V. The Adiponectin Paradox for All-Cause and Cardiovascular Mortality. Diabetes, 2018, 67 (1): 12-22.

47. Siracusa J, Koulmann N, Banzet S. Circulating myomiRs: a new class of biomarkers to monitor skeletal muscle in physiology and medicine. J Cachexia Sarcopenia Muscle, 2018, 9 (1): 20-27.

48. Yin J, Qian Z, Chen Y, et al. MicroRNA regulatory networks in the pathogenesis of sarcopenia. J Cell Mol Med, 2020, 24 (9): 4900-4912.

第八章 骨骼肌与激素

肌少症与衰老、营养不良、胰岛素抵抗、慢性炎症及慢性疾病等多种因素有关。内分泌系统在调节生长发育、新陈代谢、维持能量稳态和适应内外环境变化等功能方面发挥着重要的作用。骨骼肌作为内分泌系统的重要靶器官，并且是体内代谢最活跃的组织之一，其质量和功能主要受到运动、营养及激素等调节。激素是健康和疾病中人体肌肉代谢的关键调节因子，在肌肉质量和力量的调节中起着重要作用，许多激素参与了蛋白质合成代谢 - 分解代谢平衡的维持、葡萄糖代谢的调控以及损伤后肌肉的维持和修复。其中生长激素（growth hormone，GH）和胰岛素样生长因子 1（insulin-like growth factor-1，IGF-1）、性腺类固醇激素、甲状腺激素（thyroid hormone，TH）和糖皮质激素（glucocorticoid，GC）等对骨骼肌的生长和功能发挥重要影响。虽然激素对骨骼肌的作用仍有许多问题未被解决，但我们在此讨论学术界目前对以上激素对骨骼肌作用的理解。

一、生长激素

GH 是由腺垂体中的生长激素细胞合成的一种肽类激素，调节机体新陈代谢，在生长发育中起着至关重要的作用。GH 的合成和分泌受下丘脑生长激素释放激素和生长激素释放抑制激素刺激，而下丘脑生长抑素和 IGF-1 是 GH 的主要抑制剂。GH 是以脉冲方式分泌的，脉冲频率受到多种因素的影响，如饮食、深度睡眠、运动、压力等。GH 刺激肝脏合成 IGF-1，IGF-1 是肌肉质量的主要调节因子之一，补充 GH 会增加血清中 IGF-1 水平、骨骼肌重量和肌纤维横截面积。GH 受体存在于包括骨骼肌在内的许多组织中，IGF-1 在多种细胞中都有受体，其受体的激活取决于 IGF-1 的浓度。然而，若小鼠骨骼肌中缺乏 IGF-1 受体，GH 则无法逆转受损的肌肉功能。研究表明，GH 对肌肉质量和功能的影响主要是通过激活 IGF-1 受体介导的，无论 GH 是否因 IGF-1 而产生间接合成代谢效应，GH 都会与细胞中的受体结合，激活 JAK 激酶信号，并可能在骨骼肌中产生 IGF-1 非依赖性效应。肌少症与 GH 和 IGF-1 水平降低相关，有研究表明，GH/IGF-1 轴增加了肌肉质量，但对肌肉力量没有影响。GH 可以改善肌肉力量和功能的最有说服力的证据可以在评估 GH 缺乏成年人中 GH 作用的研究中发现，当给予 GH 缺乏的成年人 GH 干预超过五年，除了提高握力外，还增加了等长和等速膝屈肌和伸肌的力量。因此，GH 缺乏患者肌肉质量和功能的下降可通过补充 GH 来逆转，GH 通过增加肌肉质量而增加肌肉力量，而不影响肌肉纤维成分，这种作用依赖于胰岛素样生长因子。

二、糖皮质激素

除了合成代谢激素外，糖皮质激素（GC）（主要是皮质醇）对人体骨骼肌有着深远的影响。内源性皮质醇水平受到下丘脑 - 垂体 - 肾上腺轴系统控制，局部受到 11β- 羟基类固醇脱氢酶的调节。下丘脑室旁核释放促肾上腺皮质激素释放激素，并诱导垂体将促肾上腺皮质激素释放到体循环中，刺激肾上腺合成皮质醇，这种激活级联涉及到皮质醇通过下丘脑促肾上腺皮质激素释放激素和垂体前叶促肾上腺皮质激素的负反馈调节。在稳定的生理条件下，皮质醇的分泌遵循昼夜节律，早上达到峰值，然后缓慢下降，午夜左右达到最低水平。在骨骼肌中,皮质醇在调节能量动态平衡和代谢中起着重要作用,皮质醇通过与细胞内糖皮质激素受体(glucocorticoid receptor,GR)结合起作用,GR 实际上在所有细胞中都有表达,皮质醇的生理作用从抑制炎症调节免疫系统到控制能量平衡(为大脑循环提供足够的葡萄糖);GC 确保机体在应激状态下和代谢功能障碍条件下存活。以肌肉萎缩为特征的多种病理状态(败血症、恶病质、饥饿、慢性阻塞性肺疾病、糖尿病等)与 GC 水平升高有关,表明这些激素可能在不同病理状态下导致肌肉萎缩。GC 诱导肌肉萎缩,既降低了骨骼肌中蛋白质的合成速率,又增加了蛋白质的降解速率,也可能改变血管生成,导致毛细血管数量减少。此外,GC 抑制肌肉中 IGF-1 的局部产生和合成,并诱导参与肌肉蛋白质合成控制的氨基酸介导的信号通路下调,合成代谢活性的降低源于不同的机制,这些机制共同抑制 mTOR。一些研究表明 GC 抑制 PI3K-Akt 通路,该通路介导胰岛素 /IGF-1 的合成代谢作用。

GC 诱导的肌肉蛋白质降解涉及多种机制。据研究显示,GC 通过转录因子 FoxO 和 NF-κB(核因子 -κB)途径刺激肌肉萎缩基因;其次,GC 通过诱导肌生成抑制蛋白促进蛋白质降解。如前所述,GC 诱导的肌肉萎缩主要发生在快缩型肌纤维中,而快缩型肌纤维似乎有更高的肌生成抑制蛋白基因表达。肌生成抑制蛋白通过下调 IGF-1-PI3K-Akt 信号通路并激活泛素蛋白水解系统,部分诱导肌肉萎缩,导致萎缩基因表达上调和蛋白质合成降低。此外,肌生成抑制蛋白通过激活 Smad 复合物和 MAPK(丝裂原激活蛋白激酶)抑制肌生成程序,从而减少成肌细胞增殖。最近,越来越多的证据支持 GC 通过转录后机制(如 miRNA,miR-27a)调节肌生成抑制蛋白的表达。GC 还可激活自噬 / 溶酶体途径和钙蛋白酶途径,自噬溶酶体系统通过 FoxO 的表达进行转录控制。已有学者提出骨骼肌中分解代谢和合成代谢过程之间存在串扰,从这个意义上说,GC 激活蛋白水解系统会激活支链氨基酸降解,而支链氨基酸降解被认为会激活 mTOR,从而间接抑制 mTOR 依赖的蛋白质合成。

虽然目前尚不清楚衰老是否与 GC 分泌增加有关,但一项研究表明,与正常组相比,肌肉减少的老年人皮质醇分泌增加。并有研究显示,在女性骨骼肌中的 11β- 羟基类固醇脱氢酶(这种酶将无活性的 GC 转化为有活性形式)随着年龄的增长而上调,并与肌少症相关,因此骨骼肌水平的皮质醇增加可能有助于肌少症的发展。此外,GC 似乎与老年人分解代谢状态后肌肉质量恢复延迟有关。但矛盾的是,尽管 GC 导致肌肉无力和萎缩,但 GC 类固醇用于治疗 Duchenne 型肌营养不良,对肌肉力量和功能有益。类固醇治疗的积极效果似乎取决于类固醇剂量,研究显示间歇性给药促进肌肉修复并增加肌肉质量,低剂量的 GC 还可抑制肌肉炎症,减少纤维坏死并增加肌生成。

三、性腺类固醇激素

雄激素和雌激素分别是睾丸和卵巢分泌的主要类固醇激素,对性和生殖发育至关重要。雄激素和雌激素受到下丘脑 - 垂体 - 性腺轴调节,下丘脑释放促性腺激素释放激素,刺激腺垂体分泌两种促性腺激素:黄体生成素和卵泡刺激素。这两种促性腺激素都是性腺类固醇生成和配子产生所必需的。雄激素和雌激素的作用由细胞内受体介导,如雄激素受体(androgen receptor,AR)和雌激素受体(estrogen receptor,ER),这些受体在心肌细胞和骨骼肌卫星细胞中表达。性腺类固醇激素对肌肉的增殖和维持发挥重要作用。雄激素和雌激素在不同程度上对肌肉生理和代谢有深远影响,它们参与肌肉的生长、维持和修复过程。虽然雌激素和雄激素对肌肉都有积极的作用,但两类激素在骨骼肌中的作用存在重要差异。

(一)雄激素

雄激素水平低的个体,如前列腺癌的雄激素剥夺治疗,表现出肌肉力量和功能的严重下降。衰老过程中雄激素和雌激素的下降导致肌肉减少。在肌营养不良症等神经肌肉疾病中,雄激素受体激动剂治疗可增加肌肉质量,雄激素刺激心肌细胞生长的机制之一是增加肌肉中 IGF-1 的表达。睾酮是肌肉蛋白质合成、肌肉质量和力量维持所需的重要合成代谢激素,与骨骼肌中的 AR 相互作用。随着年龄的增长或慢性疾病以及炎症性疾病的发展,睾酮水平和合成代谢效应降低可能是导致骨质流失以及肌肉质量和强度降低的原因。睾酮作为身体成分的重要调节者,增加了肌肉质量和骨量,增加了 IGF-1 水平,降低了炎症水平。睾酮在骨骼肌和神经元组织中发挥多种功能包括能量生成、合成代谢和抗分解代谢，并以剂量依赖的方式增加肌肉力量、耐力和肥大。睾酮通过增加骨骼肌中氨基酸的利用增加肌肉蛋白质的合成，减少其分解，并增加Ⅰ型和Ⅱ型肌纤维的横截面积。睾酮的减少导致肌生成抑制蛋白表达增加和IGF-1信号转导受损。因此，睾酮缺乏是肌少症发展的一个重要因素。有研究发现接受睾酮替代治疗的性腺功能减退的老年男性显示出肌肉蛋白质分解减少，蛋白质合成、瘦体重和肌肉力量增加。在大鼠研究中，补充睾酮可逆转肌少症对细胞代谢的影响。因此，雄激素治疗的积极结果包括增加肌肉蛋白质合成率，减少蛋白质分解代谢和自噬，骨骼肌质量增加和肌肉力量增加。与男性相似，女性的循环中睾酮水平随着年龄的增长而显著下降，20岁至40岁期间，循环睾酮水平下降约一半，与之伴随的是女性骨骼肌质量和力量随着年龄增长而下降。因此，睾酮缺乏会促进肌少症的发生和发展。

（二）雌激素

雌激素（主要为雌二醇）为常见的性腺类固醇激素，存在于骨骼肌和其他组织、器官中，通过与多种组织受体结合来调节其作用。包括特异性核受体（α和β）和质膜相关受体，ERα和ERβ在骨骼肌组织、肌腱和韧带中表达和定位，表明雌激素的直接作用。绝经后妇女或双侧卵巢切除术后，雌激素水平大幅度下降会导致骨质疏松、衰弱和肌少症。与雄激素一样，在卵巢切除大鼠模型中替代雌激素疗法对肌肉收缩功能和肌卫星细胞增殖有积极影响。

雌激素水平降低对肌肉质量产生负面影响的机制可能与促炎性细胞因子的增加有关。雌激素同样激活Akt-mTOR通路，并通过激活p38-MAPK通路在肌肉发育中发挥重要作用。一些随机对照试验表明激素替代治疗可以减少绝经后妇女的肌肉损失或增加肌肉质量和力量。此外，还观察到血清雌二醇与绝经后女性的肌肉质量和力量之间存在正相关性。与此一致，一项双生子研究，包括13对单合子绝经后双生子对，在1年的干预后，使用雌激素替代治疗组比不使用组表现出更强的肌力和更快的行走速度。在一项随机对照试验中，与对照组相比，给予雌激素替代治疗12个月后，骨骼肌横截面积显著增加，这表明雌激素替代治疗对肌肉蛋白质平衡有积极影响，进一步支持雌激素介导的骨骼肌分解减少。据报道，雌激素替代治疗可抵消绝经后相关的蛋白质降解增加。在女性中，激素替代疗法消除了与年龄相关的肌肉损失和肌肉脂肪堆积，一项荟萃分析显示雌激素对肌肉力量具有有益影响。脱氢表雄酮作为循环中最丰富的激素，是雌激素和雄激素的生物前体，当转化为具有活性的雄激素或雌激素时发挥其合成代谢作用，其水平也随着年龄的增长而降低。

四、甲状腺激素

TH的分泌受到垂体产生的促甲状腺激素（thyroid-stimulating hormone，TSH）的调节，而TSH的释放受下丘脑促甲状腺素释放激素（thyrotropin releasing hormone，TRH）的刺激控制，血清中TH水平取决于下丘脑-垂体-甲状腺轴。甲状腺主要产生四碘甲状腺原氨酸（tetraiodothyronine，T_4）或甲状腺素，而三碘甲状腺原氨酸（triiodothyronine，T_3）才具有生物活性并发挥作用。在靶细胞中，T_4被脱碘酶（D1、D2和D3）修饰，D1和D2脱碘酶通过外环脱碘将T_4转化为具有生物活性的T_3；相反，D3将T_4转化为无生物活性的化合物反向T_3（rT_3）。骨骼肌是TH的主要靶器官之一，T_3与TH受体（α和β）结合，通过其基于基因表达调节的经典途径在骨骼肌中发挥作用。T_3对于肌肉生长、收缩-松弛周期、能量供应、葡萄糖稳态和肌肉损伤修复至关重要。在骨骼肌中，TH参与收缩功能、代谢、肌生成和再生。T_3治疗增加肌肉最大耗氧量，促进肌肉对胰岛素的反应，并通过增加线粒体生物发生进而激活氧化途径。TH不仅增加了肌肉纤维的数量和直径，还参与了每个肌肉中纤维分布的正常模式。然而，过量和不足的TH都可能导致肌肉萎缩，不利于肌肉再生。由于骨骼肌具有储存葡萄糖的能力，并容纳体内近75%的蛋白质，而且骨骼肌是响应胰岛素和高能量需求条件（如疾病）而负责葡萄糖摄取的主要器官，因此肌肉萎缩被认为是在急性疾病期间节省能量的生理适应，在这些情况下，由TH浓度降低介导的肌肉合成代谢反应的减少，可能有利于疾病期间的能量保存，以维持其他器官能量供应，并通过这种适应性保护机制，使机体免受高分解代谢，并防止肌无力及促进恢复。

五、其他激素

(一) 瘦素

瘦素是一种主要由白色脂肪组织分泌的激素,在调节能量平衡方面起着重要作用。瘦素在下丘脑中发挥作用,主要通过激活厌食途径来增加能量消耗。除了中枢作用外,瘦素具有重要的外周作用即调节肌肉的生长。瘦素的作用是由其受体——瘦素受体介导的,该受体包含激活 JAK-STAT 信号转导途径所需的细胞内基序,JAK-STAT 信号转导途径是瘦素激活的主要信号级联之一。瘦素受体主要在大脑中表达,但也存在于肝脏、胰腺、脂肪组织和骨骼肌等其他外周组织中。在肌肉中,瘦素可以刺激成肌细胞增殖和分化,此外,瘦素还可以抑制肌肉萎缩。瘦素的这些作用直接作用于骨骼肌,也可以通过增加循环和肌肉源性 IGF-1 而间接刺激骨骼肌生长。低瘦素血症和瘦素不敏感都是与营养不良、厌食症、肥胖和衰老中的肌肉萎缩相关的主要因素。从此意义上讲,在衰老过程中用瘦素治疗被认为是预防肌少症的一种方法。

(二) 胰岛素

胰岛素除了在葡萄糖和脂肪酸代谢的调节中起作用外,也是骨骼肌蛋白质代谢的重要调节激素。胰岛素抵抗和肌少症之间存在复杂的相互作用。尽管胰岛素的确切作用机制已被广泛研究,但有研究表明无论是单独给药还是与氨基酸联合给药,胰岛素显然是肌肉蛋白质代谢的有效合成代谢刺激物。相反,胰岛素缺乏症的特征是骨骼肌蛋白质合成减少,雷帕霉素介导的信号转导的哺乳动物靶点减少,真核起始因子 2B 活性可能导致肌肉蛋白质合成率降低。一方面胰岛素通过与 IGF-1 类似的细胞内信号通路发挥作用,另一方面通过胰岛素受体底物的酪氨酸磷酸化激活 PI3K-Akt 和 ERK 通路,这两种途径都能促进肌肉生长和蛋白质周转。此外,低胰岛素血症和胰岛素不敏感(肥胖、糖尿病和衰老)也与肌肉萎缩有关。高血糖状态会增加肌肉中的蛋白质降解,因此糖尿病被描述为肌少症的主要内分泌原因之一。在以腹部肥胖、高血压、高血糖和高甘油三酯血症为特征的代谢综合征中,瘦素和胰岛素均不敏感,肌肉增生受损。

(三) 维生素 D

维生素 D 是一种脂溶性维生素,在维持钙稳态和调节骨代谢中起主要作用。研究证实,维生素 D 对骨骼肌健康具有多重影响。一项研究显示维生素 D 可以抑制肌生成抑制蛋白的表达,防止肌肉退化并改善肌肉力量。维生素 D 缺乏还可能引起继发性甲状旁腺功能亢进和低磷血症,从而导致近端肌肉无力,而维生素 D 治疗似乎对肌肉形成、力量和质量有积极影响。衰老和肥胖呈现出较低的维生素 D 水平,补充维生素 D 治疗对相关的肌少症产生有益影响。因此,可以认为维生素 D 在骨骼肌发育和维持骨骼肌功能中起着重要作用。

(四) 血管紧张素 II

血管紧张素 II 是一种参与血压控制的激素,也可能在肌少症中发挥作用。注入这种激素会增加蛋白质水解,降低循环和局部 IGF-1,从而导致骨骼肌萎缩。事实上,血管紧张素 II 对自分泌 IGF-1 系统有抑制作用。也有报道称,血管紧张素 II 增加了促肌肉萎缩的激素,如 GC、肌生成抑制蛋白和促炎细胞因子(肿瘤坏死因子 -α、白细胞介素 -6)。肾素 - 血管紧张素系统在许多分解代谢条件下被激活,有研究认为血管紧张素 II 是骨骼肌萎缩的积极参与者。充血性心力衰竭和慢性肾病的特征是血管紧张素 II 水平升高,在这些疾病中,血管紧张素转化酶抑制剂治疗可改善肌肉损失。血管紧张素 II 增加并可能导致骨骼肌萎缩的其他原因是肥胖和衰老,其中血管紧张素转化酶抑制剂和血管紧张素 II 受体阻滞剂的治疗对肌肉显示出有益的影响。因此,阻断肾素 - 血管紧张素系统被认为是治疗肌肉萎缩的新方法。

(五) 胰岛素样生长因子 -1

GH 是肌肉合成代谢的重要贡献者,对骨骼肌的作用主要依赖于胰岛素样生长因子,因为 GH 会上调肝脏中 IGF-1 的合成,从而增加其血浆浓度。而 IGF-1 作为骨骼肌的主要刺激因子,增加蛋白质合成,减少蛋白质分解。IGF-1 作为细胞周期起始和进展因子,其作用包括骨骼肌卫星细胞活化、增殖、分化和存活,增加肌管大小和肌管的细胞核数量,刺激氨基酸摄取和蛋白质合成以及肌肉肥大,神经元髓鞘化,轴突发芽和修复损伤,减少慢性炎性反应,增加游离脂肪酸利用率,以及增强对受体结合和随后的细胞内信号和葡萄糖代谢的胰岛素敏感性。此外,在骨骼肌损伤后的再生过程中,IGF-1 也可增加骨骼肌卫星细胞的增殖,即加速细胞的分裂进程,以及增加成肌细胞的增殖和分化。因此,IGF-1 可引起骨骼肌质量增加,并改善肌肉的功能。除血液循环外,IGF-1 还可作为旁分泌 / 自分泌生长因子在维持肌肉质量方面发挥重要作用。有研究表明,局部注射 IGF-1 会增加肌肉质量,肌肉损伤或抗阻力训练会上调局部 IGF-1 表达,并诱导肌肉肥大。此外,与肝脏中 IGF-1 生成受到抑制时相比,肌肉 IGF-1 生成受到抑制后,肌肉萎缩程度更高,这表明局部 IGF-1 是肌肉生长的关键因素。

人类体内有一种特殊的 IGF-1 亚型,称为机械生长因子,而啮齿类动物体内表达 IGF-1Eb,这种 IGF-1 亚型可以在肌肉再生过程中发挥作用。在基础条件下肌肉中的机械生长因子水平非常低,但在肌肉损伤后会增加。IGF-1 主要通过 IGF-1 受体(IGF-1 receptor,IGF-1R)发挥作用,IGF-1R 是一种具有酪氨酸激酶活性的跨膜受体,通过 PI3K-Akt-mTOR-FoxO 途径,激活蛋白质合成并抑制蛋白质分解。IGF-1 对骨骼肌的作用还表现在活化的骨骼肌卫星细胞上,在 IGF-1 刺激下,肌卫星细胞分裂,然后在成肌细胞中分化,并融合到肌纤维或形成新的纤维。据报道,肌少症患者的血浆中 IGF-1 水平下降,如上所述,这种下降是继发于 GH 分泌的改变,而不是 GH 抵抗,因为 GH 治疗能够改善与衰老相关的肌少症。由于这些关键的合成代谢功能,*IGF* 基因已被视为基因治疗、运动员基因兴奋剂和防止进展性肌无力的潜在靶点。

（杨 虹 肖 谦）

参 考 文 献

1. Brøns C, Grunnet LG. MECHANISMS IN ENDOCRINOLOGY: Skeletal muscle lipotoxity in insulin resistance and type 2 diabetes: a causal mechanism or an innocent bystander？ Eur J Endocrinol, 2017, 176 (2): R67-R78.

2. Kraemer WJ, Ratamess NA, Hymer WC, et al. Growth Hormone (s), Testosterone, Insulin-Like Growth Factors, and Cortisol: Roles and Integration for Cellular Development and Growth With Exercise. Front Endocrinol (Lausanne), 2020, 11: 33.

3. Witkowska-Sędek E, Pyrżak B. Chronic inflammation and the growth hormone/insulin-like growth factor-1 axis. Cent Eur J Immunol, 2020, 45 (4): 469-475.

4. Chikani V, Ho KK. Action of GH on skeletal muscle function: molecular and metabolic mechanisms. J Mol Endocrinol, 2014, 52 (1): R107-R123.

5. Yoshida T, Delafontaine P. Mechanisms of IGF-1-Mediated Regulation of Skeletal Muscle Hypertrophy and Atrophy. Cells, 2020, 9 (9): 1970.

6. Stefani C, Miricescu D, Stanescu-Spinu Ⅱ, et al. Growth Factors, PI3K/AKT/mTOR and MAPK Signaling Pathways in Colorectal Cancer Pathogenesis: Where Are We Now？ Int J Mol Sci, 2021, 22 (19): 10260.

7. Philippou A, Barton ER. Optimizing IGF-I for skeletal muscle therapeutics. Growth Horm IGF Res, 2014, 24 (5): 157-163.

8. Ascenzi F, Barberi L, Dobrowolny G, et al. Effects of IGF-1 isoforms on muscle growth and sarcopenia. Aging Cell, 2019, 18 (3): e12954.

9. Timmermans S, Souffriau J, Libert C. A General Introduction to Glucocorticoid Biology. Front Immunol, 2019, 10: 1545.

10. Vegiopoulos A, Herzig S. Glucocorticoids, Metabolism and metabolic diseases. Mol Cell Endocrinol, 2007, 275 (1-2): 43-61.

11. Braun TP, Zhu X, Szumowski M, et al. Central nervous system inflammation induces muscle atrophy via activation of the hypothalamic-pituitary-adrenal axis. J Exp Med, 2011, 208 (12): 2449-2463.

12. Cohen S, Nathan JA, Goldberg AL. Muscle wasting in disease: molecular mechanisms and promising therapies. Nat Rev Drug Discov, 2015, 14 (1): 58-74.

13. Shimizu N, Yoshikawa N, Ito N, et al. Crosstalk between glucocorticoid receptor and nutritional sensor mTOR in skeletal

muscle. Cell Metab, 2011, 13 (2): 170-182.

14. Braun TP, Marks DL. The regulation of muscle mass by endogenous glucocorticoids. Front Physiol, 2015, 6: 12.

15. Nakao R, Hirasaka K, Goto J, et al. Ubiquitin ligase Cbl-b is a negative regulator for insulin-like growth factor 1 signaling during muscle atrophy caused by unloading. Mol Cell Biol, 2009, 29 (17): 4798-4811.

16. Bechtold S, Ripperger P, Dalla Pozza R, et al. Dynamics of body composition and bone in patients with juvenile idiopathic arthritis treated with growth hormone. J Clin Endocrinol Metab, 2010, 95 (1): 178-185.

17. Gilson H, Schakman O, Combaret L, et al. Myostatin gene deletion prevents glucocorticoid-induced muscle atrophy. Endocrinology, 2007, 148 (1): 452-460.

18. Qin J, Du R, Yang YQ, et al. Dexamethasone-induced skeletal muscle atrophy was associated with upregulation of myostatin promoter activity. Res Vet Sci, 2013, 94 (1): 84-89.

19. Argilés JM, Orpí M, Busquets S, et al. Myostatin: more than just a regulator of muscle mass. Drug Discov Today, 2012, 17 (13-14): 702-709.

20. Allen DL, Loh AS. Posttranscriptional mechanisms involving microRNA-27a and b contribute to fast-specific and glucocorticoid-mediated myostatin expression in skeletal muscle. Am J Physiol Cell Physiol, 2011, 300 (1): C124-C137.

21. Yamamoto D, Maki T, Herningtyas EH, et al. Branched-chain amino acids protect against dexamethasone-induced soleus muscle atrophy in rats. Muscle Nerve, 2010, 41 (6): 819-827.

22. Mammucari C, Milan G, Romanello V, et al. FoxO3 controls autophagy in skeletal muscle in vivo. Cell Metab, 2007, 6 (6): 458-471.

23. Hassan-Smith ZK, Morgan SA, Sherlock M, et al. Gender-Specific Differences in Skeletal Muscle 11β-HSD1 Expression Across Healthy Aging. J Clin Endocrinol Metab, 2015, 100 (7): 2673-2681.

24. Quattrocelli M, Barefield DY, Warner JL, et al. Intermittent glucocorticoid steroid dosing enhances muscle repair without eliciting muscle atrophy. J Clin Invest, 2017, 127 (6): 2418-2432.

25. Carson JA, Manolagas SC. Effects of sex steroids on bones and muscles: Similarities, parallels, and putative interactions in health and disease. Bone, 2015, 80: 67-78.

26. Ponnusamy S, Sullivan RD, You D, et al. Androgen receptor agonists increase lean mass, improve cardiopulmonary functions and extend survival in preclinical models of Duchenne muscular dystrophy. Hum Mol Genet, 2017, 26 (13): 2526-2540.

27. Khurana KK, Navaneethan SD, Arrigain S, et al. Serum testosterone levels and mortality in men with CKD stages 3-4. Am J Kidney Dis, 2014, 64 (3): 367-374.

28. Shin MJ, Jeon YK, Kim IJ. Testosterone and Sarcopenia. World J Mens Health, 2018, 36 (3): 192-198.

29. Gryzinski GM, Bernie HL. Testosterone deficiency and the aging male. Int J Impot Res, 2022, 34 (7): 630-634.

30. Rossetti ML, Steiner JL, Gordon BS. Androgen-mediated regulation of skeletal muscle protein balance. Mol Cell Endocrinol, 2017, 447: 35-44.

31. Saad F, Röhrig G, von Haehling S, et al. Testosterone Deficiency and Testosterone Treatment in Older Men. Gerontology, 2017, 63 (2): 144-156.

32. Pöllänen E, Sipilä S, Alen M, et al. Differential influence of peripheral and systemic sex steroids on skeletal muscle quality in pre-and postmenopausal women. Aging Cell, 2011, 10 (4): 650-660.

33. Galluzzo P, Rastelli C, Bulzomi P, et al. 17beta-Estradiol regulates the first steps of skeletal muscle cell differentiation via ER-alpha-mediated signals. Am J Physiol Cell Physiol, 2009, 297 (5): C1249-1262.

34. Sipilä S, Narici M, Kjaer M, et al. Sex hormones and skeletal muscle weakness. Biogerontology, 2013, 14 (3): 231-245.

35. van den Beld AW, Kaufman JM, Zillikens MC, et al. The physiology of endocrine systems with ageing. Lancet Diabetes Endocrinol, 2018, 6 (8): 647-658.

36. Ambrosio R, De Stefano MA, Di Girolamo D, et al. Thyroid hormone signaling and deiodinase actions in muscle stem/progenitor cells. Mol Cell Endocrinol, 2017, 459: 79-83.

37. Salvatore D, Simonides WS, Dentice M, et al. Thyroid hormones and skeletal muscle—new insights and potential implications. Nat Rev Endocrinol, 2014, 10 (4): 206-214.

38. O'Neal P, Alamdari N, Smith I, et al. Experimental hyperthyroidism in rats increases the expression of the ubiquitin ligases atrogin-1 and MuRF1 and stimulates multiple proteolytic pathways in skeletal muscle. J Cell Biochem, 2009, 108 (4): 963-973.

39. Mebis L, Debaveye Y, Visser TJ, et al. Changes within the thyroid axis during the course of critical illness. Endocrinol Metab

Clin North Am, 2006, 35 (4): 807-821.

40. Zhang Y, Chua S Jr. Leptin Function and Regulation. Compr Physiol, 2017, 8 (1): 351-369.

41. Hamrick MW. Role of the Cytokine-like Hormone Leptin in Muscle-bone Crosstalk with Aging. J Bone Metab, 2017, 24 (1): 1-8.

42. Mesinovic J, Zengin A, De Courten B, et al. Sarcopenia and type 2 diabetes mellitus: a bidirectional relationship. Diabetes Metab Syndr Obes, 2019, 12: 1057-1072.

43. O'Neill BT, Lauritzen HP, Hirshman MF, et al. Differential Role of Insulin/IGF-1 Receptor Signaling in Muscle Growth and Glucose Homeostasis. Cell Rep, 2015, 11 (8): 1220-1235.

44. Girgis CM, Clifton-Bligh RJ, Hamrick MW, et al. The roles of vitamin D in skeletal muscle: form, function, and metabolism. Endocr Rev, 2013, 34 (1): 33-83.

45. Garcia LA, King KK, Ferrini MG, et al. 1, 25 (OH) $_2$ vitamin D$_3$ stimulates myogenic differentiation by inhibiting cell proliferation and modulating the expression of promyogenic growth factors and myostatin in C2C12 skeletal muscle cells. Endocrinology, 2011, 152 (8): 2976-2986.

46. Cipriani C, Pepe J, Piemonte S, et al. Vitamin d and its relationship with obesity and muscle. Int J Endocrinol, 2014, 2014: 841248.

47. Cabello-Verrugio C, Córdova G, Salas JD. Angiotensin Ⅱ: role in skeletal muscle atrophy. Curr Protein Pept Sci, 2012, 13 (6): 560-569.

48. Yoshida T, Tabony AM, Galvez S, et al. Molecular mechanisms and signaling pathways of angiotensin Ⅱ-induced muscle wasting: potential therapeutic targets for cardiac cachexia. Int J Biochem Cell Biol, 2013, 45 (10): 2322-2332.

49. Collamati A, Marzetti E, Calvani R, et al. Sarcopenia in heart failure: mechanisms and therapeutic strategies. J Geriatr Cardiol, 2016, 13 (7): 615-624.

第九章 肌少症与肠道微生物群

肠道微生物群是指生活在包括人类在内的脊椎动物和昆虫胃肠道中的微生物，包括细菌、古核生物、病毒和真核生物等。人类肠道微生物群由 10 万亿~100 万亿个微生物组成，肠道微生物群的多个微生物门包括变形菌门、梭形杆菌门、放线菌门、疣微菌门、厚壁菌门（梭状芽孢杆菌、肠球菌、瘤胃球菌、乳杆菌）和拟杆菌门（普雷沃菌、拟杆菌）等，占肠道微生物群的大部分。人类肠道微生物群在影响宿主生理功能方面具有巨大潜能，这个复杂的生态系统在肠道免疫功能、内分泌功能、能量平衡、营养状况和健康维护等方面起着重要作用。例如，肠道微生物群通过分解碳水化合物、蛋白质和脂肪来为宿主提供能量；微生物代谢产物可通过肠道屏障或通过其他器官进一步代谢来进入体循环系统，以调节胃肠道以外的组织，如脂多糖等可诱发炎症，短链脂肪酸和胆汁酸等可调节宿主代谢等。

研究发现，肠道微生物群的组成在人类整个生命周期中呈现动态波动。随着年龄的增长，老年人肠道微生物群的多样性逐渐下降，菌群构成也发生了显著改变，如部分拟杆菌属、真杆菌属和梭菌属的数量及比例升高，而产丁酸盐菌群如部分毛螺菌科及瘤胃球菌科数量减少，双歧杆菌与乳杆菌等有益菌的数量及比例也有不同程度的降低。上述肠道微生物群的失衡，使肠道运动能力降低、渗透性增加，导致肠道屏障破坏，一些条件致病菌如大肠埃希菌和脆弱拟杆菌等转变成病原菌并导致机体炎症反应。因此，肠道微生物群失衡被认为与衰老过程中伴随的慢性低度炎症反应和免疫衰老有关。虽然老年人肠道微生物群失衡的根本原因仍未完全明确，但越来越多的研究表明，肠道微生物群与癌症、心血管疾病、肥胖、糖尿病和肌少症等目前最常见且困扰老年群体的疾病相关。

一、肠道微生物群与肌少症的关联性

近年来，越来越多的动物和人体研究表明存在"肠道 - 肌肉轴"，提示肠道微生物群在一定程度上影响着肌肉的健康。

（一）动物实验

在啮齿类动物中进行的多个研究表明，肠道微生物群可能与肌少症有关。老年小鼠的肠道微生物群显示出丰富的理研菌科家族，这与机体虚弱指数增加有关。老年肌少症大鼠中萨特氏菌的比例较高，研究称这可能导致了肱三头肌和腓肠肌质量的下降。与有正常肠道微生物群的无菌小鼠相比，缺乏微生物群的无菌小鼠的骨骼肌质量和功能均呈现下降趋势。研究还发现，经抗生素处理的小鼠出现微生物群失调及回肠成纤维细胞生长因子的抑制，这两个因素被认为参与了肌肉萎缩和肌少症，其中肠道微生物群可能发挥着更为重要的角色。

（二）人体实验

研究者通过测序技术来比较患肌少症老年群体与健康老年群体的肠道微生物群构成，结果显示肌少症老年群体中的乳杆菌丰度更高，而梭菌属、真杆菌属、毛螺菌属和罗斯氏菌属则减少。有研究发现相较于健康的年轻人，肌少症和身体虚弱人群中的颤螺菌属和瘤胃球菌属的丰度增加，而巴斯德菌属和克里斯滕森菌科的分类群则有所减少。此外，有研究发现肌少症患者肠道中的普氏栖粪杆菌、罗斯氏菌显著减少,这些菌群的产短链脂肪酸能力比较突出。总之,这些数据表明肠道微生物群与肌少症之间存在关联,支持研究者提出的"肠道 - 肌肉轴"假说,部分研究也解释了衰老过程中的骨骼肌功能障碍。

二、肠道微生物群与肌肉质量和功能关系

目前,越来越多的动物及人体研究都揭示了肠道微生物群状态可直接或间接影响骨骼肌的力量、质量和功能。例如,研究者将高功能组和低功能组两个老年人群体的粪便样本转移到无菌小鼠体内来比较两者的肌肉功能差异,结果显示与低功能组小鼠相比,高功能组的抓力显著增加。研究者也探讨了添加益生元是否能直接影响 65 岁以上老年人的肌肉质量,结果显示补充益生元 13 周的实验组比安慰剂组的握力增加明显,这与另一团队研究称补充益生元可通过增强线粒体呼吸从而增加肌肉质量相一致。与上述研究一样,目前许多研究都支持了"肠道 - 肌肉轴"假说,因此,我们迫切需要阐明"肠道 - 肌肉轴"如何在肠道微生物群与肌肉代谢中发挥作用,以便寻找有效的方式来干预和治疗肌少症。这里重点阐述"肠道 - 肌肉轴"的机制。

(一) 物质与能量代谢

1. 短链脂肪酸(short-chain fatty acid,SCFA) 短链脂肪酸主要由结肠中的膳食纤维(即抗性淀粉、低聚果糖、菊粉、聚葡萄糖、半乳糖)发酵产生,并在脂质消化过程中通过门静脉吸收。肠道中含量最高的脂肪酸为乙酸、丙酸和丁酸,占肠道短链脂肪酸含量的 95% 以上。越来越多的研究证实了短链脂肪酸对骨骼肌代谢的调节作用,其作用机制也得到了广泛研究。

短链脂肪酸参与肌肉能量代谢:短链脂肪酸激动肠道远端 L 细胞表面的 G 蛋白耦联受体(G-protein coupled receptor,GPCR)41 和 43,促进其分泌胰高血糖素样肽 1(glucagon-like peptide-1,GLP-1)及肽酪氨酸 - 酪氨酸(peptide tyrosine tyrosine,PYY)。GLP-1 和 PYY 可通过抑制食欲、影响胰岛素和胰高血糖素的分泌及调控组织对胰岛素的敏感性等机制对机体代谢产生影响。在肌肉组织中,GLP-1 可以通过一氧化氮依赖的方式扩大微血管内皮表面积从而增加营养物质、氧气和胰岛素的组织输送,促进肌肉对葡萄糖和氧的摄取和利用。而 PYY 的分泌可改善骨骼肌中胰岛素介导的葡萄糖摄取。研究发现,过氧化物酶体增殖物激活受体(peroxisome proliferator-activated receptor,PPAR)是一组参与脂质代谢、炎症反应和细胞增殖和分化等细胞功能的转录因子,分为 α、δ 和 γ 三种亚型。乙酸和戊酸可激活 2 型糖尿病患者脂肪细胞内的 PPARγ 并促进其表达,通过上调游离脂肪酸氧化及线粒体功能相关的基因表达,促进肌肉组织对葡萄糖的摄取及脂肪酸氧化。其次,动物实验发现丁酸钠高脂肪饮食可增加 PPARδ 的表达,促进骨骼肌线粒体的脂肪氧化。另一些研究称,肌红蛋白是一种选择性表达于心肌和骨骼肌细胞的结合蛋白,在肌收缩时,它能促进氧气的扩散、维持线粒体呼吸。葡萄糖转运蛋白 4(glucose transporter-4,GLUT4)是胰岛素反应性转运蛋白,主要表达在横纹肌和脂肪组织中,胰岛素与之结合可促进脂肪和肌肉组织对葡萄糖的摄取。研究发现,经乙酸盐处理的 2 型糖尿病大鼠可引起其腹肌组织肌红蛋白和 *GLUT4* 基因转录增加,促进肌肉线粒体代谢及肌肉组织对葡萄糖的摄取。

短链脂肪酸参与肠道抗炎:丁酸盐可通过激动结肠树突状细胞和巨噬细胞的 G 蛋白耦联受体 GPR109A 使白细胞介素 -10(interleukin-10,IL-10)及醛脱氢酶表达增加、IL-17 表达减少,促使幼稚 T 细胞向调节性 T 细胞及产生 IL-10 的 T 细胞分化,抑制其向辅助性 T 细胞分化,从而减轻肠道炎症反应,改善肠道屏障功能。另外,乙酸盐也可激动位于肠上皮细胞的 GPR109A 和 GPR43,使细胞内 Ca^{2+} 动员和膜超极化,激活核苷酸结合寡聚化结构域样受体蛋白 3(NOD-like receptor protein 3,NLRP3)炎症小体,使得活化的含半胱氨酸的天冬氨酸蛋白水解酶 1(cysteinyl aspartate specific proteinase-1,caspase1)将前白细胞介素 -18 裂解成白细胞介素 -18,白细胞介素 -18 可诱导肠上皮细胞增殖,使损伤的上皮细胞再生,修复肠道屏障。组蛋白脱乙酰酶(histone deacetylase,HDAC)是一种从组蛋白和非组蛋白赖氨酸中去除乙酰基以调节细胞功能的酶,与糖尿病患者的胰岛素抵抗和肌少症患者的肌肉萎缩有关。而巨噬细胞被分为经典活化的 M1 型和替代活化的 M2 型,M1 被认为可产生高水平的促炎细胞因子,而 M2 被认为对炎症的

控制至关重要。短链脂肪酸可通过抑制 HDACs 活性,减少巨噬细胞、中性粒细胞、树突状细胞促炎因子的表达,并增强树突状细胞对调节性 T 细胞分化的促进作用及 M2 型巨噬细胞的极化,从而达到减轻炎症反应的效果。

短链脂肪酸参与阻止去神经诱导的肌肉萎缩:年龄相关的肌肉质量及功能下降与运动神经元的丧失关系密切。骨骼肌生长停滞和 DNA 损伤诱导 45α(growth arrest and DNA damage-inducible 45α,$Gadd45a$)基因的表达随年龄增长而增加,$Gadd45a$ 基因参与了去神经诱导的肌肉萎缩过程。而丁酸盐能够阻止这种与年龄相关的骨骼肌 $Gadd45a$ 基因表达从而阻止去神经诱导的肌肉萎缩。

2. **胆汁酸**(bile acid,BA)　胆汁酸是胆汁的主要成分,分为初级胆汁酸和次级胆汁酸。以胆固醇为原料在肝脏中经一系列酶促反应可合成初级胆汁酸,而后分泌到肠道中,在肠道微生物作用下,进行 7α 脱羟作用可形成次级胆汁酸。胆汁酸主要通过与 G 蛋白耦联胆汁酸受体 1(G-protein-coupled bile acid receptor-1,GPBAR-1)和法尼醇 X 受体(Farnesoid X receptor,FXR)相互作用起到调节机体代谢的作用。

胆汁酸参与激动 GPBAR-1:与短链脂肪酸相似,胆汁酸也可通过激动位于 L 细胞的 GPBAR1,促进 PYY、GLP-1 及 GLP-2 的分泌,如前所述,PYY 及 GLP-1 可促进肌肉组织对葡萄糖的摄取和利用。其次,研究还发现肌细胞 GPBAR1 的激动可促进四碘甲状腺原氨酸(tetraiodothyronine,T_4)向活跃的三碘甲状腺原氨酸(triiodothyronine,T_3)转化,从而增强肌细胞内甲状腺素活性,提升肌细胞的能量消耗;而激动位于巨噬细胞的 GPBAR1 可抑制脂多糖(lipopolysaccharide,LPS)诱导细胞因子的产生,从而改善全身慢性炎症状态。另外,胆汁酸促进分泌的 GLP-2 是一种由小肠和结肠的 L 细胞合成的胰高血糖素样肽,能通过多种机制保护肠道屏障、降低肠道通透性。

胆汁酸参与激动 FXR:FXR 是配体激活的核受体超家族中的一员,在肝脏、胃肠道、肾脏等部位均有表达,参与调节胆汁酸稳态及营养物质代谢。实验表明 6E-CDCA(一种 FXR 激动剂)喂养大鼠后可显著改善肌肉组织的胰岛素敏感性,减少肌肉组织中游离脂肪酸的合成及脂肪沉积。不仅如此,FXR 激动后还能促进线粒体的氧化代谢,提高骨骼肌抗疲劳能力,诱导骨骼肌新生血管形成,对改善老年肌少症可能有一定作用。

3. **氨基酸**　食物在消化道中经过消化酶以及肠道微生物作用产生一系列氨基酸,这些氨基酸除了作为骨骼肌蛋白质合成的原材料外,还能通过多种机制对机体炎症反应、激素合成及肌肉合成等进行调节。

色氨酸的肠道屏障保护:色氨酸在肠道微生物群的作用下分解产生吲哚衍生物,如吲哚 -3- 乙酸等,可激动肠道主流 T 细胞及固有淋巴细胞的芳香烃受体,促进其产生 IL-22,以减轻结肠炎症反应,起到肠道屏障的保护作用。

色氨酸参与骨骼肌生成:色氨酸作为血清素的前体物质,能通过血清素 - 生长激素(growth hormone,GH)- 胰岛素样生长因子 1(insulin-like growth factor 1,IGF-1)轴促进 IGF-1 的生成。IGF-1 能通过多种途径促进骨骼肌生成,比如 IGF-1 能通过激活钙调蛋白激酶,减轻对成肌细胞分化的抑制作用;还能激活骨骼肌细胞中的磷酸肌醇 3 激酶(PI3K)相关信号通路,促进骨骼肌蛋白质合成,减少蛋白质降解。

亮氨酸和精氨酸参与骨骼肌蛋白合成:近年来,mTOR 对骨骼肌蛋白合成作用研究主要集中在氨基酸和胰岛素两个方面,而亮氨酸和精氨酸被认为是激活 mTOR 复合物 I 的重要成分。体外细胞实验发现,亮氨酸和精氨酸可分别通过多种机制和信号通路提高 mTOR 复合物 I 的活性,促进骨骼肌蛋白质合成。

4. **B 族维生素**　肠道微生物作为人体维生素的重要来源,可产生多种 B 族维生素,包括维生素 B_3(烟酸)、B_6(吡哆醇)、B_9(叶酸)等。这些 B 族维生素可通过调控骨骼肌细胞及运动神经元的 DNA 合成、修复、修饰及减少细胞凋亡等来改善肌少症。

烟酸:烟酸衍生物——烟酰胺腺嘌呤二核苷酸(nicotinamide adenine dinucleotide,NAD^+)是多腺苷二磷酸核糖聚合酶[poly(ADP-ribose)polymerase,PARP]的辅助因子,PARP 参与 DNA 修复和细胞凋亡。多项研究提示,当细胞 NAD^+ 减少 50% 时,PARP 复合物的形成趋于停止;若 NAD^+ 水平在数小时内没有恢复,肌细胞和神经元便会启动 PARP 介导的细胞凋亡;低水平的 NAD^+ 亦会促使线粒体去极化和线粒体凋亡诱导因子的释放,导致细胞凋亡。

吡哆醇:吡哆醇缺乏可导致施万细胞(Schwann cell)病理紊乱、运动神经元(尤其为远端肌肉提供营养的神经元)轴突线粒体肿胀、轴浆基质破裂、神经元内致密体堆积,加重肌肉纤维的去神经支配。

叶酸:叶酸参与一碳单位代谢,其缺乏可导致高同型半胱氨酸血症,引起骨骼肌及神经元蛋白质损伤、神经元 NAD$^+$ 逐步消耗、线粒体功能障碍以及半胱天冬酶诱导的细胞凋亡。此外,叶酸在 DNA 合成、甲基化和修复过程中作为许多酶的辅助因子起到重要作用。而叶酸缺乏造成的染色体不稳定可能会干扰新的肌核形成,从而影响骨骼肌细胞的修复。

5. 尿石素 A 尿石素 A 是石榴、浆果、坚果等植物中的鞣花单宁与肠道菌群相互作用后的代谢产物之一,被证实有改善肌肉功能的作用。

促进线粒体自噬:线粒体自噬能及时清除损伤线粒体,是调控线粒体数量及质量的重要机制。研究称,骨骼肌线粒体自噬相关基因表达下降与老年女性肌肉萎缩及功能下降有关,而使用尿石素 A 喂养可诱导小鼠骨骼肌线粒体自噬,增强小鼠肌肉功能、提高骨骼肌三磷酸腺苷(ATP)含量。但尿石素 A 通过何种机制影响线粒体自噬目前尚不清楚,值得进一步研究。

促进骨骼肌血管生成及骨骼肌干细胞再生:研究发现,尿石素 A 能提高小鼠股外侧肌中沉默信息调节因子 1(silence information regulator 1,SIRT1)的表达,通过 SIRT1 和过氧化物酶体增殖物激活受体 γ 共激活剂 1α(PGC-1α)通路促进骨骼肌血管生成,改善骨骼肌功能与质量。此外,有研究称尿石素 A 还能促进骨骼肌干细胞再生,其机制尚不明确。

6. 其他物质 N- 油酰丝氨醇和甜菜碱也被认为可一定程度影响肌肉代谢。

N- 油酰丝氨醇:肠道细菌产生的 N- 油酰丝氨醇可有效激动 L 细胞的 G 蛋白耦联受体 119,导致细胞内环磷酸腺苷(cyclic adenosine monophosphate,cAMP)水平的增加,并刺激 GLP-1 分泌,从而调节肌肉代谢。

甜菜碱:甜菜碱是微生物代谢产物,是一种重要的渗透剂和甲基来源。许多研究表明甜菜碱有改善运动表现的作用,这可能与甜菜碱可增加血液中 GH、IGF-1 的浓度并促进成肌细胞 IGF-1R 的表达有关。此外,多项研究证实 DNA 的甲基化与骨骼肌发育有关,而甜菜碱作为重要的甲基供体也可能通过影响骨骼肌细胞、卫星细胞的 DNA 甲基化来影响机体运动表现。

(二)线粒体功能障碍

骨骼肌线粒体功能障碍被认为是肌少症的原因之一。随着年龄的增长,电镜下可见异常增大的线粒体碎片,而线粒体数量和功能的超微结构修饰可导致肌肉蛋白质的合成减少。上述结论在动物及人体研究中均有发现。例如,老年大鼠通过涉及线粒体功能障碍的机制逐渐导致肌少症;而对于一些久坐不运动的人类也表现出与年龄相关的线粒体视神经萎缩蛋白 1 的下降,导致线粒体功能障碍,使肌肉质量和功能丧失。因此,维持健康的线粒体质量对于预防肌少症具有重要作用。

目前研究表明,肠道微生物群与线粒体功能之间存在关联。研究者通过网络分析揭示了极小奇异菌群的相对丰度与线粒体蛋白表达呈负相关,说明肠道微生物群结构的改变可直接影响线粒体功能。如前所述,丁酸盐等短链脂肪酸被认为是肠道微生物群对骨骼肌较为重要的介质,它主要的靶标便是骨骼肌线粒体。因此,产丁酸盐微生物的减少可影响线粒体功能,进而影响肌少症的发生和发展。

其次,肠道微生物群也可通过产生 IGF-1 来影响骨骼肌线粒体水平。研究者发现,与具有肠道微生物群的无菌小鼠的骨骼肌相比,没有微生物群的无菌小鼠出现了肌肉萎缩、IGF-1 降低,并出现了线粒体功能下降;而移植了微生物群至肠道后,肌肉萎缩和肌肉的抗氧化能力便得到了明显的提升。另一项研究同样也发现 IGF-1 作为全身性生长因子可以维持骨骼肌质量和功能,并促进骨骼肌细胞的合成。因此,肠道微生物群在维持肌肉的抗氧化能力和线粒体功能方面具有重要作用。

另外,正如上文所提及,肠道微生物群发酵食物转化而来的尿石素 A 是一种天然肠道代谢物,可以恢复肌肉中线粒体功能,从而维持能量代谢的正常进行,这间接说明了肠道微生物群在改善与衰老相关的线粒体功能方面具有一定作用,这也为肌少症的治疗提供了思路。

(三) 免疫与炎症

研究表明,与年龄相关的全身慢性炎症与肌少症的发展有关。衰老过程中的肠道微生物群的改变可能涉及多种因素,比如氧化应激、胰岛素抵抗和炎症等。而肠道微生物群的调控影响了肠道屏障功能,从而在维持促炎反应和抗炎反应的平衡中发挥重要作用。健康的肠道微生物群在肠道黏膜内诱导大量宿主反应,可加强肠道屏障功能,在肠道内外发挥免疫调节作用。

1. **肠道黏膜屏障与全身慢性炎症反应**　与年龄相关的肠道微生物群失调可致肠道屏障功能障碍,使得肠道通透性增加,并导致一些内毒素如 LPS 等物质从肠腔渗漏至血液循环;当 LPS 水平升高后,可增强 Toll 样受体 4(Toll-like receptor 4,TLR4)信号传导,引起代谢性内毒素血症,进而通过产生活性氧和激活凋亡途径诱发全身炎症,并使老年人的免疫功能下降。最终,上述过程可诱发系统性慢性炎症及胰岛素抵抗,这种代谢抵抗与肌少症的发生密切相关。

肠道微生物群产生的短链脂肪酸可减少炎症的发生。当衰老时,肠道微生物群的构成发生改变,短链脂肪酸的生成下降,从而增加了慢性炎症的发生,导致肌少症的发生。其次,从骨骼肌角度来看,丁酸盐作为重要的短链脂肪酸成员,在肠道屏障功能的维持中发挥着重要的作用,而丁酸盐的减少可使肠道通透性增加,从而诱发全身炎症反应。上述结论在炎症性肠病(inflammatory bowel disease,IBD)中得到一定程度的验证。IBD 是一种反复发作的肠道慢性炎症性疾病,患者肠道微生物群发生了明显变化。在 IBD 患者中,产丁酸盐的微生物群明显减少,使得肠道出现炎症及肠道屏障功能受损,这被认为是 IBD 的潜在致病因素。另外,IBD 患者肠道中的大肠埃希菌可与肠上皮细胞相互作用并诱导炎症,导致 IL-1、肿瘤坏死因子 -α(TNF-α)等促炎因子过度产生,进而促进肠道炎症并破坏肠道屏障。研究称,与正常人相比,IBD 患者更容易出现肌少症,它的机制可能包括肠道的慢性炎症和肠道通透性增加引起代谢抵抗等使得骨骼肌的质量下降,导致肌少症发生,而肠道微生物群在其中发挥着重要作用。

2. **恶病质人群的肠道微生物群与炎症反应**　晚期癌症等恶病质人群常常合并肌少症,而肠道微生物群失衡在晚期癌症患者尤其是老年癌症患者肌少症的发生中发挥着重要作用。人体研究发现,癌症恶病质患者的肠道微生物群组成与健康人群差异巨大。这一发现也在动物实验上得到了验证:研究者发现白血病小鼠体内的乳杆菌数量显著减少,但当给这些小鼠补充乳杆菌后,炎症因子如 IL-4、IL-6 和单核细胞趋化蛋白 1 的水平均明显下降,而癌细胞的增殖以及肌肉的损失也出现减少。因此,补充益生菌可以减少恶病质状态和炎症。同样,患有癌症恶病质的小鼠体内产酸克雷伯菌的数量增加,这种细菌与肠道微生物群分布的失衡和肠道屏障功能的破坏有关。

综上所述,在衰老过程中,肠道微生物群失衡可导致肠道代谢物功能和组成改变、肠道屏障功能障碍,并可能诱发系统性慢性炎症及免疫功能下降,这与肌少症的发生存在一定的关联。

(四) 内分泌系统调控

1. **雄激素及脂肪因子**　肠道菌群可以通过多种内分泌通路影响肌少症的发生及发展。雄激素有促进肌肉合成的作用,补充肠道微生物群可以减少雄激素缺乏者的肌肉损失。其次,骨骼肌和脂肪组织可分泌对骨骼肌产生影响的肌动素和脂肪动素。而肠道微生物群可以利用肌动素和脂肪动素的代谢影响骨骼肌。另外,瘦素的减少与脂肪变性相关的慢性炎症存在一定关联,这种慢性炎症被认为参与了肌少症的发生;一些研究还指出,当移植了肠道微生物群后,无菌小鼠的脂肪含量和瘦素明显增加。值得注意的是,老年人血浆脂肪素水平增加与体力活动减少有着明显的关系,这可能参与了肌少症的发生。上述结果提示肠道微生物群可通过雄激素及脂肪因子等参与肌少症的发生及发展。

2. **肠道微生物及其代谢产物**　研究者利用肥胖小鼠作为研究对象,发现肠道微生物群可以直接调节胰岛素的清除。比如,梭菌科与胰岛素水平有关,肠球菌科与胰岛素清除受损有关,而消化链球菌科与胰岛素分泌受损有关。上述肠道微生物群构成的失衡可使胰岛素清除不足,引起高胰岛素血症,进而导致胰岛素抵抗。胰岛素抵抗使肌肉细胞不能利用葡萄糖,只能使用糖原或脂肪,这可能导致肌肉质量下降,引起肌少症。

如前所述,肠道微生物群可产生短链脂肪酸,短链脂肪酸可激活肠道远端 L 细胞并促使其分泌 GLP-1、GLP-2 及 PYY,GLP-1 及 PYY 可通过抑制食欲、影响胰岛素和胰高血糖素的分泌以及组织对胰岛素的敏感性等多种机制对机体代谢产生影响;尤其是在肌肉组织中,GLP-1 可促进肌肉对葡萄糖和氧的摄取及利用,PYY 的分泌可能改善骨骼肌中胰岛素介导的葡萄糖摄取。同样,肠道微生物群产生的脂肪酸激动位于肌细胞的 GPBAR1,通过一系列调控增强肌细胞内甲状腺素活性,提升肌细胞的能量消耗;而 GLP-2 能通过多种机制保护肠道屏障并降低肠道通透性。

3. **胰岛素样生长因子 1(IGF-1)** 众所周知,IGF-1 在生理和病理生理条件下都能作为小肠的营养因子。前文提及,IGF-1 可通过磷酸化 PI3K 相关信号通路对骨骼肌的生长进行调节。研究者利用 *IGF-1* 基因敲除小鼠证明了肠上皮细胞特异性 IGF-1 可以增强营养吸收,减少蛋白质分解和能量消耗,并促进肠上皮细胞再生。另外,肠上皮细胞中 IGF-1 的缺失会影响肠道微生物群在不同层次的组成分类,也可促使细菌向肠系膜淋巴结和肝脏转移。这些结果均揭示了 IGF-1 在肠道稳态、上皮再生和免疫中的作用。结合前文,肠道微生物群失调又可导致肠道通透性改变,诱发系统性炎症,进而抑制 IGF-1 的敏感性,引起分解代谢增加。因此,肠道微生物群可通过 IGF-1 与肌少症相关联。

三、运动在肠道微生物群与肌少症之间的作用

研究提示,运动可能通过调节肠道微生物群来预防和治疗肌少症,这意味着运动可作为桥梁作用,参与肠道微生物群对肌少症的影响。

(一) 肠道微生物群影响运动能力

研究者在动物实验中观察到,与无菌小鼠相比,脆弱拟杆菌处理后的小鼠在游泳能力上得到了提高,并且减轻了机体疲劳。这种现象也在直肠真杆菌、植物乳杆菌和梭状芽孢杆菌的无菌小鼠模型中观察到。同样,在小鼠中接种非典型韦荣球菌可显著改善跑步能力,机制可能是通过运动诱导乳酸转化为丙酸来介导;而有氧运动与长双歧杆菌给药相结合可能会进一步改善有氧运动能力和炎症状态;另外,使用从奥运会精英运动员中分离的益生菌来喂养实验小鼠,也得到了同样的结果。研究者还发现,经抗菌药物处理的小鼠出现了肠道微生物群的紊乱,这种紊乱被认为可导致比目鱼肌和跖肌对渐进式负重轮跑步反应中的纤维类型特异性肥大,也与渐进式负重轮跑步诱导的跖肌纤维类型转变受损及肌核增生丧失有关。这项研究表明,完整的肠道微生物群是骨骼肌适应运动所必需的。

(二) 运动改善肠道微生物群

研究表明,与年龄匹配的久坐者相比,职业运动员表现出更好的微生物群多样性,其中产短链脂肪酸菌群的种类也呈现多样性。这一观察结果可以证实运动训练可以促进短链脂肪酸的合成。这也在儿童肥胖症相关研究中得到证实:有氧运动和抗阻运动相结合可抵消因肥胖带来的菌群失衡,比如运动明显减少了变形菌门,而增加了经黏液真杆菌属、小杆菌属及罗斯氏菌属,使肥胖症患儿肠道微生物群与健康儿童相似。另外,短链脂肪酸、支链氨基酸和几种糖类在运动中的变化也与特定的微生物群相关,运动也明显抑制了与肥胖相关的炎症信号通路的激活。总之,运动训练可以被认为是一种有效的非药物疗法,通过调节肠道微生物群来减少儿童肥胖引起的炎症反应。

(三) 运动的桥梁作用

运动和肠道微生物群之间存在双向关系。首先,补充了干酪乳杆菌的老年人的身体活动水平明显提高;而身体活跃的老年人肠道中双歧杆菌和梭菌属等菌群的丰度呈现增加。

运动方式的不同也对机体产生不同的作用。尽管有氧运动可改善胰岛素敏感性、线粒体功能和最大耗氧量,但抗阻运动可提供最强的合成代谢刺激,以减轻与年龄相关的合成代谢阻力。研究表明,抗阻运动可显著改善肠道微生物群的多样性和组成。比如,抗阻运动可降低促炎症菌群的相对丰度,包括假单胞菌和沙雷菌等的比例,使肠道黏膜通透性降低以及增加产短链脂肪酸菌群。

如前所述,研究者将高功能组老年人的粪便样本移植到小鼠肠道内,可增加肠道巴斯德菌的丰度,并显著提升了小鼠的抓力。事实上,移植了高功能组粪便标本的小鼠具有更多的普雷沃菌属和巴斯德菌属,这种现象也体现在年轻的职业运动员身上。上述研究说明此类微生物群与更好的身体机能有关。此外,普雷沃菌属和巴斯德菌属可产生短链脂肪酸,能促进肌肉功能的改善。综上所述,抗阻运动与肠道微生物群关系密切,两者相互作用有助于改善肌肉力量与功能。

四、肠道微生物相关的肌少症治疗

(一) 以微生物群为中心的饮食与营养

1. 短链脂肪酸和膳食补充剂　我们已经知道短链脂肪酸除了可调节能量代谢和机体免疫外,也在肌肉质量和功能调节方面发挥着重要的作用,可预防和治疗肌少症及肌肉萎缩的发生。肠道微生物群可以发酵难消化的碳水化合物来产生短链脂肪酸。研究者在使用抗菌药物处理小鼠后,肠道微生物群、短链脂肪酸的数量和运动耐力都出现降低;而在膳食中添加短链脂肪酸后,小鼠的运动耐力显著增加,也表现出更好的肌肉(腓肠肌)质量和力量。同样,富含丁酸盐的饮食改善了老年小鼠的线粒体生成、胰岛素敏感性和肌肉(股四头肌和腓肠肌)质量,而年轻组之间却没有明显差异。同样,在一项针对老年人群的研究中,添加丁酸盐和丙酸盐可以改善脂肪氧化、胰岛素敏感性和炎症状况。

高纤维饮食在治疗肌少症中也发挥了一定作用。与低纤维饮食相比,高纤维饮食的老年人呈现出全身瘦体重增加以及产丁酸盐细菌如瘤胃球菌、毛螺菌属和梭菌属的增加;而添加了可溶性纤维的老年人也呈现双手握力的改善。综上所述,较高的膳食纤维摄入可使老年骨骼肌质量和力量明显改善,以带来更好的身体机能。

其他一些物质如褪黑素和一些植物活性物质如番茄红素等,对维系人体肠道健康有一定作用,核桃、浆果和葡萄等中发现的一种多酚白藜芦醇也能改善肠道微生物群的组成,通过"肠道 - 肌肉轴"来预防和治疗肌少症。

值得注意的是,有研究称进食时间对肠道微生物群和肌肉功能也存在一定影响。一些研究者建议应该避免在晚上进食,这可能与激素水平波动相关。

2. 补充蛋白质　蛋白补充剂常用于预防和治疗肌少症。肉类是蛋白质最主要的来源之一。蛋白质可分为红肉蛋白质、白肉蛋白质和非肉类蛋白质。研究者比较了喂食不同类型蛋白质后大鼠盲肠中菌群的差别。结果显示,食用白肉如鸡肉、鱼肉的肠道中乳杆菌的含量高于其他类型蛋白质。此外,有研究称与动物蛋白喂养相比,喂食大豆蛋白的仓鼠表现出更高的微生物多样性。因此,肌少症的患者可以在选择上倾向于白肉和大豆蛋白。

支链氨基酸,如缬氨酸不仅是蛋白质合成的原料,也是运动、疾病和饥饿等特殊时期体内重要的能量来源,这些状态下补充支链氨基酸可以节省肌糖原,使骨骼肌的能量来源得以延续,增加肌肉耐力。

(二) 补充益生菌和益生元

越来越多的动物和人体研究表明,使用益生菌和益生元对骨骼肌的合成代谢有着积极的影响。益生菌是活的微生物,如乳杆菌属等,摄入适量时可给宿主带来健康益处。在急性白血病小鼠模型中,通过口服补充特定的乳酸菌可以减轻肌少症,而补充植物乳杆菌可增强蛋白质同化和上调 mTOR 的激活来增加肌肉质量和功能。有研究发现,副干酪乳酸杆菌 PS23 的添加可导致衰老小鼠的线粒体功能增强及炎症因子活性降低,这对降低肌少症风险具有一定意义。另外,将健康婴儿的微生物群移植到无菌小鼠体内后表现为瘤胃球菌和共生梭菌丰度的增加,并促进了肌肉的生长。而使用含有主要短链脂肪酸生产者之一的普拉梭菌相关益生菌制剂可显著减轻小鼠的全身炎症反应。

益生元在肠道下部发酵,选择性刺激有限数量细菌的生长和活动,是不可消化的碳水化合物。目前获批的益生元有菊粉和反式低聚半乳糖。研究显示,补充益生元对小鼠的骨骼肌有益。同样,老年人在补充益生元(菊粉加低聚果糖)后,可以观察到肌肉力量和耐力的增加。两项研究均表明,添加益生菌后的精英运动员的骨骼肌功能有所增加。同样,补充益生元和益生菌可以提高产丁酸盐菌群以及双歧杆菌的丰度,从而改善老年人的肌肉质量和功能。另一研究发现,服用含有乳酸菌的益生菌可降低炎症因子 IL-6 和 TNF-α 的水平,并改善人体的氨基酸吸收。因此,乳酸菌相关的益生菌可通过减少全身炎症和增加肠道中的氨基酸利用率来减轻合成代谢阻力。

益生元和益生菌统称为合生元,合生元提供了一种新型的营养策略来摄取非消化性纤维,以促进特定肠道微生物群的发育。合生元已被证明可以减少老年小鼠的脂质沉积、增强肌肉性能和改善肠道屏障功能。此外,合生元还可以促使老年人结肠微生物群中的产短链脂肪酸菌群的丰度升高,而产生的短链脂肪酸可抑制机体炎症反应,这在一定程度上改善了肌少症。

因此,益生菌和益生元补充剂是一种充满前景的治疗策略,在促进肠道微生物群、减少全身炎症、改善运动表现和肌肉力量等方面均有积极有益的作用。

(三) 粪便移植

粪便微生物群移植(fecal microbiota transplantation,FMT)是将供体粪便溶液注入受者的肠腔内,被认为可能是一种改善骨骼肌质量和功能的方法。研究发现,将肥胖猪的肠道微生物群转移到无菌小鼠后,骨骼肌的代谢特征和纤维特征在受体中得到复制,这表明粪便微生物群移植可对骨骼肌性能产生影响。有研究称,与补充益生元和益生菌相比,粪便微生物群移植可能是一种更为有效的治疗选择,但目前仍缺乏相关的研究。

(四) 运动

肌少症的治疗没有特效药物,但可利用物理疗法如肌肉强化和步态训练。运动训练特别是抗阻训练被认为是提高老年人肌肉质量和力量最有前景的训练方法,部分原因可能是由于运动干预后使得肠道微生物群的组成发生了巨大变化,表现为生物多样性增加以及有益代谢功能分类群增加,比如产短链脂肪酸的菌群明显增多。因此,运动可通过与肠道微生物群的相互作用,促使肌肉质量和功能增加,从而预防和治疗肌少症。

五、展望

综上所述,肠道微生物群在肌少症的发生和发展中起着重要作用,两者之间由"肠道 - 肌肉轴"联系,而目前越来越多的研究正在探索"肠道 - 肌肉轴"的机制,其中涉及到能量代谢、炎症、免疫及胰岛素敏感性等。现已有较多研究为"肠道 - 肌肉轴"在预防和治疗肌少症上提供了重要思路,未来我们还需要更多的研究来进一步确认"肠道 - 肌肉轴"的功能和机制。

我们还需要更加深入了解益生菌、益生元、合生元和某些药物对肌肉质量和功能的影响。目前仍没有临床研究探讨短链脂肪酸和高可溶性纤维饮食对骨骼肌蛋白质代谢的直接影响,也没有足够的研究调查益生元或益生菌补充剂在普通老年人肠道菌群中以及肌肉蛋白代谢中的作用。

展望未来,结合增加膳食纤维和蛋白质摄入、益生菌和益生元补充及抗阻运动的生活方式设计,可能会有效地优化肠道微生物群的组成,对具有肌少症风险的老年人肌肉健康产生积极有益的影响。

(李佳俊 彭嘉怡 黄文祥)

参 考 文 献

1. Krautkramer KA, Fan J, Bäckhed F. Gut microbial metabolites as multi-kingdom intermediates. Nat Rev Microbiol, 2021, 19 (2): 77-94.

2. Frampton J, Murphy KG, Frost G, et al. Short-chain fatty acids as potential regulators of skeletal muscle metabolism and function. Nat Metab, 2020, 2 (9): 840-848.

3. Fan Y, Pedersen O. Gut microbiota in human metabolic health and disease. Nat Rev Microbiol, 2021, 19: 55-71.

4. Wang SZ, Yu YJ, Adeli K. Role of gut microbiota in neuroendocrine regulation of carbohydrate and lipid metabolism via the microbiota-gut-brain-liver axis. Microorganisms, 2020, 8 (4): 527.

5. Bosco N, Noti M. The aging gut microbiome and its impact on host immunity. Genes Immun, 2021, 22 (5-6): 289-303.

6. Qiu Y, Yu J, Li Y, et al. Depletion of gut microbiota induces skeletal muscle atrophy by FXR-FGF15/19 signalling. Ann Med, 2021, 53 (1): 508-522.

7. Kang L, Li P, Wang D, et al. Alterations in intestinal microbiota diversity, composition, and function in patients with sarcopenia. Sci Rep, 2021, 11 (1): 4628.

8. Picca A, Ponziani FR, Calvani R, et al. Gut microbial, inflammatory and metabolic signatures in older people with physical frailty and sarcopenia: results from the BIOSPHERE study. Nutrients, 2019, 12 (1): 65.

9. Ticinesi A, Mancabelli L, Tagliaferri S, et al. The gut-muscle axis in older subjects with low muscle mass and performance: a proof of concept study exploring fecal microbiota composition and function with shotgun metagenomics sequencing. Int J Mol Sci, 2020, 21 (23): 8946.

10. Crossland H, Constantin-Teodosiu D, Greenhaff PL. The regulatory roles of PPARs in skeletal muscle fuel metabolism and inflammation: impact of PPAR agonism on muscle in chronic disease, contraction and sepsis. Int J Mol Sci, 2021, 22 (18): 9775.

11. Yang S, Loro E, Wada S, et al. Functional effects of muscle PGC-1alpha in aged animals. Skelet Muscle, 2020, 10 (1): 1-8.

12. Yoshida T, Delafontaine P. Mechanisms of IGF-1-mediated regulation of skeletal muscle hypertrophy and atrophy. Cells, 2020, 9 (9): 1970.

13. Onishi M, Yamano K, Sato M, et al. Molecular mechanisms and physiological functions of mitophagy. EMBO J, 2021, 40 (3): e104705.

14. Luan P, D'Amico D, Andreux PA, et al. Urolithin A improves muscle function by inducing mitophagy in muscular dystrophy. Sci Transl Med, 2021, 13 (588): eabb0319.

15. Ghosh N, Das A, Biswas N, et al. Urolithin A augments angiogenic pathways in skeletal muscle by bolstering NAD^+ and SIRT1. Sci Rep, 2020, 10 (1): 1-13.

16. Abou-Samra M, Selvais CM, Boursereau R, et al. AdipoRon, a new therapeutic prospect for Duchenne muscular dystrophy. J Cachexia Sarcopenia Muscle, 2020, 11 (2): 518-533.

17. Foley KP, Zlitni S, Duggan BM, et al. Gut microbiota impairs insulin clearance in obese mice. Mol Metab, 2020, 42: 101067.

18. Strasser B, Wolters M, Weyh C, et al. The effects of lifestyle and diet on gut microbiota composition, inflammation and muscle performance in our aging society. Nutrients, 2021, 13 (6): 2045.

19. Clauss M, Gérard P, Mosca A, et al. Interplay between exercise and gut microbiome in the context of human health and performance. Front Nutr, 2021, 8: 637010.

20. Przewłócka K, Folwarski M, Kaźmierczak-Siedlecka K, et al. Gut-muscle axis exists and may affect skeletal muscle adaptation to training. Nutrients, 2020, 12 (5): 1451.

21. Valentino TR, Vechetti IJ Jr, Mobley CB, et al. Dysbiosis of the gut microbiome impairs mouse skeletal muscle adaptation to exercise. J Physiol, 2021, 599 (21): 4845-4863.

22. Quiroga R, Nistal E, Estébanez B, et al. Exercise training modulates the gut microbiota profile and impairs inflammatory signaling pathways in obese children. Exp Mol Med, 2020, 52 (7): 1048-1061.

23. Fart F, Rajan SK, Wall R, et al. Differences in gut microbiome composition between senior orienteering athletes and community-dwelling older adults. Nutrients, 2020, 12 (9): 2610.

24. Hargreaves M, Spriet LL. Skeletal muscle energy metabolism during exercise. Nat Metab, 2020, 2 (9): 817-828.

25. Chen H, Shen L, Liu Y, et al. Strength exercise confers protection in central nervous system autoimmunity by altering the gut microbiota. Front Immunol, 2021, 12: 628629.

26. Barger K, Langsetmo L, Orwoll ES, et al. Investigation of the diet-gut-muscle axis in the osteoporotic fractures in men study. J Nutr Health Aging, 2020, 24: 445-452.

27. Frampton J, Murphy KG, Frost G, et al. Higher dietary fibre intake is associated with increased skeletal muscle mass and

strength in adults aged 40 years and older. J Cachexia Sarcopenia Muscle, 2021, 12 (6): 2134-2144.

28. Stacchiotti A, Favero G, Rodella LF. Impact of melatonin on skeletal muscle and exercise. Cells, 2020, 9 (2): 288.

29. Jäger R, Zaragoza J, Purpura M, et al. Probiotic administration increases amino acid absorption from plant protein: a placebo-controlled, randomized, double-blind, multicenter, crossover study. Probiotics Antimicrob Proteins, 2020, 12: 1330-1339.

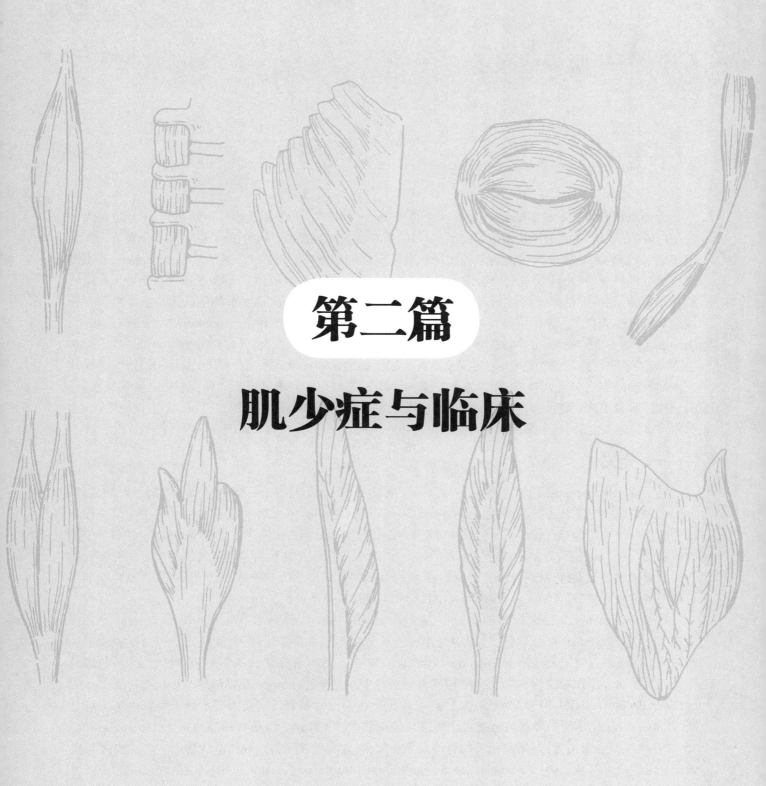

第二篇

肌少症与临床

第十章　肌少症概述

　　骨骼肌是人体含量最多的组织,约占全身体重的 35%~45%。骨骼肌不仅是运动器官,而且也是人体的蛋白质储存器和主要的糖代谢组织,具有重要的生理功能。随着年龄的增长,骨骼肌和其他器官一样会出现衰老现象,主要表现为肌肉质量的减少和骨骼肌功能的下降。1989 年,美国学者 Rosenberg 首次提出肌少症的概念,指出伴随着增龄会出现骨骼肌质量减少,进而影响机体营养状态和活动能力。在随后的几十年间,肌少症的概念持续更新且被学术界广泛接受,其间有两次重大事件被认为是肌少症研究领域最具有里程碑意义的学术进步。第一个是 2010 年欧洲老年肌少症工作组(European Working Group on Sarcopenia in Older People,EWGSOP)发布了全球首个肌少症专家共识,将骨骼肌功能纳入肌少症的定义中,并规范了肌少症的诊断流程,制定了全球首个肌少症的诊断标准。第二个是 2016 年 10 月,肌少症被正式纳入国际疾病分类 ICD-10 疾病编码中(M62.84),标志着医学界将其视为一种具有独立特征的疾病,对于推动肌少症的研究具有重要的意义。虽然肌少症近 10 年来逐渐受到重视,并且在基础和临床方面均取得了重要进展,然而许多临床医生对于肌少症的认识仍然较少,普及肌少症的健康理念仍然任重道远。

一、定义

　　肌少症(sarcopenia),又称"肌肉减少症",英文名称 sarcopenia 起源于希腊语,"Sarx-"的意思是肌肉,"-penia"的意思是缺乏或不足,因此 sarcopenia 的本义是肌肉不足,中文翻译为肌少症。肌少症是一种伴随增龄逐渐出现的以全身骨骼肌质量减少,肌肉力量和身体活动能力下降为主要表现的疾病,是一种重要的老年综合征。骨骼肌力量的减退使患者的体力活动明显减少,骨骼肌质量的流失使得患者的骨骼及关节失去保护和动力支持,从而导致患者发生衰弱、跌倒、骨折、失能、死亡等一系列负性事件,严重影响老年患者的生活质量,缩短老年人的健康寿命,给社会和家庭造成沉重负担。

　　1989 年 Rosenberg 首次提出肌肉减少这个新名词。1997 年他再次在 *Journal of Nutrition* 上发表文章,正式将肌少症定义为"衰老过程中身体成分及其功能的重要变化,即骨骼肌质量和功能的减退"。2009 年国际肌少症工作组(the International Working Group on Sarcopenia,IWGS)将肌少症定义为:与增龄相关的骨骼肌容积和功能的下降。2010 年欧洲老年肌少症工作组(European Working Group on Sarcopenia in Older People,EWGSOP)将肌少症定义为:老龄化过程中以骨骼肌质量及力量下降为特征的临床综合征,并伴有失能、生活质量降低甚至死亡。2014 年亚洲肌少症工作组(Asian Working Group for Sarcopenia,AWGS)将肌少症定义为:与增龄相关的骨骼肌质量减少,伴有骨骼肌力量或体能活动的下降。2014 年美国国立卫生研究院基金会(the Foundation for the National Institute of Health,FNIH)将肌少症定义为:随着年龄增加出现的骨骼肌质量下降,躯体功能减退导致虚弱状态的一种综合征。这四个组织提出的肌少症定义是目前全世界范围内使用最广泛的,他们对肌少症的理解基本达成一致意见,即伴随增龄出现的骨骼肌质量减少和功能下降。随着对肌少症研究的深入,各个肌少症工作组均在近几年对肌少症专家共识做了版本的更新,不断优化和完善肌少症的临床诊疗。然而在过去的几十年中,肌少症这个术语在各类文献中仍然被不完全正确地使用,常见的误用是仅仅只考虑到了肌肉质量减少这个因素,并没有考虑肌肉功能的改变。直到今日,仍有一些研究仅仅以肌肉质量减少来使用肌少症这个术语,提示学术界的研究人员对本病的整体认识有待提高,需要进一步加强规范正确地使用肌少症这个专业术语。

和其他器官的老化一样,肌少症也可以被理解为衰老过程中出现的骨骼肌功能不全或骨骼肌功能衰竭。在肌少症这一概念提出之后的几十年间,学者们普遍认为肌肉质量减少是肌少症的核心因素。2018年欧洲老年肌少症工作组在第 2 版专家共识中指出,根据最新的研究结果发现,与肌肉质量减少相比,肌肉力量下降能更好地预测老年人发生不良事件的风险。因此欧洲老年肌少症工作组推荐将肌肉力量下降作为肌少症评估的首要指标,而并非肌肉质量减少。

随着研究的进一步深入,我们发现肌少症不仅仅发生在老年人群,也可以发生在部分中青年人群中。2019 年亚洲肌少症工作组在第 2 版专家共识中指出,反对将一切原因所导致的肌肉消耗性疾病统称为肌少症,肌少症的定义应该继续保持为与增龄相关的骨骼肌质量减少,伴有骨骼肌力量或体能活动的下降,诊断的年龄切点值应根据各国对老年人的定义而确定(60 岁或 65 岁以上)。鉴于分歧的存在,欧洲老年肌少症工作组在第 2 版专家共识中建议根据不同的病因,将肌少症分为原发性肌少症和继发性肌少症。原发性肌少症是指主要由增龄所引起的,并未能找到其他明显原因的肌少症。继发性肌少症是指除了年龄的因素外,还能找到其他可引起肌肉衰减原因的肌少症,常见的原因有疾病状态(炎症、肿瘤、脏器衰竭等),运动缺乏和营养不良等。根据起病时间的长短,将肌少症分为急性肌少症和慢性肌少症,起病时间小于 6 个月的定义为急性肌少症,急性肌少症通常起病较急,短时间内快速出现骨骼肌的流失和力量下降,通常与急性病或者外伤有关,纠正病因后通常可以训练恢复;起病时间大于或等于 6 个月的定义为慢性肌少症,通常起病隐匿,进展缓慢,与全身慢性疾病相关,是老年人群中最常见的一种类型,治疗效果不显著,增加老年人的死亡率。另外,还有一种常见的特殊类型肌少症,即肥胖同时伴有肌少症,也称为肌少症性肥胖,将在后面的章节进行详细介绍。

二、流行病学

人的骨骼肌随着年龄增加有生理变化,骨骼肌的质量和力量变化趋势和骨密度值呈近乎平行的关系,骨骼肌的质量和力量在 30 岁左右达到峰值,随后在一段时间内保持在较高水平。大约 40 岁开始,骨骼肌质量以每年 1% 左右的速度流失,身体加速进行脂肪组织存储,伴随而来的是肥胖和胰岛素抵抗的问题。研究发现,骨骼肌力量的下降速度比质量下降更为迅速。进入老年后,由于激素水平的急剧下降,其他器官功能减退,营养物质摄入、消化以及吸收功能降低,骨骼肌的质量及力量下降更为迅速,导致肌少症在老年人群中发病率明显升高。

肌少症目前缺乏高质量、大样本、多中心的流行病学调查研究,迄今为止报道的肌少症患病率存在广泛差异。这种差异可能与调查的人群不同、采用的检测仪器不同、躯体功能状态评估方法不同、采用的诊断标准不同(EWGSOP、AWGS、IWGS 和 FNIH 四个肌少症工作组推荐的诊断切点值均存在差异)等因素有关,但不同人种肌少症的患病率确实存在差异。2021 年发表的一篇纳入 151 个研究(共计 692 056 人,平均年龄 68.5 岁)的 Meta 分析显示,将采用不同肌少症诊断标准的研究进行分析,老年人肌少症的全球患病率在 10%~27%,其中严重肌少症的患病率在 2%~9%。六大洲的肌少症患病率情况各有不同,目前欧洲和亚洲的研究数据相对较多,非洲的研究数据最少。根据 EWGSOP 诊断标准,欧洲的肌少症患病率约 22%,大洋洲的肌少症患病率约 40%;根据 AWGS 诊断标准,亚洲的肌少症患病率约 15%;根据 IWGS 诊断标准,北美洲的肌少症患病率约 17%,南美洲的肌少症患病率约 18%;根据 FNIH 诊断标准,非洲的肌少症患病率约 13%。各国、各地区的肌少症流行病学数据差异较大,即使是在同一人群采用不同的肌少症诊断标准时,肌少症的患病率结果也相差较大,比如当采用 EWGSOP2 诊断标准时,男性的患病率明显高于女性(11% *vs.* 2%);而采用 IWGS 诊断标准时,女性的患病率则高于男性(17% *vs.* 12%);说明诊断阈值的不同对肌少症流行病学调查有着较大的影响。有研究显示,骨骼肌质量切点值变化比骨骼肌功能切点值变化对肌少症患病率计算的影响更大。当同一人群采用不同的肌少症诊断标准时,肌少症的患病率差异也较大,比如应用 DXA 测量肌肉量时,采用 AWGS 标准的患病率 18%,IWGS 标准的患病率 11%,FNIH 标准的患病率为 10%;应用生物电阻抗法测量肌肉量时,采用 AWGS 标准的患病率 14%,IWGS 标准的患病率 20%,FNIH 标准的患病率为 15%。

近十年,亚洲的肌少症研究取得了迅速的发展。2019 年亚洲肌少症工作组专家共识指出,采用 AWGS 2014 诊断标准,亚洲人群肌少症在社区的患病率为 5.5%~25.7%,男性(5.1%~21.0%)高于女性(4.1%~16.3%)。如果仅只纳入研究对象超过 1 000 名的研究,肌少症的患病率更加趋于一致约 7.3%~12.0%。中国社区老年人肌少症的患病率为 8.9%~38.8%,男性患病率高于女性,且随着增龄肌少症的患病率显著增加,80 岁及以上的老年人肌少症患病率可高达 67.1%。中国西部地区人群的肌少症患病率高于东部地区的人群,中国台湾地区老年男性和女性的肌少症患病率分别为 9.3% 及 4.1%。日本老年男性和女性肌少症患病率分别为 11.5% 及 16.7%。韩国老年男性和女性肌少症患病率分别为 13.1% 及 11.4%。新加坡老年男性及女性肌少症患病率分别为 33.7% 及 30.9%。

肌少症是增龄相关的疾病,随着我国老龄化进程的逐渐加剧,肌少症患病人数显著增加。据推测全球目前约有 5 000 万人罹患肌少症,预计到 2050 年患病人数将高达 5 亿,肌少症将是一个未来面临的主要健康问题。肌少症起病隐匿,但却会引起机体功能障碍,增加老年人跌倒、失能和死亡风险,严重损害老年人的生活质量和健康,增加社会和家庭的负担,以及医疗和康复费用。我国每年老年人跌倒的社会代价约为 160 亿~800 亿人民币。

三、病因和发病机制

肌少症是伴随增龄而出现的全身骨骼肌衰减病症,是环境和遗传因素共同作用的复杂疾病,多种风险因素和机制参与其发生,目前尚不完全清楚。伴随着衰老,机体激素水平发生较大变化,全身各脏器功能减退,营养摄入、消化和吸收功能减低,合成代谢减少,分解代谢增加,肌肉丢失风险增加。随着研究的进展,人们对肌少症发病机制的认识越来越清晰,为早期防治提供基础。肌少症发生的病因和可能机制如下:

(一)遗传因素

目前的流行病学调查数据显示不同人种间的肌少症患病率有很大的差别,提示肌少症与遗传背景有很强的联系。目前有全基因关联分析揭示遗传因素对瘦体重、步行速度和握力有重要的影响,但由于研究数据较少且未在人群中得到广泛证实,目前仍处于探索阶段。肌少症的发生绝不是受单一基因的调控,而是多基因共同作用的结果。

(二)运动量下降

老年人因全身脏器功能减退导致活动耐量下降,日常活动明显减少,机体长期处于低运动状态,长时间的肌肉废用性萎缩加速肌肉和躯体功能退化,肌肉力量显著下降。从组织学角度看,骨骼肌分为两种主要的肌纤维,即Ⅰ型肌纤维(慢缩型肌纤维)和Ⅱ型肌纤维(快缩型肌纤维),Ⅰ型肌纤维主要与骨骼肌耐力有关,Ⅱ型肌纤维主要与骨骼肌爆发力有关。随着增龄,Ⅰ型肌纤维和Ⅱ型肌纤维的数量均逐渐减少,且Ⅱ型肌纤维的减少程度更多,因此肌肉的爆发力和耐力都显著下降。

(三)营养风险增加

随着年龄的增加,老年人营养不良的发生率明显升高,这与老年人口腔健康状况下降,消化酶缺乏,消化道动力减退等因素有关。由于老年人蛋白摄入不足,机体长期处于负氮平衡,机体分解代谢增加,合成代谢减少,因此骨骼肌流失增加。此外,老年人维生素 D 缺乏非常普遍,多项研究证实维生素 D 缺乏是肌少症的风险因素,与肌肉量、肌肉强度、平衡力下降和跌倒风险增加相关。目前已有充分的循证医学证据证实营养治疗可以有效改善肌少症。

(四)激素水平改变

内分泌激素水平在人体代谢方面发挥了重要作用,肌肉合成和分解代谢受到体内多种激素的调节。

年龄相关的激素水平下降直接参与肌少症的发病,如胰岛素、雌激素、雄激素、生长激素等。目前,已证实激素替代治疗在肌少症中具有一定的治疗作用。

(五)神经-肌肉功能减退

骨骼肌的正常生理功能受到运动神经元支配,当去神经支配后,骨骼肌会出现萎缩和运动功能减退。采用电生理技术与运动单元数量测定技术发现老年人肌少症发病机制中 α 运动神经元的丢失是关键因素,70 岁以后 α 运动神经元丢失达 50%。老年时期 α 运动神经元和运动单元数量的显著减少直接导致肌肉协调性下降和肌肉强度的减弱。

(六)肠道菌群改变

肠道菌群被认为是人体的一个"新型器官",可以影响机体的内分泌代谢、免疫调节等变化,是目前研究的热点。最新的研究发现肠道菌群可能对骨骼肌的稳态平衡有调节作用,提出"肠道-肌肉轴"假说。衰老可以引起肠道菌群的改变,有研究显示通过调节肠道菌群可以改善骨骼肌的功能,这可能与炎症、免疫等因素有关。

(七)慢性炎症反应

衰老过程中常常伴随着炎症因子的增加,也被称为"炎性衰老",几乎是所有慢性疾病的潜在致病因素之一。目前研究发现血清中的 IL-6、TNF-α 和 C 反应蛋白水平等炎症因子与肌肉量、肌肉强度呈负相关,促炎性反应细胞因子参与老年人肌少症的发病。

(八)肌细胞死亡

骨骼肌细胞在衰老过程中因炎症、氧化应激、钙超载等反应出现细胞凋亡增多,细胞线粒体功能紊乱,自噬性程序性死亡增多。同时伴有肌卫星细胞减少和功能下降,骨骼肌再生及修复能力下降,因此骨骼肌发生萎缩。

四、诊断学

(一)肌少症临床表现及危害

肌少症的临床表现常常缺乏特异性,可表现为虚弱、四肢纤细无力、易跌倒、步态缓慢、行走困难等。归纳起来主要体现在两个方面。①肌肉质量下降:患者出现肌肉的萎缩,多数患者出现非意愿性的体重下降。②肌力减退:患者出现明显的疲乏感,站立困难,步行不稳等表现。

肌少症对老年人的危害极大,可以导致老年人出现:①体能降低;②生活质量下降;③跌倒;④骨折;⑤残疾;⑥失能;⑦增加死亡风险;等等。

(二)肌少症评估方法

目前用于诊断和评估肌少症的主要参数为肌肉力量、肌肉质量和躯体功能,每种参数有其相应的有效测量方式可供临床或科研工作使用。

1. **骨骼肌力量评估方法**　肌肉力量是指一个或多个肌肉群所能产生的最大力量,上肢握力作为肌肉力量的评价指标已经得到了广泛认可。近年来也有研究显示椅子起坐试验可以间接反映下肢力量。因此,目前多数肌少症工作组推荐常用的肌肉力量评估方法有握力测量、5 次起坐试验。

(1)握力:握力测量是最简单、经济有效的上肢力量检测方法。研究表明,上肢力量与下肢力量也密切相关,握力与下肢力量、股四头肌力矩、腓肠肌肌肉横截面积等参数显著相关,并且与日常生活活动能力呈线性相关,握力下降是老年患者延长住院时间、生活质量下降、增加死亡风险等不良结局的强有力预测因子。握力计是常用的握力检测工具,文献中报道常用的握力计有弹簧式握力计(Smedley)、液压式握力计(Jamar)或其他金属弹性体握力计。目前国际上的专家共识并未限定使用某一款握力计作为标准握力测量工具。值得注意的是,2019 年 AWGS 指出不同品牌的握力计直接测得的握力数据存在一定差异,比如同一个老年人使用 Jamar 液压式握力计测得的握力会比 Smedley 弹簧式握力计测得的握力稍偏大,但目前国际上尚无足够的数据对不同类型的握力计分别设置不同的切点值。握力检测时的姿势也存在一定标准,2019 年 AWGS 推荐 Jamar 液压式握力计测量的标准姿势为坐位并保持测量手肘弯曲成 90°;推荐 Smedley 弹簧式握力计测量的标准姿势为站立位并保持测量手肘完全伸展开,如果被检测的老年人十分衰弱,在没有辅助的情况下站立存在危险,优先考虑采用坐位检测。2019 年 AWGS 还推荐可以对双手分别进行测量或只检测优势手,每一侧的握力至少检测 2 次,取最大值作为检测结果。

(2)5 次起坐试验:随着增龄,下肢力量的下降比上肢力量下降速度更快,而且下肢力量更直接地参与躯体活动,与跌倒等不良事件的关系更为密切。膝关节屈伸力量测定是测量下肢肌肉力量最为精确的方法,需要使用等速肌力测试仪测定,该机器价格昂贵且操作复杂,目前仅用于科研工作。坐到站的动作是人类功能性动作构成的基本要素之一,也是日常生活中高频重复的动作,坐位到站立位的改变需要下肢肌群力量的参与,因此 5 次起坐试验可作为替代测定下肢力量的简便方法,主要测定股四头肌群力量。测试时使用一张高度约 46cm 的座椅,受试者双手抱肩交叉于胸前,记录在不借助手臂力量的前提下最快速度连续 5 次完成起立 - 坐下的动作所需要的时间,该方法简单、安全,被各肌少症工作组推荐采用。另外也有文献报道采用限时坐起试验,测试时受试者坐于一把无扶手椅子中央,双足踩地,双手抱肩交叉于胸前,连续快速地进行起立 - 坐下动作,记录 30 秒内完成起立 - 坐下动作的次数。

2. 骨骼肌质量评估方法　肌肉量是指人体骨骼肌的总质量,四肢骨骼肌质量和功能的下降是老年人肌少症最主要的特征,因此四肢骨骼肌质量(appendicular skeletal mass,ASM)是肌肉量评价的重要指标。由于肌肉量与体型大小有关,体型越大肌肉量通常越多,故量化肌肉量时需要通过身高的平方或体重指数校正 ASM 的绝对值,目前国际上较为通用和广泛接受的骨骼肌质量评估方法是四肢骨骼肌质量校正身高的平方(ASM/ 身高 ^{2}),即骨骼肌指数(skeletal muscle index,SMI),单位 kg/m^2。肌肉质量评估的工具种类较多,理想的肌肉质量测定工具应具备精确、安全、便携、价廉的特点。

(1)计算机断层扫描(computed tomography,CT):CT 测量肌肉量是基于肌肉与其他组织 CT 值的差异,图形软件可对此加以区别并自动测量。目前国外文献报道的 CT 测量肌肉质量部位包括腹部、大腿及上臂等,最常用的部位为第 3 腰椎层面,通过测量肌肉横断面面积(cross sectional area,CSA),然后计算 SMI 值。除了对肌肉的测量,CT 可以通过阈值的方法分割脂肪组织,得到肌间脂肪组织质量,从而排除了因肥胖、疾病导致的肌纤维间脂肪组织浸润而影响测量结果,使肌肉质量的测定数据更加精确,同时得到的肌肉间隙内脂肪含量,可以从另一个角度研究肌少症。CT 被认为是精准测量组织含量的仪器,所以被作为诊断肌肉质量的金标准,然而 CT 的骨骼肌测量需要高度专业化的研究人员、专业的软件和相对较长的时间。另外,检查成本及辐射剂量等问题也限制其在临床及科学研究中的应用。目前全世界尚无权威肌少症工作组推荐的 CT 检查诊断肌肉质量减少的切点值。

(2)磁共振成像(magnetic resonance imaging,MRI):磁共振图像对软组织具有非常高的分辨率,是软组织病变时的首选检测手段之一。MRI 可以将肌肉和脂肪组织清晰区别,形成明确的肌肉轮廓,测量简单且准确,测量重复性好,对组织结构和成分变化较敏感。此外,MRI 图像还可以显示组织水肿、炎症病变、脂肪浸润、纤维化等改变,这是其他检测仪器所不能媲美的。因此 MRI 也作为骨骼肌形态学测量及成分评估的金标准。MRI 具有优良的定量测量精确度,同时又不涉及射线暴露等问题,但是其应用成本高,对于仪器操作人员和后期图像处理人员的专业素养要求高,对于检查空间的场所要求苛刻,因此限制了临床和科学研究的应用。目前全世界尚无权威肌少症工作组推荐的 MRI 检查诊断肌肉质量减少的切点值。MRI 在肌肉质量评估方面的应用仍处于一些小规模的临床科学研究阶段。

(3)双能 X 射线吸收测定法(dual-energy X-ray absorptiometry,DXA):DXA 是目前临床上最常用、成本相对较低,各个肌少症工作组推荐采用的骨骼肌测量技术之一。DXA 利用双能 X 射线骨密度仪进行全身和局部身体成分的估算,其原理是通过应用两种不同能量的光子透过机体某一部位(工作时可释放高能 70keV 和低能 38keV 这两类光子),射线能够直接被人体组织所吸收,原始的光子能量以指数方式衰减,不同密度组织衰减光子的程度不同,对于肌肉等密度较低的组织其吸收射线的含量比较低,而骨骼等高密度的组织则能吸收大量射线,通过记录两种不同光子能量被不同组织衰减的程度来计算各种组织的含量。

尽管 DXA 法使用 X 射线,但是其照射剂量可以忽略不计,对人体的影响很小,检测方法无创、重复性好、准确性高,被广泛应用于临床和科研工作。但是 DXA 设备昂贵,它需要一定的空间,不可移动,不能在社区中广泛使用。

(4)生物电阻抗分析法(bioelectrical impedance analysis,BIA):BIA 是一种利用生物组织与器官的电特性及其变化规律提取与人体生理、病理状况相关信息的检测技术。人体内不同的组成成分具有不同的电阻率,肌肉、体液等电阻率低,具有良好的导电性,而脂肪电阻率较高,为电的不良导体,通过导入人体电流,根据导电体的电阻与电阻率和长度成正比,跟导体的截面成反比可得到人体的阻抗值,代入经验公式即可推算出人体成分。由于仪器品牌和参考人群不同,BIA 方程在不同的仪器设备有所差别,因此对不同设备的数据应谨慎解释,推荐使用多点接触式电极、多频率、可获得人体节段数据的测量仪。此外,BIA 受到体内水分含量干扰较大,当患者出现水肿或脱水等情况下,很难作出准确的评估。BIA 法的优点是仪器操作简便,安全无创,检测费用较低,检测结果可立即获得,便携式仪器携带方便,适用于医院和社区广泛筛查肌少症,也是目前临床上最常用、成本较低,各个肌少症工作组推荐采用的骨骼肌测量技术之一。

(5)超声:超声波是近年来在肌少症骨骼肌质量评估上的研究热点之一。与 DXA 相比,超声测得的肌肉含量更纯粹,因为它能很好地避开皮肤、结缔组织等。同时有研究表明,与 DXA 检测相比,超声检测应用于体脂含量大于 30% 的人群能更准确地评估肌肉含量。超声作为诊断方法,具有易于使用、非侵入性、成本较低、没有射线暴露风险等优点。超声诊断也具有一定的局限性,一个标准的超声图像只能测量肌肉厚度,超声测量肌肉质量的依据是肌肉厚度与肌纤维横截面积以及四肢肌肉有着形态学及功能上的相关性,因此超声应用于骨骼肌质量的评估仍然存在一定的争议,各个版本的肌少症专家共识目前并没有推荐超声作为评价肌少症的方法,首先超声测量的是肌肉厚度,并且测量的部位由操作者决定,主观性强,重复性差;其次,由肌肉厚度推测出的肌肉质量本身并不直观,方程的精确性也有待进一步的验证。

(6)肌酸稀释法:DXA、BIA 都是通过间接评估解剖肌量来实现肌肉量的测定,准确性有限。肌酸稀释法是一种可以直接评估功能性肌量的生化检查方法,可以精确评估具有功能的骨骼肌细胞质量,检查者只需要口服 D_3-肌酸后通过测量尿中的 D_3-肌酐来评估具有功能的骨骼肌质量,有望成为肌少症最有前途的生化检查方法。肌酸稀释法的测量原理是人体 95% 的肌酸存在于骨骼肌,骨骼肌自身无法合成肌酸,人体肌酸通过饮食直接摄取或体内肝脏和肾脏合成。D_3-肌酸是一种生物利用度近乎 100% 的稳定同位素标记物,受试者口服 30mg D_3-肌酸后几乎全部进入骨骼肌细胞,并被骨骼肌中未标记的肌酸稀释。每天机体约有 2% 的肌酸会通过不可逆的非酶反应转化为 D_3-肌酐和未标记肌酐,最后全部从尿液排出体外。给药 48 小时后尿中 D_3-肌酐处于稳定状态,并保持稳定约 48 小时,因此给药 48~96 小时后对空腹尿液样本测定 D_3-肌酐与总肌酐的比值得到 D_3-肌酸的稀释度,从而可以算出原来机体中肌酸的总量,已知肌酸在骨骼肌中的浓度恒定,约 4.3g/kg 肌重,通过换算即可得出骨骼肌质量。肌酸稀释法提供了一种准确、无创、简单、不受机体水分影响、不受机体金属物质及电子植入物影响的骨骼肌质量评估方法,适用于各种原因所致的肌少症评估,但目前全世界各肌少症工作组尚未推荐此评估方法,缺乏有效的实验数据给出可供参考的切点值。

3. **躯体功能评估方法** 躯体功能是指与运动相关、客观可测量的全身性躯体运动功能。躯体功能的概念不仅涉及肌肉功能,也涉及了中枢和外周神经系统功能,是一个多维度的概念。目前各个肌少症工作组推荐的用于测量躯体功能的方法很多,包括步行速度、简易体能状况量表(short physical performance battery,SPPB)、起立-行走计时测试(timed-up and go test,TUG)、400 米步行测试、5 次起坐试验等。

(1)步行速度:步行速度是最简单、快速、安全、经济的躯体功能评估方法,是目前国际上评估躯体功能最常用的方法。测量时在宽敞、明亮、平坦、防滑的环境中进行,指导受试者以常规步行速度通过一定的测试区域,中途不加速也不减速,每次测试至少重复 2 次,计算其平均值作为测量结果,国际上目前推荐的步行距离有 4 米或者 6 米,哪一种距离为最佳的测量记录目前尚无定论。步速可以预测跌倒、衰弱、残疾、认知功能障碍、生活质量下降、死亡等不良预后。2019 年 AWGS 推荐亚洲人群采用 6 米步行速度作为评估方法之一。研究显示,使用人工秒表测量的步速值低于电子化设备自动测量的数据,这可能与记录者的反应误差有关,故更加推荐使用电子化测量设备以减少人为测量误差。

(2)简易体能状况量表:SPPB 是一项综合性的躯体功能测试工具,包括平衡测试、5 次起坐试验和步速测试。平衡测试包含 10 秒双脚并拢站立、10 秒双脚前后半串联站立和 10 秒双脚前后串联站立。5 次起坐试验和步速测试的检测方法同前。单项测试分值为 4 分,总分 12 分,分数越高者体能越好。SPPB 降低与社区老年人衰弱、失能和死亡的风险密切相关。

(3)起立 - 行走计时测试:TUG 可综合反映个体的平衡能力和步行能力。测试时受试者穿舒适的鞋子,坐在有扶手的靠背椅子(椅子高度约 46cm,扶手高度约 20cm),身体靠在椅背上,双手放在扶手上。如果受试者使用助行器,则将助行器握在手中。当测试开始后,受试者从座椅上起立,以平时走路的步态向前走 3 米,然后转身走回到椅子前,再转身坐下,靠到椅背上,记录全程所需要的时间,测量至少重复 2 次,记录最短时间。测试过程中不能给予任何躯体帮助。EWGSOP2 推荐 TUG 测试 ≥20 秒提示患者平衡能力和体能明显下降,发生跌倒风险高。

(4)400 米步行测试:400 米步行速度测试可以检测老年人的步行能力和耐力。受试者需要连续完成 20 段 20 米的步行,每一段都要求以最快的速度完成,中途最多允许休息 2 次,记录完成 400 米行走所需要的时间。EWGSOP2 推荐:400 米步行测试 ≥6 分钟或无法完成视为体能下降。由于该检测耗时较长,对老年人体能要求较高,并不适用于高龄或衰弱老人,目前一般仅用于科研工作。

(5)5 次起坐试验:5 次起坐试验不仅仅被视为评估下肢肌肉力量的一个简便替代方法,2019 年 AWGS 发布的专家共识中也将其视为躯体功能评估的方法之一,评估方法同前。

(三)肌少症诊断切点值

目前 EWGSOP、AWGS、IWGS 和 FNIH 都分别制定和推荐了符合自己地区人群的肌少症评估方法和诊断切点,主要包含了肌肉质量、肌肉力量和躯体功能三个方面(表 10-1)。

表 10-1　目前各肌少症工作组推荐的诊断标准

年份	诊断标准	仪器	肌肉质量	肌肉力量	躯体功能(男女通用)
2010	EWGSOP	DXA BIA	男性 SMI<7.26kg/m², 女性 SMI<5.5kg/m² 男性 SMI<8.87kg/m², 女性 SMI<6.42kg/m²	握力:男性<30kg,女性<20kg	步速 ≤0.8m/ss
2011	IWGS	DXA	男性 SMI<7.23kg/m², 女性 SMI<5.67kg/m²	——	步速<1.0m/s
2012	FNIH	DXA	①男性 SMI<0.789kg/m², 女性 SMI<0.512kg/m² ②男性 ASM<19.75kg,女性 ASM<15.02kg	握力:男性<26kg,女性<16kg	步速<0.8m/s
2014	AWGS	DXA BIA	男性 SMI<7.0kg/m², 女性 SMI<5.4kg/m² 男性 SMI<7.0kg/m², 女性 SMI<5.7kg/m²	握力:男性<26kg,女性<18kg	步速 ≤0.8m/s
2018	EWGSOP2	DXA/BIA	男性 SMI<7.0kg/m², 女性 SMI<5.5kg/m²	①握力:男性<27kg,女性<16kg ②5 次起坐试验 >15s(男女通用)	①步速 ≤0.8m/s ② SPPB ≤8 分 ③起立 - 行走计时测试 ≥20s ④ 400 米步行测试 ≥6min
2019	AWGS2	DXA BIA	男性 SMI<7.0kg/m², 女性 SMI<5.4kg/m² 男性 SMI<7.0kg/m², 女性 SMI<5.7kg/m²	握力:男性<28kg,女性<18kg	①步速 ≤1.0m/s ② SPPB ≤9 分 ③ 5 次起坐试验 ≥12s

备注:FNIH 采用的 SMI 值为四肢骨骼肌质量校正 BMI,其余工作组采用的 SMI 值为四肢骨骼肌质量校正身高的平方。ASM 为四肢骨骼肌量。SPPB 为简易体能量表

这些切点值的制定主要源自同性别健康年轻人对照均值的 −2SD 或 −2.5SD。研究显示,使用这样的诊断切点值筛查肌少症特异度高,但敏感度较低,容易遗漏早期肌少症患者,错失早期干预的最佳时期。2018 年 EWGSOP、2019 年 AWGS 均已根据肌少症的不良终点结局(如跌倒、失能等)对诊断切点值进行了校正,提出了新的诊断标准。由于中国人群中缺乏大规模健康年轻人的肌少症诊断参数数据,同时老年人肌少症研究中的检测方法、检测仪器不统一,缺乏大规模、多中心、长时间随访的队列数据支撑,因此目前没有基于中国人群数据的肌少症诊断切点值,我国肌少症诊断切点值仍然推荐采用 2019 年 AWGS 的亚洲标准。

1. EWGSOP 诊断标准 2010 年由欧洲老年医学学会、欧洲临床营养与代谢学会、国际老年医学会等医学协会组成的 EWGSOP 在全世界首次提出了肌少症的诊断标准,建议在肌肉质量下降的基础上同时伴有肌肉力量下降或躯体功能减退可诊断为肌少症。

该诊断中推荐使用 DXA 或 BIA 进行肌肉质量测定。

DXA 诊断标准:男性 SMI<7.26kg/m^2,女性 SMI<5.5kg/m^2;

BIA 诊断标准:男性 SMI<8.87kg/m^2,女性 SMI<6.42kg/m^2。

肌肉力量采用握力测试,握力诊断标准:男性<30kg,女性<20kg。

躯体功能采用步速测试,步速诊断标准:男性、女性均为 ≤0.8m/s。

2018 年 EWGSOP 根据过去十年的研究数据对肌少症的诊断标准进行了更新,发布了 EWGSOP2 版肌少症专家共识。EWGSOP2 指出评估骨骼肌力量下降比骨骼肌质量减退更有意义,检测到低肌力时就可能发生肌少症。因此建议在骨骼肌力量下降的基础上同时伴有骨骼肌质量减少可诊断为肌少症,若同时伴有躯体功能减退者可诊断为严重肌少症。

该诊断中推荐使用 DXA 或 BIA 进行肌肉质量测定。

DXA/BIA 诊断标准:男性 SMI<7.0kg/m^2,女性 SMI<5.5kg/m^2。

肌肉力量采用握力测试或 5 次起坐试验,握力诊断标准:男性<27kg,女性<16kg;5 次起坐试验诊断标准:男性、女性均为>15 秒。

躯体功能采用步速、SPPB、TUG 或 400 米步行测试,

步速诊断标准:男性、女性均为 ≤0.8m/s;

SPPB 诊断标准:男性、女性均为 ≤8 分;

TUG 诊断标准:男性、女性均为 ≥20 秒;

400 米步行诊断标准:男性、女性均为 ≥6 分钟或未完成。

2. IWGS 诊断标准 2009 年 IWGS 在罗马举行了第一次会议并提出了肌少症的定义,认为肌少症的原因是多方面的,所有表现出身体机能、力量或整体健康状况下降的老年患者均应考虑肌少症的诊断,应该进一步使用 DXA 做人体成分分析。

2011 年 IWGS 提出肌少症诊断标准:推荐使用 DXA 进行肌肉质量测定,DXA 诊断标准:男性 SMI<7.23kg/m^2,女性 SMI<5.67kg/m^2。躯体功能采用步速测试,步速诊断标准:男性、女性均为<1.0m/s。

3. AWGS 诊断标准 2014 年 AWGS 旨在促进亚洲肌少症的研究,从亚洲国家发表的研究数据中整理了最佳证据,制定了第一部亚洲肌少症诊断共识。AWGS 建议在肌肉质量下降的基础上同时伴有肌肉力量下降或躯体功能减退可诊断为肌少症。

该诊断中推荐使用 DXA 或 BIA 进行肌肉质量测定。

DXA 诊断标准:男性 SMI<7.0kg/m^2,女性 SMI<5.4kg/m^2;

BIA 诊断标准:男性 SMI<7.0kg/m^2,女性 SMI<5.7kg/m^2。

肌肉力量采用握力测试,握力诊断标准:男性<26kg,女性<18kg。

躯体功能采用步速测试,步速诊断标准:男性、女性均为 ≤0.8m/s。

2019 年 AWGS 基于亚洲各国新的研究数据对肌少症共识进行了更新,发布了 AWGS2 版肌少症专家

共识。与 EWGSOP2 版稍有不同，AWGS2 认为肌力和躯体功能下降都是肌少症的重要因素，因此只要两者之一的水平下降，同时有骨骼肌质量减少即可诊断肌少症。若只有肌力或躯体功能下降考虑为"肌少症可能"，若三者同时下降则诊断严重肌少症。

该诊断中推荐使用 DXA 或 BIA 进行肌肉质量测定。

DXA 诊断标准：男性 SMI<7.0kg/m^2，女性 SMI<5.4kg/m^2；

BIA 诊断标准：男性 SMI<7.0kg/m^2，女性 SMI<5.7kg/m^2。

肌肉力量采用握力测试，握力诊断标准：男性<28kg，女性<18kg。

躯体功能采用步速、SPPB 或 5 次起坐试验，步速诊断标准：男性、女性均为<1.0m/s；SPPB 诊断标准：男性、女性均为≤9 分；5 次起坐试验诊断标准：男性、女性均为≥12 秒。

4. FNIH 诊断标准　2012 年 FNIH 在巴尔的摩举行肌少症共识峰会，对肌少症进行了共识定义，并将肌少症的等级范围进行了从亚临床到虚弱的分层。FNIH 诊断中推荐使用 DXA 进行肌肉质量测定，不同于其他三个国际组织的肌肉质量定义方法，FNIH 使用四肢骨骼肌质量和根据 BMI 校正的四肢骨骼肌质量来定义肌肉质量。DXA 诊断标准：男性 SMI<0.789kg/m^2，女性 SMI<0.512kg/m^2；男性 ASM<19.75kg，女性 ASM<15.02kg。肌肉力量采用握力测试，握力诊断标准：男性<26kg，女性<16kg。躯体功能采用步速测试，步速诊断标准：男性、女性均为<0.8m/s。

（四）肌少症筛查与诊断流程

EWGSOP 和 AWGS 均在近几年对肌少症的规范诊治做了很多优化和调整，提出了新的诊断流程：病例筛查 - 评估 - 确诊 - 严重程度。

1. 肌少症的病例筛查　肌少症的筛查可以早期发现肌少症高危人群或肌少症患者，当老年人出现以下症状时提示可能合并肌少症：如跌倒、乏力、步速减慢、非意愿性体重下降等。出现上述症状建议立即进行肌少症筛查。目前推荐的筛查工具有小腿围测量、SARC-F 自评量表，SARC-F 联合小腿围（SARC-CalF）量表。

（1）小腿围测量：小腿围测量是一种自我评估肌肉量的简单有效方式，单纯小腿围测量筛查肌少症的敏感度可达 80.4%，特异度也可达 71.8%。取坐位测量小腿最粗处周径，两侧小腿均测量，每侧测量两次取最大值。2019 AWGS 推荐男性小腿围<34cm，女性小腿围<33cm 提示存在肌少症风险。下肢水肿患者测量小腿围所得结果不准确，故下肢水肿者不宜进行小腿围评估。指环试验是代替小腿围测量的有效方法，也称"Yubi-wakka"试验，用自己双手的示指和拇指环绕围住非优势小腿最粗的部位，如果测量到的小腿围刚好合适或比手指环小，提示患肌少症的风险增加。

（2）SARC-F 自评量表：SARC-F 量表包含五项评估内容，分别为肌肉力量 S（strength）、辅助行走 A（assistance in walking）、起立 R（rise from a chair）、爬楼梯 C（climb stairs）、跌倒 F（falls），是一个广泛使用的肌少症自我筛查工具，每项得分 0~2 分，总得分范围为 0~10 分。分数越高，肌少症风险越大，总分≥4 分肌少症筛查阳性。EWGSOP2 推荐使用 SARC-F 进行肌少症的筛查。中国社区人群的调查研究结果显示，使用 SARC-F 诊断肌少症的特异度高达 98.1%，但其敏感度仅为 29.5%，容易漏诊早期的肌少症患者。

（3）SARC-CalF 量表：SARC-CalF 评估量表在 SARC-F 量表的基础上添加了小腿围作为一项评估参数，总得分范围 0~20 分（其中小腿围单项得分 10 分），总分≥11 分提示肌少症筛查阳性。研究数据显示采用 SARC-CalF 筛查肌少症的敏感度为 60.7%，特异度也可达 94.7%。其筛查敏感性较单独应用 SARC-F 有显著提高，而特异性没有明显降低，因此 2021 年中国老年人肌少症诊疗专家共识更推荐使用小腿围或 SARC-CalF 进行肌少症的自我筛查。

2. 肌少症的诊断流程　由于肌少症人群患病率高，如果大规模采用复杂的筛查与诊断流程可能造成医疗资源的浪费和医疗支出负担过重，因此对于不同级别的医疗机构推荐采用不同的肌少症诊断策略（图 10-1）。

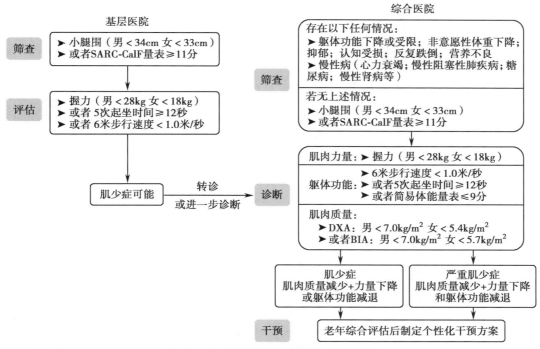

图 10-1 不同医疗机构的肌少症诊断流程

（1）社区医疗机构的诊断策略：肌少症起病隐匿，疾病进展缓慢，疾病知晓率低，是老年人身边的"隐形杀手"，常常导致老年人衰弱、跌倒、失能等不良事件发生。因此在社区医疗机构进行广泛的肌少症筛查十分重要，可以早期识别肌少症高危人群或肌少症人群，给予积极的健康促进，减少不良事件发生。《中国老年人肌少症诊疗专家共识（2021）》推荐对所有 60 岁及以上的社区老年人进行简单的肌少症筛查和评估工作。

2019 AWGS 推荐采用小腿围或 SARC-CalF 量表进行肌少症筛查，筛查阳性的老年人进一步行肌肉力量或躯体活动功能评估。肌肉力量评估采用握力测试，男性<28kg，女性<18kg 提示握力下降。躯体活动功能评估采用 6 米步行速度或 5 次起坐试验，步速<1.0m/s 或 5 次起坐时间 ≥ 12 秒提示躯体功能下降。当老年人出现肌肉力量下降和 / 或躯体功能下降时，提示"肌少症可能"，需要进一步行肌肉质量的测定，对于具有人体成分诊断仪器的基层医疗机构，可在社区进行快速诊断，尽早进行肌少症的健康教育和积极治疗。如果没有诊断仪器，应鼓励其转诊至上一级医院进一步确诊。

（2）综合性医院的诊断策略：根据 2019 AWGS 推荐，在大型综合性医院医疗人员同样采用小腿围或 SARC-CalF 量表进行肌少症筛查，同时应进一步评估疾病状态明确可能存在的继发性肌少症的病因。目前已知多种慢性疾病与肌少症发生密切相关。重点需评估是否存在以下任何情况：生理功能下降或受限、非意愿性体重下降、抑郁情绪、认知受损、反复跌倒、营养不良、慢性疾病（心力衰竭、慢性阻塞性肺疾病、糖尿病、慢性肾病等），如果存在以上任何一种情况均提示需要进行肌少症评估。

初筛阳性的患者或基层医疗机构转诊的患者均需要进一步行肌少症确诊检测。肌肉力量评估采用握力测试，男性<28kg，女性<18kg 提示握力下降。躯体活动功能评估采用 6 米步行速度、5 次起坐试验或 SPPB，步速<1.0m/s 或 5 次起坐时间 ≥ 12 秒或 SPPB ≤ 9 分提示躯体功能下降。肌肉质量测定可采用 DXA 或 BIA 测量，DXA 测量男性 SMI<7.0kg/m²，女性 SMI<5.4kg/m² 或 BIA 测量男性 SMI<7.0kg/m²，女性 SMI<5.7kg/m² 提示肌肉质量减少。

根据 2019 AWGS 的诊断标准，当老年人出现肌肉质量减少合并肌肉力量下降，或合并躯体功能下降时，可以诊断肌少症；若当肌肉质量减少同时合并肌肉力量下降和躯体功能下降时，则诊断为严重肌少症。

对于明确诊断的肌少症患者，《中国老年人肌少症诊疗专家共识（2021）》推荐进一步行不良事件的风险评估,包括衰弱、跌倒、认知、抑郁、营养风险、失能风险等,从而制定恰当的个体化干预方案,以阻止和逆转肌少症的发展,有效预防肌少症导致的不良事件的发生。

五、继发性肌少症

肌少症根据病因可分为原发性、继发性两大类。原发性肌少症主要与年龄相关,无其他具体的致病原因。继发性肌少症是指除增龄以外,具有其他明显的致病原因所致的骨骼肌力量下降、肌肉质量减少及躯体功能减退为表现的老年综合征。引起继发性肌少症的病因很多,临床上以活动减少、营养不良、慢性疾病、肿瘤性疾病等原因所致者多见。在老年人群中,继发性肌少症比原发性肌少症更为常见,老年人通常多病共存,增龄与疾病共同作用加速肌少症的发生,形成恶性循环。

继发性肌少症常见的病因如下:

1. 活动减少　由长期卧床、静坐生活方式、失重环境引起的骨骼肌流失,肌力减退,是老年人中较常见的原因。

2. 营养不良/过剩　老年人由于口腔健康问题、消化道功能减退、便秘等原因导致的营养风险问题突出,造成明显的营养摄入不足,肌肉合成代谢不足,造成骨骼肌的消耗。部分老年人可合并肥胖的问题,肥胖造成的代谢综合征同样可以引起肌少症发生。

3. 慢性疾病　老年人通常有多种慢性疾病,因此多病共存、多重用药也是老年人中常见的问题。目前已经有较多文献报道全身各系统的疾病与肌少症均密切相关。常见的有内分泌代谢系统疾病(如糖尿病、甲状腺疾病、骨质疏松等),呼吸系统疾病(如慢性阻塞性肺疾病、睡眠呼吸暂停低通气综合征等),循环系统疾病(如冠状动脉粥样硬化性心脏病、心力衰竭等),消化系统疾病(如脂肪肝、肝硬化、炎症性肠病等),神经系统疾病(如脑卒中、帕金森病、痴呆等),泌尿系统疾病(如尿毒症、透析等),风湿免疫系统疾病(如类风湿关节炎等)。这些常见的疾病显著增加了肌少症的发病风险,是老年人继发性肌少症的重要原因。

4. 恶性肿瘤　恶性肿瘤是一种消耗性疾病,在疾病晚期常表现为恶病质,以持续的骨骼肌消耗为特征,伴或者不伴有脂肪组织的丢失,是继发性肌少症的一种类型。

5. 药物因素　老年人由于多病共存,因此服用药物种类较多,部分药物可以导致老年人体重下降、骨骼肌流失。常见的有糖皮质激素、部分降糖药物、抗肿瘤药物等。

继发性肌少症的临床表现、诊断方法与原发性肌少症一致,目前全球尚无针对继发性肌少症的独立指南和专家共识。治疗上应积极寻找肌少症发生的病因,一旦病因明确首先及时针对原发病进行治疗,同时运动、营养等治疗方法对继发性肌少症同样有效。

(陈金梁)

参 考 文 献

1. 刘娟, 丁清清, 周白瑜, 等. 中国老年人肌少症诊疗专家共识(2021). 中华老年医学杂志, 2021, 40 (8): 943-952.

2. 任燕, 陈善萍, 周莉华, 等. 最有前途的肌少症生化检查方法: D₃-肌酸稀释法. 中华老年多器官疾病杂志, 2021, 20 (05): 388-392.

3. Cruz-Jentoft AJ, Sayer AA. Sarcopenia. Lancet, 2019, 393 (10191): 2636-2646.

4. Cruz-Jentoft AJ, Bahat G, Bauer J, et al. Sarcopenia: revised European consensus on definition and diagnosis. Age Ageing, 2019, 48 (1): 16-31.

5. Chen LK, Woo J, Assantachai P, et al. Asian Working Group for Sarcopenia: 2019 Consensus Update on Sarcopenia Diagnosis

and Treatment. J Am Med Dir Assoc, 2020, 21 (3): 300-307.

6. Cruz-Jentoft AJ, Baeyens JP, Bauer JM, et al. Sarcopenia: European consensus on definition and diagnosis: Report of the European Working Group on Sarcopenia in Older People. Age Ageing, 2010, 39 (4): 412-423.

7. Chen LK, Liu LK, Woo J, et al. Sarcopenia in Asia: consensus report of the Asian Working Group for Sarcopenia. J Am Med Dir Assoc, 2014, 15 (2): 95-101.

8. Fielding RA, Vellas B, Evans WJ, et al. Sarcopenia: an undiagnosed condition in older adults. Current consensus definition: prevalence, etiology, and consequences. International working group on sarcopenia. J Am Med Dir Assoc, 2011, 12 (4): 249-256.

9. Studenski SA, Peters KW, Alley DE, et al. The FNIH sarcopenia project: rationale, study description, conference recommendations, and final estimates. J Gerontol A Biol Sci Med Sci, 2014, 69 (5): 547-558.

10. Petermann-Rocha F, Balntzi V, Gray SR, et al. Global prevalence of sarcopenia and severe sarcopenia: a systematic review and meta-analysis. J Cachexia Sarcopenia Muscle, 2022, 13 (1): 86-99.

第十一章 肌少症与肿瘤

一、概述

恶性肿瘤是导致死亡的主要原因,已成为人类提高预期寿命的重要障碍。随着全球人口的增长、老龄化的进展以及不良生活方式的增多,恶性肿瘤的患病率和死亡率不断增加。据 2020 年全球肿瘤统计报告,新发肿瘤人数约为 1 930 万,肿瘤相关性死亡人数达到 1 000 万。其中,大约三分之一的肿瘤患者死于终末期肌肉损伤,而不是原发疾病本身。目前肿瘤治疗的观念已发生转变,晚期肿瘤的治疗重点已经从针对肿瘤的治疗倾向于改善肿瘤后期因疾病等所致的影响,以维持患者机体功能,从而提高生存率和生活质量。肿瘤相关性肌少症(cancer-associated sarcopenia)是一种继发性肌少症,主要表现为因肿瘤引起的肌肉萎缩,伴或不伴脂肪量减少,常规营养支持无法完全逆转,并导致进行性功能损害。肌少症几乎可在所有类型的恶性肿瘤中发生,影响了大约 50% 的患者。近年来,由于肌少症在肿瘤中的高发病率和与不良预后的相关性,其在肿瘤学领域的相关研究越来越受到关注。

二、流行病学

肿瘤相关性肌少症目前没有明确统一的定义,诊断方法以及诊断阈值也各不相同。基于上述情况,肌少症的患病率变化很大。相关研究结果显示,肌少症在肿瘤中的患病率波动在 5%~89% 之间。近期,McGovern J 等人对 160 项基于 CT 诊断的肿瘤相关性肌少症的临床研究进行了系统分析,纳入超过 42 000 名肿瘤患者,结果显示肌少症在初次诊断肿瘤患者中的总患病率为 43%,在结肠癌中为 46.0%,食管癌中为 49.8%,胃癌中为 35.7%,肝胆管癌中为 41.1%,胰腺癌中为 32.3%,乳腺癌中为 34.0%,肺癌中为 49.5%。在不同肿瘤类型中,肌少症的患病率有明显的性别差异,其中在男性中约为 40%~60%,在女性中约为 30%~50%。研究发现肌少症在超过 70 岁早期结肠癌患者中的患病率为 58.3%,在 60 岁以下人群中患病率为 26.8%,表明老年肿瘤患者中肌少症的患病率较高,但此病不局限于老年人。而随着全球人口老龄化进展,肿瘤的发病率快速增加,根据统计,从 2010 年到 2030 年美国老年人恶性肿瘤的发病率预计将增加 67%。因此,肿瘤相关性肌少症在也会逐年增加,这无疑给未来社会医疗保健带来了重大的挑战。

三、病因学与发病机制

目前的观点认为,肌少症发生和发展的原因包括正常的生理衰老和缺乏活动,或继发于慢性疾病,如慢性阻塞性肺疾病、慢性肾衰竭和心力衰竭等。恶性肿瘤本身及相关治疗手段的应用可增加肌少症的风险,并加剧已有的肌肉萎缩。因此,对于初诊的恶性肿瘤患者,特别是老年人,此时诊断的肌少症可能是多因素作用的结果,涉及多种不同的发病机制。年龄相关性肌少症发病机制主要有抗衰老激素的降低,线粒体功能障碍,肌纤维萎缩伴随脂肪组织浸润等。病理上表现为 2 型肌纤维萎缩,主要由运动神经元缺失、肌肉失神经、神经肌肉连接不稳定以及卫星细胞的减少引起。恶性肿瘤可以强化年龄相关肌少症的发病因素,包括厌食、不活动和促炎症状态。同时,肿瘤的治疗可间接或直接损伤肌肉组织,并诱导线粒体功能障碍。关于衰老以及其他慢病引起的肌少症的机制其他章节已有阐述,本章节重点讨论肿瘤引起肌少症的发病机制。

(一)肿瘤介导的异常调节

肿瘤相关性肌少症的本质其实是一种代谢失调,身体消耗自身来补偿因肿瘤发展而增加的代谢需求和营养缺乏。这一过程实际上是肿瘤本身或者肿瘤相关治疗介导的局部或整体代谢变化、机体对肿瘤的促炎免疫反应以及各种组织之间的相互作用的复杂交织。

1. 循环因子

(1)炎症因子:肿瘤的存在会导致持续的炎症反应,是肿瘤相关性肌少症的标志性特点。这些炎症因子由肿瘤细胞和对肿瘤作出应答的免疫细胞释放,通过作用于肌细胞的表面受体,激活信号通路,从而增加与泛素化或自噬相关的靶基因转录,以旁分泌方式介导了骨骼肌萎缩。肿瘤坏死因子 -α(tumor necrosis factor-α,TNF-α)是一种多功能细胞因子,在肿瘤生长、转移以及肌肉萎缩中起着重要作用。TNF-α 通过下调 IGF-1-PI3K-Akt 信号通路抑制肌肉合成代谢,还可促进肌原纤维蛋白的降解。肿瘤坏死因子样弱凋亡诱导物(TNF-like weak inducer of apoptosis,TWEAK)是 TNF-α 超家族的另一成员,可激活骨骼肌中的核因子 κB(nuclear factor-κB,NF-κB)信号,通过泛素化促进蛋白质降解。白细胞介素在肿瘤相关的肌肉萎缩中的作用已有大量研究。白细胞介素 -6(interleukin-6,IL-6)长期被认为是肿瘤介导肌肉萎缩的主要介质之一,通过抑制 JAK-STAT3、ERK 和 PI3K-Akt 信号通路激活 STAT3 蛋白,促进骨骼肌蛋白的降解。IL-6 家族的另一个成员白血病抑制因子(leukemia inhibitory,LIF),可通过脂肪细胞和下丘脑上的受体诱导骨骼肌萎缩。IL-1 和 IL-8 都与肿瘤进展过程中肌肉萎缩有关。转化生长因子 β(transforming growth factor-β,TGF-β)超家族成员包括 TGF-β 异构体、肌生成抑制蛋白(myostatin)、骨形态发生蛋白质(bone morphogenetic protein,BMP)、生长分化因子(growth differentiation factor,GDF)、激活素和抑制素,目前已经成为研究肿瘤相关性肌肉萎缩的重要靶点。肌生成抑制蛋白与激活素受体 ⅡB(activin typeⅡ receptor,ActR ⅡB)结合,诱导 Smad2/3 的磷酸化,通过与 Smad4 形成异源三聚体复合物,促进蛋白泛素化降解。肌生成抑制蛋白水平的升高还可抑制蛋白质合成和成肌细胞增殖。激活素 A 是另一个 TGF-β 超家族成员,被认为可以模拟肌生成抑制蛋白对骨骼肌的作用。肿瘤细胞分泌高水平的激活素 -A,促进蛋白质降解和抑制蛋白质合成,从而促进肌肉萎缩。GDF11 和 GDF15 通过作用于中枢神经系统导致食欲下降介导肌肉萎缩。因此,炎症因子在肿瘤相关性肌少症中扮演着重要的角色。

(2)其他循环因子:越来越多的研究发现,一些非促炎因子的循环因子在肿瘤相关性肌肉萎缩中发挥着重要的作用。热休克蛋白 70(heat shock protein 70,Hsp70)和热休克蛋白 90(heat shock protein 90,Hsp90)在肿瘤细胞外囊泡中释放,并通过循环系统进入肌肉细胞,通过激活 Toll 样受体 4(toll-like receptor,TLR4)和下游 p38/MAPK 信号通路诱导骨骼肌分解代谢和肌肉萎缩。肿瘤分泌的基质金属蛋白酶 1(matrix metalloproteinase 1,MMP1)近期被发现为肌肉消耗的中心介质,可破坏骨骼肌的基底膜和细胞外基质蛋白质定位,从而促进肌肉萎缩。此外,肿瘤分泌的囊泡中的脯氨酸 4- 羟化酶亚基(prolyl 4-hydroxylase beta polypeptide,P4HB)可通过调节 PHGDH/Bcl-2/caspase-3 通路引起骨骼肌萎缩。近期发现一些微 RNA(miRNA)也与肿瘤相关性肌肉萎缩的病理生理有关。这些因子由肿瘤细胞分泌,大多数以外泌体形式运输到骨骼肌中,发挥增强分解代谢和蛋白水解的作用。miR-21 和 miR-29 通过激活 TLR7,从而导致成肌细胞凋亡的激活,促进骨骼肌萎缩。肿瘤分泌的 miR-195a-5p 和 miR-125b-1-3p 可通过靶向 Bcl-2 介导成肌细胞凋亡,诱导肌肉萎缩。肿瘤分泌的其他 miRNA,如 miR-126、miR-155、miR-182 等,都已被证实可介导骨骼肌萎缩。其他循环因子,如肿瘤衍生的前列腺素、甲状旁腺激素相关蛋白(parathyroid hormone-related protein,PTHrP)等,都与骨骼肌萎缩有关。这些循环因子共同介导骨骼肌中复杂的信号传导过程,从而导致肿瘤源性肌肉萎缩。

2. 能量代谢 肿瘤引起的肌肉萎缩从根本上可认为是一种能量消耗性疾病,表现为内源性分解代谢增加,同时外源性摄入能量减少。因此,代谢失调与此类患者的营养不良密切相关。肿瘤产生能量主要通过无氧酵解,从而增加了葡萄糖的摄入和乳酸的释放。乳酸被分流至肝脏,通过糖异生作用转化为葡萄糖,并释放到循环中供肝外组织使用。这种肿瘤来源的葡萄糖和乳酸的无效循环,加上肿瘤自身代谢需求的增加,显著增加了癌症患者的静息能量消耗(resting energy expenditure,REE),并被认为是导致肌肉萎缩的主要原因。此外,肿瘤患者往往出现胰岛素抵抗和其他代谢激素异常,如胰高血糖素和糖皮质激素水平升高,进一步导致外周组织能量供应减少。葡萄糖代谢紊乱会对富含能量底物的骨骼肌组织产生不良影响,骨骼肌通过蛋白水解释放氨基酸,从而导致能量消耗综合征。这些小分子通过外周组织中的氧化磷酸化无效地转化为能量,或者通过肝脏的糖异生作用转化为葡萄糖,随后运输到外周组织。这一过程会继续为癌细胞提供营养,癌细胞的首选食物是高浓度的葡萄糖和游离氨基酸。此外,肿瘤相关性肌萎缩与酮体生成减少有关,导致糖皮质激素释放增加,进一步促进肌肉萎缩。

3. 中枢神经系统　肿瘤可通过改变中枢信号作用于人体新陈代谢和食欲,从而影响能量摄入和输出平衡。肿瘤负荷引起的持续炎症应答可激活下丘脑的厌食途径并抑制食欲途径,从而引起神经肽Y水平下降和食物摄入减少。同时,嗅觉和味觉的改变,抗癌治疗的副作用,活动的减少,以及疾病和治疗对人的身心影响也可以显著导致肿瘤患者的厌食症。此外,炎症因子GDF15可通过与大脑中的胶质细胞源性神经营养因子家族α样受体结合导致厌食症,其浓度的升高与肿瘤患者不良预后和体重减轻有关。

4. 肿瘤转移　肌肉萎缩被普遍认为是转移癌的一个标志,也是晚期肿瘤的主要特征。与非转移癌的小鼠相比,转移癌小鼠的骨骼肌萎缩更严重。因此,在动物模型中,肿瘤转移会加重肌少症表型。肿瘤的转移过程涉及几个已知的可促进肌肉萎缩的循环因子和信号通路。上皮-间质转化(epithelial-mesenchymal transition,EMT)是肿瘤发生转移的关键过程,此过程中肿瘤会分泌IL-6和IL-8,这些因子可促进肌肉萎缩。癌细胞是否会转移不仅取决于细胞本身,还取决于远处组织转移生态位的微环境。转移生态位为癌细胞定植准备生长的沃土,此过程涉及TNF-α、IL-6和TGF-β等因子的释放,如上所述,这些循环因子都与肌肉萎缩的发展有关。而转移灶生态位也会导致促肌肉萎缩因子水平升高,包括PTHrP、TGF-β、GDF-15和激活素A。然而目前相关的研究不多,需进一步探讨。

5. 肠道菌群　随着对肠道微生物群的深入研究,人们发现肠道菌群在肿瘤相关肌肉萎缩中起着重要的作用。在肿瘤恶病质小鼠模型中,肠道微生物群多样性显著降低。此外,乳酸杆菌属的细菌丰度下降,副杆菌属的细菌丰度增加。而这些改变可增加肠道的通透性和促炎微生物异位,引起营养摄入减少和全身炎症反应。同时,肠道微生物群释放代谢产物,也可激活骨骼肌中TLR或其他受体,引起肌肉萎缩。此外,肠道微生物群还可影响能量代谢相关的调节因子的转录,包括AMPK和禁食诱导脂肪因子(fasting-induced adipose factor,FIAF)。但关于肠道-肌肉轴导致肿瘤相关的肌肉萎缩还需进一步研究。

(二)肿瘤治疗介导的异常调节

1. 化疗　临床上化疗药物的使用导致肿瘤患者肌肉减少是较为常见的现象。一项Meta分析纳入了14项临床研究,结果显示骨骼肌质量在化疗期间显著下降,其中男性骨骼肌量减少约为女性患者的1.6倍。另一项研究总结了各种类型肿瘤化疗期间肌肉量的变化情况,发现胰腺癌患者在化疗期间的肌肉减少发生率最高,且这种减少超过了衰老过程中预期生理减少量的30~40倍。肿瘤治疗过程中出现的肌肉减少部分归因于肿瘤进展引起的肌肉蛋白分解代谢。其次,大多数化疗药物使用期间可出现疲劳、食欲减退、恶心、呕吐和腹泻等情况,明显减少了营养摄入和体育活动,进而导致骨骼肌量减少。然而,研究表明无论其食物摄入量如何,接受化疗的动物都表现出进行性的体重下降。同时,肿瘤根治术后的患者进行术后辅助化疗也会出现骨骼肌减少。这些结果表明化疗对骨骼肌有直接作用。然而,化疗对骨骼肌的作用机制尚未完全阐明。目前研究显示化疗药物可通过激活骨骼肌中蛋白降解信号通路(钙蛋白酶、胱天蛋白酶、自噬和泛素-蛋白酶体信号通路)、抑制胰岛素信号通路、促进线粒体功能障碍、诱导氧化应激、扰乱脂质代谢等途径促进骨骼肌量减少和功能障碍。化疗药物通常以核糖体生成为靶点,从而抑制肿瘤细胞的生长和增殖。这类化疗药物,包括阿霉素和顺铂,可通过影响骨骼肌核糖体DNA转录或其他与核糖体发生相关的途径,最终导致肌肉质量减少和功能障碍。近期一项研究发现了化疗药物可解除对组蛋白修饰酶的协同作用,从而影响骨骼肌肌球蛋白转录,进一步表明化疗药物可以通过调控表观遗传学导致肌肉萎缩。此外,化疗药物还可引起黏膜炎,干扰食物摄入行为和对营养物质的吸收,特别是在合并肠神经病变的情况下,导致肠蠕动减慢,这些都可能会加重营养不良,进一步影响骨骼肌。

2. **其他** 除了化疗,其他治疗的相关研究相对较少。目前临床上常用的抗肿瘤方法还有靶向治疗,研究显示接受靶向治疗的患者骨骼肌丢失少于接受化疗的患者。索拉非尼是一种多激酶抑制剂,可以抑制血管内皮生长因子受体,并通过 PI3K、Akt 和 mTOR 直接作用于肌肉蛋白的合成。此外,索拉非尼的抗血管生成特性可减少肌肉血供,从而促进肌肉减少。同时,索拉非尼还可通过抑制肉碱吸收诱导肝癌患者的肌少症。其他靶向药物以及免疫治疗药物研究相对较少。而手术主要通过诱发炎症反应、厌食和活动减少影响骨骼肌质量。

(三)骨骼肌的异常调节

肿瘤相关性肌少症的机制是复杂的,上述代谢和信号通路的改变最终通过调节骨骼肌中一些特定的信号通路发挥作用。因此,肌肉稳态的改变,如胰岛素抵抗、蛋白质水解增加、蛋白质合成减少、细胞凋亡增加、炎症状态增加、线粒体功能障碍等,主要由一系列肿瘤或肿瘤治疗相关的循环因子介导的,这些因子汇聚到几个内部途径上,导致肌少症。内部途径主要涉及能量消耗(线粒体功能障碍)、促凋亡途径和蛋白降解途径。其中,泛素 - 蛋白酶体系统(ubiquitinproteasome system,UPS)、自噬溶酶体途径(autophagy-lysosome pathway,ALP)、caspase 依赖途径(caspase-dependent pathway)和钙蛋白酶系统(calpain system)是蛋白质降解的主要途径。此外,mTOR 信号通路与骨骼肌合成反应密切相关,当其功能下调时,也被认为是骨骼肌萎缩的主要参与者。这些途径在前面章节已有详细阐述。

四、病理学

(一)骨骼肌纤维的变化

1. **骨骼肌细胞表型变化** 骨骼肌纤维在表达肌球蛋白重链亚型方面具有异质性,从而使其具有明显的收缩特性。根据肌球蛋白重链亚型的表达,可分为 1 型、2A 型、2X 型肌纤维。肌肉中每种纤维类型的相对比例可随物种、肌肉功能和神经支配的变化而变化,但在肿瘤相关性肌少症患者中,骨骼肌纤维类型比例并没有发现明显的变化。骨骼肌的质量取决于肌纤维的大小和数量。在肿瘤相关性肌少症患者中,骨骼肌横切面积明显减少,1 型肌纤维发生萎缩,其萎缩程度达 26%。然而,肌纤维的数量没有发生明显的减少。因此,肿瘤相关的肌肉质量的减少主要是由于肌纤维体积的减小,而不是肌纤维数量的减少。

2. **骨骼肌亚细胞表型变化** 在大部分此类患者的骨骼肌中还可以观察到肌纤维膜的破坏,横纹的消失,三联体结构破坏,肌质网扩张等。这些结构改变可能会影响肌纤维膜的兴奋性和钙的转运,从而影响肌纤维收缩性能。同时,还可观察到线粒体数量减少,外观肿胀和嵴缺失。但目前肿瘤相关性肌少症骨骼肌中关于线粒体结构和功能的研究相对缺乏,需进一步探讨。

(二)骨骼肌微环境的改变

1. **细胞外基质的异常改变** 在肿瘤恶病质患者骨骼肌中观察到细胞外基质明显无序,肌内膜间隙增大,同时伴胶原的沉积增多、纤维化的发生,纤维化发展可能是纤维脂肪生成祖细胞分化增加的结果。这些改变可能会改变骨骼肌的力学性能。

2. **脂肪浸润** 在大部分肿瘤肌少症患者中可观察到骨骼肌中脂肪浸润,并且发现脂滴大小、数量和脂质含量都有增加。脂质含量的增加是由于细胞内和细胞外甘油三酯的积累。脂肪浸润对骨骼肌功能的影响还有待进一步探讨。

3. **单核细胞生态位的改变** 骨骼肌纤维的微环境包含不同的单核细胞类型,这些单核细胞类型对骨骼肌修复非常重要。肿瘤肌少症患者的骨骼肌纤维在肌膜附近有更多的细胞核,同时伴随更多的卫星细胞和非卫星祖细胞激活,其激活程度与体重损失相关。有报道此类患者骨骼肌中炎症细胞、纤维脂肪生成祖细胞,以及纤维脂肪生成祖细胞分化成的成纤维细胞和脂肪细胞增多。总之,骨骼肌纤维微环境中单核细胞生态位发生了改变,特别是炎症细胞的持续存在,可导致骨骼肌质量的损失。

五、临床影响

近年来,基于 CT 诊断的肌少症与肿瘤不良预后的相关性研究呈"井喷式"增长,几乎涵盖了每一种肿瘤类型和阶段。越来越多研究发现肌少症不仅与肿瘤患者总生存期、化疗耐受性和手术后并发症等有关,还与肿瘤患者心理健康和整体生活质量有关。

(一)肌少症与肿瘤预后

准确判断疾病预后可以指导临床的治疗决策,有利于提高患者的生存率。目前,TNM 分期系统仍是临床中评估肿瘤生存预后的指标。然而,这种传统的分类方法不能满足精准医疗的需要。随着研究的发展,越来越多的评估预后的方法被提出。但目前临床上仍缺乏一种能准确判断肿瘤患者预后的指标。因此,探索一种新的预后指标对于临床意义重大。近期,越来越多研究发现肌少症与肿瘤生存预后有关,涉及了所有肿瘤,包括实体肿瘤和血液肿瘤。无论肿瘤的类型、阶段和治疗方法,几乎所有研究显示肌少症与肿瘤的不良预后有关。近期一项研究对 30 项荟萃分析进行了综述,包括了 54 项肌少症与不良结局之间的相关性研究,发现头颈部癌、胃肠道癌、胰腺癌、胃癌、食管癌、移行细胞癌、肺癌、卵巢癌和结直肠癌中肌少症与较短的总生存期显著相关。合并肌少症的乳腺癌和肝癌患者的全因死亡率分别增加了 71% 和 104%。此外,肌少症还增加了肝癌复发风险,降低了胃肠道肿瘤、食管癌和结直肠癌的无病生存期。肌少症在结直肠癌患者中研究最多,近期一项 Meta 分析总结了 42 项结直肠癌相关研究,与非肌少症患者相比,合并肌少症患者的总生存期、无病生存和癌症特异性生存期都明显缩短。肌少症在胰腺癌患者中较为常见,Pierobon 等对 10 篇相关研究进行系统分析,结果显示肌肉减少的胰腺癌患者总生存期显著降低。另一项荟萃分析显示肌少症降低了胃癌术后总生存率。在接受肝切除术的肝癌患者中,肌少症与较差的总生存率和更短的无病生存期显著相关。同时,一项食管癌相关的 Meta 分析也得出了相似的结论。据报道,肌少症是老年肿瘤患者预后的独立危险因素,与 1 年死亡率风险增加有关。一项研究发现肌少症对肿瘤预后的影响取决于性别,胃癌术后肌少症的发生仅与男性总生存期缩短相关,而与女性的无关。此外,目前少量的研究还发现肌少症与肿瘤复发有关。

(二)肌少症与肿瘤药物治疗

1. 肌少症与药物毒副作用 近年来,越来越多证据显示肌少症不仅与肿瘤预后有关,也是抗肿瘤药物毒性的预测因子。抗肿瘤药物具有多种药代动力学特征,但是治疗指数低,这种情况下容易发生严重的不良事件,比如中毒性死亡。此外肿瘤患者可能由于年龄、疾病以及合并症而表现出脆弱性。卡氏评分具有预后价值,并可预测抗肿瘤相关毒性,但此方法有自身局限性,临床上需额外的参数来评估抗癌治疗风险。在肿瘤患者中,与经典体表面积或固定剂量相比,肌少症对于药物剂量的计算可能更有意义。

(1)化疗:目前大多数研究表明肌少症和化疗毒性之间存在显著的联系。无论评估的时间、肿瘤类型和分期,以及化疗方案,这种相关性都是一致的。例如,Prado 等人对接受卡培他滨第一个周期治疗的转移性乳腺癌患者进行了评估,发现毒性反应发生在 50% 的肌少症患者,而非肌少症患者为 20%。另外 Cousin 等人发现低骨骼肌质量是 I 期患者严重毒性事件的重要预测因子。

(2)靶向治疗:一项荟萃分析对四项转移性肾癌的研究进行了综述,结果表明抗血管生成药物的剂量限制性毒性在低骨骼肌质量患者中更为常见。肌少症患者在第一个靶向治疗周期中就观察到毒性增加,并与多激酶抑制剂血液浓度升高有关。

(3)免疫治疗:近年来,免疫检查点抑制剂为癌症治疗开辟了新的道路,它们可显著改善多种恶性肿瘤的临床结局。在接受免疫治疗的患者中,10%~20% 发生了严重的免疫相关不良事件。但相关毒性的预测因素仍知之甚少。一项针对接受伊匹木单抗治疗的转移性黑色素瘤患者的研究表明,合并肌少症患者比非肌少症患者更易发生严重的不良事件。在使用尼鲁单抗和帕博利珠单抗治疗的转移性黑色素瘤患者中也观察到了类似的结果。然而,一项荟萃分析结果显示肌少症与免疫治疗的严重毒性发生率无明显关系。

2. 肌少症与药物应答　对于恶性肿瘤患者,特别是进展期,抗肿瘤药物治疗仍是主要的治疗手段。如何有效预测药物的疗效在临床上具有重大意义。然而,目前还没有发现精准的药物应答预测指标。几乎所有的相关性研究都发现肌少症与更差的药物应答有关,一项多中心临床研究显示接受化疗的结肠癌患者的肌肉减少与治疗反应差有关,同样地,在接受新辅助化疗的胰腺癌患者中观察到同样的结果。此外,在靶向药物治疗中也得到同样的结论。例如,Ishihara 等人发现在接受舒尼替尼治疗的转移性肾癌中,非肌少症组较肌少症组更容易获得良好的治疗效果。近期,一项 Meta 分析结果显示合并肌少症的肿瘤患者有较差的免疫抑制剂疗效。因此,肌少症在评估治疗策略中具有潜在的用途。

3. 肌少症对药物治疗影响的潜在机制

(1)药代动力学假说:该假说认为肌少症患者的毒性反应可能是由于过度暴露于抗肿瘤药物所致。从药理学角度来看,肌少症会增加药物暴露,多项研究表明骨骼肌量、药物暴露和毒性之间存在相关性。首先是吸收功能改变,肿瘤诱发的高钙血症与肠道屏障功能障碍有关,包括肠道微生物失调和通透性增加,同样的机制可能存在于肌少症中。其次是分布改变,组织相对比例的改变可能会改变药代动力学。机体是由脂肪和瘦体重组成的两室模型。肌肉质量作为瘦体重的一部分,在癌症治疗中起着扩散室的作用。因此,肌少症可能导致血浆抗肿瘤药物浓度升高。最后是代谢清除的改变,过度暴露于肌少症的另一个原因可能是肝脏细胞色素活性降低,其与多种抗肿瘤药物有关。肿瘤相关的炎症,与肌少症有关,可导致肝脏 CYP450 表达下调。

(2)药效学假说:肌少症患者对治疗更敏感,即使没有用药过量,也可能发生毒性反应,这考虑与此类患者的生理储备功能下降有关,导致应对压力源(癌症本身、抗癌治疗)的脆性增加,同时增加了不良事件发生的风险。肌少症肿瘤患者常常表现出免疫力下降和细胞更新变慢,导致中性粒细胞减少和严重黏膜炎,这都符合生理储备功能下降的状态。

(三)肌少症与肿瘤术后并发症

越来越多研究显示肌少症不仅与肿瘤患者生存预后有关,还与术后并发症的发生有关。近期一项荟萃分析讨论了肌少症与胃癌患者术后并发症的相关性,结果显示术前肌少症显著增加了总并发症、严重并发症、肺炎和梗阻的风险,但不增加术后胃排空延迟、腹腔内感染和吻合口瘘的风险。另一项 Meta 分析显示合并肌少症的结直肠癌患者发生术后并发症的风险更高。有学者研究了肌少症与胰腺癌胰腺切除术后并发症的相关性,结果显示肌少症是胰腺癌术后主要Ⅲ级并发症、住院时间、重症监护病房住院时间、胃排空延迟、感染,以及胃肠道和心肺并发症的独立预测因子。骨骼肌减少与早期非小细胞肺癌患者术后较高的并发症发生率有关,如反复气胸、肺炎和复发性胸腔积液。老年结肠癌患者的术后并发症有吻合口瘘、术后肠梗阻、创面感染、肺部并发症等,其中合并肌少症的患者总的术后并发症发生率较无肌少症患者高。有研究发现肌少症还与结直肠癌术后谵妄状态的发生、恶性胆道梗阻患者置入支架后再发胆道梗阻和术后肺功能下降有关。因此,肌少症是手术并发症的重要预测因子,临床上可用于改善患者选择和知情同意。

(四)肌少症与肿瘤患者生活质量

晚期肿瘤患者的治疗目标主要是维持身体机能和生活质量。广泛了解与健康生活相关的潜在可变因素,有助于制定对生活质量有积极影响的治疗策略。目前,多项研究显示肌少症与肿瘤患者生活质量有关。研究发现晚期结直肠癌患者首次给予卡培他滨加贝伐珠单抗维持治疗后,与合并肌少症的患者相比,非肌少症的患者健康情况显著改善,包括角色功能改善,疲乏和疼痛减少,以及躯体功能、认知功能和社会功能改善。亟须更多的研究证实改善肌少症能提高肿瘤患者的生活质量,以及整体健康情况。

六、诊断及鉴别诊断

(一)肿瘤相关性肌少症诊断

1989 年 Rosenberg 首次提出"肌少症"(sarcopenia)这个词,用来描述随着年龄增长而出现的肌肉质量减少。后来,这个定义被扩展到结合三个标准的综合征:骨骼肌质量减少、肌肉力量下降和躯体功能减退。三篇共识性论文基于这三个参数建立了肌少症的定义。然而,此定义以及各项指标的阈值是针对衰老引起的肌少症,关于肿瘤相关性肌少症的定义目前还没有定论。2007 年 Prado 等人首次研究了瘦体重与肿瘤化疗药物毒副作用的关系。此后,身体成分与肿瘤相关性研究大量涌出,几乎涵盖了每一种类型和阶段的肿瘤。尽管多年来肌少症一直是研究的焦点,但其定义在肿瘤学界还没被广泛接受。肌少症的定义目前是最具争议的话题之一。争论的要点主要有:只需肌肉质量单一参数还是需联合肌肉功能参数?应该使用哪种具体的测量方法?诊断标准应该以哪种健康结局为依据?老年病学和肿瘤学界对肌少症的定义存在差异的部分原因是观念不同。老年病学将肌少症视为致残性疾病,而肿瘤学则更多地关注低肌肉量与癌症预后和并发症的关系。迄今为止,临床肿瘤学中肌少症的定义主要是基于 CT 图像。CT 确定肌肉和脂肪量及其分布有很高的精确度和特异性。此外,CT 检查普遍用于肿瘤的诊断和治疗评估,图像在临床中易于获得。研究人员最初使用肿瘤 CT 图像中某个层面来评估身体组成是基于一个事实,即肿瘤图像几乎从来不是全身的。目前最常用的指标为使用身高平方归一化的 L_3 层面骨骼肌面积,即骨骼肌指数。研究发现 L_3 层面的骨骼肌量与全身骨骼肌量最相关,因此大多数研究选择 L_3 层面的骨骼肌量。最常用的切点值是 2008 年 Prado 等人和 2013 年 Martin 等人发布的。然而,还需进一步研究确定统一的阈值。

(二) 鉴别诊断

1. **原发性肌少症** 与肿瘤相关性肌少症的病因不同,主要由衰老引起,表现为骨骼肌量减少、肌力下降和躯体功能障碍,而肿瘤相关性肌少症的定义目前不明确,大多仅仅基于骨骼肌量的减少。其次,两者都与全身性炎症有关,但与原发性肌少症患者相比,肿瘤相关性肌少症具有更强烈的炎症反应过程。原发性肌少症往往表现为轻微的或检测不到的全身炎症,而在肿瘤相关性肌少症中促炎细胞因子的激活是主要的发病机制。

2. **恶病质** 肿瘤相关性肌少症可与恶病质同时发生,事实上,如果按目前临床研究的诊断方法,所有恶病质患者都有肌少症,但大多数肌少症的肿瘤患者并没有恶病质。鉴于两者发病的机制相似,因此,肿瘤相关性肌少症可认为是恶病质的一个组成部分或者前期表型。恶病质有显著的体重减轻,而肌少症与体重减轻无关。

3. **虚弱** 虚弱在晚期恶性肿瘤中常见。它的特征表现为经过平时或较小的努力后感到极度疲劳,并伴随着一种不愉快的全身疲倦,以及肌肉无力。在精神上,虚弱与工作能力下降、注意力不集中、记忆力减退和情绪不稳定有关。

其详细的不同点见表 11-1。

表 11-1 肿瘤相关性肌少症、原发性肌少症、恶病质和虚弱的特征比较

	肌肉量	肌肉力量和功能	脂肪量	体重	炎症状态	基础代谢率
肿瘤相关性肌少症	↓	↓	↔	↔	↑	↑
原发性肌少症	↓	↓	↔	↔	↔	↓
恶病质	↓	↓	↓	↓	↑	↑
虚弱	↓/↔	↓/↔	↔	↓	↑	↓

注:↓较健康人群减少;↑较健康人群增加;↔较健康人群不变

七、防治

(一) 治疗

肌少症对肿瘤患者预后和生活质量产生不良的影响,人们逐渐意识到积极干预肌少症对抗肿瘤治疗

的成功至关重要。肿瘤相关性肌少症的治疗目标主要在于减少肌肉丢失,维持躯体功能。目前的治疗干预手段主要包括体育锻炼、营养补充和药物治疗。

1. **体育锻炼**　在肿瘤患者中,即使是在疾病晚期,体育活动可以减少疾病和治疗引起的症状(包括疼痛、疲劳和焦虑/抑郁)、改善身体素质、肌肉功能和生活质量。运动可以通过调节各种信号通路改善肿瘤的预后,比如降低胰岛素抵抗和炎症反应。此外,运动可以通过多种机制增加骨骼肌纤维,如 mTOR、AMPK 和自噬途径。对于肿瘤相关性肌少症患者,有氧运动联合抗阻运动是效果最佳的锻炼方式。有氧运动能更好地增加毛细血管化,而抗阻运动能更好地增加肌肉纤维的数量。运动强度方面的研究表明,间歇高强度训练优于中、低强度运动,达到预期效果的时间最短,患者运动后疲劳程度较轻。对于晚期不能耐受运动的患者,可以使用运动模拟器。总之,为每个肿瘤患者量身定制的运动治疗方案似乎是未来对抗肌少症的最佳选择。

2. **营养干预**　如前所述,肿瘤是一种高代谢状态,可导致营养不良,进一步促进肌少症的发生。如何管理肿瘤患者的营养不良仍具有争议,虽然一些研究支持肿瘤患者个体化营养支持,但也有一些研究报告显示增加营养摄入并不能降低死亡率。除了身体活动外,每日的蛋白总摄入量被认为是骨骼肌量的重要决定因素,为了优化肌肉蛋白质的合成,可能需要更高的蛋白摄入量。一项 Meta 分析评估蛋白质摄入量对肿瘤患者治疗期间肌肉质量的影响,结果显示蛋白质摄入量低于 1.2g/kg,即使在建议范围内,也会导致肌肉萎缩,只有超过 1.4g/kg 的摄入量才能维持肌肉量。一项多中心随机试验评估了 24 周口服高蛋白营养补充剂对合并肌少症肿瘤患者的影响,结果显示营养干预对严重肌少症没有益处,但可改善中度肌少症患者腿部肌力,而肌肉质量没有改善。富含特定氨基酸的口服液也能改善肿瘤患者的肌肉质量丢失,如谷氨酸和亮氨酸。同时,几种营养素也显示出了治疗潜力。目前研究发现 ω-3 脂肪酸、多酚类物质、生物碱、三萜类化合物等都能改善肿瘤患者骨骼肌质量。

3. **药物治疗**　肌少症的药物干预仍在研究中,临床试验的作用效果仍有待观察。因此,尽管目前没有治疗药物被批准用于治疗肌少症,但部分抗肌少症药物相关的临床试验结果提示其具备临床应用潜能。

(1)激素治疗:选择性雄激素受体调节剂较睾酮的副作用小,在多项研究中显示出对肿瘤患者骨骼肌的积极作用,特别是在改善骨骼肌质量方面,同时还可提高患者生活质量,但对肌力和肿瘤进展没有明显的影响。

(2)胃促生长素:胃促生长素是胃分泌的一种神经激素,刺激下丘脑的食欲和肌肉合成代谢。anamorelin 是一种胃促生长素类似物,已在 I 期、II 期和 III 期临床试验中进行了广泛的测试。在这些试验中,它显示出良好的耐受性,并可显著改善肌肉质量和肿瘤患者厌食等症状。但在 III 期试验中,anamorelin 对肿瘤患者的握力没有明显的影响。

(3)维生素 D:维生素 D 可以降低老年患者跌倒的风险。一项包括 29 项随机临床试验的荟萃分析发现,补充维生素 D 能改善肌力,而对肌肉质量没有影响。对于 65 岁以上且缺乏维生素 D 的患者来说,这种益处似乎更为明显。但维生素 D 与肿瘤相关性肌少症的治疗作用仍有待确定。

(4)靶向药物:如前所述,TNF-α、IL-6、IL-1 和 TGF-β 细胞因子作为肌少症的关键调节因子,被认为是药物治疗的重要靶点。然而,III 期临床试验结果显示 TNF-α 受体阻断剂(依那西普)和抗 TNF-α 单克隆抗体(英夫利西单抗)未能改善肌肉萎缩和食欲,并且英夫利西单抗治疗还与疲劳感增加和生活质量下降有关。除了 TNF,其他细胞因子可能是更具吸引力的靶点。在 II 期临床试验中,clazakizumab(人源化抗 IL-6 单抗)被证明可以防止肌肉萎缩。用 MABp1(人源化抗 IL-1α 单抗)阻断 IL-1 通路可以显著增加瘦体重,并且不良事件少。临床试验已证明靶向 IL-6 和 IL-1 通路在肿瘤相关肌少症中的益处。LY2495655 是一种抗肌生成抑制蛋白的单克隆抗体,I 期和 II 期临床试验结果证实可显著增加肿瘤患者的大腿肌肉体积,并且没有发生重大的不良事件。

(5)其他:其他治疗肿瘤相关性肌少症的潜在药物包括塞来昔布,在 II 期临床试验结果显示,该药物可改善肿瘤患者的生活质量、握力、瘦体重和体重指数,并且无明显副作用。在一项 II 期临床试验中,药物

VT-122（联合非选择性β受体阻滞剂普萘洛尔与COX-2抑制剂）可改善肿瘤患者的瘦体重，但对握力没有明显的影响。

综上所述，结合体育活动、营养干预和药物的多模式策略预计将是最有效的方法。此外，必须考虑手术治疗和抗肿瘤药物的使用，以减轻患者瘤负担和炎症状态。

（二）预防

1. 定期体检，做好肿瘤筛查，做到早发现、早治疗，尽早从源头上切断肿瘤相关性肌少症的病因。

2. 积极锻炼身体，增强肌肉储备功能，癌症发病前较长时间的运动比较短时间的运动能更好地预防肿瘤相关性肌肉减少的发生。

3. 手术药物治疗期间对其不良事件进行最佳管理，以减少营养不良和肌少症的发生。

（周灵杉）

参 考 文 献

1. Sung H, Orcid Id, Ferlay J, et al. Global cancer statistics 2020: GLOBOCAN estimates of incidence and mortality. CA Cancer J Clin, 2021, 71 (3): 209-249.

2. McGovern J, Dolan RD, Horgan PG, et al. Computed tomography-defined low skeletal muscle index and density in cancer patients: observations from a systematic review. J Cachexia Sarcopenia Muscle, 2021, 12 (6): 1408-1417.

3. Anderson LJ, Liu H, Garcia JM. Sex differences in muscle wasting. Adv Exp Med Biol, 2017, 1043: 153-197.

4. Siff T, Parajuli P, Razzaque MS, et al. Cancer-mediated muscle cachexia: etiology and clinical management. Trends Endocrinol Metab, 2021, 32 (6): 382-402.

5. Yakovenko A, Cameron M, Trevino JG. Molecular therapeutic strategies targeting pancreatic cancer induced cachexia. World J Gastrointest Surg, 2018, 10 (9): 95-106.

6. K. A. Silva, J. Dong, Y. Dong, et al. Inhibition of Stat3 activation suppresses caspase-3 and the ubiquitin-proteasome system, leading to preservation of muscle mass in cancer cachexia. J Biol Chem, 2015, 290 (17): 11177-11187.

7. Lodge W, Zavortink M, Golenkina S, et al. Tumor-derived MMPs regulate cachexia in a Drosophila cancer model. Dev Cell, 2021, 56 (18): 2664-2680. e6.

8. Gao X, Wang Y, Lu F, et al. Extracellular vesicles derived from oesophageal cancer containing P4HB promote muscle wasting via regulating PHGDH/Bcl-2/caspase-3 pathway. J Extracell Vesicles, 2021, 10 (5): e12060.

9. Miao C, Zhang W, Feng L, et al. Cancer-derived exosome miRNAs induce skeletal muscle wasting by Bcl-2-mediated apoptosis in colon cancer cachexia. Mol Ther Nucleic Acids, 2021, 24: 923-938.

10. Li C, Wu Q, Li Z, et al. Exosomal microRNAs in cancer-related sarcopenia: tumor-derived exosomal microRNAs in muscle atrophy. Exp Biol Med (Maywood), 2021, 246 (10): 1156-1166.

11. Pin F, Bonewald LF, Bonetto A. Role of myokines and osteokines in cancer cachexia. Exp Biol Med (Maywood), 2021, 246 (19): 2118-2127.

12. Huot JR, Novinger LJ, Pin F, et al. HCT116 colorectal liver metastases exacerbate muscle wasting in a mouse model for the study of colorectal cancer cachexia. Dis Model Mech, 2020, 13: dmm043166.

13. Ziemons J, Smidt ML, Damink SO, et al. Gut microbiota and metabolic aspects of cancer cachexia. Best Pract Res Clin Endocrinol Metab, 2021, 35 (3): 101508.

14. Campelj DG, Goodman CA, Rybalka E. Chemotherapy-induced myopathy: the dark side of the cachexia sphere. Cancers (Basel), 2021, 13 (14): 3615.

15. Figueiredo VC, McCarthy JJ. Targeting cancer via ribosome biogenesis: the cachexia perspective. Cell Mol Life Sci, 2021, 78 (15): 5775-5787.

16. Amrute-Nayak M, Pegoli G, Holler T, et al. Chemotherapy triggers cachexia by deregulating synergetic function of histone-

modifying enzymes. J Cachexia Sarcopenia Muscle, 2021, 12 (1): 159-176.

17. Campelj DG, Timpani CA, Rybalka E. Cachectic muscle wasting in acute myeloid leukaemia: a sleeping giant with dire clinical consequences. J Cachexia Sarcopenia Muscle, 2022, 13 (1): 42-54.

18. Kakinuma K, Tsuruoka H, Morikawa K, et al. Differences in skeletal muscle loss caused by cytotoxic chemotherapy and molecular targeted therapy in patients with advanced non-small cell lung cancer. Thorac Cancer, 2018, 9 (1): 99-104.

19. Jang MK, Park C, Hong S, et al. Skeletal muscle mass change during chemotherapy: a systematic review and meta-analysis. Anticancer Res, 2020, 40 (5): 2409-2418.

20. Hiensch AE, Bolam KA, Mijwel S, et al. Doxorubicin-induced skeletal muscle atrophy: Elucidating the underlying molecular pathways. Acta Physiol (Oxf), 2020, 229 (2): e13400.

21. Conte E, Bresciani E, Rizzi L, et al. Cisplatin-induced skeletal muscle dysfunction: mechanisms and counteracting therapeutic strategies. Int J Mol Sci, 2020, 21 (4): 1242.

22. Bozzetti F. Chemotherapy-induced sarcopenia. Curr Treat Options Oncol, 2020, 21 (1): 7.

23. Amanuma M, Nagai H, Igarashi Y. Sorafenib might induce sarcopenia in patients with hepatocellular carcinoma by inhibiting carnitine absorption. Anticancer Res, 2020, 40 (7): 4173-4182.

24. Martin A, Freyssenet D. Phenotypic features of cancer cachexia-related loss of skeletal muscle mass and function: lessons from human and animal studies. J Cachexia Sarcopenia Muscle, 2021, 12 (2): 252-273.

25. Xia L, Zhao R, Wan Q, et al. Sarcopenia and adverse health-related outcomes: An umbrella review of meta-analyses of observational studies. Cancer Med, 2020, 9 (21): 7964-7978.

26. Otten L, Stobäus N, Franz K, et al. Impact of sarcopenia on 1-year mortality in older patients with cancer. Age Ageing, 2019, 48 (3): 413-418.

27. Trejo-Avila M, Bozada-Gutiérrez K, Valenzuela-Salazar C, et al. Sarcopenia predicts worse postoperative outcomes and decreased survival rates in patients with colorectal cancer: a systematic review and meta-analysis. Int J Colorectal Dis, 2021, 36 (6): 1077-1096.

28. Pierobon ES, Moletta L, Zampieri S, et al. The prognostic value of low muscle mass in pancreatic cancer patients: a systematic review and meta-analysis. J Clin Med, 2021, 10 (14): 3033.

29. Chen F, Chi J, Liu Y, et al. Impact of preoperative sarcopenia on postoperative complications and prognosis of gastric cancer resection: A meta-analysis of cohort studies. Arch Gerontol Geriatr, 2022, 98: 104534.

30. Xu L, Jing Y, Zhao C, et al. Preoperative computed tomography-assessed skeletal muscle index is a novel prognostic factor in patients with hepatocellular carcinoma following hepatectomy: a meta-analysis. J Gastrointest Oncol, 2020, 11 (5): 1040-1053.

31. Lee JK, Park YS, Lee K, et al. Prognostic significance of surgery-induced sarcopenia in the survival of gastric cancer patients: a sex-specific analysis. J Cachexia Sarcopenia Muscle, 2021, 12 (6): 1897-1907.

32. Lu J, Zheng ZF, Li P, et al. A novel preoperative skeletal muscle measure as a predictor of postoperative complications, long-term survival and tumor recurrence for patients with gastric cancer after radical gastrectomy. Ann Surg Oncol, 2018, 25 (2): 439-448.

33. Hilmi M, Jouinot A, Burns R, et al. Body composition and sarcopenia: The next-generation of personalized oncology and pharmacology？ Pharmacol Ther, 2019, 196: 135-159.

34. Takenaka Y, Oya R, Takemoto N, et al. Predictive impact of sarcopenia in solid cancers treated with immune checkpoint inhibitors: a meta-analysis. J Cachexia Sarcopenia Muscle, 2021, 12 (5): 1122-1135.

35. Sasaki S, Oki E, Saeki H, Shimose T, et al. Skeletal muscle loss during systemic chemotherapy for colorectal cancer indicates treatment response: a pooled analysis of a multicenter clinical trial (KSCC 1605-A). Int J Clin Oncol, 2019, 24 (10): 1204-1213.

36. Jin K, Tang Y, Wang A, et al. Body composition and response and outcome of neoadjuvant treatment for pancreatic cancer. Nutr Cancer, 2022; 74 (1): 100-109.

37. Takenaka Y, Oya R, Takemoto N, et al. Predictive impact of sarcopenia in solid cancers treated with immune checkpoint inhibitors: a meta-analysis. J Cachexia Sarcopenia Muscle, 2021, 12 (5): 1122-1135.

38. Xie H, Wei L, Liu M, et al. Preoperative computed tomography-assessed sarcopenia as a predictor of complications and long-term prognosis in patients with colorectal cancer: a systematic review and meta-analysis. Langenbecks Arch Surg, 2021, 406 (6): 1775-1788.

39. Lee J, Moon SW, Choi JS, et al. Impact of sarcopenia on early postoperative complications in early-stage non-small-cell lung cancer. Korean J Thorac Cardiovasc Surg, 2020, 53 (3): 93-103.

40. Derksen JWG, Kurk SA, Peeters PHM, et al. The association between changes in muscle mass and quality of life in patients with metastatic colorectal cancer. J Cachexia Sarcopenia Muscle, 2020, 11 (4): 919-928.

41. Cruz-Jentoft AJ, Baeyens JP, Bauer JM, et al. Sarcopenia: European consensus on definition and diagnosis: Report of the European Working Group on Sarcopenia in Older People. Age Ageing, 2010, 39 (4): 412-423.

42. Fielding RA, Vellas B, Evans WJ, et al. Sarcopenia: an undiagnosed condition in older adults. Current consensus definition: prevalence, etiology, and consequences. International working group on sarcopenia. J Am Med Dir Assoc, 2011, 12 (4): 249-256.

43. Chen LK, Liu LK, Woo J, et al. Sarcopenia in Asia: consensus report of the Asian Working Group for Sarcopenia. J Am Med Dir Assoc, 2014, 15 (2): 95-101.

44. Martin L, Birdsell L, Macdonald N, et al. Cancer cachexia in the age of obesity: skeletal muscle depletion is a powerful prognostic factor, independent of body mass index. J Clin Oncol, 2013, 31 (12): 1539-1547.

45. Peixoto da Silva S, Santos JMO, Costa E Silva MP, et al. Cancer cachexia and its pathophysiology: links with sarcopenia, anorexia and asthenia. J Cachexia Sarcopenia Muscle, 2020, 11 (3): 619-635.

46. Williams GR, Dunne RF, Giri S, et al. Sarcopenia in the older adult with cancer. J Clin Oncol, 2021, 39 (19): 2068-2078.

47. Gunadi JW, Welliangan AS, Soetadji RS, et al. The role of autophagy modulated by exercise in cancer cachexia. Life (Basel), 2021, 11 (8): 781.

48. Aquila G, Re Cecconi AD, Brault JJ, et al. Nutraceuticals and exercise against muscle wasting during cancer cachexia. Cells, 2020, 9 (12): 2536.

49. Capitão C, Coutinho D, Neves PM, et al. Protein intake and muscle mass maintenance in patients with cancer types with high prevalence of sarcopenia: a systematic review. Support Care Cancer, 2022, 30 (4): 3007-3015.

50. Nikawa T, Ulla A, Sakakibara I. Polyphenols and their effects on muscle atrophy and muscle health. Molecules, 2021, 26 (16): 4887.

第十二章 肌少症与糖尿病

糖尿病是一种由遗传因素和环境因素共同作用导致的代谢性疾病,其基本的病理生理机制是胰岛素分泌和 / 或胰岛素作用缺陷,临床以高血糖为主要特征。长期慢性高血糖可导致人体心、脑、肾、血管等重要器官损害及功能障碍,严重者致残甚至危及生命。国际糖尿病联盟报告显示,2021 年全球糖尿病患病率为 10.5%,预计 2045 年将上升至 12.2%。糖尿病患病率随增龄而增长,75 岁至 79 岁人群中患病率达 24%。

1 型糖尿病(type 1 diabetes mellitus,T1DM)常见于儿童和青少年,对儿童和青少年骨骼肌的生长发育导致不可逆的损伤。有研究显示,成年 T1DM 患者也常常存在肌肉力量受损,在合并糖尿病周围神经病变的成年 T1DM 患者中尤为常见。2 型糖尿病(type 2 diabetes mellitus,T2DM)常见慢性并发症包括糖尿病肾病、糖尿病性视网膜病变、糖尿病足以及大血管病变等,近期研究发现,肌少症也影响着 T2DM 患者的日常生活,是一种新的 T2DM 并发症。随着糖尿病与肌少症的患病率不断升高,两种疾病的内在联系及相互影响的研究逐渐增多,共病所致的问题日益凸显,对糖尿病合并肌少症共病的识别以及早期干预至关重要。

一、流行病学

多项研究发现,糖尿病患者肌少症的患病率较非糖尿病人群增高。有学者检索 Pubmed、Embase、Cochrane、Scopus、Koreamed、Wangfang 和 Ichushi 数据库相关文献,分析 6 526 例受试者数据,包括 T2DM 1 832 例、肌少症 1 159 例和健康对照 4 694 例,发现亚洲社区老年人群中,T2DM 人群肌少症的患病率(15.9%)明显高于非糖尿病人群(10.8%)。一项 Meta 分析通过检索 Pubmed、Embase、Scopus、Cochrancentral Register of Controlled Trials 和 Clinicaltrials.gov 数据库,对 4 137 例老年受试者分析发现,T2DM 人群肌少症的患病率为 28.4%,对照组为 18.7%。一项在日本进行的横断面研究纳入 1 328 例受试者,其中 T1DM 177 例、T2DM 645 例和非糖尿病 506 例,T1DM 人群与 T2DM 人群中肌少症患病率分别为 42.9% 和 20.9%,与非糖尿病人群相比,T1DM 和 T2DM 人群合并肌少症更为常见。欧洲一项 1 420 例受试者参与的横断面分析发现糖尿病患者的肌少症患病率更高,其中严重肌少症占比为 8.6%,无糖尿病患者中严重肌少症占比为 5.2%。

肌少症患者的糖尿病患病率也呈升高趋势。韩国一项队列研究中,纳入无糖尿病基础的 113 913 名男性和 89 854 名女性,随访时间 2.9 年,期间 4 264 人新诊断 T2DM,分析表明骨骼肌质量同 T2DM 患病率呈负相关,肌肉质量较低的个体患 T2DM 的风险显著升高。另一项在美国进行的队列研究,纳入 2 166 名无糖尿病的老年人,随访 11.3 年后,新发 265 例糖尿病,研究还发现正常体重女性的肌肉含量越多,糖尿病患病风险就越低,超重和肥胖女性的糖尿病患病风险更高。

二、危险因素及发病机制

(一) 危险因素

肌少症与糖尿病之间存在密切联系和影响,二者互为危险因素。高龄、体重指数(body mass index,

BMI)、体脂率、糖化血红蛋白（glycosylated hemoglobin，HbA1C)、病程、营养状态、运动等因素均可影响糖尿病合并肌少症的风险。

糖尿病患者肌少症的患病率与年龄呈显著相关。一项针对中国东北地区 T2DM 人群的研究发现：肌少症患病率随增龄而增加，65 岁 ~69 岁 17.4%，70 岁 ~74 岁 28.1%，75 岁 ~80 岁 52.4%，80 岁以上 60%。中国、日本、新加坡研究发现：70 岁以上 T2DM 人群的肌少症患病率显著高于 60 岁 ~69 岁人群，80 岁以上 T2DM 人群肌少症患病率高于 40%，65 岁以上 T1DM 人群中，肌少症的患病率为 42.9%，高龄是糖尿病患者合并肌少症的高危因素。

合并肌少症的 T2DM 老年人群 BMI 明显低于对照组，BMI 每增加一个单位，肌少症的风险降低 9.0%。糖尿病患者男性体脂率为 25.3%~30.2%，女性体脂率为 33.1%~38.7% 时肌少症患病率最低，男性体脂率大于 30.2%，女性体脂率大于 38.7% 时肌少症患病率较前明显升高，因此低体脂率和高 BMI 利于降低 T2DM 患者肌少症的患病风险。

肌少症的患病率与 HbA1c 呈线性增加，在非肥胖个体中更明显（BMI $<22.3kg/m^2$），控制 HbA1c 水平可以显著改善 T2DM 患者的骨骼肌质量。对 HbA1c<8% 及 HbA1c ≥ 8% 的肌少症患者随访 6 个月后，发现 HbA1c 水平与肌肉质量呈负相关，通过控制血糖水平，可提高骨骼肌质量。还有研究发现糖尿病病程和肌少症患病率有相关性，糖尿病病程时间低于 10 年、10 年到 20 年之间以及超过 20 年的人群中，肌少症的患病率分别为 27.6%、21.8% 和 52.6%。老年糖尿病患者病程时间越长，导致肌肉质量减少明显使得跌倒住院风险升高。T1DM 的青少年的肌力和肌肉质量降低，这种肌力下降在病程超过 9 年的患者中尤为明显。

缺乏运动和营养不均衡会增加肌少症和糖尿病的患病率。与对照组相比，T2DM 患者的营养摄入不平衡，表现为总热量过多，脂肪摄入量较高，蛋白质摄入不足，直接影响肌肉蛋白质合成，与肌肉质量和力量减少有关。合并肌少症的 T2DM 患者，运动量低于对照组。

（二）发病机制

肌少症与糖尿病共同的发病机制包括：胰岛素抵抗、慢性炎症、晚期糖基化终末产物、氧化应激、血管并发症。

1. **胰岛素抵抗**　胰岛素抵抗是胰岛素的靶器官（主要是肝脏和肌肉）对胰岛素生物作用的敏感性降低，胰岛素促进葡萄糖摄取和利用的效率下降，机体代偿性分泌过多胰岛素以维持血糖的稳定。胰岛素抵抗不仅是导致 2 型糖尿病及其并发症的关键因素，同时也参与肌少症的发病机制，导致肌肉质量下降和身体机能状态受损。

骨骼肌占成年人体重的 40%~50%，肌肉质量由肌肉组织中蛋白质合成和分解之间的平衡决定。研究发现胰岛素对肌肉蛋白质分解代谢具有显著抑制作用，哺乳动物 p38 MAPK 和雷帕霉素 p70S6 激酶靶点的激活是胰岛素发挥这一作用的关键。由于骨骼肌负责人体大部分的餐后葡萄糖代谢，因此肌肉组织的胰岛素抵抗将导致明显的糖脂代谢紊乱，骨骼肌质量的显著减少将进一步加剧糖尿病相关的代谢紊乱。

2. **慢性炎症**　慢性炎症不仅与 2 型糖尿病关系密切，而且对肌肉的稳态环境产生不利影响。T2DM 患者体内炎症标志物水平常常升高，包括白细胞介素 -6（interleukin-6，IL-6）、肿瘤坏死因子 -α（tumor necrosis factor-α，TNF-α）和 C 反应蛋白。IL-6、TNF-α 等炎症标志物水平同肌肉质量呈负相关，纠正其异常水平后肌肉质量得到适度恢复。研究发现炎症标志物水平也影响肌肉力量，与低水平 IL-6 和 TNF-α 人群相比，拥有高水平 IL-6（>1.80pg/ml）和 TNF-α（>3.20pg/ml）的老年人群肌肉质量降低且握力减弱。IL-6 水平每增加一个标准差，握力就会降低 1.1kg~2.4kg，TNF-α 水平每增加一个标准差，握力也会下降 1.2kg ~1.3kg。

3. **氧化应激与线粒体功能障碍**　当活性氧的生成与其清除之间的平衡被打破时，活性氧大量产生，导致氧化应激。一项针对绝经前和绝经后妇女（年龄 40 岁 ~57 岁）的横断面研究，发现增加的氧化应激（脂质过氧化物浓度）与骨骼肌质量呈负相关。线粒体在骨骼肌代谢及能量供给中起着至关重要的作用，骨骼肌中线粒体的数量随着年龄的增长而减少,同时伴有线粒体形态改变如基质空泡化、嵴缩短、致密细胞器增大和丢失等。随着线粒体数目减少以及功能障碍,活性氧产生增多,导致氧化应激从而加速肌肉衰老进程,导致年龄相关肌少症的发生。线粒体功能障碍除了与肌肉健康密切相关,还会导致血糖代谢紊乱,研究发现 T2DM 人群的线粒体功能较正常人群显著降低,运动后线粒体功能恢复 45%,空腹血糖和糖化血红蛋白随着线粒体功能恢复,也逐渐靠近正常水平。

数项研究都论证了 T1DM 患者的骨骼肌存在线粒体功能障碍,还提出了一种假设:T1DM 是一种加速骨骼肌衰老的疾病,会导致 T1DM 患者出现类似肌少症的表型。T1DM 和肌少症在线粒体功能障碍方面具备高度相似性,包括线粒体活性氧生成增加、氧化应激升高、线粒体呼吸和氧化能力降低、线粒体通透性孔的开放增加等,上述变化共同导致线粒体凋亡。

4. 晚期糖基化终末产物　晚期糖基化终末产物(advanced glycation end product,AGE)由葡萄糖和蛋白质的非酶不可逆结合产生,随增龄在组织中积累,慢性高血糖将加速这一积累过程,通过氧化应激和慢性炎症导致糖尿病血管并发症发生。AGE 在肌肉组织的累积,通过炎症因子和活性氧激活泛素 - 蛋白酶体系统,加速肌肉组织蛋白质降解,导致肌肉质量下降。近期研究发现老年 T2DM 人群 AGE 水平与握力及肌肉质量呈负相关。一项横断面研究通过对 T2DM 患者进行双能 X 射线测量、计算四肢骨骼肌质量指数和检测血清戊糖苷水平(晚期糖基化终末产物之一),发现肌少症组血清戊糖苷含量显著高于非肌少症组,血清戊糖苷与四肢骨骼肌质量指数和握力呈负相关,因此认为戊糖苷是 T2DM 患者发生肌减少症的独立危险因素。

5. 血管并发症　神经病变、视网膜病变和肾病是 T2DM 常见的微血管并发症。支配骨骼肌的受损神经细胞可损害肌肉收缩力,导致肌力下降乃至肌肉萎缩。糖尿病视网膜病变虽然并不直接影响肌肉功能,但视网膜病变导致视力受损,T2DM 患者会因此增加跌倒风险,跌倒所致的长期卧床会增加肌少症患病率。一项针对亚洲 T2DM 老年人群(60 岁 ~89 岁)的研究发现,合并糖尿病肾病组较对照组肌少症患病率高 2.5 倍,糖尿病肾病的存在增加了肌少症患病率,主要原因在于长期蛋白尿导致机体蛋白质的慢性损失,从而导致肌肉质量减少。

外周动脉疾病(peripheral artery disease,PAD)是 T2DM 常见大血管并发症之一,累及约 25% 的 T2DM 患者。与对照组相比,合并 PAD 的 T2DM 老年人群步速下降,合并 PAD 人群的外周动脉血流量减少导致肌肉组织缺血,发生肌肉力量与质量下降,PAD 相关的疼痛使体力活动和锻炼减少,进一步导致肌肉健康状况恶化。T2DM 大血管并发症还包括冠心病及脑卒中,研究发现低骨骼肌质量和低握力的 T2DM 患者,患冠心病的风险显著升高,HbA1c 水平较高的患者尤甚。糖尿病患者的卒中风险约为非糖尿病患者的 2 倍,脑卒中后因机体活动减少导致肌肉萎缩和功能减弱,高龄卒中人群的肌肉质量和功能下降尤其显著。

6. 肌肉间脂肪组织　肌肉间脂肪组织(intramuscular adipose tissue,IMAT)是一种异位脂肪库,与代谢紊乱和肌肉健康息息相关。与对照组相比,肥胖和 2 型糖尿病患者的大腿 IMAT 含量更高,IMAT 与胰岛素敏感性呈负相关。除了影响胰岛素敏感性,IMAT 还是身体机能和跌倒风险的独立预测因子。老年肌少症患者中,机体骨骼肌含量逐渐降低,IMAT 含量增加。骨骼肌中的脂肪浸润被认为是导致胰岛素敏感性受损和胰岛素分泌过多的原因,并且阻碍蛋白质合成。脂肪浸润是肌少症的发病机制之一,脂肪细胞通过促进脂肪因子和促炎症细胞因子分泌导致慢性炎症环境,对骨骼肌产生分解代谢作用。研究发现 IL-6 水平与 IMAT 呈正相关,IL-6 直接作用于骨骼肌并抑制胰岛素样生长因子 -1(insulin like growth factor-1,IGF-1)的合成代谢活性,从而减弱蛋白质合成并促进肌肉萎缩。

7. 胰岛素分泌不足　T1DM 患者胰岛功能的缺失导致高蛋白周转状态,蛋白质降解速率超过合成速率,引起肌肉质量净损失。研究发现叉头框 O(forkhead box O,FoxO)转录因子可促进 T1DM 动物模型中蛋白质降解和肌肉萎缩增加,是 T1DM 患者体内引起肌肉萎缩的关键因子,通常情况下,FoxO 转录因子活性被胰岛素抑制,T1DM 患者体内胰岛素分泌严重不足,FoxO 转录因子表达明显增加,使 T1DM 患者的骨骼肌质量和力量受损。

8. 胰岛素样生长因子 -1　IGF-1 是一种参与生长和能量代谢的激素,IGF-1 血清水平在青春期达到峰值,随增龄逐渐下降。血糖控制未达标的 T2DM 患者中,血清 IGF-1 水平降低。一项针对>30 岁人群的横断面研究发现,校正年龄和性别后,T1DM 患者血清 IGF-1 显著低于非糖尿病患者,T1DM 人群中,肌肉减少组、低骨骼肌质量指数组、低握力组和慢步速组的血清 IGF-1 值均显著低于对照组。门静脉循环中的内源性胰岛素可上调肝脏 IGF-1 受体的表达,并下调 IGF 结合蛋 -1 的生成,从而增加 IGF-1 的游离生物活性成分。由于 T1DM 患者内源性胰岛素缺乏,导致 IGF-1 明显减少,因此 IGF-1 具有预估内源性胰岛素水平的潜能。

三、防治

糖尿病与肌少症相互影响形成正反馈,因此在诊治糖尿病过程中,需关注患者的肌肉质量和力量变化,对肌少症患者同样需警惕糖代谢情况。对于糖尿病合并肌少症的人群,饮食和运动等生活方式的干预是贯穿整个治疗过程的基石,规范治疗糖尿病,全面控制危险因素,积极防治肌少症,双管齐下缺一不可。

(一) 饮食干预

营养摄入不均衡不仅是肌少症发生的重要危险因素,也是糖尿病患者病情控制欠佳甚至发生营养不良的常见原因。与对照组比较,合并肌少症的老年糖尿病患者营养状态更差,存在膳食营养摄入不均衡,蛋白质摄入量尤其是优质蛋白质的摄入量不足。骨骼肌是人体内蛋白质合成原料——氨基酸的主要储存库,研究表明高剂量的亮氨酸摄入,对肌肉蛋白质合成以及肌肉量的维持有良好作用,而且亮氨酸具有促进胰岛素分泌的特性,利于维持血糖稳态。对于老年人群,推荐优质蛋白质每日摄入量应达 (1.2~1.6) g/(kg·d),增加植物蛋白摄入可降低 T2DM 的发生风险,因此对于合并肌少症或存在相关风险的老年 T2DM 患者,建议在满足优质蛋白摄入量的前提下,可适当提高植物蛋白摄入。骨骼肌也是饮食脂肪代谢的中心,脂肪酸是肌肉的主要能量来源,但总脂肪摄入过量和不同脂肪酸比例失调可导致骨骼肌丢失,ω-3 脂肪酸可刺激老年人群肌肉的蛋白质合成,有助于预防和治疗肌少症。Smith 等人对 60 名健康老年人(60 岁 ~85 岁)补充 6 个月的鱼油衍生的 ω-3 脂肪酸后增加了大腿肌肉体积、肌肉力量和握力。

维生素 D 对肌肉和血糖稳态维持都有着重要意义。研究证实:老年人群中,低维生素 D 水平与低肌肉质量、低握力有关,补充维生素 D 可显著改善下肢肌力,补充维生素 D 可改善血糖水平和胰岛素敏感性,有利于糖尿病前期和非肥胖型糖尿病患者的血糖控制,一项短期干预的研究发现,补充维生素 D 对 T2DM 患者的 HbA1c、胰岛素抵抗和胰岛素分泌状况均有明显的改善。

减少碳水化合物和脂肪摄入量,将总卡路里摄入量控制在 (1 200~1 800) kcal/d(1kcal=4.186 8kJ),这样的干预方式可以缓解部分 T2DM 患者的病情进展,特别是那些 T2DM 病程较短的患者。虽然热量限制已被证明可以延长寿命并减弱衰老所致的不利影响,但是通过热量限制的减肥常伴随瘦体重的显著降低,这对于合并肌少症的肥胖老年 T2DM 人群弊大于利,因此需要更为个体化的方案,有学者提出将热量限制饮食同阻力训练相结合,可以防止或减少与体重减轻相关的肌肉质量损失。

(二) 运动干预

有氧运动更利于下调 HbA1c 水平,每周 3 天阻力(60 分钟)和有氧(90 分钟)运动相结合,是同时降低胰岛素抵抗和改善肌肉功能的最佳运动策略。高水平体力活动(每周 ≥150 分钟中等强度体力活动)结合低热量饮食可预防并减缓 T2DM 和肌少症的发展。运动干预可显著改善肌少症患者的肌肉力量、肌肉质量和平衡能力,其中抗阻运动是提高肌肉质量和功能的最有效策略。有氧运动很多时候并不适合所有老年人,因为老年人群中退行性骨关节病、心血管疾病、周围血管疾病、神经病变和行动不便等共病的患病率很高,对这类人群而言,抗阻运动可能是一种更安全的选择,抗阻运动对老年 T2DM 人群的骨骼肌力量特别是下肢肌肉力量和质量有显著改善,因此抗阻运动可以降低老年 T2DM 人群肌少症的患病风险。与单独任何一种干预措施相比,减肥、有氧运动和抗阻运动相结合,可以更好地改善身体功能并减少虚弱,保持相对瘦体重。

T1DM 患者骨骼肌线粒体功能障碍是加速肌肉衰老的重要因素,研究发现老年人经过 6 个月抗阻运动后,肌肉组织线粒体功能障碍得到部分逆转。此外,还发现有氧运动可增加肌肉质量,防止年龄相关的肌肉萎缩,对于老年 T1DM 患者,有氧运动训练具有显著的改善肌肉质量的效果。抗阻运动或有氧运动可重塑老年人骨骼肌的线粒体功能,规律的身体活动是减弱年龄相关肌肉结构和功能减退的良好干预措施。

四、降糖药物对肌少症的影响

骨骼肌作为人体体积最大的组织,在葡萄糖代谢稳态中起着至关重要的作用,肌肉质量和功能的丧失将对糖调节产生不利影响。对糖尿病患者的诊治过程中,除了营养和运动干预,还应特别关注降糖药物对肌肉健康的影响,合理选择药物。常用降糖药物包括双胍类、胰岛素、磺酰脲类、格列奈类、噻唑烷二酮类、二肽基肽酶 4 抑制剂(dipeptidyl peptidase-4 inhibitors,DPP4-I)、胰高血糖素样肽 -1 受体激动剂(glucagon-like peptide-1 receptor agonists,GLP-1 RAS)、钠 - 葡萄糖耦联转运体 2 抑制剂(sodium-glucose cotransporter 2 inhibitor,SGLT-2i)。目前研究发现,某些降糖药物可能通过影响骨骼肌中蛋白质合成与分解代谢间的平衡从而导致肌肉减少,某些药物可能利于维持肌肉健康,具体机制仍需进一步研究。

(一)二甲双胍

有研究发现二甲双胍通过增加一磷酸腺苷活化蛋白激酶活性,抑制肌肉生长关键因子 mTOR),抑制 MTORC1 相关基因的表达,从而导致肌肉蛋白质合成减少或自噬增加。另一项研究发现,作为老年人进行抗阻运动的辅助疗法,二甲双胍可能有助于 M2 型巨噬细胞的动员,骨骼肌中的 M2 型巨噬细胞具有抗炎特性,通过刺激肌肉干细胞的活动促进肌肉生长和修复从而防止肌肉萎缩。二甲双胍治疗后,老年人的握力增长幅度显著高于对照组,非 T2DM 老年人群中二甲双胍可显著改善平均步行时间。接受西格列汀治疗的 T2DM 患者中,随机接受伊格列净(ipragliflozin)(50mg/d)或二甲双胍(1 000mg/ 天两次)治疗 24 周,伊格列净组和二甲双胍组在腹肌面积变化和握力方面没有显著差异。尽管目前的研究结论并不一致,但在以二甲双胍为一线药物治疗糖尿病时,需考虑它对肌肉质量和功能的影响,鉴于二甲双胍最常见的副作用是恶心、呕吐、腹泻及食欲不振等消化系统症状,存在影响营养吸收的风险,治疗时需警惕肌少症的风险,特别是老年糖尿病人群。

(二)胰岛素

如前文所述,血糖浓度长期升高,可通过炎症、氧化应激和 AGE 积累对肌肉产生不利影响,胰岛素治疗可通过降低血糖浓度来改善肌肉健康。同时,胰岛素还是肌肉蛋白质合成的促进因子,一项回顾性研究发现胰岛素可减轻 T2DM 患者肌少症的进展,防止下肢骨骼肌指数下降。一项关于胰岛素治疗与肌肉参数变化的研究表明,胰岛素可以保留肌肉质量,但通过握力评估发现其对肌肉功能并无影响。

(三)磺脲类和格列奈类

目前研究发现,磺脲类和格列奈类对肌肉健康存在不利影响。这两类降糖药通过抑制三磷酸腺苷敏感的通道刺激胰岛素分泌,该通道阻滞剂与肌肉萎缩有关。有研究发现磺脲类会导致极少数服药者的肌肉萎缩,一项数据库检索研究发现:8 个月内格列本脲类药物报告中 0.27% 患者出现肌肉萎缩,而其他药物总报告相关发生率仅 0.022%,因此建议肌少症患者应慎用该类药物。

(四)噻唑烷二酮类

噻唑烷二酮类药物包括罗格列酮和吡格列酮,通过激活过氧化物酶体增殖物激活受体 γ 来增强肌肉、肝脏和脂肪组织的胰岛素敏感性。一项多中心报告发现,噻唑烷二酮类药物可减轻糖尿病患者的肌肉质量损失。但有报告显示,个别 T2DM 患者在接受吡格列酮治疗后出现急性横纹肌溶解。

(五)二肽基肽酶 4 抑制剂

将 80 名接受口服降糖药物治疗至少 24 个月的老年糖尿病患者进行分组分析,发现与磺酰脲类药物组相比,DPP4-I 组餐后 GLP-1 活性显著增加、血糖控制更好、炎症水平更低、有更好的骨骼肌质量、肌力和步速,肌肉质量与功能同血糖控制和 GLP-1 水平相关,因此使用 DPP4-I 可能有益于肌肉质量及其功能。

(六)胰高血糖素样肽 -1 受体激动剂

GLP-1 RAS 可通过与 GLP-1 受体高度特异性结合,刺激胰腺 β 细胞释放胰岛素,同时通过旁分泌途径抑制胰腺 α 细胞分泌胰高血糖素,从而降低血糖水平。大多数研究未发现 GLP-1 RAS 引起糖尿病患者肌肉质量减少的证据,有研究发现 GLP-1 RAS 可通过促进周围神经再生和损伤后功能恢复,从而改善肌肉功能。

(七)钠 - 葡萄糖耦联转运体 2 抑制剂

钠 - 葡萄糖耦联转运体 2 抑制剂可通过选择性地抑制 SGLT2,减少近端小管葡萄糖的再吸收,增加尿糖排泄,降低血糖浓度,目前使用的代表性药物包括达格列净、卡格列净、恩格列净等。SGLT-2i 在诱导体重减轻方面效果良好,其中约 90% 的体重减轻是脂肪量的减少。研究发现使用 SGLT-2i 治疗后,2 型糖尿病患者的骨骼肌质量和骨骼肌质量指数降低。

鉴于目前相关研究都存在一些局限,如样本量偏小,试验持续时间等因素影响,降糖药物对肌肉影响有待进一步研究。

(吴尧旋　赵柯湘)

参 考 文 献

1. 童南伟, 刑小平. 内科学: 内分泌科分册. 北京: 人民卫生出版社, 2015.

2. Sun H, Saeedi P, Karuranga S, et al. IDF Diabetes Atlas: Global, regional and country-level diabetes prevalence estimates for 2021 and projections for 2045. Diabetes Res Clin Pract, 2022, 183: 109119.

3. Chung SM, Moon JS, Chang MC.. Prevalence of Sarcopenia and Its Association With Diabetes: A Meta-Analysis of Community-Dwelling Asian Population. Front Med (Lausanne), 2021, 8: 681232.

4. Mori H, Kuroda A, Yoshida S, et al. High prevalence and clinical impact of dynapenia and sarcopenia in Japanese patients with type 1 and type 2 diabetes: Findings from the Impact of Diabetes Mellitus on Dynapenia study. J Diabetes Investig, 2021, 12 (6): 1050-1059.

5. Formiga F, Moreno-González R, Corsonello A, et al. Diabetes, sarcopenia and chronic kidney disease; the Screening for CKD among Older People across Europe (SCOPE) study. BMC Geriatr, 2022, 22 (1): 254.

6. Murata Y, Kadoya Y, Yamada S, et al. Sarcopenia in elderly patients with type 2 diabetes mellitus: prevalence and related clinical factors. Diabetol Int, 2018, 9 (2): 136-142.

7. Fung FY, Koh YLE, Malhotra R, et al. Prevalence of and factors associated with sarcopenia among multi-ethnic ambulatory older Asians with type 2 diabetes mellitus in a primary care setting. BMC Geriatr, 2019, 19 (1): 122.

8. Mori H, Kuroda A, Yoshida S, et al. High prevalence and clinical impact of dynapenia and sarcopenia in Japanese patients with type 1 and type 2 diabetes: Findings from the Impact of Diabetes Mellitus on Dynapenia study. J Diabetes Investig, 2021, 12 (6): 1050-1059.

9. Fukuoka Y, Narita T, Fujita H, et al. Importance of physical evaluation using skeletal muscle mass index and body fat percentage to prevent sarcopenia in elderly Japanese diabetes patients. J Diabetes Investig, 2019, 10 (2): 322-330.

10. Sugimoto K, Tabara Y, Ikegami H, et al. Hyperglycemia in non-obese patients with type 2 diabetes is associated with low muscle mass: The Multicenter Study for Clarifying Evidence for Sarcopenia in Patients with Diabetes Mellitus. J Diabetes Investig, 2019, 10 (6): 1471-1479.

11. Abidin Öztürk ZA, Türkbeyler İH, Demir Z, et al. The effect of blood glucose regulation on sarcopenia parameters in obese and diabetic patients. Turk J Phys Med Rehabil, 201764 (1): 72-79.

12. Maratova K, Soucek O, Matyskova J, et al. Muscle functions and bone strength are impaired in adolescents with type 1

diabetes. Bone, 2018, 106: 22-27.

13. He Q, Wang X, Yang C, et al. Metabolic and Nutritional Characteristics in Middle-Aged and Elderly Sarcopenia Patients with Type 2 Diabetes. J Diabetes Res, 2020, 2020: 6973469.

14. Velázquez-Alva MC, Irigoyen-Camacho ME, Zepeda-Zepeda MA, et al. Sarcopenia, nutritional status and type 2 diabetes mellitus: A cross-sectional study in a group of Mexican women residing in a nursing home. Nutr Diet, 2020, 77 (5): 515-522.

15. Mesinovic J, Zengin A, De Courten B, et al. Sarcopenia and type 2 diabetes mellitus: a bidirectional relationship. Diabetes Metab Syndr Obes, 2019, 12: 1057-1072.

16. Zacarías-Flores M, Sánchez-Rodríguez MA, García-Anaya OD, et al. Relationship between oxidative stress and muscle mass loss in early postmenopause: an exploratory study. Endocrinol Diabetes Nutr (Engl Ed), 2018, 65 (6): 328-334.

17. Monaco Cynthia M F, Gingrich Molly A, Hawke Thomas J. Considering Type 1 Diabetes as a Form of Accelerated Muscle Aging. Exerc Sport Sci Rev, 2019, 47 (2): 98-107.

18. Alway Stephen E. Mitochondrial Dysfunction: Linking Type 1 Diabetes and Sarcopenia. Exerc Sport Sci Rev, 2019, 47 (2): 63.

19. Mori Hiroyasu, Kuroda Akio, Ishizu Masashi, et al. Association of accumulated advanced glycation end-products with a high prevalence of sarcopenia and dynapenia in patients with type 2 diabetes. J Diabetes Investig, 2019, 10 (5): 1332-1340.

20. Nomura T, Ishiguro T, Ohira M, Ikeda Y. Diabetic polyneuropathy is a risk factor for decline of lower extremity strength in patients with type 2 diabetes. J Diabetes Investig, 2018, 9 (1): 186-192.

21. Fung Foon Yin, Koh Yi Ling Eileen, Malhotra Rahul, et al. Prevalence of and factors associated with sarcopenia among multi-ethnic ambulatory older Asians with type 2 diabetes mellitus in a primary care setting. BMC Geriatr, 2019, 19 (1): 122.

22. Park S, Kim SH, Shin JY. Combined association of skeletal muscle mass and grip strength with cardiovascular diseases in patients with type 2 diabetes. J Diabetes, 2021, 13 (12): 1015-1024.

23. Scott D, Shore-Lorenti C, McMillan LB, et al. Calf muscle density is independently associated with physical function in over-weight and obese older adults. J Musculoskelet Neuronal Interact, 2018, 18 (1): 9-17.

24. Scott D, Johansson J, McMillan LB, et al. Mid-calf skeletal muscle density and its associations with physical activity, bone health and incident 12-month falls in older adults: The Healthy Ageing Initiative. Bone, 2019, 120: 446-451.

25. O'Neill BT, Bhardwaj G, Penniman CM, et al. FoxO Transcription Factors Are Critical Regulators of Diabetes-Related Muscle Atrophy. Diabetes, 2019, 68 (3): 556-570.

26. Wiedmer P, Jung T, Castro JP, et al. Sarcopenia-Molecular mechanisms and open questions. Ageing Res Rev, 2021, 65: 101200.

27. Mirhosseini N, Vatanparast H, Mazidi M, et al. Vitamin D Supplementation, Glycemic Control, and Insulin Resistance in Prediabetics: A Meta-Analysis. J Endocr Soc, 2018, 2 (7): 687-709.

28. Lee CJ, Iyer G, Liu Y, et al. The effect of vitamin D supplementation on glucose metabolism in type 2 diabetes mellitus: A systematic review and meta-analysis of intervention studies. J Diabetes Complications, 2017, 31 (7): 1115-1126.

29. Wu C, Qiu S, Zhu X., et al. Vitamin D supplementation and glycemic control in type 2 diabetes patients: A systematic review and meta-analysis. Metabolism, 2017, 73: 67-76.

30. Vlietstra L, Hendrickx W, Waters DL. Exercise interventions in healthy older adults with sarcopenia: A systematic review and meta-analysis. Australas J Ageing, 2018, 37 (3): 169-183.

31. Villareal DT, Aguirre L, Gurney AB, et al. Aerobic or Resistance Exercise, or Both, in Dieting Obese Older Adults. N Engl J Med, 2017, 376 (20): 1943-1955.

32. Zampieri S, Pietrangelo L, Loefler S, et al. Lifelong physical exercise delays age-associated skeletal muscle decline. J Gerontol A Biol Sci Med Sci, 2015, 70 (2): 163-173.

33. Long DE, Peck BD, Martz JL, et al. Metformin to Augment Strength Training Effective Response in Seniors (MASTERS): study protocol for a randomized controlled trial. Trials, 2017, 18 (1): 192.

34. Koshizaka M, Ishikawa K, Ishibashi R, et al. Comparison of Visceral Fat Reduction by Ipragliflozin and Metformin in Elderly Type 2 Diabetes Patients: Sub-Analysis of a Randomized-Controlled Study. Diabetes Ther, 2021, 12 (1): 183-196.

35. Laksmi PW, Setiati S, Tamin TZ, et al. Effect of Metformin on Handgrip Strength, Gait Speed, Myostatin Serum Level, and Health-related Quality of Life: A Double Blind Randomized Controlled Trial among Non-diabetic Pre-frail Elderly Patients. Acta Med Indones, 2017, 49 (2): 118-127.

36. Bouchi R, Fukuda T, Takeuchi T, et al. Insulin Treatment Attenuates Decline of Muscle Mass in Japanese Patients with Type 2 Diabetes. Calcif Tissue Int, 2017, 101 (1): 1-8.

37. Nauck MA, Quast DR, Wefers J, et al. GLP-1 receptor agonists in the treatment of type 2 diabetes-state-of-the-art. Mol Metab, 2021, 46: 101102.

38. Sasaki T, Sugawara M, Fukuda M.. Sodium-glucose cotransporter 2 inhibitor-induced changes in body composition and simultaneous changes in metabolic profile: 52-week prospective LIGHT (Luseogliflozin: the Components of Weight Loss in Japanese Patients with Type 2 Diabetes Mellitus) Study. J Diabetes Investig, 2019, 10 (1): 108-117.

39. Matsuba R, Matsuba I, Shimokawa M, et al. Tofogliflozin decreases body fat mass and improves peripheral insulin resistance. Diabetes Obes Metab, 2018, 20 (5): 1311-1315.

第十三章 肌少症性肥胖

肌少症、肥胖、2 型糖尿病等疾病的发病率随年龄的增长呈逐步上升趋势,多病共存对老年人群健康构成极大威胁。1996 年由 Herber 等人首次提出肌肉减少性肥胖(sarcopenic obesity,SO,简称肌少症性肥胖)这一概念。肌少症性肥胖是指伴有骨骼肌质量、力量下降和 / 或功能减退的一种肥胖性疾病,在老年人群中更为常见。肌少症性肥胖是以肌少症和肥胖并存为特征,较单纯肌少症和单纯肥胖症的危害更为严重,作为一种高风险的老年综合征,肌少症性肥胖可导致老年人活动障碍、跌倒和骨折,增加患者的死亡率及全社会的医疗负担,现已成为危害老年人群健康的重要公共卫生问题。

一、流行病学

自 20 世纪 80 年代以来,全球日益增长的肥胖患病率对个人、社会、经济和医疗保健产生了巨大的挑战。1975 年至 2014 年期间,肥胖(体重指数 $\geq 30kg/m^2$)的患病率在成年男性中从 3.2% 增加到 10.8%,在成年女性中从 6.4% 增加到 14.9%。老龄化人口中,肥胖症的患病率稳步上升,预计到 2030 年老年人中的患病率将达到 50%。由于使用的定义和界限值不同,肌少症的患病率在不同地区也各自不同,65 岁以上的个体患病率为 3%~24%,并且随着年龄的增长而不断增加。

由于缺乏对肌少症性肥胖统一的定义和诊断标准,不同的研究中所采用肥胖和肌少症的诊断标准不统一及受试对象的差异性等原因,各项研究报道的肌少症、肥胖和肌少症性肥胖的患病率也各不相同。Stoklossa 等人在一项研究中报道了采用不同的诊断标准和定义来评估加拿大艾伯塔省肌少症性肥胖的患病率,发现肌少症性肥胖女性患病率为 0%~84.5%,男性为 0%~100%,具体取决于所应用肌少症性肥胖的定义和诊断标准。Batsis 等研究人员通过对美国国家健康和营养调查(NHANES)发现肌少症性肥胖的患病率女性为 33.5%,男性为 12.6%。德国一项针对 70 岁以上老年女性的横断面研究发现肌少症性肥胖患病率为 0%~2.3%。一项关于低收入水平与非洲老年女性肌少症性肥胖的横断面研究发现南非低收入老年女性的肌少症性肥胖的患病率为 24.6%。瑞典社区人口研究发现 75 岁以上老年人群中肌少症性肥胖的患病率为 4%~11%。巴西一项针对 40 岁 ~65 岁女性的横断面研究发现肌少症性肥胖的患病率为 7.1%。韩国一项针对年龄 20 岁 ~80 岁的健康志愿者的前瞻性观察性研究,发现肌少症性肥胖的患病率为男性 1.3%~15.4%,女性 0.8%~22.3%。韩国另一项针对 2 396 名 65 岁或以上女性的横断面研究发现肌少症性肥胖的老年女性患病率为 6.1%。一项针对中国上海社区老年人群肌少症性肥胖的研究发现肌少症性肥胖的患病率男性为 7.0%,女性为 2.4%。近年来研究发现肌少症性肥胖的患病率逐渐增加,特别是在老年人群中尤为突出,已成为全球日益沉重的公共卫生负担。

二、诊断标准

目前国际上对肌少症性肥胖暂未有统一且明确的诊断标准。肥胖是指体内脂肪堆积过多和 / 或分布异常,通常伴有体重增加。目前国际上用于诊断肥胖的指标包括体重指数(body mass index,BMI)、腰围(waist circumference,WC)、腰臀比(waist-to-hip ratio,WHR)、体脂(body fat,BF)等。世界卫生组织

（WHO）将肥胖定义为 BMI ≥ 30kg/m²，或 WC 男性 ≥ 94cm、女性 ≥ 80cm，或 WHR 男性>1、女性>0.9，或 BF 男性 ≥ 25%、女性 ≥ 35%。中国对肥胖的判定标准与世界卫生组织存在一定差异，中国肥胖的诊断标准：BMI ≥ 28kg/m²，或 WC 男性 ≥ 90cm、女性 ≥ 80cm，或 WHR 男性>0.9、女性>0.85，或 BF 男性 ≥ 20%、女性 ≥ 30%。肌少症的诊断广泛使用 2019 年更新的 EWGSOP，IWGS 和 AWGS 的诊断标准。目前肌少症性肥胖仍缺乏统一的诊断标准。现在普遍认为，诊断肌少症性肥胖需要同时满足肌少症和肥胖症的诊断标准。肌少症和肥胖症能够独立地影响老年人的身体健康，肌少症性肥胖对老年人发生虚弱、残疾、发病率和死亡率的影响比单一的肌少症或肥胖症更为显著，因此未来迫切需要明确和优化肌少症性肥胖的诊断标准。

三、发病机制

肌少症性肥胖是肌少症和肥胖共同病理机制重叠的多因素综合征。肌少症和肥胖的发病机制相似且相互作用，使患者病情进一步加剧。

（一）增龄和脂肪沉积

机体内肌肉和脂肪含量在增龄过程中会发生显著变化，从而破坏蛋白质合成与降解之间的平衡导致骨骼肌质量和功能的进行性下降。大量的研究发现，老年人的骨骼肌质量较年轻人更低，主要以 II 型肌纤维的大小和数量减少为主。骨骼肌肉质量在 40 岁达到峰值后开始下降，反之身体脂肪量则持续增加。增龄过程中骨骼肌的主要变化为脂肪沉积和骨骼肌质量下降，由于脂肪的过度积累导致体重增加。肥胖还可导致脂肪向骨骼肌的浸润，这是肌少症性肥胖发病机制的最主要的原因之一，肥胖导致的肌肉内脂质沉积促进脂毒性，脂毒性进一步诱导和加重炎症反应，导致线粒体功能障碍、氧化应激和胰岛素抵抗，从而影响骨骼肌细胞的正常生理功能。上述机制也被认为是增龄相关肌少症的主要发病机制，这些相似的病理机制相互影响形成恶性循环，最终损害肌细胞的再生分化，影响肌肉的质量、力量和机体功能。

（二）增龄与肥胖影响激素变化

增龄与多种激素的变化有关，包括雌激素、睾酮、生长激素（growth hormone，GH）、胰岛素样生长因子 1（insulin-like growth factor 1，IGF-1）和皮质类固醇，这些激素变化可能影响骨骼肌代谢稳态。女性绝经期雌激素水平的变化与体重和脂肪量（尤其是内脏脂肪量）的增加以及瘦体重的减少有关，研究发现补充雌激素可能通过调节炎症以及通过卫星细胞的激活来积累肌肉修复和再生过程。与增龄相关的男性睾酮缺乏可能对瘦体重和体脂分布产生负面影响，研究发现睾丸激素通过激活卫星细胞促进氨基酸利用和肌生成指标上调从而增加肌肉质量。据文献报道，GH 通过直接与 GH 受体相互作用，并间接与肝源性 IGF-1（其充当 GH 介导转录下游靶基因）相互作用来影响肌肉的合成；在增龄过程中，人体中 GH 和 IGF-1 水平逐渐降低，对骨骼肌质量和功能具有负面的影响。增龄导致的脂肪组织异常增多也会导致激素的异常分泌，最终影响肌肉质量和功能。男性迟发性性腺功能减退症可能会对脂肪组织动力学和肌肉细胞功能产生负面影响，女性绝经期卵巢雌激素停止产生会影响脂肪细胞和肌肉功能。其他内分泌疾病也可能在肌少症和 / 或肥胖症的发病机制中发挥作用，例如甲状腺功能减退症、甲状腺功能亢进症、成人生长激素缺乏症和库欣综合征。显然，未来需要进一步的研究来专门探讨这些内分泌疾病对肌少症性肥胖的作用。

（三）慢性炎症

增龄和肥胖都会激活巨噬细胞、肥大细胞和 T 淋巴细胞，从而促进低级炎症并导致细胞因子的分泌。炎症相关细胞因子如肿瘤坏死因子 -α（tumor necrosis factor-α，TNF-α）、白细胞介素 -6（interleukin-6，IL-6）和白细胞介素 -1（interleukin-1，IL-1）在维持肌肉稳态中具有重要作用。这些炎症细胞因子均参与肌少症性肥胖的发病机制，其特征是诱导骨骼肌细胞代谢稳态失调，导致肌肉质量和功能的下降。肥胖会激活免疫细胞促进低水平炎症，也导致瘦素和 GH 等分泌。所有这些炎症因子的分泌变化都会导致胰岛素抵抗，肌肉分解代谢也会增加胰岛素抵抗，从而促进脂肪量的增加和肌肉量的减少。肥胖还会诱导瘦素抵抗，减少肌肉脂肪氧化和促进异位脂肪沉积，瘦素抵抗和促炎细胞因子 IL-6 和 TNF-α 的分泌，导致 IGF-1 的合成代谢作用降低。脂联素与年龄和肥胖呈负相关，升高的 TNF-α 可以直接抑制脂联素，并阻止肌肉蛋白质合成和损伤线粒体功能。增龄和肥胖通过不同的方式导致炎症通路的激活,导致肌肉脂肪氧化减少、异位脂肪沉积增多和肌肉合成代谢作用的下降,最终导致肌肉质量减少和功能减退。

(四) 胰岛素抵抗和线粒体功能障碍

当肌肉出现大量脂质沉积时,肌肉中脂质代谢物蓄积会激活丝氨酸/苏氨酸激酶导致胰岛素中的丝氨酸/苏氨酸磷酸化受体蛋白及其底物,导致胰岛素信号传导受损。有研究发现,肌肉中的脂质代谢产物含量增加,激活蛋白激酶C途径导致胰岛素底物受体-1磷酸化,并作用于葡萄糖转运蛋白-4使得葡萄糖摄取受限,导致骨骼肌胰岛素抵抗的发生。现有研究认为胰岛素抵抗与线粒体中脂质氧化受损密切有关。脂质及其代谢物的积累,特别是长链脂肪酸,会引起脂毒性,并由于炎症而促进活性氧的产生及内质网应激,进而导致线粒体功能障碍,进一步引起细胞内脂肪酸移动,造成脂毒性的恶性循环。

增龄和肥胖导致肌肉间和肌细胞内的脂质沉积,进而肌细胞内的线粒体功能障碍和活性氧生成增加,异常的线粒体功能和增加的氧自由基的出现会干扰肌肉内蛋白质合成且损害肌肉功能。线粒体功能障碍减少了脂肪酸氧化和/或导致线粒体含量减少,促进骨骼肌胰岛素抵抗的发生。研究表明胰岛素抵抗可进一步降低线粒体脱氧核糖核酸(deoxyribonucleic acid,DNA)的表达、呼吸链蛋白亚基的表达、氧化酶活性及线粒体的大小和密度。研究已发现胰岛素抵抗是肌肉质量、力量下降的独立危险因素,老年2型糖尿病患者表现出肌肉力量和质量的加速丧失。综上,胰岛素抵抗和线粒体功能障碍相互作用干扰骨骼肌中的代谢稳态,加剧肌肉分解代谢,使肌少症性肥胖患者的肌肉质量和功能进一步减退。

(五) 氧化应激

增龄导致慢性氧化应激会损害免疫系统和诱发炎症状态,造成氧化应激-炎症-氧化应激的恶性循环,从而破坏全身的结构、组织和器官。老年人群中,氧化应激通过线粒体功能障碍、内质网应激和肌肉质量控制失衡导致肌少症和肥胖症。由于线粒体DNA损伤修复能力受损、清除功能障碍线粒体的能力下降、线粒体数量和质量以及生成三磷酸腺苷能力下降,氧化应激会诱导肌肉线粒体功能障碍。内质网应激和氧化应激是由脂肪组织增加、慢性炎症和胰岛素抵抗引起的,这些都是肥胖和衰老的特征。内质网应激诱导氧化应激,有利于未折叠蛋白反应过度激活、钙稳态失衡、蛋白质聚集增加以及蛋白质合成减少。氧化应激增加了分解代谢活动并减少了合成代谢途径,导致了肌肉质量控制失衡的发生。通过降低PI3K-Akt-mTOR的活性,氧化应激降低蛋白质合成;氧化应激增加泛素-蛋白酶体系统的活性并激活肌肉蛋白酶,例如半胱天冬酶和钙蛋白酶,卫星细胞的数量和再生功能随着年龄和肥胖而下降。线粒体功能障碍、内质网应激和肌肉质量控制途径的失衡会诱发脂毒性、慢性炎症、胰岛素抵抗和肌肉质量损失,从而影响肌少症性肥胖的肌肉质量和身体功能。

总之,增龄导致慢性氧化应激会损害免疫系统,诱发炎症状态,并造成氧化应激-炎症-氧化应激的恶性循环。肥胖导致持续的氧化应激状态与肝脏、骨骼肌和脂肪组织中的脂毒性、炎症和胰岛素抵抗密切相关。在增龄和肥胖的作用下,氧化应激的激活通过多种机制最终导致肌肉质量和功能下降。

四、综合管理

肌少症性肥胖的治疗主要以生活方式干预为主,包括饮食疗法、运动疗法及药物疗法。

(一) 饮食疗法

饮食疗法包括热量限制饮食和补充蛋白饮食。当肥胖患者将卡路里限制在每天500大卡~1 000大卡(1大卡=4.186 8kJ)时,6个月内可减重8%~10%,但由于急性热量限制产生的能量逆差可能抑制肌肉蛋白质的合成和促进蛋白质水解,导致骨骼肌质量的下降。另有研究发现长期热量限制非但不会减少肌肉蛋白质的合成,并可能会促进蛋白质的合成且增加肌肉质量。还有学者发现在热量限制饮食方案中增加蛋白质配比会促进肌肉蛋白质合成。所以,目前对单纯采用热量限制的饮食方式,通过减重改善肌少症性肥胖仍存有争议。

研究发现在膳食中添加蛋白质并结合减肥干预措施可以改善老年肌少症性肥胖患者的身体机能。有研究发现患肌少症性肥胖的参与者在执行高蛋白饮食的减肥计划后表现出肌肉力量改善。增加膳食蛋白质会刺激肌肉蛋白质合成,蛋白质的来源、摄入时间和特定的氨基酸成分是影响肌肉质量和力量的重要因素。减肥期间的高蛋白质摄入 1.0~1.2g/(kg·d)可能会消除减肥对骨骼肌胰岛素敏感性的有益影响。在全天分配蛋白质摄入或在主餐脉冲喂养可能有利于刺激肌肉减少性肥胖患者的肌肉蛋白质合成。由于研究发现更高剂量的高蛋白饮食并不会明显增加机体的瘦体重,所以在开展高蛋白饮食的过程中,应谨慎排查和预防患者可能出现的肾功能不全。综上,专家建议所有肌少症性肥胖患者在优化蛋白质摄入量的同时适度限制卡路里,每天确保足够的蛋白质摄入,以对抗因体重减轻引起的肌肉质量降低。同时需要密切的医疗监测和完善的饮食计划,通常需要在专业的医院、门诊或者具有专业知识的注册营养师处进行规律地随诊。

(二) 运动疗法

运动疗法包括有氧运动、抗阻运动和其他运动方法。多个健康协会均建议所有老年人每周至少进行 150 分钟的中度至剧烈有氧运动,并进行两次阻力训练,包括力量训练、柔韧性和平衡性训练。适当的有氧运动和阻力训练是相对安全的,有氧运动可改善心肺健康并对死亡率产生有益影响。即使是最小的阻力运动,也能提高肌肉力量和质量,渐进式阻力练习通过增加力量来对抗肌少症,研究发现高强度抗阻力训练不仅可以改善男性的身体成分、肌肉和功能表现,超过 12 周的高速阻力训练比低速阻力训练更能提高女性肌肉力量和机体功能。大量研究也发现力量训练进一步改善肌少症性肥胖患者机体的肌肉功能。虽然规律地抗阻和有氧运动能有效改善肌少症性肥胖患者肌肉质量和功能,但仍建议结合患者自身身体情况进行临床咨询后制定个性化运动方案。

其他运动方案:太极、瑜伽及水上运动都可能对肌少症性肥胖患者的肌肉质量和功能起到改善作用。已有研究发现太极拳和奥塔哥锻炼计划(一项以家庭为基础的平衡和力量跌倒预防计划)可以有效预防跌倒和改善老年人的身体机能、活动能力和下肢力量。研究证明瑜伽可以改善 60 岁及以上参与者的机体能力。另外一项荟萃分析表明,水上运动对老年人身体机能产生积极改善的影响,研究中还发现水上运动与陆上运动一样有效。结合老年人的体能状态,通常建议控制锻炼疲劳程度,以避免增加肌肉骨骼损伤的风险。

(三) 药物治疗

目前针对肌少症性肥胖的药物研究较少,已有确定性激素替代治疗和维生素 D 补充治疗的临床研究。一项针对 16 名受试者的小型交叉研究比较了激素替代疗法对绝经后妇女身体成分的影响,经过 12 周的短期治疗,发现激素替代治疗不仅能够绝对增加瘦体重,同时减少了腹部脂肪量。另一项针对 18 名肌少症性肥胖的绝经后妇女的研究中,通过评估服用 6 个月大豆异黄酮与安慰剂对身体成分变化的影响,结果发现对比安慰剂组,异黄酮治疗后可明显增加受试对象四肢瘦体重以及肌肉质量指数。另一项维生素 D 药物研究在肌少症受试者人群中补充了维生素 D(胆钙化醇 10IU 每周 3 次),补充胆钙化醇人群的四肢肌肉质量较安慰组明显增加,但握力并没有明显变化。研究结果同时发现单纯肌少症的肌肉质量较肌少症性肥胖患者的肌肉质量增加更明显,但性别不具有差异性。结合美国老年病学会的建议,推荐在 ≥65 岁的非住院成人中每天补充 1 000IU 维生素 D_3,以将维生素 D 的血清水平维持在 ≥30ng/ml。依据现有的临床药物研究,针对肌少症性肥胖的药物治疗研究非常有限,未来需要更多大样本量多中心的临床研究,进一步研发针对肌少症性肥胖的治疗药物。

(余 靖)

参 考 文 献

1. Koliaki C, Liatis S, Dalamaga M, et al. Sarcopenic Obesity: Epidemiologic Evidence, Pathophysiology, and Therapeutic Perspectives. Curr Obes Rep, 2019, 8 (4): 458-471.

2. Tournadre A, Vial G, Capel F, et al. Sarcopenia. Joint Bone Spine, 2019, 86 (3): 309-314.

3. Mendham AE, Goedecke JH, Micklesfield LK, et al. Understanding factors associated with sarcopenic obesity in older African women from a low-income setting: a cross-sectional analysis. BMC Geriatr, 2021, 21 (1): 247.

4. von Berens A, Obling SR, Nydahl M, et al. Sarcopenic obesity and associations with mortality in older women and men-a prospective observational study. BMC Geriatr, 2020, 20 (1): 199.

5. Du Y, Wang X, Xie H, et al. Sex differences in the prevalence and adverse outcomes of sarcopenia and sarcopenic obesity in community dwelling elderly in East China using the AWGS criteria. BMC Endocr Disord, 2019, 19 (1): 109.

6. Donini LM, Busetto L, Bauer JM, et al. Critical appraisal of definitions and diagnostic criteria for sarcopenic obesity based on a systematic review. Clin Nutr, 2020, 39 (8): 2368-2388.

7. Chen LK, Woo J, Assantachai P, et al. Asian Working Group for Sarcopenia: 2019 Consensus Update on Sarcopenia Diagnosis and Treatment. J Am Med Dir Assoc, 2020, 21 (3): 300-307.

8. Batsis JA, Villareal DT. Sarcopenic obesity in older adults: aetiology, epidemiology and treatment strategies. Nat Rev Endocrinol, 2018, 14 (9): 513-537.

9. Broskey NT, Obanda DN, Burton JH, et al. Skeletal muscle ceramides and daily fat oxidation in obesity and diabetes. Metabolism, 2018, 82: 118-123.

10. Rezus E, Burlui A, Cardoneanu A, et al. Inactivity and Skeletal Muscle Metabolism: A Vicious Cycle in Old Age. Int J Mol Sci, 2020, 21 (2).

11. Silveira EA, Souza JD, Santos A, et al. What are the factors associated with sarcopenia-related variables in adult women with severe obesity？ Arch Public Health, 2020, 78: 71.

12. Shin MJ, Jeon YK, Kim IJ. Testosterone and Sarcopenia. World J Mens Health, 2018, 36 (3): 192-198.

13. Polyzos SA, Margioris AN. Sarcopenic obesity. Hormones (Athens), 2018, 17 (3): 321-331.

14. Cade WT. The manifold role of the mitochondria in skeletal muscle insulin resistance. Curr Opin Clin Nutr Metab Care, 2018, 21 (4): 267-272.

15. Liguori I, Russo G, Curcio F, et al. Oxidative stress, aging, and diseases. Clin Interv Aging, 2018, 13: 757-772.

16. Xie WQ, Xiao GL, Fan YB, et al. Sarcopenic obesity: research advances in pathogenesis and diagnostic criteria. Aging Clin Exp Res, 2021, 33 (2): 247-252.

17. El Hajj C, Fares S, Chardigny JM, et al. Vitamin D supplementation and muscle strength in pre-sarcopenic elderly Lebanese people: a randomized controlled trial. Arch Osteoporos, 2018, 14 (1): 4.

第十四章　肌少症与代谢综合征

一、概述

代谢综合征（metabolic syndrome，MS），又称胰岛素抵抗综合征，是以胰岛素抵抗（insulin resistance，IR）为中心环节，肥胖为启动因素所引起的一组复杂的代谢紊乱综合征，包括血糖升高、腹型肥胖、血脂异常和高血压，是导致糖尿病与心脑血管疾病的重要危险因素。临床最常用的 MS 诊断标准是 2001 年由美国胆固醇教育计划成人治疗组第三次指南（NCEP-ATP Ⅲ）提出的，该诊断标准简单且易于记忆和运用（表 14-1）。2005 年国际糖尿病联盟（International Diabetes Federation，IDF）颁布了第一个全球统一定义，强调了中心性肥胖在 MS 中的核心地位（表 14-2）。依据 NCEP-ATP Ⅲ 的 MS 诊断标准，全世界 MS 患病率最高的是美洲原住民，其中女性患病率为 53%，男性患病率为 45%。2003—2012 年美国国民健康和营养调查显示，美国 MS 的患病率为 34.17%。2017 年日本国民健康和营养调查显示，日本 MS 的成年男性患病率为 27.8%，女性患病率为 12.9%。在中国，2010—2012 年对 98 042 名 ≥ 18 岁居民的营养与健康状况的调查发现，我国居民 MS 的患病率为 24.2%。此外，儿童肥胖患病率和严重程度的上升反映了年轻人群中 MS 的特征，目前估计肥胖和超重儿童中 MS 的比例高达 23%~60%。随着全球工业化程度的提高以及人口老龄化，MS 的患病率逐年增加。

表 14-1　NCEP-ATP Ⅲ 代谢综合征的诊断标准

符合以下 3 项及以上者即可诊断：
①腹型肥胖　男性：腰围＞102cm；女性：腰围＞88cm
②血浆甘油三酯　增高 ≥ 150mg/dl（1.7mmol/L）
③低 HDL-C　男性：＜40mg/dl（1.04mmol/L），女性：＜50mg/dl（1.30mmol/L）
④动脉血压　升高 ≥ 130/85mmHg（17.3/11.33kPa）
⑤空腹血糖　≥ 100mg/dl（≥ 5.6mmol/L）或已明确诊断为 2 型糖尿病

表 14-2　IDF 的代谢综合征的诊断标准

根据 IDF 定义，确定患者是否患有代谢综合征，必须符合以下条件：
以中心性肥胖为必备条件：
欧洲人、南撒哈拉非洲人、地中海东部和中东人：男性腰围 ≥ 94cm，女性腰围 ≥ 80cm；
南亚人、华人、南美洲和中美洲少数民族：男性腰围 ≥ 90cm，女性腰围 ≥ 80cm；
日本人：男性腰围 ≥ 85cm，女性腰围 ≥ 90cm。
此外，还须加上以下 4 个因素中的任意 2 项
①血浆甘油三酯 ≥ 150mg/dl（1.7mmol/L），或已经进行针对此项血脂异常的治疗；
②低 HDL-C：男性＜40mg/dl（1.03mmol/L），女性＜50mg/dl（1.29mmol/L），或已经进行针对此项血脂异常的治疗；
③动脉血压：收缩压 ≥ 130（17.3kPa）或舒张压 ≥ 85mmHg（11.33kPa），或已经诊断为高血压病开始治疗；
④空腹血糖：≥ 100mg/dl（≥ 5.6mmol/L）或已明确诊断为 2 型糖尿病。

二、代谢综合征与肌少症

近年来有学者提出代谢综合征相关性肌少症(metabolic syndrome related sarcopenia)的概念,用以描述 MS 合并肌少症的人群。目前有关的流行病学调查较少,韩国一项对 13 620 名社区人群的体检发现,MS 的患病率为 16.4%,肌少症的患病率为 7.8%,代谢综合征相关性肌少症的患病率为 46.2%。多数的调查主要集中于各代谢组分合并肌少症的情况,如肥胖性肌少症(肌少症性肥胖)即以肌少症和肥胖并存为特征的情况。美国国家健康和营养调查显示 1999—2004 年肌少症性肥胖的男性患病率为 12.6%,女性患病率为 33.5%。韩国开展的一项 526 名志愿者参与的研究显示,老年男性肌少症性肥胖的患病率为 1.3%~15.4%,女性为 0.8%~22.3%。我国上海某社区开展的年龄在 65~89 岁的老年人的调查显示,男性肌少症性肥胖的患病率为 7.0%(15/213),女性为 2.4%(10/418)。

肌少症与 MS 关系复杂,二者联系紧密。一方面,MS 可引起 IR,慢性炎症和氧化应激,对心血管系统、肝脏、骨骼肌系统等产生不良影响。研究显示,MS 相关的炎症,代谢异常,线粒体功能障碍导致肌肉纤维形态改变,收缩障碍,肌肉蛋白质合成和分解代谢异常,胰岛素敏感性降低以及 IR 是导致肌少症的因素。高血糖可能是肌少症发展的预测因子。有研究发现,与非糖尿病人群相比,2 型糖尿病(T2DM)患者发生肌少症的风险增加 3 倍,糖尿病患者肌少症患病率显著升高。另一方面,由于骨骼肌在葡萄糖代谢中起着不可或缺的作用,因此与肌少症相关的骨骼肌总质量的减少可能会促进 IR 和高血糖,成为促进 MS 发生发展的重要原因。年轻、清瘦、健康、IR 的人在摄入两顿高碳水化合物后,与匹配的胰岛素敏感个体相比,肌糖原合成减少了约 61%。IR 受试者伴随着肝脏脂肪从头合成增加 2.2 倍,导致肝脏甘油三酯合成增加,血浆甘油三酯水平升高,高密度脂蛋白水平降低,骨骼肌 IR 通过增加肝脏脂肪生成导致血脂异常,并且骨骼肌 IR 可能先于肝脏 IR,最终这些因素导致 MS 和 T2DM 的发展。此外,有研究显示,与肌少症或 MS 本身相比,肌少症和 MS 的共同作用导致心血管疾病、T2DM 和骨质疏松症的风险更大。

三、发病机制

骨骼肌不仅参与组成人体的运动系统,同时也是机体不可或缺的物质代谢器官,负责全身大部分胰岛素介导的葡萄糖摄取和代谢。MS 以及增龄引起的骨骼肌 IR、持续慢性炎症,白色脂肪组织增多,骨骼肌脂肪沉积增加,激素改变等相互作用,影响骨骼肌的质量和功能,最终导致代谢综合征相关性肌少症的发生及发展。

(一) 胰岛素抵抗

胰岛素抵抗(IR)是指外周组织(主要是骨骼肌、脂肪和肝脏等)对胰岛素的敏感性降低,主要表现为对葡萄糖的摄取和利用障碍。临床研究发现,IR 的人群表现为瘦体重(lean body mass,LBM)减少的风险更高,血糖控制不佳,身体机能下降。T2DM 患者肌少症患病率高达 15%。非肥胖 T2DM 患者 HbA1c 升高与肌肉质量损失密切相关。有研究显示,肌肉质量减少与升高的 HbA1c 水平的相关性显著高于体重指数(BMI)$<25kg/m^2$ 的 T2DM 患者的握力或步行速度。MS 的主要原因之一是 IR,推测 MS 和肌少症均与 IR 密切相关。一方面,IR 人群糖原合成下降约 60%,加速蛋白质的降解,减少蛋白质的合成。同时,IR 引起肌生成抑制蛋白增加,进而减少骨骼肌的质量。另一方面,骨骼肌是葡萄糖转运蛋白 4(GLUT4)摄取葡萄糖的主要器官,负责大约 80% 的葡萄糖清除。肌肉特异性敲除 GLUT4 的小鼠表现出严重的 IR 和葡萄糖不耐受。IR 进一步促进脂肪组织释放游离脂肪酸(FFA),抑制生长激素(GH)-胰岛素样生长因子 1(IGF-1)轴,影响骨骼肌蛋白质合成,最终形成恶性循环。肌纤维(尤其是 IIb 型肌纤维)可以通过分泌蛋白质和肌细胞因子改善代谢异常,而衰老或潜在疾病导致的肌肉减少则加剧代谢异常。此外,IR 可促进脂质合成关键转录因子导致激素调节元件结合蛋白 1c(SREBP-1c)的表达,抑制 β 氧化,FFA 供应增加,甘油三酯转运异常,最终导致甘油三酯在骨骼肌和肝脏中积累。

（二）慢性低度炎症

慢性低度炎症在 MS 发生及发展过程中起重要作用,也与肌少症密切相关。增加的促炎因子,如 IL-6、CRP 和 TNF-α 被证实对肌肉质量和功能产生不利影响。体外研究表明,炎症因子 IL-6、CRP 和 TNF-α 诱导的肌肉萎缩可能与 E3 泛素连接酶 *MuRF1* 和 *Atrogin1* 的基因表达上调有关,通过泛素化蛋白酶系统降解肌动蛋白和肌球蛋白,从而导致肌肉减少。在一项动物研究中,将低浓度的 IL-6 注射入小鼠的肌肉后,观察到小鼠肌肉蛋白质分解代谢增多,出现肌萎缩。此外,IGF-1 对肌肉再生和维持肌肉完整性至关重要,而促炎因子可抑制 IGF-1 的合成和活化。炎症还损害内皮的反应性和肌肉灌注,干扰长支链氨基酸的摄取,影响肌肉组织能量和蛋白质合成。衰老细胞产生炎症介质也可能在肌少症的发病机制中起作用,有证据表明炎症会引起 IR,大量促炎因子的分泌会促进肌少症发生。

由此可见,炎症、脂肪沉积和 IR 在 MS 和肌少症之间起着复杂的作用。健康人群中骨骼肌通常会分泌肌细胞因子以对抗肌肉炎症及 IR。MS 中肥胖的人群内脏脂肪组织的比例更高,且伴随大量炎症因子的分泌,导致患者的骨骼肌处于持续的炎症状态,增加肌少症的风险。此外,肥胖导致异位脂质积聚在骨骼肌中,抑制肌肉中蛋白质合成(即肌脂肪变性),导致肌细胞因子分泌减少,引起炎症水平明显增高,最终引起肌肉质量及肌力下降,并增加骨骼肌 IR 的风险。

（三）脂肪组织改变

1. 白色脂肪组织以及异位脂肪沉积　白色脂肪组织(white adipose tissue,WAT)主要是存储无法作为甘油三酯使用的多余能量,大量存在于皮下和内脏器官周围。内脏脂肪组织的增加与肌肉萎缩密切相关。与肥胖个体的白色脂肪细胞共培养的肌管中发现,肌肉相关蛋白的表达降低。在肥胖和 MS 中,白色脂肪细胞变得肥大并伴有增生表现。这些白色脂肪细胞也被激活的炎性巨噬细胞和其他免疫细胞浸润。这些与系统性炎症分子的增加和各种脂肪因子(如瘦素,一种抑制食欲的激素)的抑制有关,进而对下丘脑、肝脏、胰腺和骨骼肌等组织产生不利影响。脂肪因子分泌的改变导致食物摄入增加,能量消耗减少,并通过其在下丘脑中的作用降低肌肉中的胰岛素敏感性。同时,在增龄过程中,机体内肌肉和脂肪含量会发生显著变化,从而破坏蛋白质合成与降解之间的平衡并且导致骨骼肌质量和功能的进行性下降。机体出现以快速 Ⅱ 型肌纤维的数量和大小明显减少的肌肉变化以及过多的脂肪沉积在肌肉组织内,尤其是 60 岁后的女性脂肪指数迅速增加。肥胖可导致或加重脂肪向骨骼肌的浸润,导致肌内脂毒性,进一步诱导和加重炎症,线粒体功能障碍,氧化应激和 IR,影响骨骼肌细胞的正常生理功能。此外,由脂肪组织产生的促炎细胞因子,如 TNF-α、单核细胞趋化蛋白 -1(MCP-1)、IL-6 和 CRP,可通过影响 IR 减少肌肉蛋白质合成,促进 MS 相关性肌少症的进展。

2. 棕色脂肪组织　棕色脂肪组织(brown adipose tissue,BAT)通过燃烧脂肪和消耗能量来减少脂肪。棕色脂肪细胞含有大量线粒体,产生参与产热的解耦联蛋白(uncoupling protein,UCP),吸收从白色脂肪细胞中分离出来的脂肪酸并将其转化为能量。同时,棕色脂肪细胞的燃脂作用与肾上腺素的功能密切相关,在寒冷环境中,人体产生的 β- 肾上腺素能激动剂与棕色脂肪细胞表面的 G 蛋白耦联受体 β- 肾上腺素能受体结合,激活棕色脂肪细胞的燃脂产热能力。当减少棕色脂肪细胞时,热量产生的效率降低,脂肪过多积累,导致 MS。有研究显示,整体切除棕色脂肪组织,不仅破坏小鼠对寒冷的抵抗能力,还导致小鼠肥胖和 MS 易感性增加,而接受棕色脂肪组织移植的小鼠,其抵抗饮食诱导肥胖的能力基本恢复。1 型糖尿病模型小鼠的皮下脂肪中移植胚胎棕色脂肪组织可明显改善其糖代谢并增加 IGF-1 表达水平,提示棕色脂肪组织能提高机体对胰岛素的敏感性。此外,棕色脂肪组织还具有分泌功能,通过调控细胞因子的分泌影响机体代谢,如神经调节蛋白 4(neuregulin4,Nrg4),有研究指出,Nrg4 在 BAT 以及棕色化的 WAT 中表达极为丰富,并可被冷刺激诱导。BAT 分泌 Nrg4,通过 STAT5 信号通路介导的肝脏脂质合成;Nrg4 缺失小鼠对饮食诱导肥胖和非酒精性脂肪性肝病(non-alcoholic fatty liver disease,NAFLD)的易感性增加,而过表达 Nrg4 小鼠则可抵抗饮食诱导的 NAFLD 发生。临床研究显示,成人 NAFLD 的发生率与血清中的 Nrg4 水平呈负相关。这些结果均表明,BAT 来源的 Nrg4,对肝脏脂质合成具有特异性的调控作用。棕色脂肪组织也调节肌生成抑制蛋白的分泌,并参与调节骨骼肌质量和功能。回顾性的 PET/CT 结果显示,成年人棕色脂肪组织的比例约为 2.5%~8.5%,40 岁后棕色脂肪细胞的数量逐渐减少,老年人的比例显著低于青年人。

(四) 激素改变

增龄与多种激素的变化有关,包括雌激素、睾酮、生长激素、IGF-1、糖皮质激素等,影响骨骼肌代谢稳态。研究显示,绝经女性雌激素水平的变化与体重和脂肪量(尤其是内脏脂肪量)的增加以及瘦体重的减少有关。补充雌激素可能通过调节炎症以及激活肌卫星细胞促进肌肉的修复和再生。在男性中,与增龄相关的睾酮缺乏可能对瘦体重和体脂分布产生负面影响,肥胖个体的睾酮水平往往较低。生长激素和 IGF-1 是肌肉肥大的主要激活因子。IGF-1 可正向调节丝氨酸 / 苏氨酸蛋白激酶 B 途径,促进蛋白质合成,并抑制蛋白质分解。研究发现在增龄过程中,人体中生长激素和 IGF-1 水平逐渐降低,对骨骼肌质量和功能产生负面影响。在骨骼肌中,糖皮质激素抑制蛋白质合成并刺激蛋白水解,产生与胰岛素相反的分解代谢作用。研究显示,糖皮质激素的慢性过量可影响肌肉的质量和功能。肥胖时脂肪祖细胞中的 11β-羟基类固醇脱氢酶 1 型(11β-HSD1)表达增加,可局部活化糖皮质激素。此外,研究显示,老化期间糖皮质激素的系统性过量产生与骨骼肌中可的松向活性皮质醇的转化增加有关,最终促进肌少症的发生。

(五) 维生素 D

尽管之前关于维生素 D 的流行病学报告显示它可以有效预防 MS 和癌症等疾病,其作用机制尚不清楚。Asano 等人专注于脂质合成关键转录因子 SREBP-1c,研究发现维生素 D 代谢物可调节 SREBP-1c 的活性。有关体重指数(BMI)与维生素 D 的荟萃分析提示,BMI 每增加 10%,血清维生素 D 水平则下降 4%。此外有研究显示,血清 25- 羟基维生素 D 水平和 MS 呈负相关,考虑与维生素 D 的摄入促进胰岛素分泌和减少脂肪合成有关。另一方面,维生素 D 是脂溶性的,在骨骼肌中发挥着许多重要作用,例如通过细胞内钙维持肌肉收缩兴奋性,调节骨骼肌干细胞的增殖和分化,以及维持肌肉功能。因此,维生素 D 是调节骨骼肌功能的必需激素,维生素 D 缺乏不仅与 MS 密切相关,还与肌少症的发展密切相关。

四、干预措施

MS 相关性肌少症在临床上的定义仍然不明确,其防治的主要目标是预防临床心血管疾病以及 T2DM 的发生,改善骨骼肌的质量和功能,延缓肌肉减少。国内外尚缺乏治疗 MS 以及肌少症的特效药物,亦没有被批准的治疗 MS 相关性肌少症的药物。生活方式干预是防治 MS 的基础,运动锻炼以及蛋白质的补充是改善肌少症最有效的措施。据报道,运动较多的人 MS 和肌少症的患病率较低,高质量的体力活动可改善 MS 相关性肌少症。因此,合理的饮食和科学的运动干预是 MS 相关性肌少症治疗的基础。如果仍存在代谢紊乱,则应针对各个 MS 组分运用相应的药物,如肥胖、T2DM、心血管疾病等,在用药过程中需要考虑该药物对肌少症的潜在作用,优化治疗方案。

(一) 饮食

摄入过多的热量可加剧与年龄相关的肌肉质量损失,并进一步损害身体健康。限制热量摄入引起的体重减轻可导致脂肪量的减少,因此有助于改善 MS 相关的肌少症。充足蛋白质的摄入(每餐 25g~30g 蛋白质)对于优化肌蛋白合成反应非常重要。碳水化合物含量相对较低的饮食也可能是可取的,因为碳水化合物的共同摄入已被证明会对老年人的肌肉蛋白质周转产生负面影响。亮氨酸是促进蛋白质合成最有效的支链氨基酸,补充亮氨酸可能有助于预防肌少症,而且与增加肌肉蛋白质合成之间存在独立关联。补充亮氨酸还与血清 TNF-α 水平降低、免疫功能改善及胰岛素敏感性增加相关。此外,白藜芦醇和槲皮素可能有助于预防肥胖引起的肌少症。

(二) 运动

多种类型的运动方式联合和热量限制可显著减轻肌少症性肥胖。多种运动方式可以增加肌肉质量,提高肌肉功能。与低强度和中等强度运动相比,高强度的运动,如跳绳、俯卧撑、高强度跑步等,是对抗年龄相关性肌少症的重要首选方案。耐力运动,如慢跑、游泳、骑自行车等,可延缓甚至逆转细胞衰老,增加 PGC-1α 的表达。动物研究提示,增加肌肉中 PGC-1α 的表达可改善衰老小鼠的代谢适应度并防止肌少症发生。钙通路、腺苷酸活化蛋白激酶(AMPK)信号通路、氧化应激等参与了运动诱导的 PGC-1α 基因的表达。此外,背部伸展、坐式划船、坐式屈腿伸展等抗阻力运动可以促进肌纤维的发育、Ⅱ 型肌纤维的转化、蛋白质的合成代谢,从而增强老年人的肌力,对躯体功能产生积极影响。一项纳入 16 项研究的 Meta 分析结果显示,持续 12 周及以上的中高强度抗阻运动可使老年女性的下肢肌肉力量得到显著改善。

(三)药物

1. **睾酮**　低睾酮水平可导致肌肉质量和力量减少。睾酮替代治疗可改善胰岛素的敏感性,增加肌肉质量,并恢复肌力,因此可能有助于改善肥胖相关的肌少症。但睾酮替代治疗可能会增加前列腺癌、红细胞增多症、心血管不良事件的风险;口服雄激素具有肝毒性和促进肝脂肪变性的风险。另外,老年男性较低与较高的睾酮水平与动脉粥样硬化和心肌梗死相关。因此需要开发一种选择性雄激素受体调节剂,以尽可能避免替代治疗所带来的副作用。目前已有一些候选药物正在进行临床试验,研究发现可能会对改善胰岛素敏感性、增加肌肉质量和力量有益。

2. **降糖药物**　二甲双胍可通过多种机制改善胰岛素抵抗和高胰岛素血症,用药期间常伴随体重减轻,多数研究认为长期使用二甲双胍与脂肪含量减少有关,而对于是否减少瘦体重目前存在争议。胰高血糖素样肽 -1(GLP-1)具有较强的减重作用,但大多数研究并未显示 T2DM 患者的肌肉质量显著减少或肌少症相关指标的恶化。二肽基肽酶Ⅳ抑制剂(DPP-4i)可增加内源性 GLP-1 水平达到降糖效果,研究显示该类药物具有改善骨骼肌损伤的潜力,特别是对下肢肌肉的保护作用。钠 - 葡萄糖耦联转运体 2 抑制剂(SGLT-2i)亦可诱导体重减轻,有研究认为其中约 90% 的体重减轻是由于脂肪含量的减少,然而也有研究观察到 T2DM 患者中使用 SGLT-2i 可减少三分之二的脂肪以及三分之一的瘦体重,因此,其对肌肉的影响也存在争议。磺脲类和格列奈类通过抑制 ATP 敏感的 K^+(KATP)通道来刺激胰岛素的分泌,临床数据表明 KATP 通道阻滞剂与骨骼肌萎缩有关。噻唑烷二酮类(TZD)药物通过激活 PPAR-γ 来增强肌肉、肝脏以及脂肪的胰岛素敏感性,ACTNOW 研究显示,接受 TZD 药物吡格列酮治疗 33.6 个月后,糖尿病前期患者体重显著增加,腿部瘦体重显著降低,而整体瘦体重没有明显变化。胰岛素除了调节血糖,还促进肌肉蛋白质的合成,多数研究认为胰岛素对肌肉,尤其是下肢肌肉质量具有保护作用,但同时也诱导脂肪量的增加。

3. **心血管疾病常用药物**　肾素 - 血管紧张素系统直接或间接介导炎症反应参与肌少症的发生,研究表明血管紧张素转化酶抑制剂(ACEI)可以直接对抗肌肉减少,而且此获益与降压无关。因此,对长期使用 ACEI 者,延缓肌肉减少的效果可成为额外获益。血管扩张剂具有潜在的改善老年人 IR 所致的一氧化氮依赖性血管扩张受损,从而增加局部血流灌注,促进肌肉组织中蛋白质的合成,但目前尚缺乏充分的临床研究证据。有研究显示,银杏叶提取物 EGb761 可以增加老年大鼠的骨骼肌质量,并改善肌肉功能,但目前尚无相关临床研究证据。他汀类药物可损害线粒体功能,对骨骼肌的质量和功能产生不利影响。然而有研究发现,在规律运动的人群中,他汀类药物使用者的四肢瘦体重却有所增加。Meta 分析证据显示,每天摄入富含 ω-3 多不饱和脂肪酸的鱼类或鱼油可以降低血清甘油三酯水平,降低肥胖患者的腰围,但对患者体脂和瘦体重无影响。

(吕　琼)

参 考 文 献

1.《中国心血管健康与疾病报告 2020》编写组.《中国心血管健康与疾病报告 2020》要点解读. 中国心血管杂志, 2021, 26(3): 209-218.

2. Kasper DL, Fauci AS, Longo DL, et al. Harrison's Principles of Internal Medicine. Twentieth Edition. New York: McGraw-Hill Education, 2018.

3. Yamaguchi T, Yabe H, Kono K, et al. Factors associated with dropout from an intradialytic exercise program among patients undergoing maintenance hemodialysis. Nephrol Dial Transplant, 2023, 38 (4): 1009-1016.

4. Baczek J, Silkiewicz M, Wojszel ZB. Myostatin as a Biomarker of Muscle Wasting and other Pathologies-State of the Art and Knowledge Gaps. Nutrients, 2020, 12 (8): 2401.

5. Yoshida T, Delafontaine P. Mechanisms of IGF-1-Mediated Regulation of Skeletal Muscle Hypertrophy and Atrophy. Cells, 2020, 9 (9): 1970.

6. Sui SX, Holloway KK, Hyde NK, et al. Handgrip strength and muscle quality in Australian women: cross-sectional data from the Geelong Osteoporosis Study. J Cachexia Sarcopenia Muscle, 2020, 11 (3): 690-697.

7. Uchitomi R, Oyabu M, Kamei Y. Vitamin D and Sarcopenia: Potential of Vitamin D Supplementation in Sarcopenia Prevention and Treatment. Nutrients, 2020, 12 (10): 3189.

8. Fröhlich AK, Diek M, Denecke C, et al. JCSM: growing together with cachexia and sarcopenia research. J Cachexia Sarcopenia Muscle, 2021, 12 (6): 1359-1367.

9. Zhang X, Zhao Y, Chen S, et al. Anti-diabetic drugs and sarcopenia: emerging links, mechanistic insights, and clinical implications. J Cachexia Sarcopenia Muscle, 2021, 12 (6): 1368-1379.

10. Qiao YS, Chai YH, Gong HJ, et al. The Association Between Diabetes Mellitus and Risk of Sarcopenia: Accumulated Evidences From Observational Studies. Front Endocrinol (Lausanne), 2021, 23 (12): 782391.

11. Nishikawa H, Asai A, Fukunishi S, et al. Metabolic Syndrome and Sarcopenia. Nutrients, 2021, 13 (10): 3519.

12. Lixandrão ME, Longobardi I, Leitão AE, et al. Daily Leucine Intake Is Positively Associated with Lower Limb Skeletal Muscle Mass and Strength in the Elderly. Nutrients, 2021, 13 (10): 3536.

13. Moon HE, Lee TS, Chung TH. Association between Lower-to-Upper Ratio of Appendicular Skeletal Muscle and Metabolic Syndrome. J Clin Med, 2022, 11 (21): 6309.

14. Bell KE, Paris MT, Egor AE, et al. Altered features of body composition in older adults with type 2 diabetes and prediabetes compared with matched controls. J Cachexia Sarcopenia Muscle, 2022, 13 (2): 1087-1099.

15. Long DE, Kosmac K, Dungan CM, et al. Potential Benefits of Combined Statin and Metformin Therapy on Resistance Training Response in Older Individuals. Front Physiol, 2022, 13: 872745.

16. Banks NF, Rogers EM, Church DD, et al. The contributory role of vascular health in age-related anabolic resistance. J Cachexia Sarcopenia Muscle, 2022, 13 (1): 114-127.

17. Yoo MC, Won CW, Soh Y, et al. Association of high body mass index, waist circumference, and body fat percentage with sarcopenia in older women. BMC Geriatr, 2022, 22 (1): 937.

18. Murdock DJ, Wu N, Grimsby JS, et al. The prevalence of low muscle mass associated with obesity in the USA. Skelet Muscle, 2022, 2 (1): 26.

19. Li CW, Yu K, Shyh-Chang N, et al. Pathogenesis of sarcopenia and the relationship with fat mass: descriptive review. J Cachexia Sarcopenia Muscle, 2022, 13 (2): 781-794.

20. Mellen RH, Girotto OS, Marques EB, et al. Insights into Pathogenesis, Nutritional and Drug Approach in Sarcopenia: A Systematic Review. Biomedicines, 2023, 11 (1): 136.

21. Jhuo CF, Hsieh SK, Chen WY, et al. Attenuation of Skeletal Muscle Atrophy Induced by Dexamethasone in Rats by Teaghrelin Supplementation. Molecules, 2023, 28 (2): 688.

第十五章 肌少症与冠状动脉粥样硬化性心脏病

冠状动脉粥样硬化性心脏病（coronary atherosclerotic heart disease，CHD），简称冠心病，是由于冠状动脉粥样硬化使冠状动脉狭窄或阻塞，或/和冠状动脉功能性改变（痉挛）导致心肌缺血缺氧引起的心脏病。冠心病常与动脉粥样硬化、高血压、外周动脉疾病（peripheral artery disease，PAD）、脑卒中统称为动脉粥样硬化性心血管疾病（atherosclerosis cardiovascular disease，ASCVD）。在老年慢性病中，心血管疾病（cardiovascular disease，CVD）患病风险占据首位，同时也为老年人群致残致死的首要病因，随着我国经济发展和人口老龄化，心血管疾病患病率呈逐年递增趋势。

同为衰老相关疾病，心血管疾病与肌少症具有显著相关性。流行病学调查显示，心血管疾病增加肌少症以及衰弱风险，肌少症增加冠心病发病、心衰发生以及死亡风险。二者发病机制存在一定交叉，相互影响促进，进一步损害患者生理机能、降低生活质量及增加死亡风险。因此，有观点认为肌少症是 CVD 的并发疾病。

一、冠心病与肌少症的相互影响

冠心病患者易罹患肌少症，患病率为 16.9%~31.4%。一项临床荟萃分析显示，肌少症在心血管疾病中患病率为 31.4%，高于糖尿病（31.1%）和呼吸系统疾病（26.8%），略低于肌少症在卒中和 PAD 的患病率。亚洲人群中肌少症与心血管疾病共病率是欧洲人群的 2.9 倍。

（一）冠心病对肌少症影响

如前所述，冠心病罹患肌少症风险较正常人群显著升高，而且可能致使肌少症发病群体年轻化。日本一项社区人群横断面研究报道冠心病罹患肌少症、骨质疏松合并肌少症和肌少症性肥胖的比率分别为 16.9%、8.8%、4.4%，高于非冠心病对照人群，肌少症合并冠心病群体较单纯肌少症更年轻。我国一项研究报道 65 岁以上 CVD 患者肌少症罹患率为 22.6%，高于非冠心病人群。尽管各项研究可能因使用的肌少症诊断标准（如 EGSOP2、AWGS 2014、AWGS 2019 标准）不同导致肌少症合并冠心病的患病率各异，但荟萃分析提示，冠心病罹患肌少症风险均高于正常人群，为正常人群的 5.01 倍，女性高于男性。另外，肌少症为衰老相关疾病，发病风险随增龄增加，而冠心病可致肌少症发病年轻化。

冠心病加速肌少症进程。冠心病相关的心力衰竭、动脉粥样硬化、高血压导致外周血管缺血缺氧、慢性炎症水平增加，促使骨骼肌细胞线粒体功能障碍、肌肉蛋白合成障碍、降解增加、诱发凋亡甚至坏死，导致骨骼肌细胞功能下降，肌肉流失。此外，冠心病增加肌少症的风险，也增加肌少 - 骨质疏松症和肌少症性肥胖 - 骨质疏松的风险，损害患者生活质量，增加患者跌倒、骨折、衰弱、再住院和死亡风险。

（二）肌少症对冠心病影响

1. 肌少症增加冠心病发病风险　肌少症增加心血管疾病及其相关危险因素的发病风险，肌少症合并肥胖群体（肌少症性肥胖）心血管疾病风险更高。Cho 等人招募 25 270 名社区人群，根据血清代谢指标、体重指数（body mass index，BMI）分为代谢正常 + 体重正常组、代谢正常 + 肥胖/超重组、代谢异常 + 肥胖/超重组，将四肢骨骼肌质量指数男性小于 $7kg/m^2$，女性小于 $5kg/m^2$ 归为肌少症。结果显示，与非肌少症组

（代谢正常＋体重正常＋非肌少症）相比：单纯肌少症组（代谢正常＋体重正常＋肌少症）心血管疾病风险为 2.69 倍；单纯肥胖组（代谢正常＋肥胖／超重＋非肌少症）和肌少症性肥胖组（代谢正常＋肥胖／超重＋肌少症）心血管疾病风险为 3.31 倍和 8.59 倍；代谢异常＋肥胖超重合并肌少症组（代谢异常＋肥胖／超重＋肌少症）和非肌少症组（代谢异常＋肥胖／超重＋非肌少症）心血管疾病风险为 8.12 倍和 5.11 倍。另有研究得出近似结论，且在调整了年龄、性别、吸烟、饮酒、女性更年期状况以及其他代谢和炎症混杂因素后，肌少症较非肌少症心肌梗死风险增加 3.08 倍，肌少症性肥胖增加 4.07 倍。此外，机体在增龄过程中呈现骨骼肌量流失和脂肪蓄积的变化可先于肌少症出现，四肢骨骼肌质量／全身脂肪比值低下的人群，在肌少症前期状态即可出现糖脂代谢紊乱，进一步增加心血管疾病风险。

2. **肌少症与动脉粥样硬化密切相关**　动脉粥样硬化为冠心病病理基础，除冠心病以外，动脉粥样硬化导致动脉硬化性卒中或短暂性脑缺血发作以及外周动脉疾病，统称为动脉粥样硬化性心血管疾病（atherosclerosis cardiovascular disease，ASCVD），增加致残致死风险，威胁老年人健康及生命。

肌少症与老年人动脉粥样硬化高度相关。大量研究报道，肌少症与动脉粥样硬化的危险因素（血压、血清胆固醇、血糖、肥胖等）相关。作为动脉粥样硬化指标之一，颈动脉中内膜增厚被报道与患者股四头肌肌力下降和骨骼肌肌力减少有关。另一项动脉僵硬度指标，臂踝脉搏波传导速度（brachial-ankle wave velocity，baPWV），也是未来心血管事件和全因死亡率的有力预测因子，也被报道与握力和相对骨骼肌指数呈负相关。此外，在动脉粥样硬化早期，肌少症与患者内皮功能失调相关。一项对非冠心病老年人群的队列研究报道，骨骼肌肌力与质量下降与无症状动脉粥样硬化和内皮功能失调显著相关，肌肉量下降者动脉粥样硬化风险增加至 3.6 倍。其他血管内皮功能指标，包括高水平的非对称二甲基精氨酸、异常脉压、低水平血流介导的血管舒张功能低下、外周血流减少、血管内皮祖细胞数量下降被报道与肌少症相关。代谢异常、血管内皮功能低下、动脉顺应性下降，加速动脉粥样硬化进程，增加高血压和 ASCVD 的风险。

肌少症增加冠状动脉钙化风险。一项对非冠心病人群的前瞻性研究报道，肌少症患者冠状动脉钙化积分风险高，另一项针对非糖尿病、癌症、冠心病中年人群的横断面研究也得出近似结论，提示相对肢体骨骼肌指数（RSMI）与冠状动脉钙化程度呈负相关。提示肌少症增加冠状动脉钙化发生和进展风险。

3. **肌少症与冠心病严重程度相关**　相比于慢性稳定性冠心病，肌少症更好发于冠心病心肌梗死及冠心病心力衰竭患者。一些新型的肌少症评估指标也被报道与冠心病严重程度相关，如 CT 测量腰大肌指数与冠心病患病率和冠脉病变严重程度相关，腰大肌炎症活动度也被报道未来可能成为敏感的心肌梗死预测因子。因而有观点认为 CT 测量的腰大肌指数或许可成为诊断冠心病的警示指标之一。

肌少症增加冠心病发生心力衰竭和心律失常风险。肌少症与心力衰竭关系密切（详见后续章节）。现有研究提示肌少症与冠心病血清 N 端 B 型脑钠肽前体（NT-proBNP）浓度呈正相关，肌少症可能促使心血管重塑和功能障碍、增加射血分数保留的心衰（HFpEF）风险。此外，有报道称，肌少症（尤其是肌少症性肥胖）增加心肌梗死后室性心律失常和新发房颤的风险。

4. **肌少症增加冠心病再住院和死亡风险**　骨骼肌功能下降（如握力、股四头肌肌力下降，6 分钟步行距离减少）增加冠心病再住院和死亡风险，是冠心病的预后评估因子。肌少症致冠心病患者 5 月内再住院风险增加 2.19 倍。冠心病出院时握力下降（男性＜26kg，女性＜18kg）或股四头肌等长肌力低下（男性＜45.0% 体重；女性＜35.0% 体重），4 年内全因死亡率增加 1.84 倍。日本一项前瞻性研究也得出近似结论，肌少症导致冠心病 5 年后死亡风险增加，对女性（HR2.3）影响略高于男性（HR2.0）。其中，肌少症性肥胖、肌少 - 骨质疏松症和肌少 - 骨质疏松症型肥胖作为肌少症的亚型，进一步增加冠心病死亡风险。

5. **肌少症对冠状动脉介入治疗的预后具有判断价值**　肌少症导致经皮冠状动脉介入治疗后的冠心病患者发生不良心血管事件（包括非致死性卒中、非致死性心肌梗死、心血管性死亡、脑血管性死亡、再血管化治疗、心力衰竭）风险增加 2.27 倍。有研究提示以 CT 测量第三腰椎水平腰大肌横切面积与心脏外科手术死亡风险相关。在评估肌少症指标中，腰大肌横切面积指数以及炎症反应程度可能是较四肢骨骼肌指数更敏感的不良心血管事件的预测指标。

6. **肌少症危害老年心血管疾病患者心理健康**　冠心病、肌少症和冠心病合并肌少症患者1年后新发抑郁症较正常人群相对风险比分别为1.78、2.79和7.19,提示肌少症合并冠心病增加老年人新发抑郁症风险。老年心血管疾病合并肌少症患者心理弹性评分较低,提示应对压力和不良事件的心理复原能力较差。因此,肌少症合并心血管疾病患者需加强心理疾病防治与干预。

因此,对肌少症及时干预有助于冠心病患者康复,而寻找更精准的预测指标可为冠心病病情评估、治疗决策提供指导意义。

二、病因和发病机制

冠心病发生肌少症的机制尚不完全清楚,目前报道大部分为临床横断面研究,在肌少症与心衰、外周动脉疾病报道相对较多,未来有待更多临床及基础研究探索。目前认为二者存在共同的发病机制,包括慢性炎症、氧化应激、激素水平改变、内皮功能失调、泛素蛋白酶系统过度激活、内皮功能失调,以及动脉粥样硬化导致肌肉血流低灌注。心脏功能下降可致心肺功能低下,活动量减少进一步加重肌肉流失。而外周动脉疾病作为全身动脉粥样硬化疾病的一部分,常与冠心病合并,可能加重骨骼肌组织损害以及肌肉萎缩。此外,糖调节受损、高尿酸血症以及吸烟作为心血管危险因素,均可促使肌少症发生。

(一)慢性炎症和氧化应激

慢性系统性炎症对冠心病和肌少症发生发展均有推动作用。冠心病、心衰、糖尿病,以及肥胖患者循环血中的炎症标志物白细胞介素-6(IL-6)、肿瘤坏死因子α(TNF-α)、C反应蛋白(CRP)升高。这些炎症因子同样干扰骨骼肌合成和代谢,导致骨骼肌质量减少、功能下降。IL-6是动脉粥样硬化危险因素,IL-6信号通路长期激活促进老年患者动脉硬化进展,增加心血管事件风险;高水平IL-6可刺激葡萄糖转运蛋白GLUT4到细胞膜干扰骨骼肌甘油三酯氧化以及糖调节能力,致肌力下降。高敏C反应蛋白(hs-CRP)是已知动脉粥样硬化启动分子及心血管事件预测因子,也是筛查肌少症的预测指标。动脉粥样硬化过程中,升高的游离胆固醇和游离脂肪酸,可通过促使巨噬细胞由M1向M2型转化,进一步促炎因子生成,加重慢性系统性炎症反应。另有研究提示,一些新型炎症活动检测指标,如采用^{18}F-氟代脱氧葡萄糖(FDG)正电子发射计算机体层显像仪(PET/CT)检测的腰大肌炎症活性与冠心病心肌缺血和损伤严重程度正相关。

氧化应激,指细胞氧化和抗氧化能力失衡,致反应性氧化产物ROS蓄积、线粒体呼吸链损害和脱氧核糖核酸的氧化损伤。氧化应激参与一系列心血管疾病,如高血压、动脉粥样硬化、心肌梗死、心力衰竭和心律失常的发生发展。升高的ROS可致骨骼肌线粒体失调,干扰肌肉蛋白合成,促进骨骼肌蛋白降解和去神经化,促使肌肉萎缩。氧化应激协同慢性炎症促进心血管疾病和肌少症进程。

(二)肌肉因子

肌肉组织可分泌一些细胞因子,通过旁分泌、自分泌、内分泌方式调节骨骼肌能量代谢、胰岛素敏感性及脂肪代谢,肌肉因子同样参与心血管疾病病理生理过程。抗阻力训练刺激分泌的肌肉因子滤泡素抑制素样蛋白1(follistatin-like 1,FSTL1)促使骨骼肌肥大,同时可改善血管损害、内皮功能和心肌缺血损害。运动诱导肌肉产生的肌连素(myonectin)可调节抗炎和抗凋亡相关信号传导通路,一定程度上发挥心肌保护作用。冠心病心衰小鼠模型中,观察到心肌细胞分泌肌生成抑制蛋白(myostatin),后者是转化生长因子-β(TGF-β)家族中的一员,可通过激活myostatin/TGF-β通路致蛋白降解系统过度激活,促使肌肉萎缩。部分肌肉因子可能发挥保护作用。如冠心病患者循环血中脂联素升高,可抑制慢性炎症,刺激骨骼肌干细胞-肌卫星细胞分化融合,促进肌肉再生,延缓冠心病患者骨骼肌流失。细胞因子作为心血管疾病和肌少症相互关联的桥梁之一,有望为新药研发提供方向。

(三)病理性Ca^{2+}释放

病理性Ca^{2+}释放可能为心肌梗死后骨骼肌乏力和运动耐量受损的潜在机制。心肌梗死后大鼠骨骼肌肌质网的雷诺丁受体(RYR)的钙离子通道减少,RYR1过度磷酸化,钙稳定蛋白耗竭,导致骨骼肌细胞质内Ca^{2+}含量减少,骨骼肌收缩减弱。另有研究报道心肌梗死后大鼠骨骼肌不同肌纤维中分布的

Na^+-K^+-ATP 酶蛋白亚型发生变化,如在骨骼肌慢缩型肌纤维中(Ⅰ型肌纤维)高表达的 α1β1、α2β1 亚型在心肌梗死后表达下调,而在快缩型肌纤维中(Ⅱ型肌纤维)表达升高;糖酵解型肌纤维(Ⅱ型肌纤维)中高表达的 α1β2、α2β2 亚型,在心肌梗死后表达下调,这种改变可能导致骨骼肌纤维利用能量途径发生变化。Na^+-K^+-ATP 酶可直接调节细胞质内 Ca^{2+} 浓度,导致骨骼肌细胞 Ca^{2+} 水平异常,Na^+-K^+-ATP 酶的改变可能加重肌纤维收缩乏力。近些年来,以钙稳定蛋白为靶点的药物,如 3,4- 亚甲基二氧苯甲酰基 -2- 噻吩腙(LASSBio-294),被报道可恢复心肌梗死后大鼠的骨骼肌肌质网 Ca^{2+} 释放降低,改善心肌梗死后骨骼肌易疲劳状态,提高运动耐受性。

(四)胰岛素抵抗和糖耐量受损

胰岛素抵抗是心血管疾病的独立风险因素,也是肌少症重要发病机制之一。胰岛素抵抗对骨骼肌主要作用于以下几个方面:抑制骨骼肌中 IGF-1-PI3K-Akt 信号通路途径,蛋白质合成减少;促使叉头框 O(forkhead box O,FoxO)转录因子磷酸化,刺激泛素连接酶 E3 表达,加速细胞内蛋白经 UPS 途径降解;抑制自噬导致骨骼肌细胞对衰老细胞器和折叠蛋白清除减少;此外由于自噬决定骨骼肌干细胞肌卫星细胞的分化方向,抑制自噬可能导致骨骼肌再生功能受损。骨骼肌是葡萄糖摄取消耗的主要器官,骨骼肌质量下降导致葡萄糖利用减少,加重机体糖代谢异常和心血管疾病风险。

(五)激素水平改变

心衰时循环血中睾酮水平减少,可致外周血管阻力增加,心脏后负荷升高,同时也促使骨骼肌流失和功能障碍。对于肌少症患者,补充睾酮可提高运动耐量、缓解疲劳、减少住院率,增加肌肉力量,并促进肌肉蛋白合成,激活肌卫星细胞,改善肌肉质量。睾酮替代疗法也被报道能够改善慢性心衰患者运动耐力,增加运动中氧摄取峰值、增加 6 分钟步行距离。但睾酮对骨骼肌的影响在冠心病模型中缺乏直接研究数据。

胃促生长素(ghrelin)可以通过调节自噬、凋亡、胰岛素抵抗等途径对骨骼肌发挥保护作用,同时具有抗动脉粥样硬化,抑制缺血再灌注损伤、心室重构,改善心脏功能和内皮功能的作用。一项纵向研究报道低水平的 ghrelin 与 2 年内体重下降、肌力下降有关。持续皮下给予 ghrelin 可修复心肌梗死后心衰动物的骨骼肌线粒体功能、胰岛素信号传导通路以及炎症水平,有望成为治疗心血管疾病和肌少症新的手段。但目前关于 ghrelin 的研究仅限于心力衰竭模型,对其他心血管疾病相关肌少症的作用有待探索。

此外,血管紧张素Ⅱ、肾上腺素和去甲肾上腺素引起内皮功能障碍、血流灌注改变,下肢毛细血管密度降低等均可促使肌少症发生。

(六)内皮功能障碍

血管内皮功能障碍是心血管疾病(包括动脉粥样硬化疾病、心肌梗死、高血压等)的始动因素之一,依赖内皮细胞的血管舒缩功能障碍也增加不良心血管事件的风险。内皮细胞衍生的舒血管因子一氧化氮减少、炎症反应和氧化应激水平增加是血管内皮功能障碍的主要形式,也参与肌少症的发病机制,并被报道为肌少症或衰弱的早期标志之一。因此,内皮功能障碍被认为是冠心病和肌少症的共同发病机制之一。但在现有的临床和基础研究报道中,这一关联仅在动脉粥样硬化早期阶段被观察到。在亚临床冠心病人群中,可观察到循环血中不对称二甲基精氨酸(asymmetric dimethylarginine,ADMA)——一种重要的一氧化氮合酶抑制剂水平升高与肌少症及衰弱呈正相关。在早期冠心病的高龄人群中,可观察到血管对血流剪切力反应能力的指标,内皮依赖的动脉流量介导的功能(flow-mediated Dilatation,FMD)值下降与肌少症和衰弱呈正相关。在非冠心病老年人群队列研究中,可观测到反映血管硬化和大动脉顺应性的指标,脉搏波传导速度增加与骨骼肌肌力和质量下降呈负相关。此外,在高血压、糖耐量异常等动脉粥样硬化高风险群体和亚临床心血管病(如颈动脉斑块)群体中,观察到循环血中对血管再生和修复有重要作用的内皮祖细胞 $CD34^+$ 水平与患者步速握力呈正相关,提示内皮祖细胞减少和血管修复能力低下可能同时参与肌少症与早期心血管疾病的发病机制。

内皮功能障碍促使早期心血管疾病出现肌少症的具体分子机制尚不完全清楚,目前认为内皮功能障碍与动脉粥样硬化相关的慢性炎症反应和氧化应激共存,加速骨骼肌功能障碍。此外冠心病的心衰患者,心输出量减少和血管内皮功能障碍可导致骨骼肌血流下降、缺血缺氧、乳酸堆积,进而导致骨骼肌质量和功能下降。

(七)吸烟和高尿酸血症

荟萃分析报道吸烟可促进肌少症的发生发展。香烟中醛类、活性氧和活性氮物质会增加骨骼肌的氧化应激,骨骼肌氧化应激促进激活 p38 MAPK-NF-κB 信号通路,上调肌肉中的 E3 泛素连接酶,导致骨骼肌蛋白质降解增加。长期吸烟诱导骨骼肌蛋白氧化损伤导致肌肉质量损失和功能障碍。此外,尽管吸烟可能降低肥胖风险,但吸烟人群戒烟后较非吸烟人群更易出现腹型肥胖和肌少症,肌少症性肥胖进一步增加心血管疾病风险。

高尿酸血症为冠心病的危险因素之一,也可增加肌少症风险。在一项全国健康和营养调查中,针对 7 544 名 40 岁以上的成年人,血清尿酸浓度超过 8mg/dL 组肌少症的患病率是对照组(血尿酸小于 6mg/dL)的 2 倍。但目前缺乏高尿酸血症与冠心病合并肌少症的前瞻性研究和具体分子机制探索。

(八)其他

1. **缺乏运动**　冠心病和心衰患者常出现胸闷胸痛、气促、疲劳等症状以及活动耐量下降,常合并久坐不动的生活方式。缺乏运动是肌少症的发病因素之一。有研究报道,在射血分数保留的心衰患者,缺乏运动是发生肌少症的独立危险因素。

2. **冠心病药物对肌少症的影响**　他汀类药物主要通过降低胆固醇水平减少心血管事件风险,被广泛应用于冠心病及其他心血管疾病中。他汀类药物的副作用之一为骨骼肌损害,可出现肌痛、肌无力、肌酸激酶升高甚至横纹肌溶解综合征,发生率约 29%,呈剂量依赖性,停用他汀类药物或减少剂量后上述症状可缓解。此外,长期使用他汀类药物可造成肌力下降,增加跌倒风险,降低肌少症及衰弱人群生活质量,其机制暂不完全清楚,可能与他汀导致线粒体呼吸链中辅酶 Q10 活性下降有关。因此,尽管他汀类药物在心血管疾病防治中占据重要地位,但对于合并衰弱和肌少症的冠心病患者,使用他汀类药物需权衡利弊综合评估。

血管紧张素转化酶抑制剂(ACEI)和血管紧张素 II 受体阻滞剂(ARB)均被报道可通过干预骨骼肌线粒体功能、氧化应激、胰岛素敏感性、NO 信号通路和局部炎症反应发挥骨骼肌保护作用。ACEI 可能通过改善血管内皮功能有助于增加骨骼肌血流灌注。在一项针对老年高血压女性的研究中,ACEI 可延缓肌少症进展和生理机能下降。在一项前瞻性随机双盲对照研究中,ACEI 类药物培哚普利改善 65 岁以上老年人的运动能力。与 ACEI 类药物一样,ARB 类药物也被认为可使骨骼肌获益。研究报道,氯沙坦可通过调节 TGF-β 和 IGF-1-Akt-mTOR 信号通路抑制骨骼肌萎缩。此外,服用 ARB 类药物可减少机体炎症因子如 IL-6 水平并增加抗氧化酶含量,抑制骨骼肌流失。部分研究得出不一样的结论,认为 ACEI 类药物对老年人骨骼肌力量及步行距离无明显影响。不同结论可能与研究入组人群、心血管疾病种类、药物种类及剂量、随访时间,以及肌少症评估方式不同有关,有待未来更多关于 ACEI 和 ARB 类药物对肌少症影响的研究进一步证实。

醛固酮受体拮抗剂螺内酯广泛应用于慢性心力衰竭的患者,研究发现螺内酯可改善心力衰竭大鼠的运动耐受性,减少骨骼肌细胞凋亡;增加心衰大鼠一氧化氮生物活性,改善血管内皮功能,增加肌肉收缩能力;延缓心衰患者骨骼肌流失。螺内酯有望减少冠心病患者(尤其是发生心肌梗死和心力衰竭者)发生肌少症的风险,但尚缺乏直接前瞻性研究数据。

β 受体阻滞剂尤其是高选择性 β₁ 受体阻滞剂为冠心病二级预防的药物之一,通过抑制交感神经系统、肾素 - 血管紧张素 - 醛固酮系统保护心肌细胞,延缓心室重构,减少心血管事件风险。β 受体阻滞选择性的高低仅为相对而言,所有 β 受体阻滞剂对 β₁(主要表达于心脏)、β₂(主要表达于血管、支气管平滑肌、胰腺、肝脏、骨骼肌)、β₃(主要表达于脂肪)受体均具有抑制作用。抑制 β₂ 受体可导致骨骼肌血供减少、糖原代谢障碍进而导致骨骼肌乏力,因此 β 受体阻滞剂理论上对肌少症有负面影响。然而,新近研究报道,卡维地洛,一种第三代新型 β 受体阻滞剂,可激活 β-arrestin1(β- 制动蛋白 1)途径增加骨骼肌收缩力,但对肌肉质量无影响,或许适用于高血压、稳定性冠心病合并肌少症或衰弱的患者。

三、防治

冠心病防治措施已被熟知,冠心病合并肌少症的相关预防和干预鲜有报道。目前主要策略是在冠心病和动脉粥样硬化防治基础上,适当给予肌少症的治疗,包括运动康复和营养干预组成的非药物治疗和药物治疗,其中以非药物治疗为主。

(一) 运动康复

运动干预可使冠心病以及 CVD 高风险人群获益。有效强度的运动刺激,可改善冠心病患者血管内皮功能、促进抗炎、稳定冠状动脉斑块、延缓动脉粥样硬化、减少心肌重构、促进侧支循环建立、改善心肌缺血、改善心功能,降低 CVD 患者再住院率和死亡率,提高患者生活质量。运动本身可改善成年人身体成分、糖脂代谢参数,减少心血管危险因素。

运动延缓冠心病相关骨骼肌流失,有氧运动和抗阻运动均可使患者获益。运动减少心衰患者促炎因子水平和肌生成抑制蛋白(myostatin)的表达,减少骨骼肌氧化应激水平,降低泛素 - 蛋白酶体系统活性,延缓骨骼肌流失。有氧运动训练可修复心衰患者骨骼肌蛋白酶体活性至正常水平、改善胰岛素敏感性和线粒体功能,避免炎症、氧化应激、异常自噬以及凋亡等病理过程对骨骼肌的损害。6 个月 ~12 个月的渐进性阻力训练可改善 PAD 患者的缺血肢体肌力,改变骨骼肌内肌球蛋白亚型、肌纤维类型分布和毛细血管密度等。阻力训练增加老年冠心病患者的肌力、运动能力和灵活性。

指南推荐冠心病患者出院后应尽早开始运动康复。医师根据患者出院前的风险评估制定个体化运动方案,并定期评估心肺运动能力,评估运动效果、调整运动处方。运动方式建议多样性,由低强度开始,循序渐进增加至推荐运动强度,使心肺功能最大获益。运动相对禁忌证有:不稳定型心绞痛;安静时收缩压 >200mmHg 或舒张压 >110mmHg;直立后血压下降 >20mmHg 并伴有症状;重度主动脉瓣狭窄;急性全身疾病或发热;未控制的房性或室性心律失常;未控制的窦性心动过速(>120 次 /min);未控制的心力衰竭;三度房室传导阻滞且未置入起搏器;活动性心包炎或心肌炎;血栓性静脉炎;近期血栓栓塞;安静时 ST 段压低或抬高(>2mV);严重的可限制运动能力的运动系统异常;其他代谢异常,如急性甲状腺炎、低血钾、高血钾或血容量不足等。

运动形式多样,包括有氧运动、抗阻运动、柔韧性运动、神经肌肉训练等。其中,对于冠心病康复而言,有氧运动是基础,抗阻运动和柔韧性运动为补充。相比单纯有氧训练,渐进式阻力训练结合有氧训练显著改善老年冠心病患者心肺功能和肌力。

1. 有氧运动　包括步行、慢跑、骑自行车、游泳、爬楼梯、踏车、划船等。出院 1 个月内以步行为主,不建议选择慢跑、骑自行车、爬楼梯等有氧运动。

训练强度:推荐以中等强度的运动(40%~60% 的峰值摄氧量)为最小有氧运动强度,在身体耐受前提下逐渐达到 80% 的峰值摄氧量。或 Borg 劳累程度分级法推荐达到 11 级 ~13 级。

训练时间:运动频率为 3 次 / 周 ~5 次 / 周,每次运动时间为 30 分钟 ~45 分钟。而对于经历心血管事件患者建议初始运动从 15 分钟开始,根据患者的体能水平、运动目的、症状和运动系统限制情况,每周增加 1 分钟 ~5 分钟的有氧运动时间。

2. 抗阻运动　常用的抗阻运动方法包括徒手运动训练,运动器械,自制器械。训练部位有上肢肌群、核心肌群(包括胸部、肩部、上背部、下背部、腹部和臀部)和下肢肌群,不同肌群可在不同日期交替训练。每周应对每个肌群训练 2 次 ~3 次,同一肌群训练应间隔至少 48 小时。

运动强度:患者一次能举起 ≥50% 最大负荷量,或 Borg 评分 11 分 ~13 分。

抗阻运动时机:经皮冠状动脉介入治疗后至少 3 周,需要在连续 2 周有医学监护的有氧训练之后进行;心肌梗死或冠状动脉旁路移植术后至少 5 周,应在连续 4 周有医学监护的有氧训练之后进行;冠状动脉旁路移植术后 3 个月内不应进行中到高强度上肢力量训练,以免影响胸骨的稳定性和胸骨伤口的愈合。

3. **柔韧性运动**　保持躯干上部和下部、颈部和臀部的柔韧性有助于提高老年人及心血管疾病患者的日常生活能力。训练方法：每一部位拉伸，根据耐受情况逐渐延长时间，强度为有牵拉感觉同时不感觉疼痛，每个动作重复 3 次~5 次，总时间 10 分钟左右，每周 3 次~5 次。

4. **神经肌肉训练**　神经肌肉训练包括平衡性、灵活性和本体感觉训练，可减少老年患者跌倒风险，提高体适能。活动形式包括太极拳、"蛇形走"、单腿站立和直线走等。推荐活动频率为每周 2 次~3 次。

5. **其他**　电肌肉刺激（electrical muscle stimulation，EMS），是一种通过低强度电流快速激活肌肉相关的运动单位肌肉收缩的方法，被报道可调节骨骼肌蛋白合成、凋亡、肌肉生成等相关基因表达，增加老年人骨骼肌肌肉质量和力量。对于难以进行有氧或无氧运动的严重心血管疾病患者，EMS 可能为一种有效的康复治疗策略。但 EMS 可能导致肌肉内压力升高，增加外周血管阻力从而增加心脏后负荷等副作用，具体的 EMS 治疗方法需进一步探索。

（二）营养与药物

1. **营养及营养补充剂**　冠心病心衰患者骨骼肌由于蛋白合成减少、降解增加导致蛋白失衡。心衰患者伴随疲劳、食欲下降、呼吸困难从而导致缺乏运动以及因膳食蛋白摄入减少进一步促进骨骼肌流失。营养干预对于老年肌少症患者是主要干预治疗措施，包括补充维生素 D、不饱和脂肪酸、优质蛋白、肌酸、抗氧化剂等。

维生素 D 和多不饱和脂肪酸可能通过发挥抗炎及抗氧化作用延缓骨骼肌流失。补充维生素 D 对骨骼肌的作用存在一定争议，大多数研究报道补充维生素 D 可改善肌肉力量，但对肌肉质量无明显作用。65 岁以上老年人补充维生素 D 可改善肌肉力量和运动机能，尤其对血清维生素 25(OH)D 浓度<30ng/mL 的群体补充维生素 D 获益更显著，但另有研究报道对绝经后女性补充维生素 D 未能改善其骨骼肌功能。补充深海鱼油衍生的 ω-3 多不饱和脂肪酸改善 60 岁以上健康老人的肌力和肌肉质量。运动与综合营养（包括必需氨基酸、β- 羟基 β- 甲基丁酸、多重营养素、肌酸、维生素 D）联合干预方式对 60 岁以上老人骨骼肌质量和力量，以及运动能力有显著改善作用。抗氧化剂补充可能为一种潜在的治疗方法，包括维生素 C、维生素 E、类胡萝卜素和白藜芦醇等，但是否使冠心病并发肌少症患者获益尚存争议。

2. **激素治疗**　补充激素可作为一种潜在的治疗冠心病合并肌少症的方法，但目前研究较少，仅在心衰模型上观察，其有效性和安全性有待更多研究证实。激素包括生长激素、睾酮、ghrelin（胃促生长素）和脂联素等。

生长激素是一种内源性激素，对心肌和骨骼肌代谢发挥作用，生长激素主要通过胰岛素样生长因子 1 调节骨骼肌蛋白合成和代谢，增加骨骼肌质量。但生长激素可能会增加心血管疾病患者发生液体潴留和胰岛素抵抗风险。睾酮可增加肌少症患者肌肉力量，提高运动能力，减少住院率，使肌少症患者获益；低剂量的睾酮可增加蛋白合成，增加肌肉量，睾酮可激活招募的肌肉卫星细胞，促进肌肉再生，增加肌肉合成减少脂肪生成。在心血管疾病中，睾酮替代疗法可改善慢性心衰患者运动耐力，增加氧摄取峰值，增加 6 分钟步行距离。然而，睾酮治疗可能增加良性前列腺增生和肿瘤发生风险，造成女性男性化，临床应用受限。此外，ghrelin 可能改善患者运动功能、增加骨骼肌质量、改善内皮功能和左室功能，但在冠心病并发肌少症人群中有待研究验证。

（蒲　蝶）

参 考 文 献

1. 中华医学会心血管病学分会预防学组，中国康复医学会心血管病专业委员会. 冠心病患者运动治疗中国专家共识. 中华心血管病杂志. 2015, 43 (7): 575-588.

2. Pacifico J, Geerlings MAJ, Reijnierse EM, et al. Prevalence of sarcopenia as a comorbid disease: A systematic review and meta-analysis. Experimental gerontology, 2020, 131: 110801.

3. Pizzimenti M, Meyer A, Charles A L, et al. Sarcopenia and peripheral arterial disease: a systematic review. J Cachexia Sarcopenia Muscle, 2020, 11 (4): 866-886.

4. Su Y, Yuki M, Otsuki M. Prevalence of stroke-related sarcopenia: A systematic review and meta-analysis. Journal of Stroke and Cerebrovascular Diseases, 2020, 29 (9): 105092.

5. Sasaki K, Kakuma T, Sasaki M, et al. The prevalence of sarcopenia and subtypes in cardiovascular diseases, and a new diagnostic approach. Journal of Cardiology, 2020, 76 (3): 266-272.

6. Cho H W, Chung W, Moon S, et al. Effect of sarcopenia and body shape on cardiovascular disease according to obesity phenotypes. Diabetes & metabolism journal, 2021, 45 (2): 209-218.

7. Xia M F, Chen L Y, Wu L, et al. Sarcopenia, sarcopenic overweight/obesity and risk of cardiovascular disease and cardiac arrhythmia: a cross-sectional study. Clinical Nutrition, 2021, 40 (2): 571-580.

8. Yu PC, Hsu CC, Lee WJ, et al. Muscle-to-fat ratio identifies functional impairments and cardiometabolic risk and predicts outcomes: biomarkers of sarcopenic obesity. Journal of Cachexia, Sarcopenia and Muscle, 2022, 13 (1): 368-376

9. Chen X, Han P, Yu X, et al. Sarcopenia and coronary heart disease synergistically increase the risk of new onset depressive symptoms in older adults. BMC geriatrics, 2021, 21 (1): 1-8.

10. Lee SY, Tung HH, Peng LN, et al. Resilience among older cardiovascular disease patients with probable sarcopenia. Archives of gerontology and geriatrics, 2020, 86: 103939.

11. Han E, Lee Y, Kim YD, et al. Nonalcoholic fatty liver disease and sarcopenia are independently associated with cardiovascular risk. Official journal of the American College of Gastroenterology| ACG, 2020, 115 (4): 584-595.

12. Uchida S, Kamiya K, Hamazaki N, et al. Association between sarcopenia and atherosclerosis in elderly patients with ischemic heart disease. Heart and Vessels, 2020, 35 (6): 769-775.

13. Bai T, Fang F, Li F, et al. Sarcopenia is associated with hypertension in older adults: a systematic review and meta-analysis. BMC geriatrics, 2020, 20 (1): 1-9.

14. Jun JE, Kang M, Jin SM, et al. Additive effect of low skeletal muscle mass and abdominal obesity on coronary artery calcification. European Journal of Endocrinology, 2021, 184 (6): 867-877.

15. Sasaki K, Kakuma T, Sasaki M, et al. The prevalence of sarcopenia and subtypes in cardiovascular diseases, and a new diagnostic approach. Journal of Cardiology, 2020, 76 (3): 266-272.

16. Van Nguyen T, Tran K D, Bui K X, et al. A preliminary study to identify the likely risk for sarcopenia in older hospitalised patients with cardiovascular disease in Vietnam. Australasian Journal on Ageing, 2020, 39 (3): e315-e321.

17. Uchida S, Kamiya K, Hamazaki N, et al. Prognostic utility of dynapenia in patients with cardiovascular disease. Clinical Nutrition, 2021, 40 (4): 2210-2218.

18. Kitamura A, Seino S, Abe T, et al. Sarcopenia: prevalence, associated factors, and the risk of mortality and disability in Japanese older adults. Journal of Cachexia, Sarcopenia and Muscle, 2021, 12 (1): 30-38.

19. McKendry J, Currier B S, Lim C, et al. Nutritional supplements to support resistance exercise in countering the sarcopenia of aging. Nutrients, 2020, 12 (7): 2057.

20. Xue Q, Wu J, Ren Y, et al. Sarcopenia predicts adverse outcomes in an elderly population with coronary artery disease: a systematic review and meta-analysis. BMC geriatrics, 2021, 21 (1): 1-10.

21. He N, Zhang Y, Zhang L, et al. Relationship Between Sarcopenia and Cardiovascular Diseases in the Elderly: An Overview. Frontiers in Cardiovascular Medicine, 2021, 8: 743710.

22. Pizzimenti M, Meyer A, Charles A L, et al. Sarcopenia and peripheral arterial disease: a systematic review. Journal of Cachexia, Sarcopenia and Muscle, 2020, 11 (4): 866-886.

23. Barbalho S M, Flato U A P, Tofano R J, et al. Physical exercise and myokines: relationships with sarcopenia and cardiovascular complications. International Journal of Molecular Sciences, 2020, 21 (10): 3607.

24. Amarasekera A T, Chang D, Schwarz P, et al. Vascular endothelial dysfunction may be an early predictor of physical frailty and sarcopenia: a meta-analysis of available data from observational studies. Experimental Gerontology, 2021, 148: 111260.

25. Remelli F, Vitali A, Zurlo A, et al. Vitamin D deficiency and sarcopenia in older persons. Nutrients, 2019, 11 (12): 2861.

心力衰竭(heart failure,HF)是多种原因导致心脏结构和/或功能的异常改变,使心室收缩和/或舒张功能发生障碍,从而引起的一组复杂的临床综合征,主要表现为呼吸困难、疲乏和液体潴留(肺淤血、体循环淤血及外周水肿)等。在发达国家,心力衰竭患病率约为1.5%~2%,70岁以上的人群患病率超过10%。我国流行病学调查显示,35岁~74岁的成年人中心力衰竭患病率为0.9%。全球范围内,超过80%的心力衰竭患者均为超过65岁的老年人。随着全球人口老龄化的加剧,冠心病、高血压、糖尿病、肥胖等慢性病的发病率总体呈上升趋势,各种原发及继发疾病导致的心力衰竭总患病率持续升高。

肌少症是心力衰竭患者最常见的共患疾病之一,极大地增加了心力衰竭的致残及致死率。多项研究显示,心力衰竭与肌少症之间存在着紧密的联系,心力衰竭患者心脏泵功能受限,体循环与肺循环效率严重下降,骨骼肌等远端组织供血、供氧不足,造成运动能力和运动耐力下降,这一过程致使骨骼肌营养性或废用性的萎缩以及肌肉功能的减退,最终导致肌少症的发生。肌少症的发病过程中涉及了多种病理生理过程,包括营养摄入和吸收减少、激素变化、炎症反应、氧化应激、细胞内蛋白合成减少和降解增加等,这与心力衰竭的发病过程高度重叠,目前认为肌少症是心功能受损的独立预测因子和危险因素。

一、流行病学

目前已有多项针对心力衰竭患者合并肌少症的研究,由于采取的诊断标准、统计口径及研究对象人种、族群、经济社会结构的不同,其结果不尽相同。多项大型研究的荟萃分析结果显示,心力衰竭患者中肌少症的患病率约为10%~69%,总体患病率为34%,其中男性为37%,女性为33%,不同性别之间没有统计学差异。心力衰竭住院患者的肌少症患病率为55%,门诊患者为26%,亚组之间的异质性具有统计学意义。

应用EWGSOP标准统计意大利人群的心力衰竭合并肌少症的患病率为男性22.6%,女性24.1%;德国一项纳入207名心力衰竭患者的研究显示,合并肌少症的患病率为14.4%;另一项纳入222人的研究显示心力衰竭合并肌少症前期的患病率为30.4%,合并肌少症的患病率为10.1%;巴西一项研究显示心力衰竭合并肌少症的患病率约为39.3%。来自日本的统计显示急性失代偿性心力衰竭合并肌少症的患病率约为52.6%;伊朗的小规模研究显示心力衰竭合并肌少症的患病率约为47.3%。中国南京的住院患者统计显示,心力衰竭合并肌少症的总患病率为14.6%,其中男性13.5%,女性16.2%。

二、心力衰竭与肌少症的相互影响

(一)心力衰竭患者的骨骼肌变化

1. 病理改变　肌少症最明显的特征是肌纤维萎缩,由Ⅰ型肌纤维向Ⅱ型肌纤维转变,并伴有进行性去神经支配和神经再支配过程,神经肌肉接头的数量和功能下降,这可能继发于导致运动单位丧失的慢性周围神经病变过程。脂肪浸润和结缔组织沉积是肌少症的另一个重要特征,可以直接导致肌肉质量下降以及毛细血管密度降低。随着病程进展,肌少症患者肌细胞内脂滴数量的逐渐增加,这反映了脂肪酸供应和利用之间的不平衡,也与线粒体的功能和数量下降有关。而骨骼肌组织间隙内的细胞外基质沉积增多,整体显示出不同程度的纤维化改变,这可能与组织损伤及老化后的自我修复有关。

2. 代谢改变　心力衰竭患者的肌肉代谢出现多种改变,例如交感神经系统的过度激活,全身炎症因子释放增加,氧化应激反应增强,神经激素释放的变化等。

(二)肌少症对患者心功能的影响

SICA-HF 研究涵盖了 200 例心力衰竭患者,117 名有症状的射血分数保留的心力衰竭(HFpEF)患者根据左心室舒张压的间接参数 E/e' 值分为三组:≤ 8,9~14 和 ≥ 15,其中,肌少症患者的 E/e' 值最高(>15),这表明 HFpEF 与肌少症之间存在较强的相关性。在对老年住院患者的 GLISTEN 研究中,肌少症与 19.4% 的心力衰竭存在相关性(男性 20.2%,女性 18.0%);而在未患肌少症的情况下,心力衰竭患病率为 16.3%(男性 13.5%,女性 18.6%)。以上研究证实,肌少症患者罹患心力衰竭的概率明显增加。

三、病因和发病机制

(一)肌原纤维蛋白合成及分解失衡

心力衰竭患者中,骨骼肌萎缩的主要决定因素之一是肌原纤维蛋白水平的合成及分解代谢失衡,蛋白质分解代谢增加、合成代谢减缓是心力衰竭患者合并肌少症的主要机制之一。

泛素 - 蛋白酶体系统(ubiquitin-proteasome system,UPS)是骨骼肌肌原蛋白质降解的主要机制,该系统包括一种多亚基蛋白酶,可特异性降解蛋白酶体中的泛素结合蛋白。UPS 被肌生成抑制蛋白 / 转化生长因子 -β(MYO/TGF-β)信号通路激活,UPS 在心力衰竭患者的骨骼肌中过度表达,这与促炎细胞因子如 TNF-α、IL-6 和 IL-1β 的升高密切相关。

肌原蛋白质的主要合成代谢途径为 IGF-1-PI3K-Akt 通路,在心力衰竭患者的心肌和骨骼肌中 IGF-1 表达均显著下调。肌生成抑制蛋白(myostatin,MYO)是转化生长因子 β 家族的成员,作为负性肌肉生长调节剂发挥强大作用。MYO 基因敲除小鼠显示出异常的肌肉肥大,而 MYO 过度表达导致严重萎缩,抑制 MYO 能够增强小鼠的运动能力。MYO 基因在老年个体中的表达相对于青年个体明显增加,在终末期心力衰竭患者中升高更加明显。另有研究证明在心力衰竭患者中心肌细胞释放的 MYO 明显增加,发挥诱导骨骼肌萎缩的作用。哺乳动物雷帕霉素靶蛋白(mammalian target of rapamycin,mTOR)是细胞生长的关键调节因子之一,能够调节过氧化物酶体增殖物激活受体(PPAR)和过氧化物酶体增殖物激活受体 γ 共激活剂 1α(PGC-1α)介导的氧化磷酸化(OXPHOS)过程,这是骨骼肌线粒体能量代谢的重要途径,心衰患者 mTOR 表达明显下降,骨骼肌能量代谢和蛋白合成受阻。

在骨骼肌减少过程中,细胞凋亡是主要途径之一。鉴于肌细胞的多核性质,细胞凋亡途径造成细胞核和细胞质的减少,最终导致肌纤维萎缩而不是全细胞死亡。已有研究发现部分凋亡途径与增龄所致的肌肉萎缩有关,并且在心力衰竭患者的骨骼肌中也发现了肌核细胞凋亡现象。

(二)激素及细胞因子

肾素 - 血管紧张素 - 醛固酮系统(RAAS)是心力衰竭发生发展过程中最重要的激素系统。已经在动物研究中证实,血管紧张素 -Ⅱ(angiotensin-Ⅱ)输注可通过改变 IGF-1 信号传导增加细胞凋亡,并通过过度激活 UPS 增强肌肉蛋白降解和降低食欲来诱导肌肉萎缩。在老年大鼠中使用血管紧张素转化酶抑制剂(angiotensin converting enzyme inhibitor,ACEI)或血管紧张素 Ⅱ 受体阻滞剂(angiotensin receptor blocker,ARB)可以抵消上述作用,并改善一氧化氮(NO)相关信号传导和 mTOR 的表达,最终降低肌细胞凋亡的程度。

肾上腺素相关激素、β- 肾上腺素能受体(βAR)由介导心脏变力性和变时性的交感神经系统控制。在慢性心力衰竭的发生发展过程中,心室功能的恶化与心脏 βAR 信号传导的改变密切相关,通过影响线粒体功能导致肌肉功能障碍。已经有研究表明对心力衰竭患者给予 β 受体阻滞剂治疗能够在一定程度上保护骨骼肌线粒体功能,从而改善骨骼肌功能。此外,心力衰竭患者血管紧张素 Ⅱ、肾上腺素和去甲肾上腺素分泌异常,可引起内皮功能障碍、血流异质性和毛细血管密度降低,所有这些都与肌少症的发生有关。

心力衰竭患者合成代谢相关激素分泌下降。生长激素(GH)和IGF-1水平与肌肉质量和功能的维持密切相关,两者均随年龄增长而降低,从而导致全身肌肉力量下降和功能降低。胃促生长素(ghrelin)是一种主要在胃底区域产生的多肽,具有多种作用,包括调节食欲、促进食物摄入和生长激素释放。老年心力衰竭的患者胃促生长素水平明显降低,目前认为与肌少症的发生有关。心力衰竭患者睾酮水平明显降低,可通过改变外周血管阻力、增加心脏后负荷和降低心输出量来促进心力衰竭的发展;而睾酮是增加骨骼肌收缩力量和质量的重要调节激素,其水平的降低是肌肉质量损失和功能障碍的重要原因。

(三) 炎症和氧化应激

在心力衰竭患者中,各种炎症反应标志物表达增加,不仅对心血管功能产生持续影响,而且能对骨骼肌产生持续影响。炎症标志物水平升高促进肌肉萎缩。TNF-α、CRP和IL-6与肌肉质量和力量下降相关,直接参与了肌少症的发病过程。这些分子参与诱导细胞凋亡和蛋白水解以及抑制编码肌肉结构蛋白的基因转录过程。此外,炎症细胞因子与UPS的激活有关,并可能导致厌食和脂肪分解,从而导致肌少症。

活性氧(ROS)物质是在细胞代谢过程中产生的天然产物,主要是在线粒体电子传递过程中产生,氧化应激是由ROS的产生和抗氧化防御之间的不平衡引起的。衰老造成的氧化应激损伤是多种疾病的共同病理生理过程。心力衰竭患者中氧化应激标志物水平升高,可能导致低心输出量、内皮功能障碍和向骨骼肌供血供氧减少。而肌少症患者ROS增多干扰线粒体功能,从而加速骨骼肌损伤和退化。

(四) 肌肉血流量降低

心力衰竭患者心输出量减少导致骨骼肌血流量下降,肌肉质量和力量降低。心衰患者骨骼肌组织毛细血管密度降低,组织供血供氧减少,能量供应不足;并且出现能量代谢类型改变,即代谢途径更多地依赖于糖酵解途径,而非有氧氧化途径。心力衰竭患者骨骼肌纤维类型的变化也与此代谢途径改变一致,依赖有氧氧化途径的Ⅰ型纤维比例减少,而依赖糖酵解途径的Ⅱ型纤维的比例升高。

(五) 营养不良与废用性萎缩

营养不良是心力衰竭患者合并肌少症的关键因素之一。心力衰竭的患者外周体液潴留,继发于胃肠道水肿的消化系统症状是其常见表现,表现为厌食、胃肠功能紊乱、味觉障碍、恶心及呕吐,长期营养不良会导致肌肉组织质量减少,肌纤维的组成和大小变化以及功能障碍。而厌食是肌少症患者肌肉质量和力量下降的独立危险因素。心衰患者营养摄入或吸收不足的结果是能量需求和消耗之间的负平衡,导致分解代谢增加,最终出现骨骼肌质量的降低。

与年龄相关的运动能力下降是肌肉质量和力量损失的重要决定因素,也是诊断肌少症的标准之一,心力衰竭患者的心脏功能障碍,导致身体活动不足,甚至长期卧床,最终表现为肌肉萎缩和功能障碍。

(六) 胰岛素抵抗

在衰老过程中,肌肉质量的减少和肌内脂肪含量的增加干扰了胰岛素介导的葡萄糖利用,从而导致胰岛素抵抗。已有临床研究表明,心力衰竭患者和健康对照者的股四头肌力量与胰岛素敏感性指数呈正相关,这是由于胰岛素抵抗会损害胰岛素/IGF-1信号传导,从而调节PI3K/Akt信号传导并减少肌肉蛋白质合成。

四、防治

肌少症是心力衰竭患者致残、致死的重要因素之一,早期干预肌少症是改善心力衰竭患者预后和生存质量的重要手段。目前认为,基于运动锻炼和营养支持的多模式方法是延缓肌肉减少、提高生活质量以及预期寿命的有效策略。

(一) 运动锻炼

流行病学研究表明,适量的体力运动可以保持肌肉相关功能,并降低与年龄相关的疾病风险,如肌少症和心血管疾病。有研究表明，所从事的职业需体力运动较少的老年人患肌少症的风险较高，运动较多的人患心力衰竭的风险较运动较少的人降低 15%~56%。总体而言，充足的体力运动可预防心力衰竭和肌少症。

运动训练可以逐渐提高机体最大耗氧量（VO$_2$max）以及肌肉质量，还可以增加骨骼肌线粒体的质量和活性，从而增强心力衰竭患者的运动耐量；运动训练还能够增强迷走神经张力并降低交感神经活动，改善自主神经系统对心脏的调控，改善心力衰竭患者的内皮功能，对心力衰竭患者心功能和左心室重构提供保护作用。大量对人类和啮齿动物研究已经证明了运动训练对心力衰竭和骨骼肌的有益影响。

在动物实验中发现，运动锻炼能够增强 PGC-1α 的表达，导致线粒体中的 OXPHOS 蛋白水平显著升高，而肌肉特异性 PGC-1α 敲除导致 OXPHOS 蛋白的表达降低。肌少症患者 PGC-1α 信号传导和线粒体蛋白稳态基因的下调，导致线粒体数量下降和功能障碍，这可以部分通过运动锻炼得到改善。

对于心力衰竭合并肌少症的患者，心力衰竭是限制其活动能力、运动耐力的首要因素，康复过程中若出现心功能受损将可能严重影响患者预后，因此对该类患者制定的运动处方均应以心脏康复为核心要素和治疗靶标，注意循序渐进，个体化处方。待运动耐力有所改善后再考虑逐渐加强运动强度和运动时间，以期进一步增强心肌和骨骼肌功能，提高患者生活质量。

1. 有氧运动训练　心力衰竭引起的导致骨骼肌萎缩的肌肉异常是由蛋白质合成和分解之间不平衡引起的，这是合成代谢基因表达减少和分解代谢基因表达增加的结果。临床研究表明，有氧运动训练（AET）可增强机体峰值耗氧量，增加合成代谢基因表达（如 IGF-1），降低分解代谢基因表达（如 MuRF1、myostatin 和 TNF-α），并改善骨骼肌的有氧代谢能力。有氧运动训练通过激活 Akt 和 ERK1/2 信号传导上调 IGF-1 水平，同时降低心力衰竭患者骨骼肌中的 FoxO3 mRNA 水平。有动物研究证明，连续 8 周的有氧运动训练可以通过激活 Akt 和 mTOR 并增加下游 p70-S6 激酶 1（p70S6K）的磷酸化来防止肌肉损失。

有氧运动训练还可通过降低分解代谢基因（如肌生成抑制蛋白）的表达来发挥有益作用。心脏组织中肌生成抑制蛋白基因的缺失可减少心力衰竭动物模型中的骨骼肌萎缩。在动物模型中，连续 4 周的有氧运动训练可以显著降低骨骼肌和心肌中肌生成抑制蛋白的表达水平，但血清中的肌生成抑制蛋白水平之间没有观察到显著差异，所以目前认为有氧运动训练可能通过局部作用调节心力衰竭患者骨骼肌中的肌生成抑制蛋白水平。有研究报道，有氧运动训练降低了氧化应激和泛素 - 蛋白酶体系统（UPS）的活性，并降低了促炎细胞因子的表达，这是改善慢性心力衰竭和肌少症的有效途径。

（1）有氧运动种类：步行、跑台、功率车等均为推荐的运动种类，也可以结合自身的条件，选择太极拳、八段锦、舞蹈、体操等。

（2）有氧运动强度：可参照运动试验测得的峰值心率、HRR（HRR= 最大运动时心率 – 静息时心率）、峰值摄氧量（peakVO$_2$）、储备摄氧量（VO$_2$）（储备 VO$_2$=peakVO$_2$– 静息 VO$_2$）、无氧阈（AT）或自主疲劳指数（RPE）制定。以心率为标准制定运动处方，需考虑 β 受体阻滞剂及其他影响心率的药物影响，对于心力衰竭患者一般情况下不推荐峰值心率作为运动强度的参照标准。推荐心率储备法，常用公式为：运动靶心率 = %HRR+ 静息心率，百分数的设定从 40% 开始逐渐增加到 80%。

推荐以 AT 为标准制定运动强度，AT 值可直接在心肺运动试验结果中获取，相对于通过 VO$_2$ 计算更直接，AT 相当于 50%~60% peak VO$_2$，研究显示安全有效。按照博格评分（Borg scale）自感劳累分级确定运动强度，推荐 RPE 12~14（6 级 ~20 级表）或 5~6（10 级表），避免过度劳累。

（3）有氧运动时间和频率：目标水平分别为 20min/ 次 ~60min/ 次和 ≥ 5 次 / 周。对于最初运动耐量极差的患者，开始可用间歇性运动代替持续性运动，例如将一次连续 30 分钟的运动分解为 3 次的单独运动，经过几周的适应性训练后，每次运动时间适度延长，休息时间相应缩短，直至可完成连续的 30 分钟运动。无论选择哪种方法，在增加运动强度之前，运动持续时间和频率都应增至目标水平，运动时间中须包括 5 分钟 ~10 分钟的热身和整理运动。

（4）运动进度：通常经过 6 周 ~8 周左右的运动后，运动耐力等有所改善，可考虑运动强度和运动时间逐渐增加。一般情况下，每4周复测运动试验，根据运动试验的结果调整运动方案，直至完成36次运动治疗，以后半年或1年复测运动试验调整。

（5）安全注意事项：①认真评估，运动中注意热身与整理阶段，高度重视患者运动中不适主诉及症状、体征的变化，做好应急预案。②学会识别高危患者，必要时佩戴心率监测设备、血氧饱和度监测设备，以保证运动治疗的有效和安全。③对于应用降糖药物的患者，运动时间应避开降糖药物血药浓度达到高峰的时间，在运动前、运动中或运动后，可适当增加饮食，避免出现低血糖。

2. 抗阻运动训练　阻力运动训练可以明显增强肌肉力量和功能，改善心力衰竭患者的生活质量。有研究评估了连续8周的阻力运动训练对心力衰竭患者骨骼肌功能的影响，结果显示阻力运动训练明显增加了肌肉毛细血管密度、肌纤维横截面积和Ⅰ型纤维的面积百分比，这可能是通过下调肌肉环指蛋白1（MuRF1）和肌肉萎缩盒F基因（muscle atrophy F-box，MAFbX）Atrogin1的mRNA水平、降低ROS和上调骨骼肌中的IGF-1-Akt-ERK信号通路等机制实现的。

对心力衰竭合并肌少症的患者，生命体征平稳后的早期活动建议低强度的抗阻运动。非低强度抗阻运动建议经历3周~4周有氧运动后再开始进行。对符合行抗阻运动训练的慢性心衰患者，首先进行肌力测试，并据此制定抗阻运动处方。

（1）抗阻运动种类：主要包括等张训练、等长训练和等速训练。抗阻运动方式多样，可采用克服自身体质量训练，或借助于使用各种设备，包括自由举重/哑铃，踝部重量袋，弹力带，滑轮或力量训练机。应指导患者正确的方法（即通过全方位的移动缓慢控制运动），不屏气或无Valsalva动作，一次训练一个主要肌肉群：主要有推胸练习、肩上推举、三头肌伸展、肱二头肌屈曲、下背部伸展训练、背阔肌下拉、腹部紧缩、股四头肌伸展、腿（腘筋）屈曲、小腿提高。

（2）抗阻运动强度：1次重复最大力量（1-repetition maximum，1-RM）定义为单次运动完成所能耐受的最大重量，为抗阻运动强度的参照。由于1-RM测量可能对心力衰竭患者增加心血管风险，目前并不常用。建议早期采用小哑铃、弹力带等简单器具或抬腿等克服自身体质量训练（心率增加<20次/min，RPE<12），病情稳定后通常在数周至数月内，逐渐增加抗阻运动训练强度，上肢从40% 1-RM至70% 1-RM，下肢从50% 1-RM至70% 1-RM，分别重复8次~15次，RPE<15，要求确保每次训练的正确实施，以避免肌肉骨骼的伤害。通过使用>60% 1-RM重负荷的训练，可获得更大的力量优势，但对于增加肌肉质量的效果没有优势。研究表明在没有有效的血流限制的情况下，至少需要超过30% 1-RM的强度才能起到对Ⅱ型肌纤维的刺激活化作用。因此，抗阻运动的处方强度，需要在准确评估肌肉衰减是以肌肉力量为主还是肌肉质量为主，从而个体化地为患者制定抗阻运动的强度。

（3）抗阻运动的频率和时间：每周应对每个肌群训练2次~3次，同一肌群练习时间应间隔至少48小时。上肢肌群、核心肌群（包括胸部、肩部、上背部、下背部、腹部和臀部）和下肢肌群可在不同日期交替训练；每次训练8个~10个肌群，目标为每个肌群每次训练1组~3组，从1组开始循序渐进，每组10次~15次，组间休息2分钟~3分钟。

（4）抗阻训练的进展：当患者每个肌群能够轻松完成3组训练并每组重复10次~15次时，重量可增加约5%，重复次数从1组开始，每组次数10次~15次，最终增加到70% 1-RM，重复10次~15次。老年心力衰竭患者可增加每组重复次数（如15次/组~25次/组），减少训练强度。

（5）抗阻运动的注意事项：①注意调整呼吸模式，运动时避免Valsalva动作。②抗阻运动前、后应做充分的准备活动及整理活动。③运动时保持正确姿势，抗阻训练不应引起明显肌肉疼痛。④若患者出现症状，如头晕，心悸或呼吸急促等，应停止运动。⑤在抗阻运动期间，因心率和收缩压上升，可致每搏输出量的轻微变化和心输出量的适度增加，因此对抗阻运动可能存在风险的慢性心力衰竭患者，应从低强度开始，并监测血压和心率。

3. 呼吸肌训练　慢性心力衰竭患者由于心排量降低导致外周骨骼肌（包括呼吸肌）的低灌注及血管的收缩，从而产生代谢和结构的异常，导致呼吸肌的萎缩，进一步加重呼吸困难，因此呼吸肌训练对慢性心力衰竭患者尤为重要。运动方案参见"肌少症与慢性阻塞性肺疾病"章节。

(二) 营养干预

对于慢性心力衰竭患者,充足的营养摄入及部分特殊的营养补充剂可以改善肌肉功能和身体机能,是预防或延缓肌少症的有效策略。

充分的热量储备是增加肌肉质量的先决条件,足量的蛋白质摄入 1.0g/(kg·d)~1.5g/(kg·d) 能够改善肌肉质量及身体机能。有研究表明,每日 4g 以上的 ω-3 脂肪酸摄入,以及足量的镁、维生素 E 的补充可以改善心力衰竭患者肌肉功能及生活质量。β- 羟基 β- 甲基丁酸盐(HMβ)是亮氨酸的代谢物,可以通过调节骨骼肌中的抗分解代谢相关蛋白质的合成影响肌肉蛋白质转换,有研究证实补充 HMβ 可以减缓老年患者肌少症的发展速度,在因心力衰竭住院的营养不良的老年人中应用含有 HMβ 的高蛋白口服营养补充剂可降低患者的再入院率和死亡率。

维生素 D 缺乏在心力衰竭患者中普遍存在,并且与肌肉质量的损失和躯体功能降低直接相关。维生素 D 可以通过调节 RAAS、钙摄取、血压以及内皮功能等多种途径影响心力衰竭患者的病理生理学改变。研究发现在健康成年人中补充维生素 D 可以增加肌肉力量,而在心力衰竭患者中补充维生素 D 可能会降低心衰患者的血清甲状旁腺激素和炎性细胞因子(TNF-α、CRP 等)水平,因此补充维生素 D 可能是在心力衰竭情况下改善肌肉质量和功能的有效措施。

(三) 药物治疗

药物治疗是减轻心力衰竭患者症状、改善心力衰竭患者预后的重要手段,部分药物对骨骼肌质量和力量有积极作用,能够不同程度的改善患者肌肉功能和运动耐力,是用于心力衰竭合并肌少症联合治疗的有效手段。

1. **肾素 - 血管紧张素系统抑制剂** ACEI/ARB 是治疗心力衰竭的一线用药,能够有效改善患者症状和活动能力,降低患者住院风险和死亡风险。已经有多项研究证实,ACEI/ARB 可以通过改善线粒体功能、氧化应激、胰岛素敏感性、NO 信号传导、降低局部炎症以及调节血流动力学等途径在骨骼肌组织中发挥保护作用。一项针对 130 名 ≥65 岁肌肉功能障碍者的随机双盲对照试验显示,应用 ACEI 20 周能够有效改善肌肉力量和功能。ACEI/ARB 还可以通过调节 GH/IGF-1 轴来帮助抵消 Ang-Ⅱ 依赖的分解代谢作用,能够增加骨骼肌中 ACE2 表达和活性,从而导致 Ang1-7 水平升高并激活其受体(MasR),这有助于提高胰岛素敏感性,增加骨骼肌组织能量代谢。推荐在心力衰竭合并肌少症患者中用 ACEI 或 ARB,以降低患者住院风险和死亡率,改善症状和运动能力。血管紧张素受体脑啡肽酶抑制剂(ARNI)有 ARB 和脑啡肽酶抑制剂的作用,后者可升高利钠肽、缓激肽和肾上腺髓质素及其他内源性血管活性肽的水平。对于 NYHA 心功能 Ⅱ~Ⅲ 级、有症状的射血分数降低的心力衰竭(HFrEF)患者,若能够耐受 ACEI/ARB,推荐以 ARNI 替代 ACEI/ARB,以进一步减少心衰的发病率及死亡率。

2. **β 受体阻滞剂** β 受体阻滞剂是治疗心力衰竭的基本用药,心力衰竭时交感神经兴奋性增强、心率加快、心排血量增加、血压升高,心脏通过这些过程维持代偿,但长期如此,引起交感神经张力过度增加,导致心肌 β 受体调节异常,对心肌造成严重的功能障碍。另外,心率增加,舒张期缩短,左室舒张受限不利于心率的改善。有相关研究发现卡维地洛可降低心力衰竭患者体重减轻的风险,而吲哚洛尔能够增加患者体重及瘦体重,并改善患者握力和生存率。这可能与 β 受体阻滞剂减少了分解代谢相关信号(降低肌生成抑制蛋白、泛素 - 蛋白酶体系统活性、自噬系统活性),同时增加合成代谢信号(蛋白激酶 B、Akt/mTOR)有关,这在一定程度上能够改善肌少症对躯体功能和运动能力的影响。对于病情稳定且能够耐受的患者推荐长期应用 β 受体阻滞剂(琥珀酸美托洛尔、比索洛尔及卡维地洛),以改善心力衰竭患者的症状和生活质量,降低住院率以及猝死和死亡风险。

3. **醛固酮受体拮抗剂** 螺内酯可能通过减少骨骼肌细胞凋亡、改善血管内皮功能和增强肌肉收缩性来延缓肌少症的进展。在动物实验中,螺内酯能够改善大鼠的运动能力。研究证实在使用 ACEI/ARB、β 受体阻滞剂的基础上加用醛固酮受体拮抗剂,可使 NYHA 心功能 Ⅱ级 ~ Ⅳ级 的 HFrEF 患者获益,降低全因死亡、心血管死亡、猝死和心衰住院风险。对于 HFpEF 及急性心力衰竭患者,醛固酮受体拮抗剂的应用也能够改善患者症状,降低患者住院率。

4. 其他　在观察研究中发现,心力衰竭患者内源性睾酮水平降低,补充睾酮能够对心衰患者运动能力及肌肉质量有明显改善,这可能与丝裂原激活蛋白激酶(mitogen-activated protein kinase,MAPK)依赖的蛋白质合成作用相关。胃促生长素 ghrelin 已经被证实在调节食欲、促进胃肠道动力方面有积极的作用,对老年心力衰竭患者补充 ghrelin 能够增加血清 GH 和 IGF-1 水平,改善患者运动能力和瘦体重。阿拉莫林(anamorelin)是一种非肽类胃促生长素(ghrelin)类似物,作为 ghrelin 受体激动剂,能够增加患者食欲、食物摄入量和体重。

心力衰竭与肌少症密切相关,心力衰竭患者中广泛存在肌少症,而肌少症则进一步加剧了心力衰竭患者的临床症状和死亡率,导致患者预后不良。尽管心力衰竭患者合并肌少症的病理生理学是复杂多样的,但二者存在共同的危险因素和发病机制,目前两种疾病的共同防治仍以运动锻炼、营养干预并辅以相关药物治疗为主,对两种疾病发病机制的深入了解,对提出更加安全有效的防治手段具有十分重要的意义。

(吕安康)

参 考 文 献

1. 中华医学会心血管病学分会心力衰竭学组. 中国心力衰竭诊断和治疗指南 2018. 中华心血管病杂志, 2018, 46 (10): 760-789.

2. 中华医学会肠外肠内营养学分会. 中国老年患者肠外肠内营养应用指南 (2020). 中华老年医学杂志, 2020, 39 (2): 119-132.

3. 中国康复医学会心血管病预防与康复专业委员会. 慢性心力衰竭心脏康复中国专家共识. 中华内科杂志, 2020, 59 (12): 942-952.

4. Collamati A, Marzetti E, Calvani R, et al.. Sarcopenia in heart failure: mechanisms and therapeutic strategies. Journal of Geriatric Cardiology, 2016, 13: 615-624.

5. Zamboni M, Rossi AP, Corzato F, et al., Francesca Corzato, et al. Sarcopenia, Cachexia and Congestive Heart Failure in the Elderly. Endocrine, Metabolic & Immune Disorders-Drug Targets, 2013, 13: 58-67.

6. Saitoh M, Ebner N, von Haehling S, et al. Therapeutic considerations of sarcopenia in heart failure patients. Expert Review of Cardiovascular Therapy, 2018, 16 (2): 133-142.

7. Mei Wang, Song Hu, Furong Zhang, et al. Correlation between sarcopenia and left ventricular myocardial mass in chronic heart failure patients. Aging Medicine, 2020, 3: 138-141.

8. Zhang Y, Zhang J, Ni W, et al. Sarcopenia in heart failure: a systematic review and meta-analysis. ESC Heart Failure, 2021, 8 (2): 1007-1017.

9. von Haehling S.. The wasting continuum in heart failure: from sarcopenia to cachexia. Proceedings of the Nutrition Society, 2015, 74 (4): 367-377.

10. Edward J Davies, Tiffany Moxham, Karen Rees, et al. Exercise training for systolic heart failure: Cochrane systematic review and meta-analysis. European Journal Of Heart Failure, 2010, 12: 706-715.

11. Fülster S, Tacke M, Sandek A, et al. Muscle wasting in patients with chronic heart failure: results from the studies investigating co-morbidities aggravating heart failure (SICA-HF). European Heart Journal, 2013, 34: 512-519.

12. von Haehling S, Ebner N, Dos Santos MR, et al. Muscle wasting and cachexia in heart failure: mechanisms and therapies. Nature Reviews Cardiology, 2017, 14 (6): 323-341.

13. Zhou LS, Xu LJ, Wang XQ, et al. Effect of angiotensin-converting enzyme inhibitors on physical function in elderly subjects: a systematic review and meta-analysis. Drugs Aging, 2015, 32: 727-735.

14. Andrew L Clark, Andrew J S Coats, Henry Krum, et al. Effect of beta-adrenergic blockade with carvedilol on cachexia in severe chronic heart failure: results from the COPERNICUS trial. Journal of Cachexia Sarcopenia and Muscle, 2017, 8 (4):

549-556.

15. Bianchi L, Abete P, Bellelli G, et al. Prevalence and Clinical Correlates of Sarcopenia, Identified According to the EWGSOP Definition and Diagnostic Algorithm, in Hospitalized Older People: The GLISTEN Study. Journals of Gerontology: Medical Sciences, 2017, 72 (11): 1575-1581.

第十七章 肌少症与外周动脉疾病

一、流行病学

外周动脉疾病(peripheral arterial disease,PAD)是指除冠状动脉和主动脉外,主要包括下肢动脉、颈动脉、椎动脉、上肢动脉、肾动脉、肠系膜动脉病变,主要病因是动脉粥样硬化。PAD 全球患病人数超过 2.3 亿,目前肌少症在 PAD 中的研究较少,主要集中探讨了下肢动脉疾病(lower extremity artery disease,LEAD)与肌少症的关系。LEAD 影响着全世界大约 2 亿 200 万人,下肢血流灌注不足可引起患者活动时疼痛、无力,并且导致 6 分钟步行距离缩短、行走速度下降、体力下降,除了血流灌注减少,PAD 患者还可以出现腓肠肌面积减少、肌肉组织纤维化、代谢紊乱等骨骼肌损伤表现。目前关于 PAD 与肌少症的高质量流行病学资料较少,大部分研究以第 3 腰椎肌肉横截面积作为肌少症诊断标准开展 LEAD 并发肌少症的研究,一项研究显示 2 362 名 PAD 患者中肌少症发生率为 34.63%,在不同年龄、性别、种族、疾病不同阶段的发生率是否存在差异,目前无相关的研究。

二、肌少症与外周动脉疾病相互影响及机制

并发肌少症是 LEAD 预后不良的危险因素,肌少症的出现使 LEAD 患者运动锻炼能力下降,影响患者生活质量,与衰弱、跌倒、残疾甚至死亡等不良结局密切关联。通过对 64 名行血管成形术的下肢严重缺血(severe lower limb ischemia,CLI)患者随访 5 年,并发肌少症的患者生存率明显下降,仅为 23.5%,而对照组的生存率为 77.5%。目前关于 LEAD 并发肌少症的机制研究很少,但 LEAD 患者下肢血流灌注不足导致肌肉病理生理改变可能是并发肌少症的最主要机制。CLI 患者腓肠肌的横截面积明显减小,以 Ⅱ型骨骼肌纤维减少为主,并出现肌纤维尺寸变小、形态改变、结缔组织成分增加等病理改变,慢性缺血会促进肌纤维的凋亡,最后出现功能下降。在 LEAD 患者中握力虽有下降,但是并不具备统计学意义,这可能与 LEAD 患者主要影响下肢肌肉血流灌注有关,但是也有研究发现 LEAD 患者躯干肌肉质量较对照组下降,提示 LEAD 患者可能会出现全身肌肉质量下降,其中的机制可能是线粒体功能障碍和氧化应激反应。

(一) 线粒体功能障碍

线粒体功能障碍随着疾病严重程度或年龄增加不断加重,CLI 动物模型中发现缺血胫骨肌肉群中线粒体 DNA 受损、线粒体呼吸功能障碍、线粒体生物合成下降、储钙功能下降并伴有肌肉萎缩及肌肉收缩无力。在缺血性肌肉组织中观察到线粒体电子传递链酶复合体 Ⅰ、Ⅲ、Ⅳ 的活性明显下降,尤其是复合体 Ⅲ,从而造成线粒体呼吸功能损伤。对比轻到中度 LEAD 患者,严重下肢缺血患者腓肠肌组织中线粒体 DNA 表达明显下降;轻到中度 LEAD 患者线粒体氧化磷酸化蛋白水平对比正常人有所下降,提示在疾病早期已经存在线粒体功能损伤。

(二) 氧化应激

氧化应激状态是多种慢性疾病的发病机制,它源自组织内氧化过程超过了抗氧化能力,常表现为过

氧化分子产生增多或组织内抗氧化酶减少,造成线粒体呼吸链、DNA 氧化损伤,会损害肌纤维结构的完整性,并且主要影响 II 型骨骼肌纤维。LEAD 患者的缺血性损伤会加重氧化应激,动物模型中发现抗氧化酶的 mRNA 水平下降,而活性氧的生成增加,加重了肌纤维组织的氧化应激。在 LEAD 患者腓肠肌组织中同样观察到抗氧化酶活性下降,肌肉组织中线粒体代谢产生的 ROS 水平是正常人的 4 倍、氧化应激水平是正常人的 2 倍。

(三)异常自噬

自噬(autophagy)是广泛存在于真核生物中的溶酶体依赖性降解途径,正常自噬可通过降解代谢废物或大分子物质维持细胞生存和代谢再利用,适度运动能通过增强自噬流进而恢复自噬受损类大鼠骨骼肌肌肉炎症,在细胞老化的过程中,经常刺激骨骼肌细胞自噬,有益于保持肌肉正常的生理状态。微管相关蛋白 1 轻链 3(microtubule-associated protein light chain 3,LC3)是自噬相关蛋白,自噬体与溶酶体融合形成自噬溶酶体,溶酶体膜相关膜蛋白 2(lysosome associated membrane protein type 2a,Lamp2a)是存在于溶酶体膜上的受体蛋白,其主要负责分子伴侣介导自噬过程中伴侣蛋白底物复合物的结合和摄取,Lamp2a 水平增加可以有效增强自噬流。在 LEAD 患者的肌肉组织出现 LC3 的积累,但是并未检测到 Lamp2 水平增加,可能存在异常自噬,改善 LEAD 骨骼肌自噬能否成为治疗靶点需进一步研究。

三、防治

(一)运动锻炼

运动锻炼是 LEAD 合并肌少症主要的防治措施,专业指导下运动锻炼(supervised exercise training,SET)疗法效果最佳,但是通过运动锻炼后是否可减少肌少症在 LEAD 的发生,目前并没有相关的研究进行探讨。2019 年 AHA 对 SET 进行了详细的推荐:

1. **运动形式** 2019 年 AHA 推荐首先考虑使用活动平板(treadmill)锻炼,但这个方法适用于依从性较好,能耐受在一定速度、一定坡度的活动平板上行走的患者;患者有疼痛或其他相关并发症,无法耐受该运动强度,可进行不诱导跛行或下肢缺血症状的有氧训练,如四肢联动康复训练、手臂摇动训练、下肢循环有氧锻炼(见图 17-1)。

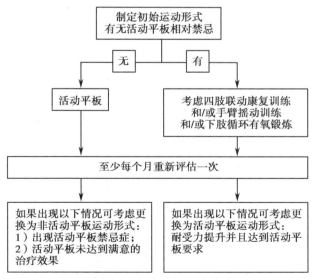

图 17-1 制定初始运动形式

来源:2019 年 AHA 科学声明:症状性外周动脉疾病患者监督运动疗法的实施

2. **运动强度** 选择活动平板锻炼的患者,进行锻炼前需测试初始运动基线,采用合适的步速在无坡度的活动平板上行走直到出现轻度的跛行或其他下肢缺血症状(评分到 4 级或 5 级,详见表 17-1),若 5 分钟~10 分钟内出现相关症状,随后的运动强度采用当前的强度;如果大于 10 分钟,在随后的运动处方中需增加坡度或提高速度使出现症状的时间在 5 分钟~10 分钟内;如果<5 分钟,随后的锻炼需降低强度使出现症状时间延长至 5 分钟~10 分钟;每一次运动间期需要坐着或站着休息,直到症状缓解;总时长为 60 分钟。如果采用非活动平板运动形式,例如手臂摇动训练,起始选择 50 转 / 分钟,运动 2 分钟、休息 2 分钟,总时长 60 分钟,逐渐增加运动强度至锻炼 5 分钟、休息 1 分钟,总时长 60 分钟,详见表 17-2。

表 17-1　下肢缺血症状等级评分

级别	疼痛程度
0	无疼痛
1	轻度疼痛
2~3	中度疼痛
4	介于中到重度疼痛
5	重度疼痛

表 17-2　运动计划表

运动形式	第 1 次	第 2 次~第 36 次	第 2 次~第 36 次
活动平板(treadmill)	在 5 分钟~10 分钟内确定导致中度至中重度缺血症状的舒适步行速度和等级。让患者休息(坐姿或站立),直到疼痛消失。总时长 60 分钟。	继续使用当前运动处方,直到患者能在 60 分钟内步行 30 分钟~45 分钟。	如果单次步行时间超过 10 分钟,则提高速度或增加坡度(例如每小时增加 161 米或增加 1%),确保在 5 分钟~10 分钟内诱发中度至重度的缺血症状,且患者仍能保证在 60 分钟内步行 30 分钟~45 分钟。
下肢症状限制非活动平板运动(non-treadmill):四肢联动康复训练、手臂摇动训练、下肢循环有氧锻炼	根据患者运动表现确定初始速度(如手臂摇动训练:50~80r/min;下肢循环有氧锻炼:50~80 步数 /min),逐渐调整强度在 5 分钟~10 分钟诱发中度至重度缺血症状。充分休息,直到疼痛消失。总时长 60 分钟	继续使用当前运动处方,直到患者能在 60 分钟内运动 30 分钟~45 分钟	如果单次运动时间超过 10 分钟,则需要增加运动强度,确保在 5 分钟~10 分钟内诱发中度至重度的缺血症状,且患者仍然能够在 60 分钟内运动 30 分钟~45 分钟。
下肢症状不限制非活动平板运动	遵循心脏康复指南,锻炼应该从 20 分钟开始,然后逐渐增加到 60 分钟。强度应从中等强度逐渐调整到高强度。		

来源:2019 年 AHA 科学声明:症状性外周动脉疾病患者监督运动疗法的实施

3. 运动疗程　SET 的疗程 12 周内完成 36 次锻炼,在家或社区进行长期锻炼。

4. 健康宣教　开展 SET 前需进行健康宣教,反复强调戒烟,充分告知运动的风险、收益,并不断建立患者锻炼的自信心,例如:告诉患者症状在开始锻炼后的第 4 周会得到一定的改善等。

5. 疗效评价　在开始运动及结束时需进行功能评估,评价内容包括递增负荷的平板运动、6 分钟步行试验以及代谢当量。

(二)营养支持

营养支持在肌少症的防治中具有重要地位,多种营养支持方式均可以提升肌肉质量和功能。在 LEAD 防治指南中并没有提及营养支持治疗,部分研究中发现摄入较多的膳食纤维、豆类以及植物蛋白人群 PAD 的患病率明显下降,地中海饮食不仅可以降低 PAD 患者致命性事件的发生率,还能提高生存率。

(陈冬梅)

参 考 文 献

1. Pizzimenti M, Meyer A, Charles AL, et al. Sarcopenia and peripheral arterial disease: a systematic review. J Cachexia Sarco-penia Muscle, 2020, 11 (4): 866-886.

2. Matsubara Y, Matsumoto T, Aoyagi Y, et al. Sarcopenia is a prognostic factor for overall survival in patients with critical. J Vasc Surg, 2015, 61 (4): 945-950.

3. Hedberg B, Angquist K A, Henriksson-Larsen K, et al. Fibre loss and distribution in skeletal muscle from patients with severe peripheral arterial insufficiency. Eur J Vasc Surg, 1989, 3 (4): 315-322.

4. Ferreira J, Carneiro A, Vila I, et al. Inflammation and Loss of Skeletal Muscle Mass in Chronic Limb Threatening Ischemia. Ann Vasc Surg, 2023, 88: 164-173.

5. Nishibe T, Dardik A, Kusakabe T, et al. Association of lower limb ischemia with loss of skeletal muscle mass in patients with peripheral artery disease. Surg Today, 2022, 52 (11): 1576-1581.

6. Roos S, Fyhr IM, Sunnerhagen KS, et al. Histopathological changes in skeletal muscle associated with chronic ischaemia. APMIS, 2016, 124 (11): 935-941.

7. Lejay A, Choquet P, Thaveau F, et al. A new murine model of sustainable and durable chronic critical limb ischemia fairly mimicking human pathology. Eur J Vasc Endovasc Surg, 2015, 49 (2): 205-212.

8. HartCR, Layec G, Trinity JD, et al. Increased skeletal muscle mitochondrial free radical production in peripheral arterial disease despite preserved mitochondrial respiratory capacity. Exp Physiol, 2018, 103 (6): 838-850.

9. Park SS, Seo YK, Kwon KS. Sarcopenia targeting with autophagy mechanism by exercise. BMB Rep, 2019, 52 (1): 64-69.

10. White SH, McDermott MM, Sufit RL, et al. Walking performance is positively correlated to calf muscle fiber size in periph-eral artery disease subjects, but fibers show aberrant mitophagy: an observational study. J Transl Med, 2016, 14 (1): 284.

11. Treat-Jacobson D, McDermott MM, Beckman JA, et al. Implementation of Supervised Exercise Therapy for Patients With Symptomatic Peripheral Artery Disease: A Science Advisory From the American Heart Association. Circulation, 2019, 140 (13): e700-e710.

12. Chen GC, Arthur R, Mossavar-Rahmani Y, et al. Adherence to Recommended Eating Patterns Is Associated With Lower Risk of Peripheral Arterial Disease: Results From the Women's Health Initiative. Hypertension, 2021, 78 (2): 447-455.

第十八章　肌少症与慢性阻塞性肺疾病

慢性阻塞性肺疾病（chronic obstructive pulmonary disease，COPD）是由于气道（支气管炎，细支气管炎）和 / 或肺泡（肺气肿）的异常所导致持续性（常为进展性）气流阻塞，常伴随多种合并症，涉及心血管、消化、血液、肌肉骨骼等多个系统。作为一个可防可治的公众健康问题，COPD 也是全球慢性致残和致死的主要原因，严重威胁人类健康。据统计 2019 年全球 COPD 患者达 3.91 亿，全球发病率为 11.7%，2017 年我国 COPD 病死率达 68/10 万，居死亡原因的第 3 位。

随着人口老龄化，COPD 与肌少症等增龄相关性疾病的发病率增加。肌少症作为 COPD 的共患疾病，大大增加了 COPD 的致残率以及病死率，带来了巨大的经济和社会负担，亟待关注与干预。越来越多的研究显示，COPD 与肌少症之间存在着密切的联系。COPD 患者由于肺功能受损、气体交换受限、骨骼肌功能失调导致运动耐力下降，影响日常生活，而这一过程最终将导致肌肉的萎缩。肌少症不仅会导致患者运动耐量和生活质量下降，还与 COPD 患者肺功能恶化相关，是增加 COPD 住院率和病死率的独立危险因素。合并肌少症的稳定期 COPD 患者的英国改良医学研究委员会（Modified Medical Research Council，mMRC）呼吸困难量表评分增高，运动耐量下降，而上述改变导致废用性肌肉萎缩，进一步加重疾病进展形成恶性循环。

一、流行病学

COPD 患者易罹患肌少症，发病率大约为 15%~55%。由于人群差异及国际不同组织如欧洲老年肌少症工作组（European Working Group on Sarcopenia in Older People，EWGSOP）及亚洲肌少症工作组（Asian Working Group for Sarcopenia，AWGS）采用的诊断标准不同，故得出的数值范围有所差异。

有文献报道约 15%~25% 稳定期 COPD 患者存在肌肉功能障碍，50 岁及以上 COPD 患者其肌肉含量以每年 1%~2% 的比例下降，其中 50~60 岁患者肌肉力量每年下降 1.5%，而 60 岁及以上患者肌肉力量每年下降可达 3.0%。COPD 患者中约 20%~40% 处于肌少症前期、10%~25% 处于肌少症期。采用 EWGSOP 的诊断标准，发现稳定期的 COPD 患者合并肌少症的比例达 14.5%；应用 AWAS 标准估计东南亚人群 COPD 合并肌少症的患病率为 24%；韩国 COPD 合并肌少症的患病率约为 25%；我国 ≥60 岁社区老年人 COPD 合并肌少症患病率为 10.6%。

肌少症的发病率增高与 COPD 相关的功能下降及健康受损息息相关。澳大利亚学者统计分析了 23 项关于 COPD 与肌少症研究的数据（70% 为横断面研究），共纳入 9 637 例 ≥40 岁的患者（男性 69.5%），分别来自欧洲（10 项）、亚洲（9 项）、北美洲以及南美洲（4 项）。结果显示 COPD 患者肌少症总体患病率约为 27.5%。COPD 肺功能受损严重者［慢性阻塞性肺疾病全球创议（global initiative for chronic obstructive lung disease，GOLD）3~4 级］中的肌少症患病率显著高于肺功能轻、中度受损者（GOLD 1~2 级），分别为 37.6% 和 19.1%；男女患病率无明显统计学差异（41.0% 和 31.9%）。

二、肌少症与慢性阻塞性肺疾病相互影响

(一) COPD 患者肌肉的变化

1. **病理改变**　COPD 患者的骨骼肌肌纤维由 I 型向 II 型转变,并伴有肌萎缩。COPD 病程早期,肌纤维主要是由 I 型向 IIA 型转变,病程晚期时,IIA 型则开始向 IIX 型转变。这种转变易引起骨骼肌的氧化应激能力大幅下降,导致患者对运动的不耐受。此外,患者晚期骨骼肌纤维的横截面积缩小,尤其是 IIX 型纤维的横截面积,其原因可能是 IIX 型纤维中过氧化物酶体增殖物受体 γ 共激活剂 1α(peroxisome proliferator-activated receptor gamma coactivator-1 alpha,PGC-1α)的含量较 I 型纤维少,目前 PGC-1α 已被证实能防止肌萎缩。II 型纤维通常更容易因炎症和缺氧刺激而出现萎缩。

骨骼肌失调的病理变化在不同的骨骼肌群并不相同,其典型模式为 I 型肌纤维的比例减少,毛细现象和氧化应激能力减弱,如下肢肌肉的变化。然而,这种病理模式在三角肌并未发现,膈肌则正好相反,即 II 型肌肉纤维比例减少,毛细现象和氧化应激能力增强。

2. **代谢改变**　随着病程进展,COPD 患者的肌纤维类型发生转变,其骨骼肌代谢类型从氧化型转变为糖酵解型,主要表现为 I 型纤维比例下降、PGC-1α 和肌球蛋白重链(myosin heavy chain,MyHC)I 基因表达水平降低、氧化酶活性降低等,使骨骼肌在较低活动水平下就已出现乳酸堆积。COPD 患者骨骼肌内会产生较多的活性氧(reactive oxygen species,ROS),其氧化应激能力及超氧化物歧化酶活性增强,炎症因子水平升高,抗氧化酶体系活性下降,导致氧化还原反应体系失衡,损伤骨骼肌内线粒体 DNA 和蛋白,造成骨骼肌功能障碍和肌萎缩。

3. **COPD 患者呼吸肌和下肢肌肉的变化**　呼吸肌属于骨骼肌,主要包括膈肌、肋间肌及腹壁肌,其中膈肌是最重要的呼吸肌,占所有呼吸肌功能的 60%~80%。鉴于呼吸肌长期暴露于较高的吸气负荷并且在 COPD 患者的整个生存期内必须保持活动,其受到的影响不如下肢肌肉。COPD 呼吸肌功能障碍的主要原因是通气力学的改变,通气力学改变是由于静态肺过度充气而改变,会导致胸廓几何形状改变(桶状胸)、膈肌长度缩短而远离其最适初长度,膈肌的长度 - 张力曲线被改变,使得膈肌产生的收缩力下降;此外,呼吸肌还需要克服增加的呼吸功。

呼吸肌经历主动适应(类似训练的效果),特别是膈肌,使他们与有相同肺容积的正常受试者的膈肌力量相比抗疲劳性更强。表现为 I 型肌纤维比例增加、毛细血管密度和线粒体密度增大、线粒体活性和氧化酶活性增加、肌红蛋白含量升高以及肌节长度缩短。这种适应性机制可部分抵消 COPD 膈肌的不良表型,对呼吸肌功能的净效应将取决于负面影响和适应性机制之间的平衡。COPD 晚期或急性加重期,这种平衡可能打破,不良影响将大于适应性机制。其他的辅助呼吸肌与膈肌类似,也能通过肌纤维的转变以适应增加的呼吸功。

股四头肌在 COPD 早期即可出现功能障碍。COPD 患者的上肢和下肢肌肉力量相比较发现平均握力值超过了股四头肌肌力值,这反映了 COPD 患者的肌肉功能障碍倾向于下肢。31% 的 COPD 患者存在股四头肌 II 型肌纤维的萎缩,慢收缩肌纤维向快收缩肌纤维的转化占 20%,同时存在肌纤维类型转换和肌萎缩的占 25%。通过超声或 CT 测量股四头肌横截面积和磁共振检测股四头肌的肌肉含量发现,在 COPD 患者中股四头肌的肌量明显减少,同时显微镜下也观察到单个肌肉纤维的萎缩及骨骼肌 I 型纤维向 II / IIX 型纤维转变,随着 I 型纤维的减少,股四头肌肌力下降,另外在 COPD 患者中还发现毛细血管密度降低、毛细血管肌肉纤维数量减少及氧化酶活性下降等组织结构的改变。经过反复或持续的运动,股四头肌对疲劳的敏感性明显增加,COPD 患者股四头肌的肌力较健康者下降 20%~30%。COPD 患者股四头肌的肌肉力量与第 1 秒用力呼气容积(forced expiratory volume in one second,FEV$_1$)占预计值的百分比有关,在 GOLD 1~2 级患者中股四头肌肌力减弱的发生率占 31%,而 GOLD 4 级患者中该比例上升至 38%,表明气流受限越严重股四头肌肌力越差。

葡萄糖氧化分解酶活性与股四头肌的耐力也有一定的相关性,COPD 患者中的需氧酶如柠檬酸合成酶、羟酰辅酶 A 脱氢酶活性下降,导致 5'- 三磷酸腺苷、磷酸肌酸浓度减少,从而影响氧化磷酸化的能力,致使在运动过程中需要更大程度地依赖无氧酵解及乳酸早期堆积产生的能量,最终使股四头肌功能受限。

(二) COPD 患者肌肉改变对呼吸功能的影响

肌肉减少和肥胖均会对 COPD 预后产生不利影响。一项荷兰的研究采用生物电阻抗分析法(bioelectrical impedance analysis,BIA)测量 2 000 例 COPD 患者的身体成分,其中肌少症合并肥胖的 COPD 患者 6 分钟步行距离更低、炎性指标水平更高。CT 衍生的胸肌面积提供了与临床更为相关的 COPD 结果指标,较低的胸肌面积与更严重的呼气气流阻塞、较低的生活质量和受损的运动能力有关。

肌少症也被认为是一种躯体功能的衰弱,而衰弱是 COPD 严重程度的独立危险因素。一项比利时的调查研究显示衰弱是 COPD 患者较强的死亡预测因子,与无 COPD 患者相比,无频繁加重和频繁发作的 COPD 患者发生衰弱的概率分别高出 2.5 倍及 4.5 倍,COPD 合并衰弱者的病死率是无 COPD 患者的 3 倍。在健康成年人中,骨骼肌质量指数(skeletal muscle mass index,SMI)降低与用力呼气量(forced expiratory volume,FEV)、FEV_1 占预计值百分比的降低独立相关。与对照组比较,合并肌少症的 COPD 患者 mMRC 呼吸困难评分更高、6 分钟步行距离更低。因此,肌少症是预测 COPD 患病率和病死率的重要因素,早期干预肌少症可以延缓 COPD 的恶化,提高患者的生活质量。

三、病因和发病机制

(一) 肌蛋白合成与分解失衡及肌细胞凋亡

骨骼肌的正常功能以肌纤维蛋白合成与分解的动态平衡为基础,肌肉蛋白合成受阻和肌肉蛋白过度降解是促进 COPD 合并肌少症的重要机制。

1. 肌肉蛋白分解代谢增加　有研究表明,在晚期恶病质的 COPD 患者的股外侧肌中,肌肉环状指蛋白 1(muscle ring finger protein 1,MuRF1)和肌肉萎缩盒 F 蛋白(muscle atrophy box F protein,MAFbx)或称作 Atrogin1 的 mRNA 和蛋白水平以及总蛋白质泛素化水平均显著增加,血氧分压水平与总蛋白质泛素化水平呈负相关。在 COPD 患者肢体肌肉活检中,可发现相应泛素蛋白连接酶的增多。COPD 患者中 NF-κB 和 FoxO 增高,诱导泛素蛋白酶系统及相关分解代谢途径关键基因的表达,蛋白质分解增加。

2. 肌肉蛋白合成受阻　肌肉蛋白质的主要合成代谢途径为 IGF-1/PI3K/PKB 途径,COPD 患者股四头肌 IGF-1 表达下调。肌生成抑制蛋白是转化生长因子 β(TGF-β)超家族成员之一,是一个肌肉合成的负向调节因子,可使成肌细胞增殖和融合受阻。COPD 患者中肌生成抑制蛋白表达水平增加,而 COPD 患者通过阻力训练后体内的肌分化因子(myogenic differentiation factor,MyoD)及肌肉生成素增加,肌生成抑制蛋白素的表达伴随 Atrogin1 和 MuRF1 的下降而减少,提示 COPD 患者肌肉合成受阻,而阻力训练后肌肉合成增加。

3. 肌卫星细胞损伤与凋亡　肌卫星细胞是骨骼肌干细胞,位于基底膜与肌纤维浆膜之间,一般处于静止状态,当其受到外界刺激,可以分裂增殖形成新的肌纤维,负责骨骼肌生长和损伤修复。COPD 患者的肌肉中也存在损伤及修复过程。在 COPD 的肋间肌肉中存在激活的卫星细胞;COPD 患者股四头肌内的卫星细胞衰老程度大于健康者;而且 COPD 患者的卫星细胞在体外培养中可检测到更高水平的氧化应激和促肌萎缩的信号分子,提示肌细胞损伤修复机制异常也是潜在影响 COPD 肌肉功能障碍的重要原因。

(二) 低氧和高碳酸血症

低氧和高碳酸血症均可抑制蛋白质合成,导致肌肉蛋白水解,前者通过钙调蛋白通路,而后者通过泛素蛋白酶体通路途径发挥上述作用。在呼吸衰竭的 COPD 患者肌肉中存在低钾、低磷及低镁等电解质紊乱现象,亦会引起肌肉功能障碍。

1. 低氧血症　低氧可导致 COPD 患者下肢肌肉的改变,如线粒体容量及密度、氧化酶的活力及横断面面积降低,氧化应激能力下降。通过核磁共振光谱法发现稳定期 COPD 患者在股四头肌收缩时可见明显的股四头肌酸中毒,而在上肢肌肉中没有发现上述现象。在大鼠的研究中发现缺氧可致其肌纤维直径降低、毛细血管数量增加。在成长中大鼠的研究发现,慢性缺氧可影响其肌肉的发展从而抑制ⅡA型肌纤维向Ⅰ型肌纤维的转变。

2. 高碳酸血症 高碳酸血症可致肌力降低、ATP和磷酸肌酸浓度降低。在小鼠体内外模型中发现,高碳酸血症可通过AMPKα2-FoxO3-MuRF1途径的激活致肌肉萎缩,降低骨骼肌细胞的代谢能力,导致肌肉再生和损伤修复能力受损。

(三)炎性反应及氧化应激

1. 炎症反应 全身慢性炎症对COPD患者肌肉功能障碍的发生起了重要作用。COPD患者血清炎性因子如TNF-α、IL-6、IL-8、纤维蛋白原、C反应蛋白以及循环白细胞升高,这些细胞因子可影响骨骼肌的多种生理功能,包括合成/分解代谢过程和程序性死亡,它们所涉及的相关信号通路不仅可参与蛋白质降解/合成抑制系统,还能直接对骨骼肌的收缩性产生影响。

研究发现COPD患者血清中肠道通透性标志物连蛋白(zonulin)增加与COPD的肌肉变化(如肌力、肌肉质量)相关,上述标志物及肌肉的变化可通过肺康复得到一定程度的恢复,推测致病机制可能因增加的肠道通透性释放较多细菌性分泌物进入血液循环引发炎症反应,从而对COPD患者肌肉产生影响。

2. 氧化应激 氧化应激协同慢性炎症共同参与了COPD的发生和发展,COPD患者的全身氧化应激水平上升,尤其是伴有肌肉萎缩的患者。肌浆内质网蛋白和钙离子失调可引起氧化应激级联反应(如脂质过氧化反应及ROS增加),导致COPD患者的肌肉功能障碍。

(四)线粒体功能障碍与细胞自噬异常

线粒体在能量提供、氧化还原稳态和分解代谢途径的调节及骨骼肌纤维的可塑性方面发挥着重要功能,因而在维持肌细胞活力方面处于中心位置。COPD患者外周肌肉中线粒体密度下降,并有线粒体功能障碍,表现为呼吸链不同步骤间的解耦联、需氧酶活性降低、细胞凋亡相关现象增加及氧化应激的增加。

1. 线粒体数量减少及功能障碍 COPD患者骨骼肌大多存在线粒体功能障碍,主要表现为有氧代谢转变为糖酵解代谢、氧化能力下降、ROS产生增多等。轻中度COPD患者的股四头肌常有线粒体氧耗量及ATP产生减少的情况。COPD患者外周运动骨骼肌中线粒体含量以及有氧代谢类型的Ⅰ型肌纤维比例均较健康人低;线粒体数量减少以及线粒体呼吸链功能异常共同导致骨骼肌氧化代谢能力的下降。针对烟雾暴露大鼠的动物实验结果表明,肌肉线粒体数量减少与线粒体生物发生关键介质PGC-1α的调控有关。另有文献报道COPD患者股四头肌中线粒体自噬蛋白明显上调,线粒体自噬相关分子与肌肉中线粒体数量减少以及系统性炎症均具有相关性。

2. 线粒体中ROS及氧化应激增加 线粒体是细胞内主要的ROS产生场所,氧化应激压力的增加也是促进肌萎缩的重要因素。COPD患者股四头肌中的线粒体产生的ROS含量较健康者显著增多,并且ROS的产生主要来源于线粒体呼吸链复合物Ⅲ。肌细胞内氧化应激压力增多可进一步诱导下游NF-κB通路以及FoxO通路的活化,进而导致肌细胞自噬以及蛋白降解增多,促进肌纤维萎缩的发生。

(五)营养不良与肌肉废用性萎缩

COPD患者机械负荷增加、基础代谢率增高,但老年患者因味觉减退、食欲下降、进食及吸收障碍、年龄及药物相关的厌食症等问题致能量摄入不足、蛋白分解增多,致使骨骼肌萎缩、运动耐量和生活质量下降。

1. 营养不良 营养不良可能是COPD患者合并肌少症的关键驱动因素,是影响COPD患者疾病进展和不良预后的独立危险因素。营养不良会导致肌肉组织质量减轻,肌纤维的组成和大小发生变化以及肌肉功能障碍。营养不良的原因可能与系统性炎症、摄食的减少、代谢消耗的增加(主要源自呼吸负荷的增加)、生活方式及地理环境等因素有关。COPD患者中有20%~70%合并有营养不良。稳定期COPD患者食欲的影响因素,如味觉变化、口干、疼痛和便秘均可能导致食欲减低、能量摄入减少。

2. 肌肉废用性萎缩 老年COPD患者常因心肺功能下降、营养不良、衰弱及情绪因素等使得其体力活动受限,长时间卧床休息或久坐不动可导致肌肉废用性萎缩。缺乏锻炼诱导骨骼肌发生一些适应性改变,比如Ⅰ型肌纤维的比例减少,毛细血管密度的下降,抗氧化酶性能的减弱和水平的降低等,引起肌肉耐力和强度等方面的变化。肌肉的废用致使 COPD 患者肌肉萎缩主要累及运动性肌肉,尤以下肢肌肉常见,上肢肌力相对正常。COPD 患者下肢肌肉功能状态与 FEV 相关,即下肢外周肌力和气流阻塞程度存在相关性。与下肢比较,上肢活动相对多,肩部肌肉也参与呼吸活动。外周肌肉的肌力训练后 COPD 患者生活质量提高,提示 COPD 患者下肢肌肉无力主要是由于长期不活动和废用性萎缩所致。

（六）药物

1. 糖皮质激素　在 COPD 急性加重期间频繁使用糖皮质激素可通过下调 IGF-1 水平阻碍肌肉蛋白的合成,同时可激活肌肉线粒体介导的凋亡信号通路从而引起肌细胞凋亡。反复应用糖皮质激素可能是慢阻肺患者发生肌肉萎缩的相关因素之一。

2. 质子泵抑制剂　COPD 患者在急性加重、胃肠道出血等情况时,常常会使用质子泵抑制剂。质子泵抑制剂可能影响镁的吸收及维生素 D 水平,改变肠道微生物菌群,以上一系列改变可引起机体炎症反应进而引起肌肉质量和功能障碍。

（七）其他

1. 吸烟　吸烟可能引起去脂体重下降,最终导致骨骼肌功能障碍。与不吸烟者相比,吸烟者或既往吸烟者的股四头肌肌力和肌肉质量均降低,如果继续吸烟每年去脂体重下降更快。与对照组相比,在予以 16 周吸烟模型鼠中出现肌萎缩现象,具体肌肉结构及功能改变涉及神经肌肉接头的变性退化,氧化应激能力降低以及线粒体功能障碍等。

2. 激素　肌肉的新陈代谢与内分泌系统代谢的调节密切相关,多种激素在调控肌肉的合成 - 分解平衡、葡萄糖代谢等方面发挥作用。生长激素、胃促生长素(ghrelin)、IGF-1 以及雄激素等能促进肌肉的合成代谢;而与此相反,糖皮质激素不但刺激肌肉蛋白水解,而且抑制蛋白合成和氨基酸转运到肌肉,这些共同作用使氨基酸用于糖异生的动员增强。瘦素(leptin)是一种由脂肪组织合成并由肥胖基因编码的多肽类激素,通过作用于下丘脑的受体,以反馈机制向包括下丘脑的大脑传递关于身体脂肪储存量信号,调节食欲和能量的动态平衡。在明显消耗的 COPD 患者中,leptin 不但影响食欲和非活动性依赖的产热,也影响营养支持治疗的效果。

3. 电解质紊乱　电解质紊乱如低钾、低镁、低磷可能导致患者肌肉功能障碍,当 COPD 患者出现急性加重时更容易发生。肌肉中的钙离子稳态失衡也可能在慢阻肺合并肌肉功能障碍中发挥一定作用,肌细胞内钙离子稳态的改变一方面能促进肌细胞蛋白降解通路的活化,另一方面又可抑制成肌细胞融合从而抑制肌肉再生过程。虽然目前在 COPD 患者中合并肌肉功能异常与钙离子稳态的关系还未见报道,但在长期烟草暴露诱导的慢阻肺动物模型中,已经观察到足部肌肉存在异常的钙离子信号。

4. 表观遗传调控异常　表观遗传调控如微 RNA(miRNA)变化和组蛋白翻译后修饰(乙酰化与去乙酰化为主)可能与 COPD 患者的骨骼肌功能障碍有关。COPD 患者血浆、支气管肺泡灌洗液及股四头肌中 miR-1、miR-206、miR-499 及 miR-675 等表达异常,可抑制成肌细胞的增殖,与骨骼肌无力和肌纤维组成改变有关。因此,肌肉特异性 miRNA 有可能成为骨骼肌萎缩活检表型的候选生物标志物,miRNA 可能驱动 COPD 患者骨骼肌萎缩的发生。

四、防治

COPD 患者可在病程早期出现骨骼肌功能障碍,运动耐量下降,而运动能力下降及活动减少可导致废用性肌肉萎缩,进一步加重疾病进展形成恶性循环。肌少症是预测 COPD 患病率和病死率的重要因素,早期干预肌少症可以延缓 COPD 的恶化、提高患者的生活质量。目前认为,通过科学的非药物治疗(包括运动锻炼和营养支持)和药物治疗,肌少症是可以防治甚至逆转的,这需要结合 COPD 患者个体情况进行呼吸康复、营养干预和优化药物治疗等个体化综合管理。

（一）呼吸康复

呼吸康复的定义是：在全面评估基础上，为患者提供个体化的综合干预措施，包括但不限于运动锻炼、教育和行为改变，目的是改善慢性呼吸疾病患者的生理及心理状况，并促进健康行为的长期保持。呼吸康复可减轻患者呼吸困难症状、提高运动耐力、改善生活质量、减轻焦虑和抑郁症状、减少急性加重后 4 周内的再住院风险。对于有呼吸困难症状的患者，呼吸康复应作为常规推荐。相对禁忌证包括：不稳定型心绞痛、严重的心律失常、心功能不全、未经控制的高血压等，或存在影响运动的神经肌肉疾病、关节病变、周围血管疾病等，或严重的认知功能或精神障碍等。呼吸康复可以在医院、社区和居家等场所开展，如果康复的频次和强度一致，可以得到等效的结果。然而，考虑到实际情况，仍然推荐传统的医务人员监管的康复方案为首选。稳定期患者康复疗程至少 6 周 ~8 周，医务人员监督下至少每周 2 次。

规律的运动训练是呼吸康复的核心内容。运动训练适用于各种严重程度不等的稳定期 COPD 患者，急性加重期的患者也推荐早期进行运动训练来改善肌肉功能障碍。急性加重住院期间何时开始康复尚有争议，有研究发现出院后 2 周内开始康复可以减少患者再住院和死亡。每个 COPD 患者的运动训练计划应根据全面评估结果、康复目标、康复场所以及可提供的仪器设备来决定。运动训练由运动评估和训练治疗组成，在训练前后要对患者进行呼吸功能（FEV_1 占预计值百分比和 mMRC 呼吸困难量表）、耐力（6 分钟步行试验）、生活质量、COPD 评估测试（COPD assessment test，CAT））等评估，根据患者实际情况制定合适的运动处方。运动训练处方包括运动方式、频率、持续时间、运动强度和注意事项。

运动训练类型多样，总体分为 3 类：耐力运动训练、阻力运动训练和呼吸肌训练。另外，平衡柔韧训练可以提高患者柔韧性，对于预防运动损伤、扩大关节活动范围有重要作用，常见的柔韧训练包括太极拳、八段锦、五禽戏、六字诀等，每周可锻炼 3 次 ~5 次，建议坚持长期锻炼。

1. **耐力运动训练**　又称有氧运动训练，包括步行（快走、慢跑等，包括地面步行或借助跑步机）、骑自行车（使用功率自行车进行单腿循环训练更被推荐）、游泳、打球等传统有氧运动。目前普遍认为患者在耐力训练时达到症状限制最大功率或心率的 60%~80% 可达到预期治疗效果。具体训练方法如下：

（1）地面行走锻炼：匀速行走，速度 80 步 / 分钟 ~120 步 / 分钟，每次至少 45 分钟，使心率达到靶心率范围，并且持续 10 分钟以上。

（2）功率自行车训练：需进行下肢功率踏车训练，每次 40 分钟，每周 80 分钟。根据患者心肺运动试验结果，找出最大运动负荷，并以 70% 最大运动负荷作为下肢踏车训练起始强度，以 10% 最大运动负荷的梯度增加负荷，直至不能耐受。在康复过程中监测脉搏氧饱和度、血压和心率，注意运动训练安全。

耐力运动训练可以增加 COPD 患者股四头肌 I 型、II 型肌纤维的横截面积，减少 II 型纤维的比例，还观察到氧化能力提升，包括毛细血管密度的增大和氧化酶活性的增加，进一步说明耐力训练可以部分逆转骨骼肌功能障碍造成的不良肌肉表型、促进骨骼肌肉蛋白合成等。上肢的耐力和力量训练能显著改善 COPD 患者的呼吸困难，因此联合上肢运动训练尤其适合存在呼吸困难的 COPD 患者。此外，间歇运动训练效果类似于恒定负荷训练，且前者的呼吸困难、腿部不适等经训练后症状减少。近来有一些新型运动训练方式被提出，例如水中训练、下坡行走运动等，但安全性有待考究。

2. **阻力运动训练**　阻力训练不仅可以改善 COPD 患者的肌力和生活质量，还能提高其运动能力。目前多通过渐进性阻力运动训练方式进行短期抗阻 / 力量训练，长期效应尚不确定。对急性加重住院的 COPD 患者给予阻力训练后股四头肌肌力增加、6 分钟步行距离改善，这与肌肉蛋白合成增加、肌抑制素 mRNA 表达水平降低、肌细胞生成素 /MyoD 比率较高相关。具体方法为患者依次完成 5 个动作的抗阻训练，包括坐位扩胸、坐位前推、坐位上举、屈膝、伸膝，每个动作重复 6 次 ~8 次，每次至少持续 3 秒，循环 4 次。

与单独阻力训练相比，联合耐力训练对于改善骨骼肌功能障碍效果更明显。阻力运动训练联合多关节运动（仰卧推举、仰卧起坐等）对于提高肌力有显著效果。阻力运动训练联合有氧运动训练能更有效地提高肌力和肌耐力并延缓相关合并症的发展。一项英国学者的研究显示，对肌少症 COPD 患者进行为期

8 周的阻力训练,其 SMI、握力、4 米步速分别平均改善了 $0.11kg/m^2$、2.08kg 和 0.12m/s,因此约四分之一患者不再符合 EWGSOP 标准而逆转了肌少症。

3. 呼吸肌训练　呼吸肌功能障碍是增加 COPD 患者再入院风险的重要因素。尽管呼吸肌经历了主动适应(类似训练的效果),使其更具抗疲劳性,但是患者的呼吸肌肌力(最大吸气压和最大呼气压)和耐力通常会降低。呼吸肌训练,特别是吸气肌训练可以改善吸气肌力和耐力、运动能力、呼吸困难和生活质量。呼吸肌训练包括缩唇呼吸、腹式呼吸及呼吸肌耐力训练。

(1)缩唇呼吸:尽量用鼻缓慢吸气,身心放松,然后缩小口唇将气体轻轻吹出;保持相同强度的缩唇呼吸训练,每次 15~30 分钟,每天 3 次。

(2)腹式呼吸:患者半坐位或坐位,用鼻缓慢吸气,闭口唇,腹部在吸气过程中缓慢鼓起,抬起右手;呼气时模拟吹口哨的姿势,鼓腮缩唇吹气。呼吸频率 7~8 次 / 分钟,每次 10 分钟,每天 30~40 分钟。

(3)呼吸肌耐力训练:借助呼吸训练器的强化训练,呼吸训练器大致可分为 5 大类:阻力负荷呼吸训练器、阈值负荷呼吸训练器、多功能呼吸训练器、腹式呼吸训练器和新式呼吸训练器。最近的一项荟萃分析显示,使用阈值负荷呼吸训练器进行吸气肌训练可改善吸气肌肌力、运动耐力和生活质量,减轻呼吸困难症状,然而在肺康复期间增加吸气肌训练对呼吸困难的改善未发现有额外效益。至于呼吸肌训练对肺功能有无改善,目前尚无统一说法,还需进一步研究。

(二) 营养干预

营养管理是 COPD 患者整体疾病管理的重要组分,充分的热量摄入能够显著增加体重和肌肉力量,改善生活质量。COPD 患者营养支持以降低 CO_2 的代谢产出、降低呼吸商及改善肺功能为目标。研究表明,相比高碳水化合物的饮食配方,高脂肪饮食配方可以降低 CO_2 产出及呼吸商。营养支持联合维生素 D 和其他微量元素的补充,可以提高 COPD 患者的生活质量。富含类胡萝卜素的抗氧化类食物可以保护社区老年人的肌肉力量和行走能力。

稳定期营养不良的 COPD 患者可选择口服营养补充(oral nutritional supplement,ONS),建议采用较高脂肪比例的肠内营养(enteral nutrition,EN)配方;蛋白质摄入 1.5g/(kg·d);增加 ω-3 脂肪酸和膳食纤维摄入有益于改善肺功能和结局;对于食欲不佳者可使用促进食欲的药物帮助其更好地进食。急性期 COPD 患者营养支持首选 EN,存在禁忌者可予以肠外营养(parenteral nutrition,PN);如 EN 无法满足能量需求 60%,给予补充性肠外营养(supplementary parenteral nutrition,SPN);PN 处方中建议脂肪占非蛋白能量的 35%~65%,氨基酸每日 1.3~1.5g/kg 和足量微营养素。机械通气 COPD 患者的营养支持同一般原则,但应注意避免过度喂养和控制脂质输注速度。

至少两周的单纯营养物质补充,在营养状况良好的 COPD 患者中,对肌肉功能没有明显改善作用,而在伴有营养不良的 COPD 患者中,则发现去脂体重增加、呼吸肌肌力以及运动耐量的改善。对合并非自愿体重下降的 COPD 患者补充富含 ω-3 脂肪酸、维生素 D 和优质蛋白质的营养剂可以增加体重、改善症状。

(三) 药物治疗

药物治疗可缓解 COPD 症状、降低 COPD 急性加重发生频率和严重程度,改善健康状态和运动耐力。研究数据显示,药物治疗可改善肺功能下降速率,降低死亡率。随着对 COPD 和肌少症发病机制研究的深入,尤其是对调节肌肉中蛋白质平衡细胞机制的理解,针对肌少症新型药物的出现可能为 COPD 和肌少症管理提供新的前景,更多药物被用于 COPD 和肌少症的联合治疗。

1. 支气管扩张剂　吸入支气管扩张剂是 COPD 患者管理的关键,通常定期给药以预防和减轻症状。研究显示应用于缓解 COPD 患者呼吸困难症状的支气管扩张剂能增加其运动耐量。一些研究显示 β_2 受体激动剂对骨骼肌的合成代谢有促进作用。在一项针对年轻男性的调查中显示,口服沙丁胺醇与抗阻训练联合可增加骨骼肌肌肉蛋白质合成。在小鼠中发现 β_2 受体激动剂可抑制其病理状态下的肌萎缩及氧化应激。然而,亦有研究显示 β_2 受体激动剂有抑制肌细胞的代谢以及促肌细胞凋亡作用。一项意大利学者的研究显示,沙美特罗可呈剂量和时间依赖性地降低肌细胞的生长速度,可观察到氧化应激代谢产物的增加,且高浓度的沙美特罗可通过激发凋亡信号通路促进肌细胞的凋亡。

2. 抗氧化药物　定期使用抗氧化药物 N- 乙酰半胱氨酸可降低特定人群急性加重风险。氧化应激是 COPD 患者肌少症发生和发展的重要因素,N- 乙酰半胱氨酸可改善重症 COPD 患者氧化系统的紊乱,提升肌肉耐力。

3. 激素　睾酮通过激活丝裂原激活蛋白激酶(mitogen-activated protein kinase,MAPK)刺激蛋白质的合成。一项纳入 2 918 例 COPD 男性患者的 Meta 分析研究显示,COPD 男性患者内源性睾酮水平显著降低,通过补充睾酮治疗能改善患者运动耐量,有效增加患者的瘦体重及下肢肌力,配合抗阻运动上述效果更加明显。生长激素一方面增加 IGF-1 水平、刺激蛋白质合成,另一方面降低氧化损伤,小剂量地补充生长激素可以增加 COPD 患者瘦体重及肌肉横截面积。给予胃促生长素 ghrelin 可以改善 COPD 患者身体组分、肌肉力量、功能状态如 6 分钟步行距离等。COPD 急性加重的患者可从适量使用糖皮质激素中获益,但因为糖皮质激素对肌肉的负面效应,应在 COPD 合并肌少症患者中尽量避免大量或长期使用口服或静脉糖皮质激素。国内外指南对部分 COPD 患者(COPD 急性加重住院史、每年有 ≥ 2 次中度急性加重、血嗜酸性粒细胞 ≥ 300 个 /μl、有哮喘病史)建议使用吸入用糖皮质激素,此部分患者可从中获益。吸入用糖皮质激素是否对肌肉存在影响,尚需更多循证医学研究数据支撑。

(四) 氧疗和无创呼吸机治疗

改善 COPD 患者呼吸困难可提高其运动耐量,在 COPD 患者中可个体化予以氧疗或无创呼吸机治疗。吸氧可改善 COPD 患者肌肉的氧化能量代谢能力。严重慢性静息性低氧血症的 COPD 患者,长期氧疗可提高生存率。稳定期 COPD 患者,若静息或运动后发生中度氧饱和度下降,不推荐给予常规氧疗。在评估 COPD 患者额外氧疗需求时,应考虑患者的个体因素。对于重症慢性高碳酸血症且既往有因急性呼衰住院治疗病史患者,长期无创通气可降低死亡率,并预防再入院发生。

(五) 神经肌肉电刺激

对于无法开展肺康复训练的严重活动受限的 COPD 患者,如卧床、急性加重期或因急性加重需入住监护室者,可以考虑采用神经肌肉电刺激疗法(neuromuscular electrical stimulation,NMES)。COPD 患者电刺激频率通常为 15~75Hz,脉宽 300~400μs,脉冲电流 10~100mA,强度逐渐增加,直至看到强烈的肌肉收缩或达到最大耐受强度;每次 30 分钟,每天 60 分钟,每周 5 天,共 30 天。

在部分稳定期 COPD 患者以及急性加重期患者,采用 NMES 能有效改善肌力以及活动耐量。但神经肌肉电刺激疗法作用不持久,临床研究显示神经肌肉电刺激能改善股四头肌功能,提高重症慢阻肺患者的活动耐量,但电刺激的疗效最多持续 6 周,并且随着时间延长,疗效逐渐减弱。

(六) 其他治疗方法

1. 控烟　戒烟是治疗 COPD 关键措施之一,应大力鼓励和支持所有吸烟人群戒烟。药物治疗和尼古丁替代疗法能有效地提高长期戒烟率。由医疗保健机构提供的戒烟咨询可提高戒烟率。

2. 疫苗　疫苗可降低 COPD 患者病毒感染的风险,特别是下呼吸道感染的发生率,国内外指南均建议接种。病毒感染可致全身炎症反应,对肌肉的合成代谢有负面的影响。COPD 患者应根据各自国家推荐来接种新冠病毒疫苗。接种流感疫苗和肺炎疫苗可降低下呼吸道感染发生率。未在青春期接种百白破混合疫苗(pertussis diphtheria tetanus mixed vaccine)的 COPD 患者,应接种该疫苗来预防百日咳、破伤风和白喉的发生;对于年龄 ≥ 50 岁的 COPD 患者,应接种带状疱疹疫苗以预防带状疱疹的发生。

3. 肺减容术　对于部分晚期难治性肺气肿患者,普通治疗无效时,外科手术或支气管镜介入治疗或可获益。尚不能确定肺减容术对肌肉有直接的影响,是否可增加身体耐力及提高肌肉质量尚需更多循证医学研究进一步探索。

综上,肌少症与 COPD 存在密切关系,COPD 患者更易出现肌肉质量和功能的下降而罹患肌少症;而肌少症则进一步加剧了 COPD 患者肺功能的恶化及不良预后。对两者相关的发病机制和影响因素的研究目前仍处在探索阶段,尚需开展更多的临床试验和基础研究。应对 COPD 患者进行肌少症的早期筛查,以尽早进行康复锻炼和营养干预,延缓疾病进展,避免 COPD 及肌少症相互加剧的恶性循环。目前 COPD 伴肌少症的治疗,仍以传统治疗,如肺康复治疗、支气管扩张剂及营养支持等为主。COPD 伴肌少症发病机制的深入探索,对发现新的治疗策略至关重要。

(余红梅)

参 考 文 献

1. 梁振宇, 王凤燕, 陈子正, 等. 2023 年 GOLD 慢性阻塞性肺疾病诊断、管理及预防全球策略更新要点解读. 中国全科医学, 2023, 26 (11): 1287-1298.

2. 中华医学会呼吸病学分会慢性阻塞性肺疾病学组. 慢性阻塞性肺疾病诊治指南 (2021 年修订版). 中华结核和呼吸杂志, 2021, 44 (3): 170-205.

3. 中国康复医学会循证康复医学工作委员会. 慢性阻塞性肺疾病临床康复循证实践指南. 中国康复理论与实践, 2021, 27 (1): 15-26.

4. 中华医学会肠外肠内营养学分会. 中国老年患者肠外肠内营养应用指南 (2020). 中华老年医学杂志, 2020, 39 (2): 119-132.

5. Sanders KJ, Kneppers AE, van de Bool C, et al. Cachexia in chronic obstructive pulmonary disease: new insights and therapeutic perspective. J Cachexia Sarcopenia Muscle, 2016, 7 (1): 5-22.

6. Jones SE, Maddocks M, Kon SS, et al. Sarcopenia in COPD: prevalence, clinical correlates and response to pulmonary rehabilitation. Thorax, 2015, 70 (3): 213-218.

7. Sepúlveda-Loyola W, Osadnik C, Phu S, et al. Diagnosis, prevalence, and clinical impact of sarcopenia in COPD: a systematic review and meta-analysis. J Cachexia Sarcopenia Muscle, 2020, 11 (5): 1164-1176.

8. Joppa P, Tkacova R, Franssen FM, et al. Sarcopenic obesity, functional outcomes, and systemic inflammation in patients with chronic obstructive pulmonary disease. J Am Med Dir Assoc, 2016, 17 (8): 712-718.

9. Thome T, Miguez K, Willms AJ, et al. Chronic aryl hydrocarbon receptor activity phenocopies smoking-induced skeletal muscle impairment. J Cachexia Sarcopenia Muscle, 2022, 13 (1): 589-604.

10. Lewis A, Lee JY, Donaldson AV, et al. Increased expression of H19/miR-675 is associated with a low fat-free mass index in patients with COPD. J Cachexia Sarcopenia Muscle, 2016, 7 (3): 330-344.

11. Abdulai RM, Jensen TJ, Patel NR, et al. Deterioration of Limb Muscle Function during Acute Exacerbation of Chronic Obstructive Pulmonary Disease. Am J Respir Crit Care Med, 2018, 197 (4): 433-449.

12. Karim A, Muhammad T, Ustrana S, et al. Intestinal permeability marker zonulin as a predictor of sarcopenia in chronic obstructive pulmonary disease. Respir Med, 2021, 189: 106662.

13. Seymour JM, Spruit MA, Hopkinson NS, et al. The prevalence of quadriceps weakness in COPD and the relationship with disease severity. Eur Respir J, 2010, 36 (1): 81-88.

14. Vinke P, Wesselink E, van Orten-Luiten W, et al. The Use of Proton Pump Inhibitors May Increase Symptoms of Muscle Function Loss in Patients with Chronic Illnesses. Int J Mol Sci, 2020, 21 (1): 323.

15. Maltais F, Decramer M, Casaburi R, et al. ATS/ERS Ad Hoc Committee on Limb Muscle Dysfunction in COPD. An official American Thoracic Society/European Respiratory Society statement: update on limb muscle dysfunction in chronic obstructive pulmonary disease. Am J Respir Crit Care Med, 2014, 189 (9): e15-e62.

16. Barreiro E, Bustamante V, Cejudo P, et al. Guidelines for the evaluation and treatment of muscle dysfunction in patients with chronic obstructive pulmonary disease. Arch Bronconeumol, 2015, 51 (8): 384-395.

阻塞性睡眠呼吸暂停低通气综合征（obstructive sleep apnea hypopnea syndrome，OSAHS）是以睡眠状态下上气道反复暂时性阻塞为特征，进而引起夜间缺氧，胸腔高负压及睡眠紊乱的疾病，严重影响患者生活质量，是高血压、糖尿病、冠心病、老年痴呆等多种疾病的重要危险因素。在原发性睡眠障碍中，打鼾及 OSAHS 等睡眠呼吸障碍在老年人中颇为常见。OSAHS 的核心病理生理机制是阻塞性睡眠呼吸暂停（obstructive sleep apnea，OSA）。OSA 患病率随着年龄不断增加，在 70 岁以上人群中，OSA 患病率接近 20%。目前应用每小时睡眠呼吸暂停和低通气的总数来描述 OSA 的严重程度，即呼吸暂停低通气指数（apnea-hypopnea index，AHI）。AHI<5/h 提示不存在 OSA，AHI ≥ 5/h 时，根据 AHI 将 OSA 严重程度分为轻度（AHI 5/h~15/h）、中度（AHI 15/h~30/h）、重度（AHI ≥ 30/h）。有研究发现 60 岁以上人群中，AHI ≥ 5/h、AHI ≥ 15/h 和 AHI ≥ 30/h 的受试者比例分别为 67.6%、36.6% 和 14.5%，均显著高于 60 岁以下人群。间歇性缺氧是 OSA 的主要生理改变，间歇性缺氧通过在缺氧期间抑制抗氧化机制和在复氧期间增加活性氧产生而引起活性氧产生和抗氧化机制失衡，导致氧化应激增强。间歇性的低氧血症 - 复氧还可通过激活化学感受器，导致交感神经活性过度增高。值得注意的是，即使在白天清醒时，患者正常呼吸且没有明显缺氧存在时，同样存在高交感神经活性。除此之外，长期慢性间歇性缺氧亦可导致周期性高碳酸血症和低碳酸血症、冠状动脉血流改变、炎症反应增强、内皮功能异常等多种病理生理改变，进而促进心血管、神经系统和代谢疾病的发生和发展。

一、肌少症与阻塞性睡眠呼吸暂停低通气综合征相关研究

关于 OSAHS 与肌少症之间的相关研究较少，目前发现二者间的相关性受患者体重指数（body mass index，BMI）及合并疾病等因素影响，且研究结论尚不一致。一项研究发现基于 STOP-Bang 量表评估的 OSA 高风险与低肌肉质量相关，亚组分析发现在肥胖参与者中，二者仍显著相关。也有研究发现虽然 OSA 严重程度与骨骼肌质量相关，但这些关联是有限的，调整 BMI 后，相关性并不显著。一项小样本研究中发现在全部 111 个慢性心衰参与者中，共有 17 名肌少症患者，其中合并 OSA 者 6 人，然而受样本量限制，二者之间并未显示出显著关联。对于合并非透析慢性肾病的 OSAHS 患者，当排除 BMI 等混杂因素影响后，OSAHS 发病率与肌少症之间并无显著关联。此外，使用持续气道正压通气（continuous positive airway pressure，CPAP）长期治疗 OSA 可增加患者瘦体重，从另一角度提示 OSA 对身体成分变化和肌肉质量维持均有重要影响。

二、发病机制

目前，OSAHS/OSA 与肌少症之间的关联尚未完全阐明，但部分机制可能解释二者之间的潜在联系。OSAHS/OSA 相关低氧血症激活交感神经和肾素 - 血管紧张素 - 醛固酮系统（renin-angiotensin-aldosterone system，RAAS）、OSAHS/OSA 导致的生长激素（growth hormone，GH）及胰岛素样生长因子 1（insulin-like growth factor-1，IGF-1）分泌降低、皮质醇水平升高、胰岛素抵抗等可能是 OSAHS/OSA 影响骨骼肌质量或力量的重要病理生理机制。

（一）OSAHS/OSA 相关低氧血症激活交感神经可能通过胰岛素抵抗影响骨骼肌质量及力量

睡眠期间重复发生的完全或部分上气道阻塞可导致氧饱和度降低和高碳酸血症，缺氧诱发的化学感受器激活促进过度换气以促进氧气输送到血液，随之而来的是交感神经系统活性增加介导的血管收缩，该效应促使血液重新分布以增加重要器官含氧血液灌注。当交感神经系统激活持续时间增加，这种生理反应逐渐转变为各种疾病发生发展的病理生理机制。自主神经系统在胰岛素抵抗相关疾病中的作用被广泛探索，这种关系所涉及的确切机制尚未完全阐明，但目前已明确，交感神经激活可促进胰岛素抵抗的发生，同时高胰岛素血症又会激活交感神经。研究发现普萘洛尔可通过阻断 β_2 肾上腺素能受体减少骨骼肌萎缩，还可预防烧伤后胰岛素抵抗，其中 PI3K-Akt 信号通路可能起着重要作用，可减少烧伤后调节葡萄糖水平所需胰岛素量。胰岛素抵抗被认为与肌少症有重要关联。保持体内骨骼肌质量对于维持正常的胰岛素敏感性至关重要，骨骼肌质量与脂肪质量的比例与胰岛素敏感性指数呈正相关，此比例降低对于胰岛素抵抗的发生具有重要提示意义。相反，胰岛素抵抗是骨骼肌质量与力量改变的重要影响因素。目前认为，胰岛素抵抗患者瘦体重损失风险更高，且血糖控制不佳与身体机能下降亦明显相关，低瘦体重又会增加 2 型糖尿病和胰岛素抵抗的风险。有研究显示，2 型糖尿病患者肌少症患病率高达 15%。韩国一项纳入 3 305 名代谢综合征患者的流行病学研究中，发现有 739 人（22.4%）患有肌少症。另一方面，糖化血红蛋白升高与非肥胖 2 型糖尿病患者的肌肉质量减少之间存在密切相关性。还有研究发现 2 型糖尿病显著降低患者膝关节伸展力量，且该力量下降与胰岛素抵抗呈明显正相关。总之，胰岛素抵抗影响骨骼肌代谢的机制可能涉及氧化应激、炎症反应、蛋白质降解加速、蛋白质合成减少等多方面。有研究发现过氧化物还原蛋白（peroxiredoxin 2，Prx2）缺乏在胰岛素抵抗及骨骼肌力量降低发生中是重要影响因素，血浆胰岛素水平在 Prx2 基因敲除小鼠中随着年龄增长而增加，但野生型小鼠却没有相应改变，老年组 Prx2 基因敲除小鼠骨骼肌氧化应激、炎症和 p53 表达水平均高于野生型小鼠，p53 表达与老年小鼠骨骼肌胰岛素敏感性呈负相关，且老年 Prx2 基因敲除小鼠握力显著降低，提示 Prx2 通过抑制氧化应激在胰岛素抵抗和肌肉力量下降中起保护作用。对肥胖诱导的胰岛素抵抗小鼠模型给予 14 天的尿皮质素 2（neuropeptide urocortin 2，UCN2）喂养，检测到小鼠骨骼肌质量增加，研究中发现 UCN2 可通过多种信号途径调节骨骼肌蛋白合成及降解，包括上调骨骼肌增长相关蛋白 Nr4a2、IGF-1 及激活 PI3K-Akt-mTOR 通路。

（二）OSAHS/OSA 相关肾素 - 血管紧张素 - 醛固酮系统激活可引发骨骼肌代谢改变

荟萃分析表明，OSA 与 RAAS 激活密切相关，无论血管紧张素 Ⅱ（angiotensin Ⅱ，Ang Ⅱ）还是醛固酮水平在 OSA 患者中均明显升高。持续血管紧张素转化酶抑制剂治疗可抑制膝关节伸肌力量下降和步行速度下降。生理情况下，Ang Ⅱ 存在于骨骼肌细胞和为骨骼肌细胞供血的小动脉血管组织中。Ang Ⅱ 对骨骼肌血流的调节作用可能为其影响骨骼肌代谢的重要机制之一。现已证实，胰岛素对肌肉血流存在两种影响，首先，胰岛素扩张肌肉微血管以增加毛细血管血流，促进肌肉细胞营养交换，其次，胰岛素扩张大动脉增加肌肉血流量。影响肌肉葡萄糖摄取的往往是微血管血流。胰岛素抵抗的人和动物模型均显示出骨骼肌中胰岛素刺激的微血管调节作用受损。有研究通过下肢局部注射 Ang Ⅱ（5nmol/L）的方法以观察局部 Ang Ⅱ 干预对于骨骼肌的影响，结果发现局部 Ang Ⅱ 输注显著降低了胰岛素介导的骨骼肌特异性葡萄糖摄取率，而此现象与 Ang Ⅱ 抑制胰岛素刺激的骨骼肌微血管血流增加密切相关。除影响骨骼肌血流外，有研究发现小鼠予以 1 000ng/（kg·min）Ang Ⅱ 干预 1 周后，线粒体氧化酶（如柠檬酸合酶）活性和骨骼肌线粒体复合物活性降低，骨骼肌 Ⅰ 型纤维减少，骨骼肌细胞凋亡和活性氧产生明显增加，上述机制可能部分解释 Ang Ⅱ 导致骨骼肌萎缩的重要原因。此外，Ang Ⅱ 还可通过其他多种分子机制导致骨骼肌萎缩。有研究利用 Ang Ⅱ 干预小鼠后，检测包括小鼠股四头肌、腓肠肌、趾长伸肌和比目鱼肌在内的骨骼肌总重量，结果显示骨骼肌重量与胫骨长度比值显著降低。Ang Ⅱ 干预组的 P-Akt/Akt、P-mTOR/mTOR 和 P-p70S6K/p70S6K 显著降低，提示骨骼肌蛋白质合成减少，相反，Ang Ⅱ 干预组的 MuRF1 和 Atrogin1 蛋白表达显著增加，提示骨骼肌蛋白降解增加。这些结果表明，Ang Ⅱ 诱导的骨骼肌萎缩与蛋白质合成减少和蛋白质降解增加之间比例失衡有关。在骨骼肌组织中，Ang Ⅱ 刺激导致氧化应激增加和 p38-MAPK 信号通路激活，导致野生型小鼠中 4 型葡萄糖转运蛋白表达降低,但上述反应在 AT1 受体相关蛋白(AT1 receptor-associated protein,ATRAP)转基因小鼠中受到抑制,表明骨骼肌组织中 ATRAP 表达增加可抑制 Ang Ⅱ 诱导的胰岛素抵抗,且 AT1 受体的过度活跃可能与胰岛素抵抗的形成有关。现已明确 AT1R 存在于人和大鼠骨骼肌纤维中,与 Ⅰ 型肌纤维相比,AT1R 在 Ⅱ 型肌纤维中表达更为丰富。Ang Ⅱ 水平升高会导致 AT1R 上调,增加活性氧、IL-17 及 NF-κB 等分子表达水平,促进肌肉萎缩,反之,降低 AT1R 活性可减轻自发性高血压大鼠肌肉萎缩。

(三) OSAHS/OSA 通过降低生长激素和 IGF-1 分泌导致骨骼肌蛋白质合成障碍

研究发现伴有 OSA 的非糖尿病肥胖患者夜间 GH 分泌、自发性 GH 分泌和 IGF-1 水平均降低,同时此类患者外周组织对 GH 敏感性受损。另有研究评估了 74 名超重和肥胖男性的 IGF-1 水平,并对这些男性通过多导睡眠图记录进行 OSA 筛查,结果发现 OSA 的发生与 IGF-1 减少显著相关,IGF-1 水平与平均或最低氧饱和度呈正相关。这些结果表明低氧血症与 IGF-1 减少密切相关。OSA 如何影响 GH 和 IGF-1 分泌的机制尚不清楚。一些研究已经表明 OSA 有助于代谢综合征和糖尿病的发展,这些代谢综合征和糖尿病本身可能会减少 GH 和 IGF-1 的分泌。其他研究提出,GH 主要在慢波睡眠期间分泌,而此睡眠时相通常受 OSA 影响,OSA 可能通过慢波睡眠的百分比改变而影响 GH 分泌。此外,低氧血症本身也被认为会降低 IGF-1 水平。对小鼠使用选择性促生长激素释放激素激动剂治疗,可减少大脑皮质和海马中的氧化应激相关标志物,促进神经保护基因 *IGF-1* 和 *EPO* 的表达,并显著减轻间歇性缺氧引起的认知和行为缺陷。有研究发现老年人群四肢骨骼肌质量与 GH 及 IGF-1 水平均正相关,而在校正混杂因素后,高水平 IGF-1 与四肢骨骼肌质量及握力均呈现出显著正相关。腹腔镜胃切除术后患者骨骼肌质量显著降低,而术前进行 IGF-1 检测可帮助预测患者骨骼肌质量的改变。GH 以及 IGF-1 具有促进肌肉合成代谢作用,其分泌减少会导致肌肉质量降低。目前认为 GH 缺乏导致肌肉质量下降,但可能不会导致肌肉力量下降。IGF-1 可通过 PI3K-Akt 途径促进蛋白质合成并抑制其降解,控制肌肉蛋白质周转的净平衡,GH 还可通过 IGF-1 介导的 Akt 途径激活下游 mTOR,促进蛋白质合成,增加肌肉质量。

(四) OSAHS/OSA 通过增加皮质醇水平增加骨骼肌分解代谢

急性和慢性睡眠不足会改变人类的合成代谢和分解代谢激素分泌模式,仅一个晚上的睡眠剥夺即足以诱导合成代谢障碍,将餐后骨骼肌蛋白质合成率降低 18%,这种蛋白质合成下降伴随着血浆皮质醇的急性增加。皮质醇增加可激活肌肉蛋白降解通路而导致肌肉分解代谢增加,正如既往研究发现肌少症患者的皮质醇水平显著升高,肌肉力量降低也与高皮质醇水平密切相关,排除年龄影响后,库欣综合征患者的身体成分变化均与老年人肌少症表现颇为相似。

(五) OSAHS/OSA 相关缺氧诱导因子表达增加通过调节胰岛素抵抗影响骨骼肌质量及力量

OSA 相关长期缺氧导致缺氧诱导因子(hypoxia-inducible factor,HIF)转录水平发生变化,促进 HIF 激活。在基础条件下,HIF-1 有助于胰岛 β 细胞分泌胰岛素,间歇性缺氧干预的小鼠表现出基础血浆胰岛素水平升高和胰岛素抵抗,但特异性缺失 HIF-1α 的小鼠糖耐量和胰岛素抵抗均明显改善。如上所述,胰岛素抵抗对骨骼肌质量及力量均具有重要影响,由此可见,缺氧可能通过 HIF 介导的胰岛素抵抗减少骨骼肌蛋白合成,增加骨骼肌蛋白质降解。

(陈　曦)

参 考 文 献

1. Martinez-Garcia MA, Gozal D. OSA and CPAP treatment in the very elderly: the challenge of the unknown. Sleep, 2021, 44 (11).
2. Peres BU, Allen AJH, Shah A, et al. Obstructive Sleep Apnea and Circulating Biomarkers of Oxidative Stress: A Cross-

Sectional Study. Antioxidants (Basel), 2020, 9 (6): 476.

3. Szlejf C, Suemoto CK, Drager LF, et al. Association of sleep disturbances with sarcopenia and its defining components: the ELSA-Brasil study. Braz J Med Biol Res, 2021, 54 (12): e11539.

4. Bekfani T, Schobel C, Pietrock C, et al. Heart failure and sleep-disordered breathing: susceptibility to reduced muscle strength and preclinical congestion (SICA-HF cohort). ESC Heart Fail, 2020, 7 (5): 2063-2070.

5. Ekiz T, Kara M, Ricci V, et al. Obstructive sleep apnea syndrome-related hypertension and sarcopenia: a brief glance on the renin-angiotensin-aldosterone system. Sleep Breath, 2021, 25 (2): 1159-1161.

6. Russo B, Menduni M, Borboni P, et al. Autonomic Nervous System in Obesity and Insulin-Resistance-The Complex Interplay between Leptin and Central Nervous System. Int J Mol Sci, 2021, 22 (10): 5187.

7. Kopel J, Brower GL, Sorensen G, et al. Application of beta-blockers in burn management. Proc (Bayl Univ Med Cent), 2022, 35 (1): 46-50.

8. Zaharia OP, Pesta DH, Bobrov P, et al. Reduced Muscle Strength Is Associated With Insulin Resistance in Type 2 Diabetes Patients With Osteoarthritis. J Clin Endocrinol Metab, 2021, 106 (4): 1062-1073.

9. Borg ML, Massart J, De Castro Barbosa T, et al. Modified UCN2 peptide treatment improves skeletal muscle mass and function in mouse models of obesity-induced insulin resistance. J Cachexia Sarcopenia Muscle, 2021, 12 (5): 1232-1248.

10. Love KM, Jahn LA, Hartline LM, et al. Insulin-mediated muscle microvascular perfusion and its phenotypic predictors in humans. Sci Rep, 2021, 11 (1): 11433.

11. Ugwoke CK, Cvetko E, Umek N. Skeletal Muscle Microvascular Dysfunction in Obesity-Related Insulin Resistance: Pathophysiological Mechanisms and Therapeutic Perspectives. Int J Mol Sci, 2022, 23 (2): 847.

12. Yamanashi K, Kinugawa S, Fukushima A, et al. Branched-chain amino acid supplementation ameliorates angiotensin Ⅱ-induced skeletal muscle atrophy. Life Sci, 2020, 250: 117593.

13. Deminice R, Hyatt H, Yoshihara T, et al. Human and Rodent Skeletal Muscles Express Angiotensin Ⅱ Type 1 Receptors. Cells, 2020, 9 (7): 1688.

14. Oh S, Yang JY, Park CH, et al. Dieckol Reduces Muscle Atrophy by Modulating Angiotensin Type Ⅱ Type 1 Receptor and NADPH Oxidase in Spontaneously Hypertensive Rats. Antioxidants (Basel), 2021, 10 (10): 1561.

15. Chennaoui M, Leger D, Gomez-Merino D. Sleep and the GH/IGF-1 axis: Consequences and countermeasures of sleep loss/disorders. Sleep Med Rev, 2020, 49: 101223.

16. Nishikawa H, Asai A, Fukunishi S, et al. Metabolic Syndrome and Sarcopenia. Nutrients, 2021, 13 (10): 3519.

17. Bian A, Ma Y, Zhou X, et al. Association between sarcopenia and levels of growth hormone and insulin-like growth factor-1 in the elderly. BMC Musculoskelet Disord, 2020, 21 (1): 214.

18. Ohira M, Watanabe Y, Yamaguchi T, et al. The Relationship between Serum Insulin-Like Growth Factor-1 Levels and Body Composition Changes after Sleeve Gastrectomy. Obes Facts, 2021, 14 (6): 641-649.

19. Shen X, Tang J, Jiang R, et al. CircRILPL1 promotes muscle proliferation and differentiation via binding miR-145 to activate IGF1R/PI3K/AKT pathway. Cell Death Dis, 2021, 12 (2): 142.

20. Yin L, Lu L, Lin X, et al. Crucial role of androgen receptor in resistance and endurance trainings-induced muscle hypertrophy through IGF-1/IGF-1R-PI3K/Akt-mTOR pathway. Nutr Metab (Lond), 2020, 17: 26.

21. Dáttilo M, Antunes HKM, Galbes NMN, et al. Effects of Sleep Deprivation on Acute Skeletal Muscle Recovery after Exercise. Med Sci Sports Exerc, 2020, 52 (2): 507-514.

22. Lamon S, Morabito A, Arentson-Lantz E, et al. The effect of acute sleep deprivation on skeletal muscle protein synthesis and the hormonal environment. Physiol Rep, 2021, 9 (1): e14660.

23. Xiong M, Zhao Y, Mo H, et al. Intermittent hypoxia increases ROS/HIF-1alpha'related oxidative stress and inflammation and worsens bleomycin-induced pulmonary fibrosis in adult male C57BL/6J mice. Int Immunopharmacol, 2021, 100: 108165.

24. Zolotoff C, Voirin AC, Puech C, et al. Intermittent Hypoxia and Its Impact on Nrf2/HIF-1alpha Expression and ABC Transporters: An in Vitro Human Blood-Brain Barrier Model Study. Cell Physiol Biochem, 2020, 54 (6): 1231-1248.

25. Prabhakar NR, Peng YJ, Nanduri J. Hypoxia-inducible factors and obstructive sleep apnea. J Clin Invest, 2020, 130 (10): 5042-5051.

26. Mesarwi OA, Moya EA, Zhen X, et al. Hepatocyte HIF-1 and Intermittent Hypoxia Independently Impact Liver Fibrosis in Murine Nonalcoholic Fatty Liver Disease. Am J Respir Cell Mol Biol, 2021, 65 (4): 390-402.

第二十章 肌少症与慢性肾脏病

一、流行病学

慢性肾脏病（chronic kidney disease, CKD）是指超过 3 个月以上、对健康有影响的肾脏功能及结构的异常。CKD 是一种慢性代谢性疾病，其发病率及患病率逐年升高，现已成为了全球性卫生问题。2017 年数据显示全球 CKD 平均患病率为 9.1%，较 1990 年增加了 29.3%。中国 CKD 平均患病率为 10.8%，患者人数约 1.323 亿，几乎占全球 CKD 患者的六分之一。全球 CKD 患者数量的不断攀升与人口老龄化密切相关，现已知年龄是 CKD 患病的独立危险因素，60 岁以上 CKD 的患病率可达 19.25%，是 60 岁以下人群的 2 倍。

肌少症也是一种老年期高发疾病，不仅受遗传及生活方式等因素影响，更可与老年人常见疾病叠加，导致患者发生衰老、跌倒、死亡等不良事件。因纳入研究所采用的肌少症诊断标准不统一、纳入人群的 CKD 分期及人种存在差异，现有研究提供的 CKD 患者肌少症的患病率数据跨度较大，为 4%~63%。但总体而言，肌少症在老年 CKD 中非常普遍。在非透析 CKD 人群，老年 CKD 患者发生肌少症的概率明显升高，且在 CKD 早期即有差异性变化。在终末期老年 CKD 患者中，肌少症的患病率男性 37%，女性 29.3%。一旦进入透析阶段，肌少症的患病率可上升至 45%~63%。由于肌少症评分可作为老年 CKD 患者发生心血管事件及死亡的独立预测因子，对老年 CKD 人群肌少症的重视正在提高，有学者认为，应该对 CKD 患者进行早期肌少症的筛查，但 CKD 与肌少症共病状态的机制研究却相对匮乏，不利于临床决策的制定，因此对于 CKD 合并肌少症的基础研究亟待加强和深入。

二、病理及病理生理特点

肌肉的萎缩、肌纤维数的丢失是肌少症患者最直观的病理变化。尿毒症患者肌肉中各型肌纤维横截面积均有缩小，其中 II 型肌纤维的萎缩尤为突出，可观察到快速爆发性运动的 IIB 型肌纤维（又称 X 型肌纤维，富含肌球蛋白重链）的减少。研究者观察到肌细胞内脂褐素及糖原堆积增加，说明 CKD 患者肌细胞衰老加速，而且细胞在氧化代谢方面发生异常。虽然并未观察到 CKD 透析患者肌细胞内线粒体结构的显著变化，但检测到线粒体代谢关键酶（细胞色素 C 氧化酶、琥珀酸细胞还原色素、棕榈酸氧化柠檬酸合成酶）含量或合成量的明显减少。肌肉是全身耗氧量最大的器官之一，依赖线粒体氧化供能，线粒体功能障碍势必对肌肉的功能产生影响，导致肌少症的发生。另外，肌肉再生对维持肌肉健康同样至关重要，卫星细胞是肌肉实现自我更新修复最重要的干细胞，主要存在于肌纤维的基底膜及肌膜之间，肌肉受损后，卫星细胞可通过表达肌分化因子（myogenic differentiation antigen, MyoD）和肌生成素转录因子（myogenin transcription factors, MRF）向成肌细胞（myoblasts）转化，从而产生新生肌纤维修复受损肌肉。体内研究发现，不仅 CKD 患者及小鼠肌肉中卫星细胞数量明显减少，其肌源性调节因子表达也明显降低，进而导致下游胰岛素样生长因子受体信号传递受阻，影响卫星细胞的增殖分化能力、促进骨骼肌萎缩。肌肉生长抑制因子途径是另一种可影响肌卫星细胞数量及功能的信号通路，在骨骼肌降解中发挥重要作用，CKD 患者体内肌肉生长抑制途径处于激活状态,其可负调节丝氨酸/苏氨酸蛋白激酶B,通过抑制肌肉蛋白合成,以及减少卫星细胞的数量并抑制其增殖再生过程,进而导致骨骼肌萎缩。肌肉生长抑制途径还参与下调MyoD、MRF,并上调肌萎缩蛋白Atroginl、肌肉环指蛋白1(muscle ring finger protein1,MuRF1),以及活化TGF-β/Smad蛋白家族多途径干扰卫星细胞的增殖分化;通过抑制蛋白质转录和加速活化泛素-蛋白酶体系统(ubiquitinproteasome system,UPS)水解蛋白质,促进肌肉萎缩。

现有证据表明肌少症患者肌力降低先于肌萎缩的出现,因而2019年EWGSOP2共识着重强调了骨骼肌强度是衡量骨骼肌功能最可靠的指标。随着CKD疾病的进展,患者会逐渐出现骨骼肌肌力降低、易疲劳以及衰弱,直至透析阶段肌力变化愈发凸显。据研究CKD患者的股四头肌及拇收肌的肌力较正常人群下降约71%,通过电生理检查并未在透析患者中发现神经肌肉传导或兴奋收缩耦联的异常,但营养不良的透析患者可出现肌肉舒张特性变化,这或许是透析患者肌力明显减退的核心原因。除了肌力降低,透析患者的肌肉在重复运动时极易出现疲劳,原因经过解剖定位可分为中枢及外周,与脊髓及运动神经元神经兴奋阈值降低以及肌肉内脂肪浸润增多有关。与肌力降低关联性研究的结果相似,电生理检查发现CKD患者的拇收肌在重复电刺激下并未表现出收缩频率、收缩力及舒弛特性的变化,但若合并存在营养不良,其在10Hz~100Hz频率增益的电刺激强度下会出现舒张速率的减慢。因而,目前认为氮质血症水平的高低并不影响肌肉力量,而是与患者不同CKD分期的营养状态显著相关。然而,值得深思的是,即使营养不良是透析患者肌力下降、肌肉易疲劳性的关键原因,但合理膳食并不能改善上述现象,说明多种因素共同介导了CKD患者肌少症的发生。

三、危险因素、发病机制及治疗

(一)危险因素

由于CKD与肌少症均是慢性进展性疾病,而且在病因交叠中相互影响。目前常见的危险因素包括以下几方面。①营养因素:蛋白质-能量摄入不足、能量合成代谢异常、营养元素的缺乏、胃肠道疾病与吸收障碍、厌食症。②疾病因素:尿毒症内环境紊乱及酸碱失衡、内分泌-代谢紊乱、骨骼-关节疾病、心肺疾患。③生活习惯状态:低活动量、久坐、卧床的生活方式或固定的去适应性状态。④医源性因素:住院、用药、透析等。

(二)发病机制

1. 蛋白质-能量消耗　蛋白-能量消耗(protein energy wasting,PEW)是指新陈代谢异常及蛋白质和能量储备减少的状态。《中国慢性肾脏病营养治疗临床实践指南(2021版)》从生化指标、身体质量、肌肉质量及饮食摄入异常4个方面提出其诊断标准(表20-1)。

(1)生化指标:白蛋白<38g/L;前白蛋白<300mg/L;总胆固醇<2.59mmol/L。

(2)肌肉量减少:肌肉量丢失3个月内>5%或半年内>10%,上臂肌围下降>参照人群上臂围中位数10%。

(3)体重变化:BMI<22kg/m^2(65岁以下),BMI<23kg/m^2(65岁以上),非预期体重下降3个月内>5%或半年内>10%,体脂百分比<10%。

(4)饮食不足:蛋白质摄入不足[DPI<0.8/(kg·d)至少2个月],能量摄入不足[DEI<25kJ/(kg·d)至少2个月]。

表20-1　《2021中国慢性肾脏病营养治疗临床实践指南》PEW诊断标准

生化指标	肌肉减少	体重变化	饮食指标
白蛋白<38g/L	肌肉量丢失 3个月内>5% 或半年内>10%	BMI<22kg/m^2 (65岁以下) BMI<23kg/m^2 (65岁以上)	蛋白质摄入不足 DPI<0.8/(kg·d) 至少2个月

续表

生化指标	肌肉减少	体重变化	饮食指标
前白蛋白<300mg/L	上臂肌围下降>参照人群上臂围中位数10%	非预期体重下降 3个月内>5% 或半年内>10%	能量摄入不足 DEI<25kJ/(kg·d) 至少2个月
总胆固醇<2.59mmol/L		体脂百分比<10%	

注：BMI为体重指数；DPI为每日蛋白摄入量；DEI为每日能量摄入量

营养摄入不足或透析过程中营养物质丢失加速、透析不充分、微炎症状态、激素代谢紊乱、代谢性酸中毒、氧化应激等因素是CKD发生PEW的基础。PEW在CKD患者中普遍存在，骨骼肌消耗是PEW出现最主要的特征，约31%的CKD（包括透析前及透析）患者因存在PEW而发生肌肉蛋白质合成分解代谢失衡。根据指南意见，应重点监测CKD患者蛋白质及能量摄入量以评估营养治疗依从性，建议每2~4周监测1次，稳定期每3个月监测1次。低蛋白饮食是目前学界普遍认为可有效延缓CKD进展、改善预后的干预措施，若辅以酮酸，可显著降低CKD患者在低或者极低蛋白饮食中可能发生的营养不良，同时应积极改善由于CKD疾病本身并发的厌食症、耗能增加、透析相关代谢紊乱等因素。

2. 维生素D的缺乏 由于肾脏是维生素D在体内完成羟化代谢过程的最后器官，因而CKD患者体内普遍缺乏维生素D。流行病学调查显示，70%~80%的CKD患者存在维生素D不足或缺乏，而且在CKD早期阶段（CKD2期）即可发生。血循环中25-羟维生素D的下降水平与肌少症严重程度相关，缺乏维生素D的CKD患者，即使肾功能正常且血钙磷及甲状旁腺素正常，仍表现出肌肉收缩期舒张时间的明显延长，维生素D缺乏的CKD患者肌肉组织内Ⅱ型肌纤维萎缩明显，同时存在肌肉间隙增宽、脂肪浸润以及糖基化产物的过度沉积。研究表明维生素D不仅具有调节钙磷代谢、延缓骨质疏松的作用，骨骼肌细胞上的维生素D受体与维生素D结合后，还通过基因调控方式促进与肌纤维的增殖分化相关mRNA的表达，并可促进卵泡抑制素分泌和抑制肌生成抑制蛋白，增加肌肉蛋白质的合成。维生素D可激活第二信使环腺苷酸或蛋白激酶C促使胞质钙释放，并激活Ca^{2+}-ATP酶促使钙向内质网转运而引起肌肉收缩。此外，维生素D具备抗炎效应，能显著降低CKD患者循环血中IL-6及其他炎症因子水平，进而解除IL-6及血清淀粉样蛋白A对细胞因子信号传送阻抑物3（suppressor of cytokine signaling-3，SOCS3）的协同抑制作用，增强胰岛素受体底物1（insulin receptor substrate 1，IRS-1）-PI3K-Akt信号通路，抑制肌肉蛋白降解；维生素D还可以通过阻断IL-6信号转导和转录激活因子3途径，抑制CCAAT/增强子结合蛋白诱导的肌生成抑制蛋白的表达，从而改善CKD患者肌肉萎缩。维生素D还可通过调控对肌肉生长再生起核心作用的Notch通路，延缓肌肉萎缩的发生。

3. 微炎症状态 微炎症状态在CKD患者中较为常见。导致微炎症状态持续存在的原因主要为CKD患者体内无法排泄而蓄积的尿毒症毒素以及继发的酸碱代谢失衡。研究发现，即使在疾病早期，CKD患者循环中也可检测到炎症标志物CRP、IL-6、TNF-α的升高。目前研究已发现不同炎症通路激活可参与肌肉代谢活动及修复损伤过程。NF-κB是炎症反应的关键调控者，细胞因子（TNF-α、IL-6、IL-1β、γ干扰素）可通过激活NF-κB通路，发挥分解肌肉蛋白、抑制胰岛素介导的蛋白合成以及肌卫星细胞的成熟分化的作用。在炎症急性期阶段，血管紧张素Ⅱ可上调IL-6表达，通过阻断胰岛素或胰岛素样生长因子通路，抑制PI3K-Akt信号通路加速肌肉蛋白水解。IL-6还可刺激信号转导和转录激活因子3而增强CCAAT/增强子结合蛋白δ的表达，进一步促进肌生成抑制蛋白的表达而导致肌萎缩。此外，肾功能减退可激活P38 MAPK)-PKC信号通路，该通路激活可作用于与人体固有免疫关系最密切的Toll样受体4（Toll-like receptor 4，TLR4），进而下调pAkt和上调TNF-α相关炎症通路。Akt信号途径传导受阻将可上调肌肉萎缩盒F基因（muscle atrophy F-box，MAFbx）和MuRF1的表达，促使蛋白质多聚泛素化，引起蛋白质水解；TNF-α则可促进骨骼肌中*Atrogin1/MAFbx*基因的表达，并再次激活包括p38和JNK（c-Jun氨基端蛋白激酶)在内的 MAPK,形成闭合正反馈环路,协同降解蛋白质。由此可见,CKD 体内持续的微炎症状态,在推动肌少症的致病过程中扮演重要角色。

4. 尿毒症毒素 尿毒症毒素是肾衰竭患者体液中浓度明显升高并具有毒性作用的物质,其中硫酸吲哚酚(indoxyl sulfate,IS)和 β2 微球蛋白(β2-microglobulin,β2-MG)与 CKD 患者肌少症的发生密切相关。IS 是研究最广泛的小分子尿毒症毒素,由肠道分解色氨酸产生,约 90% 可与循环中白蛋白非共价结合,并经肾小管分泌排泄。由于肾功能减退,CKD 患者体内 IS 逐渐蓄积,其升高水平与骨骼肌质量呈显著负相关性。IS 可抑制卫星细胞的增殖和分化,还能诱导 Atrogin1 的表达,促进肌肉萎缩相关基因、TNF-α、IL-6、激活转化生长因子 -β(transforming growth factor-β,TGF-β)等与骨骼肌分解及氧化应激密切相关的介质产生,加速 CKD 患者肌少症的发展。

β2-MG 是一种小分子量蛋白质(11kDa),由人体的淋巴细胞、单核细胞、间质细胞及部分上皮细胞合成,主要经由肾小球滤过,并且大部分被近曲小管重吸收降解。在 CKD 维持性血液透析的患者中,血清 β2-MG 会随着透析时间的延长而升高,其升高幅度与 CKD 患者合并肌少症呈正相关性。但目前尚不完全清楚血清 β2-MG 导致 CKD 骨骼肌减少的具体原因,但既往研究发现高水平的血清 β2-MG 与淀粉样变性、淀粉样骨关节病显著相关,这或许是 β2-MG 诱导淀粉样变性在 CKD 患者骨骼肌系统中的表现。

5. 代谢性酸中毒 随着肾小球滤过率降低,CKD 患者肾脏泌酸功能障碍,常常并发代谢性酸中毒。代谢性酸中毒可通过 UPS 增加肌肉蛋白质消耗,过氧化肌肉内支链氨基酸以致 PEW 的发生,减缓肌肉蛋白的合成以及更新速率,进而导致肌肉 II 型肌纤维萎缩及肌肉质量的下降。相关研究发现,纠正终末期肾病患者的代谢性酸中毒,将明显增加患者前臂中段肌周长径并提高血清白蛋白水平,从而降低蛋白质经 UPS 系统降解、支链氨基酸过度氧化而出现的 PEW 现象,这无疑对维持并改善患者体内蛋白质 - 热量平衡及瘦体重具有积极意义。

6. 血管紧张素 II 血管紧张素 -II(angiotensin-II,Ang-II)是肾素 - 血管紧张素系统中作用最强的生物活性物质,是 CKD 肾性高血压发生的病理生理基础。Ang-II 可通过多种途径参与 CKD 患者肌少症的发病。研究发现,Ang-II 可通过 Akt-mTOR-p70S6K 途径作用于胰岛素或胰岛素样生长因子信号通路,活化半胱氨酸天冬氨酸蛋白 -3(cysteine-asparticacidprotease-3,caspase-3)和 UPS 等多个蛋白降解途径,引起肌动蛋白裂解和肌细胞凋亡增加,下调 Notch 信号通路或 TGF-β。这不仅能抑制卫星细胞增殖分化,也可减少甚至耗竭卫星细胞,阻止骨骼肌肌纤维的再生和修复。除此外,CKD 微炎症状态推动 Ang-II 诱导肌萎缩的发生,其中,IL-6 的高表达是 Ang-II 诱导小鼠肌萎缩必不可少的因素。研究显示,Ang-II 可以刺激细胞因子信号通路 SAA-IL-6-SOCS3 途径,导致 IRS-1 丢失,从而阻遏胰岛素或胰岛素样生长因子信号通路,增加蛋白质的分解。因而 Ang-II 可作为治疗 CKD 合并肌少症的潜在靶点。

7. 性激素异常 CKD 患者体内性激素分泌紊乱可影响骨骼肌的质量及肌力。睾酮是男性体内的同化性类固醇激素,可促进肌肉生长及蛋白合成。由于催乳素在体内过度蓄积,以及睾丸间质细胞内促黄体生成化激素信号通路被毒素抑制等因素的协同作用,男性 CKD 患者普遍存在睾酮分泌不足的情况。而低浓度睾酮可使胰岛素相关信号通路激活受阻,进而降低肌肉的胰岛素敏感性,从能量代谢及抑制卫星细胞增殖等方面,加速骨骼肌分解及肌肉萎缩。

CKD 女性患者疾病早期阶段也已出现月经量减少、经期延长等雌激素缺乏的表现。雌激素对于维持肌肉质量及功能至关重要。研究显示,正常女性雌激素在排卵期达到高峰,通过肌力测定发现此期女性的拇收肌及股四头肌肌力明显高于其他月经时期;女性发生肌力下降的年龄明显早于男性,而雌激素替代治疗则可有效改善这一现象。虽然女性 CKD 患者同样存在雌激素缺乏的情况,但由于孕酮可显著改善 CKD 患者胃肠道症状,因而与男性相比,女性 CKD 患者发生营养不良及肌少症的风险更低。

8. 生长激素及胰岛素抵抗 CKD 患者体内往往存在生长激素(growth factor,GH)缺乏及胰岛素抵抗状态。生长激素与受体结合后,可诱导胰岛素样生长因子表达,从而发挥抑制骨骼肌分解代谢及骨骼肌萎缩的积极作用。无论是进展性或终末期的 CKD 患者还是动物模型中,在注射重组人生长激素(rhGH)

后,都会表现出进食增加,进而能维持蛋白合成代谢平衡、保持或增加瘦体重,这对改善 CKD 患者恶病质状态、增加肌肉量有良好效果,而且观察期间并未出现生长激素引起的相关药物不良反应。胰岛素抵抗贯穿 CKD 疾病始末,并随着肾功能恶化而呈线性上调趋势。胰岛素抵抗不仅能削弱胰岛素信号通路的传递,减少肌肉蛋白的合成,还能通过上调 UPS 增加肌肉蛋白降解,并且肌肉量下降又会加重胰岛素抵抗,从而形成恶性循环,加速肌肉消耗。研究发现,胰岛素抵抗可激活 caspase-3 诱导肌细胞凋亡,或通过抑制 p-Akt 下调叉头转录因子 O(forkhead transcription factor,FoxO)的磷酸化水平,使 FOX 向核内转移,进而促进 $MuRF1$ 和 $MAFbx$ 基因的表达,而近年来后两者被发现可通过加速蛋白质降解导致肌肉萎缩。

9. 线粒体代谢异常　骨骼肌耗能需要依赖线粒体产生的大量能源物质 ATP,因而 CKD 患者肌少症的发生与线粒体功能紊乱相关。研究表明,肾功能损伤严重程度与线粒体酶活性降低呈现相关性,随着 CKD 进展,线粒体功能障碍愈发凸显,ATP 补充不足,不仅影响肌肉蛋白合成,同时可减少离子泵转运效率,导致骨骼肌收缩能力下降。并且,老化的骨骼肌线粒体产生活性氧(reactive oxygen species,ROS)明显增多,而抗氧化产物相对不足,一方面可引起线粒体 DNA 氧化损伤,直接导致线粒体功能障碍,另一方面,ROS 不仅通过氧化细胞膜不饱和脂肪酸、改变膜结合酶及受体等,使细胞膜流动性降低而通透性增加,引起细胞膜破坏及胞质内钙超载,诱导 caspase-3 依赖的细胞凋亡;还可上调 Atrogin1、MuRF1 表达及增强 UPS 活性,从而加快蛋白质水解;并通过干扰胰岛素信号通路,导致肌肉蛋白分解增加和合成减少。

10. 生活状态改变　低体力活动在 CKD 患者中普遍存在,研究显示 CKD 人群低体力活动者占 28%。低活动量与 CKD 预后紧密相关。即使校正了常见心血管合并症(糖尿病、高血压、心血管疾病)等混杂因素后,相较于较低体力活动的 CKD 2~5 期患者,正常或高体力活动患者的全因死亡风险和心血管死亡风险下降 50%,肾功能进展风险降低约 37%。由此可见,低体力活动是 CKD 快速进展的独立危险因素,也被认为是透析前阶段 CKD 患者的死亡预测因子。由于低体力活动对 CKD 患者的心肺功能、肌肉质量及功能均有负性作用,因而容易导致废用性肌肉萎缩,增加 CKD 患者肌少症的患病风险。

11. 医源性因素　CKD 是多个致病因素综合作用的结果,临床医师会根据不同病因、临床症状及并发症采取不同的药物治疗策略,其中类固醇类激素、利尿剂、心血管二级预防药物使用较广泛,而药物相应的肌毒性也不容忽视。研究发现,糖皮质激素(glucocorticoid,GC)不仅通过降低肌细胞生成素的表达,阻碍肌卫星细胞向肌纤维分化,从而抑制肌原纤维增殖,而且通过调控 Akt-mTOR 信号通路抑制 C2C12 成肌细胞分化及肌管生成,还可通过减少胰岛素样生长因子的生成抑制 PI3K-Akt 信号通路进而活化肌萎缩基因 $MAFbx$ 启动子,引起骨骼肌萎缩。由于肾小球滤过率下降和高钾血症等因素,CKD 患者使用袢利尿剂的频率极高。一项针对 CKD 3~5 期非透析患者的队列研究显示,利尿剂尤其是袢利尿剂与 CKD 并发肌少症显著相关,其机制主要涉及成肌细胞 $Na^+-K^+-2Cl^-$ 协同转运蛋白 1($Na^+-K^+-2Cl^-$-cotransporte,NKCC1),该蛋白的表达对骨骼肌成肌纤维分化非常重要。呋塞米可显著干扰成肌细胞的 NKCC1 通路,通过阻碍肌细胞融合、肌管形成以及骨骼肌分化,诱导 CKD 肌肉萎缩。另外,CKD 患者存在加速性动脉粥样硬化,心血管疾病已成为 CKD 患者的首要死因,目前推荐使用降脂药物防治心血管并发症,但无论是他汀类药物还是贝特类药物,均有潜在的肌肉毒性。贝特类药物不仅通过降低胆固醇合成使细胞膜稳定性和流动性受到破坏,从而导致肌原纤维变性,而且通过阻滞 Cl^- 通道抑制肌细胞膜除极化、使肌纤维处于持续收缩状态,从而加重肌细胞损伤。他汀类药物除上述机制外,还可引起细胞内钙超载、线粒体功能紊乱及诱发氧化应激,促进肌细胞死亡。临床医生应重视药物相关性肌肉损伤的发生,注意观察临床用药过程中的不良反应。

血液净化治疗是终末期肾病患者维持生存和延长寿命最有效的治疗手段,但该治疗可在一定程度上增加 CKD 患者肌少症的发生率。研究显示非透析 CKD 患者肌少症的发病率 6%~10%,血透患者肌少症的发生率 3.9%~63.3%;腹膜透析对 CKD 患者肌少症影响的相关研究较少,国内及国外研究数据显示腹膜透析的 CKD 患者的肌少症发病率为 10.9%~15.5%,说明肌少症在腹透患者中也不少见。无论是血透还是腹透患者,随着透析疗程的增长,其肌少症的发生风险逐渐升高,肌肉质量指数及握力明显下降。

腹膜透析促进肌少症发病的原因主要与营养不良及炎症状态有关：①腹透患者腹透液蛋白流失增加可高达 10g/d,且含糖腹透液可刺激胃肠道,使患者出现纳差、腹胀等消化道症状,影响其饮食摄入,增加营养不良性肌肉萎缩的发生。②营养不良加重容量负荷,可增加肠道菌群异位,增加腹膜透析炎症反应,从而加速体内蛋白质分解代谢。

血液透析中 PEW 异常、炎症、运动 - 心理异常、透析方式不同等多因素参与促进肌少症的发生。① PEW 异常：由于饮食控制、透析营养物质丢失、毒素蓄积和吸收障碍等因素,血透患者 PEW 后出现营养不良状态,导致肌肉蛋白质分解、运动耐力下降及肌肉萎缩。②炎症：透析膜的生物不相容、透析液水纯净度、导管相关性感染、反复穿刺、氧化应激等均可刺激体内炎症因子及细胞因子释放,激活 UPS 或 NF-κB 途径,使可溶性肌动蛋白片段断裂和肌蛋白降解,导致肌肉萎缩。③运动 - 心理异常：尿毒症患者体内微炎症状态、氧化应激、缺乏运动,可增加焦虑抑郁情绪的发生,与低体力活动互相影响,加重透析CKD 患者的肌少症病情。④透析方式：血透透析方式差异、透析充分与否可影响 CKD 体内炎症以及毒素蓄积水平。与单纯血液透析相比,血液透析滤过、血液灌流等联合透析方式不仅能清除大中分子毒素和多种促炎介质,更可维持血管内皮细胞稳定及增强抗氧化能力,有助于延缓肌肉萎缩。而一些透析患者治疗依从性差,透析不充分,体内长期处于高炎症水平、酸碱失衡及尿毒症毒素蓄积状态,多种不利因素对肌肉的负性影响可想而知。

(三) 治疗

CKD 可通过炎症、低体力活动、维生素 D 缺乏、激素及能量代谢紊乱等多因素促进肌肉分解,增加肌少症发病率。近年研究发现,肌少症可作为 CKD 患者全因死亡及心血管死亡风险的强力预测因素,故建议对 CKD 患者进行肌少症早期筛查、诊断及治疗。目前认为,运动疗法、营养干预、药物干预、改变透析方式等策略可有效预防 CKD 患者并发肌少症或改善其肌少症症状。

1. 运动疗法 运动疗法是干预肌少症最经济、最简便的手段。2020 年肾脏病预后质量倡议(Kidney Disease Outcomes Quality Initiative,KDOQI)指南推荐血液透析患者进行每周 3 次中等强度的运动,每次至少 30min。目前学界较认可的运动方式为抗阻运动和有氧运动,二者在改善机体总体机能、肌肉质量或功能上各有侧重。抗阻运动可大幅度提升肌肉质量及肌力,同时可在一定程度上提高患者的心肺功能,这对降低 CKD 患者机体的炎症水平、减少肌肉内脂肪含量以及加强肌肉蛋白质合成有积极作用,因而其可增加骨骼肌横截面积、体积及伸肌肌力。并且有数据显示,抗阻运动可提高透析的有效率,改善氮质血症。有氧运动可有效增加机体代谢水平,通过改善胰岛素抵抗状态、调节脂代谢及炎症水平,提高骨骼肌线粒体有氧代谢效能、抑制骨骼肌分解代谢,进而提高患者心肺等整体机能,但对肌肉质量及肌力无明显影响。因此,相较于有氧运动,抗阻运动对防治肌少症更具针对性。对于肾移植患者,有氧运动及抗阻运动均能降低血管动脉硬化的程度,但对于抑制体内炎症状态及延缓肾功能进展无明显作用。无论是哪种运动方式,均需在制定个性化运动处方的基础上,兼顾合理膳食和生活习惯等多重因素,方可达到延缓或改善 CKD 患者发生肌少症的目的。

2. 营养干预 PEW 异常及加速性肾损害是推动 CKD 并发肌少症的核心因素,但如何兼顾营养摄入不足与高蛋白高脂加重肾脏负荷等问题,一直是学界探讨的热点。众所周知,高蛋白饮食可加速肾功能恶化,并增加 CKD 患者全因死亡率,而低蛋白或极低蛋白饮食对机体肾功能的影响则正好相反。美国肾脏病基金会在 2020 年更新的 KDOQI 指南中推荐,建议非透析的 CKD 3~5 期患者每日摄入蛋白质0.6~0.8g/kg,并保证 30kcal/kg 的每日热量摄入；而接受有效透析的尿毒症患者,为补充透析过程中增加的蛋白 - 能量消耗,KDOQI 指南建议维持性血液透析的患者蛋白质每日的摄入量不低于 1.2g/kg,且应适当补充支链氨基酸。但部分研究者对 KDOQI 指南推荐的透析患者每日蛋白摄入量提出了质疑,数据显示当每日蛋白摄入量达 1.09g/kg 时,机体蛋白质合成代谢即可进入平台期,且与更低每日蛋白质摄入量0.89~0.95g/kg 的患者相比,每日蛋白质摄入量达 1.17~1.23g/kg 的患者并未显示出营养状况的明显改善。因而,维持性血液净化患者的营养推荐建议,尚需更多的临床证据支持。

低蛋白饮食可降低机体氮质血症水平,并保证肌肉合成蛋白质的原料补给,对于维持肌肉质量很重要。①酮类似物:目前 CKD 营养指南推荐酮类似物配合低蛋白或极低蛋白饮食治疗,通过补充此类必需氨基酸,能有效降低因低蛋白质饮食导致的营养不良的发生。另外动物实验表明,补充酮类似物可减少氧化应激和线粒体的损伤,改善肌肉萎缩状态。②脂肪酸:由于 CKD 本身存在脂代谢异常,并可由此触发加速性动脉粥样硬化症,因而 KDOQI 的 CKD 营养治疗实践指南中并不推荐过多饱和脂肪酸的摄入,推荐每日脂肪供能比 25%~35%,其中饱和脂肪酸不超过 10%,反式脂肪酸不超过 1%,这不仅能满足 CKD 患者的能量供给,同时可减轻因动脉硬化导致的血供障碍性肌肉损伤。同时指南还建议增加多不饱和脂肪酸及单不饱和脂肪酸的摄入,多不饱和脂肪酸可发挥抗炎和改善胰岛素抵抗状态的功能,通过增强糖代谢途径对抗骨骼肌肌肉蛋白的分解代谢。③口服纤维素:有研究表明,CKD 患者增加膳食纤维的摄入对肠道菌群以及肠道黏膜修复有积极作用,不仅能通过降低体内蛋白质代谢而减少机体氮质血症及肌酐水平,也能有效改善机体微炎症状态,起到延缓 CKD 患者肌少症进展的作用。

维生素 D 对维持骨骼肌功能质量、对抗衰弱的积极作用被普遍认可。60 岁以上老年人每日补充 800IU~1 000IU 的活性维生素 D,将有效延缓运动系统中骨骼肌衰退的进程。补充活性维生素 D 能通过抗炎、激活 Notch 通路、抑制肌生成抑制蛋白的表达等作用延缓 CKD 肌肉萎缩的发生。临床观察也发现,补充活性维生素 D 将明显增强 CKD 3~4 期或已进行腹膜透析的 CKD 患者骨骼肌的横截面积及下肢肌力,并且能提高其起立 - 行走试验、步行速度试验、平衡试验等测试成绩。但由于存在肾结石及高钙血症等潜在安全问题,对推荐的维生素 D 补充剂量仍存在较大学术争议,亟待更多临床试验的探讨。

3. 纠正 CKD 患者内环境紊乱　代谢性酸中毒可通过多途径加速肌肉代谢分解,维持 CKD 患者酸碱平衡是预防和治疗 CKD 患者肌少症的切入点之一。一项临床研究观察补碱治疗对 CKD 肌肉系统的影响,结果显示高碳酸盐水平组(40mmol/L 乳酸盐透析液)血透患者的体重及上臂周长较低碳酸盐水平组(35mmol/L 乳酸盐透析液)明显增加。因此,应积极纠正 CKD 患者的酸碱失衡,KDOQI 营养指南推荐患者的血清碳酸氢盐水平应超过 22mmol/L。

对于已达透析标准的 CKD 患者,推荐充分血液透析、腹膜透析或联合血液透析方式,以便更好地清除 CKD 体内蓄积的毒素、改善微炎症状态。但我们应知晓,在 CKD 激素失衡、蛋白质丢失、炎症因子增加、代谢酸中毒、维生素 D 缺乏等多种病理因素的持续刺激下,CKD 患者透析龄越长,肌少症的发病率显著增加,因此,医护人员需要注意关注透析龄较长的 CKD 患者,定期筛查肌少症。

4. 药物治疗　CKD 患者存在体内性激素及生长激素水平降低,并存在生长激素 - 胰岛素样生长因子轴 / 性激素轴紊乱,这对维持肌肉质量及功能是不利的。研究发现短期内补充生长激素可使维持性血液净化治疗的 CKD 患者体内蛋白合成增加 22%,但同时也增加水钠潴留、体位性低血压、男性乳房发育等不良反应的发生率,因而在安全性方面颇受质疑。生长激素释放肽类似物是近年来用于治疗恶病质患者的新药,在增加其瘦体重时,并未出现严重副作用的发生,故生长激素释放激素类似物被认为是治疗 CKD 患者肌少症的潜力新药。

血管紧张素转化酶抑制剂(ACEI)及血管紧张素 II 受体阻滞剂(ARB)在临床上广泛使用,不仅有延缓肾功能及抗动脉粥样硬化的作用,也可通过延缓肌肉纤维化,改善线粒体功能、氧化代谢、胰岛素敏感性、NO 信号及局部炎症方面发挥保护骨骼肌的功能。一项横断面研究表明,ARB 可将维持性血液透析患者发生肌少症的概率降低 75%,而且该药物在 CKD 3 期以前及充分透析 CKD 患者中使用安全性已被证实,因此有望成为 CKD 患者肌少症诊疗中的一线药物。

肌生成抑制蛋白又被称为生长与分化因子 8,是调控骨骼肌生长的负性调节因子,对抑制骨骼肌卫星细胞增殖分化及肌肉蛋白合成代谢的作用明确。然而研究表明,肌生成抑制蛋白中和抗体(肌生成抑制蛋白抑制剂)仅能轻微改善患者的骨骼肌量及纤维直径,与预期效果不符,因而此类药物仍需进一步研究。

口服碳吸附剂(AST-120)是一种肠道吸附剂,有少量试验发现 AST-120 可通过吸附尿毒症毒素及抗氧化应激的作用减轻 CKD 肌肉萎缩,但该药物的临床试验匮乏,还需更多的证据支持以说明其对肌肉的保护作用。

新型靶向治疗策略，如胃肠肽激素（胃促生长素）、乌索酸、黑皮素 4 受体拮抗剂、mTORCl 激活剂、抗氧化剂、线粒体保护剂、自噬调节剂等，均可能有益于骨骼肌肌量的维持，目前均在试验研究阶段，还未被批准用于肌少症的治疗。

四、总结及展望

无论是专科医师或是患者，目前对 CKD 并发肌少症的知晓率均很低。现有研究显示，CKD 患者特别是透析后的尿毒症患者肌少症的患病率非常高。近年来学界逐渐意识到肌少症是 CKD 患者发生全因死亡及心血管病死率的独立危险因素，应当对其进行早期筛查和早期干预。但由于世界范围内肌少症的诊断标准尚未完全统一，因而关于 CKD 患者肌少症的流行病学研究中，可能会出现不太一致的结论，需要更多基础试验及临床研究的相互论证，以实现对 CKD 患者肌少症的准确定义、解读及共识推荐。

（孙　悦）

参 考 文 献

1. Kidney Disease: Improving Global Outcomes (KDIGO) Diabetes Work Group. KDIGO 2020 Clinical Practice Guideline for Diabetes Management in Chronic Kidney Disease. Kidney International, 2020, 98: S1-S115.

2. Charles C, Ferris AH. Chronic Kidney Disease. Prim Care Clin Office Pract, 2020, 47 (4): 585-595.

3. Ranjani N Moorthi, Keith G Avin. Clinical relevance of sarcopenia in chronic kidney disease. Curr Opin Nephrol Hypertens, 2017, 26 (3): 219-228.

4. Nishi H, Takemura K, Higashihara T, et al. Uremic Sarcopenia: Clinical Evidence and Basic Experimental Approach. Nutrients, 2020, 12 (6): 1814.

5. Guida B, Maro MD, Lauro MD, et al. Identifification of sarcopenia and dynapenia in CKD predialysis patients with EGWSOP2 criteria: An observational, cross-sectional study. Nutrition, 2020, 78: 110815.

6. Gandolfini I, Regolisti G, Bazzocchi A et al. Frailty and Sarcopenia in Older Patients Receiving Kidney Transplantation. Front Nutr, 2019, 6: 169.

7. Rhee CM, Ahmadi SF, Kovesdy CP, et al. Low-protein diet for conservative management of chronic kidney disease: a systematic review and meta-analysis of controlled trials. Journal of Cachexia, Sarcopenia and Muscle, 2018, 9 (2): 235-245.

8. Bakaloudi DR, Siargkas A, Poulia KA, et al. The Effffect of Exercise on Nutritional Status and Body Composition in Hemodialysis: A Systematic Review. Nutrients, 2020, 12 (10): 3071.

9. Verzola D, Barisione C, Picciotto D, et al. Emerging role of myostatin and its inhibition in the setting of chronic kidney disease. Kidney Int, 2019, 95 (3): 506-517.

10. Ibranhim H. Fahal. Uraemic sarcopenia: aetiology and implications. Nephrol Dial Transplant, 2014, 29 (9): 1655-1665.

11. Macedo C, Amaral TF, Rodrigues J, et al. Malnutrition and Sarcopenia Combined Increases the Risk for Mortality in Older Adults on Hemodialysis. Front Nutr, 2021, 8: 721941.

12. Kittiskulnam P, Chertow GM, Carrero JJ, et al. Sarcopenia and its individual criteria are associated, in part, with mortality among patients on hemodialysis. Kidney Int, 2017, 92 (1): 238-247.

13. Sabatino A, Cuppari L, Stenvinkel P, et al. Sarcopenia in chronic kidney disease: What have we learned so far？J Nephrol, 2021, 34 (4): 1347-1372.

第二十一章 肌少症与骨质疏松症

一、骨骼与骨骼肌

从胚胎学的角度来看,骨骼-骨骼肌系统之间具有密切关系,因为这两者均起源于近轴中胚层。骨骼和骨骼肌组织组成了一种高度灵活的适应性系统,两者通过物理机械力、旁分泌和内分泌因子相互调节,促进组织的发育和生长,维持结构和功能。当肌肉收缩时,它的机械信号通过肌腱传递到骨骼,骨细胞通过感知机械应力,并将其转化为生化信号,这些机械-生化耦合的过程促进骨形成和肌肉肥大。除了通过机械力的作用,骨骼与骨骼肌之间还通过多种内分泌因子发生信息交流。因此,骨骼和骨骼肌通过多种调控因素处于一种动态和连续的相互作用状态,维持组织结构和功能的稳定。

(一) 机械应力

机械应力包括重力、运动产生的力。骨骼肌和骨骼之间有密切的机械关系,骨骼作为杠杆,肌肉作为滑轮启动运动,肌肉附着在运动轴附近的骨头上形成杠杆臂,肌肉对骨骼施加力以促进机体的运动。骨组织具有内在的力学敏感性,对机械应力刺激具有反应和适应能力。机械负荷刺激成骨细胞增加,促进骨形成,影响骨结构和骨密度。肌肉对骨骼的力学作用开始于胚胎发生时期,子宫内的肌肉收缩决定了每个骨骼和关节发育的具体形状轮廓,出生后为了适应机械应力刺激,骨结构在一生中都在不断地重建。运动时局部骨髓血流量和骨血流量增加,在骨毛细血管传出端与髓腔之间动态产生静水压梯度,可促进骨间质液流动。机械载荷为不同的骨区域提供了压缩力,骨间质流体可以从高流体压力区流向低流体压力区,促进成骨细胞形成,减少破骨细胞的形成。用沃尔夫定律总结,骨骼在外力作用下发生适应性变化,在高应力的区域促进骨形成,在低应力的区域促进骨吸收。在机械应力的刺激下,细胞和组织通过其细胞骨架和细胞外基质的强度和刚度来适应阻力,从而调节肌肉力量、维持骨量和骨密度。如果没有机械力负荷,骨骼的结构和力学完整性会消失,肌肉也会发生萎缩。例如,太空飞行中的宇航员、长期卧床的患者迅速丢失骨量和肌肉质量。此外,骨骼和肌肉之间的关系是相互的,骨骼的形态结构改变也能影响肌肉力量和质量。

在过去的 30 年里,人们认识到机械力-生物化学耦合参与了骨骼肌肉早期发育和整个成年生命周期的组织维护、重塑和再生过程。机械信号可转化为生化信号,调节骨骼和肌肉的发育、生长、代谢,机械力刺激会增加 Wnt-catenin 等信号通路的活性,促进成骨细胞分化和抑制破骨细胞分化。机械力刺激下,骨细胞和肌肉干细胞分泌一些生化分子,形成与细胞内锚定复合物连接的整合素簇,使维持细胞形态的肌动蛋白和微管蛋白发生重排。机械力甚至可以改变核膜和核孔结构,从而引起进出细胞核的分子通道变化。因此,机械信号与生化信号耦合是骨骼与骨骼肌活动的重要分子机制。

(二) 肌源性因子

肌肉局部分泌细胞因子、多肽和生长因子,可独立或协同于机械负荷调控骨代谢过程,包括肌生成抑制蛋白、胰岛素样生长因子 -1、鸢尾素、白细胞介素、成纤维细胞生长因子等。

1. 肌生成抑制蛋白(myostatin) 肌生成抑制蛋白也称为生长分化因子 -8(growth differentiation

factors 8,GDF-8),是一种肌源性因子,对肌细胞增殖和分化具有负调控作用,同时还参与了肌肉 - 骨骼之间的生化相互作用。肌生成抑制蛋白通过其受体激活 NF-κB 受体激活蛋白配体(receptor activator of NF-κB ligand,RANKL),促进破骨细胞形成,增加骨吸收,导致骨量下降。

2. 胰岛素样生长因子 -1(insulin-like growth factor-1,IGF-1)　IGF-1 是骨骼发育和肌肉生长的重要因子。IGF-1 定位于骨膜附近的骨骼肌上,其受体 IGF-1R 在骨膜中表达丰富。在肌肉和骨膜表面的旁分泌是另一种肌肉 - 骨骼之间相互作用的方式。在骨修复期间,肌源性 IGF-1 可向表达 IGF-1R 的骨祖细胞发出信号,调节成骨细胞和破骨细胞之间的平衡,促进骨稳态的维持。

3. 其他　鸢尾素(irisin)主要由运动后的骨骼肌产生,是含有纤维连接蛋白Ⅲ型结构域 5(fibronectin type Ⅲ domain 5,FNDC5)的分裂产物,是一种将白色脂肪转化为棕色脂肪的有效调节剂。鸢尾素可上调骨骼组织成骨基因的表达,如骨桥蛋白(osteopontin)等,从而提高皮质骨密度。肌源性分泌的白细胞介素(interleukin,IL)参与了骨代谢过程,例如 IL-6、IL-7 可促进破骨细胞的形成,促进骨吸收。肌源性分泌的成纤维细胞生长因子 2(fibroblast growth factor-2,FGF-2)参与骨形成、骨折修复及软骨再生等过程。

（三）骨源性因子

骨骼是一种在动态变化的组织,由成骨细胞和破骨细胞分别参与的骨形成、骨吸收的骨代谢活动完成骨重塑过程。骨骼除了过去认为的身体支撑功能,还具有内分泌作用。骨骼细胞产生各种骨源性因子,调控骨代谢同时,还与肌肉组织发生生化信号"对话"。

1. 骨钙素(osteocalcin,OCN)　OCN 是成骨细胞和骨细胞分泌的一种非胶原蛋白,由于其对羟基磷灰石具有较高的亲和力,因而局部储存在骨基质中,它也被称为骨 γ- 羧谷氨酸包含蛋白(bone gamma carboxyglutamic acid-containing protein,BGP)。它是一个相对较小的分子,在酸性环境下发生脱羧,以非羧基骨钙素形式释放到循环中。非羧基骨钙素具有内分泌激素的作用,在骨骼肌系统中,非羧基骨钙素不仅在骨营养中起着重要作用,还可通过调节胰岛素敏感性、能量代谢从而影响肌肉功能。BGP 通过肌肉 G 蛋白耦联受体 6a(G protein-coupled receptor 6a,GPRC6a)发挥作用,GPRC6a 受体基因缺陷的小鼠运动能力受损,肌肉质量减少。OCN,尤其是 BGP 在骨骼与肌肉的生化信号传导中发挥了调控作用。

2. 硬化蛋白(sclerostin)　硬化蛋白是一种主要由成熟骨细胞表达的分泌糖蛋白,是骨形成的负性调控因子。硬化蛋白通过抑制经典的 Wnt 通路,减少骨形成,影响肌肉生成及肌纤维化。硬化蛋白水平可影响脂质代谢,促进脂质形成,可能间接影响肌肉功能。

3. 成纤维细胞生长因子 23(fibroblast growth factor 23,FGF-23)　FGF-23 由成骨细胞和骨细胞分泌,是骨组织中发现的第一种激素,在调节全身磷代谢和维生素 D 水平有重要作用。过量的 FGF-23 导致低磷性佝偻病或骨软化症的发生,表现为骨矿化异常,骨折风险,肌肉力量下降。骨源性 FGF-23 还可通过抑制肌肉中的胰岛素 /IGF-1 信号通路,参与慢性肾病相关的肌肉萎缩的发生。FGF-23 是作为一种骨源性因子,对于肌肉系统具有相对间接的调控作用。

4. 其他　前列腺素 E_2 由骨细胞释放,促进骨细胞存活和骨形成以及成肌细胞的增殖和分化。转化生长因子 β(transforming growth factor β,TGF-β)主要由成骨细胞产生,过多的 TGF-β 的释放引起肌肉力量下降。

在过去的 20 多年,关于骨骼与肌肉之间相互作用的文献资料呈指数增长,目前主要认为两者通过机械力刺激、内分泌和旁分泌信号的经典机制发生生化 / 分子耦合,但仍有许多未解之谜。相信随着未来对相关领域的研究不断进展,骨骼与肌肉系统的相互作用机制会更加清晰。

二、肌少症与骨质疏松症

（一）定义

骨质疏松症(osteoporosis,OP)是一种以骨密度和骨质量下降、骨微结构破坏、易发生骨折为特征的全身性疾病。WHO 分别将 T 值介于 –2.5 和 –1 之间定义为骨量减少(osteopenia),T 值小于等于 –2.5 定义为骨质疏松症。肌少症定义见本书第十章。

（二）流行病学及危害

2018 年我国首次居民骨质疏松症流行病学调查数据显示，在 40~49 岁人群中 32.9% 存在骨量减少，50 岁以上人群中 46.4% 存在骨量减少，为骨质疏松症的高危人群；在 50 岁以上人群骨质疏松症患病率 19.2%，其中男性 6.0%，女性 32.1%；65 岁以上人群骨质疏松症患病率 32.0%，其中男性 10.7%，女性 51.6%。骨质疏松症患者易出现骨痛、脊柱变形，甚至发生骨质疏松性骨折等严重后果。骨质疏松性骨折，又称脆性骨折，是指在站立的高度或较低处的跌倒造成的骨折，好发于髋部、腕部、椎体等部位，是老年患者致残和致死的主要原因之一。

相较于没有肌少症的人，肌少症人群更易患骨质疏松症，增加微小创伤或脆性骨折的风险。合并骨量减少或骨质疏松症的肌少症人群易出现平衡障碍、活动能力下降、跌倒、脆性骨折甚至死亡，其风险较骨量正常的肌少症患者显著增加。因此肌少症与骨量异常（包括骨量减少和骨质疏松症）被学者描述为"危险的二重奏"。

（三）肌少症与骨质疏松症的相互影响

骨骼与肌肉从胚胎时期开始便相互影响，到老年阶段他们的联系也依旧紧密。随着年龄的增长，骨量和肌肉质量、功能均有下降，当年龄超过 60 岁时，骨密度以每年约 11.5%、肌肉质量以每年约 1.0%、肌力以每年约 2.5% 的速度下降，患骨质疏松症和肌少症这两种疾病的风险同时增加。骨质疏松症与肌少症之间存在着双向关系，肌少症显著增加了骨质疏松症的患病风险，反之亦然。由于两种疾病在危险因素、病理生理、转归等方面存在相似之处，基于这些共性，有学者提出了"肌量 - 骨量减少症（sarco-osteopenia）"或"骨量 - 肌少症（osteosarcopenia）"的概念，将骨量减少或骨质疏松症合并肌少症视为一种骨骼肌肉综合征。还有学者提出"失能综合征"的概念，其定义为同时存在骨质疏松症、肌少症、肥胖等骨骼肌肉系统疾病，最终导致骨折、跌倒和活动受限等问题。这些概念的提出说明随着对骨质疏松症和肌少症的认识不断深入，人们意识到这两种疾病并非完全独立存在，而是相互影响，最终增加不良事件的发生率。重视对肌肉和骨骼系统的综合评估及管理，对于减少跌倒、骨折、衰弱、失能等不良事件的发生具有重要意义。

（四）发病机制及危险因素

1. 骨骼 / 肌源性因子异常　IGF-1、肌生成抑制蛋白的调控都参与了骨质疏松症和肌少症的发病机制。IGF-1 信号下调可引起骨量丢失、肌肉含量及功能下降。肌生成抑制蛋白则对肌肉和骨骼均为负性调控作用，在肌生成抑制蛋白基因敲除的小鼠中，肌肉质量、骨小梁和皮质骨矿物含量都有较显著的改善。在人类的研究中发现，抑制肌生成抑制蛋白可导致体重增加，脂肪减少，骨形成和肌肉质量增加。

2. 干细胞数量及功能下降　间充质干细胞是肌肉和骨骼再生的前体，它们的数量及功能随着衰老而改变，其机制与端粒缩短、活性氧增加、慢性炎症有关。肌卫星细胞是肌肉组织中的干细胞，其数量及增殖速度在老年人肌肉的 Ⅱ 型肌纤维中减少，与肌少症的发生紧密相关。骨祖细胞是骨组织中的干细胞，是成骨细胞的主要来源，随着衰老的发生，骨祖细胞数量减少，其成骨分化能力下降，骨形成过程受阻，导致骨质疏松发生。因此干细胞衰老和衰竭是肌少症和骨质疏松症的共有机制。

3. 脂质沉积与肥胖　衰老、脂肪摄入过多、皮下脂肪储存能力下降、脂代谢异常等因素，导致肌内和骨髓脂肪沉积，这些脂肪分泌的脂肪因子可诱导肌细胞和骨细胞的凋亡，这一现象被称为脂肪毒性。肥胖常常和肌少症并存，称为肌少症性肥胖。肌肉中的脂肪浸润，会导致细胞微环境中的脂肪毒性，脂肪细胞分泌过多炎性细胞因子，例如 IL-6、肿瘤坏死因子 -α、脂联素和瘦素，引起肌细胞凋亡。不同程度的肥胖对骨骼产生的影响存在差异。适度肥胖（$28kg/m^2 \leqslant BMI < 30kg/m^2$）有益维持骨量，适当的脂肪含量可以产生一定机械负荷，提高成骨细胞分化能力，通过增加维生素 D 和脂联素水平促进成骨转换；过度肥胖（$BMI \geqslant 30kg/m^2$）则会加剧炎性反应，微环境的多种因子诱导骨髓间充质干细胞向脂肪细胞分化，减少成骨细胞分化，最终导致骨质流失。成熟脂肪细胞表达 RANKL 可增加破骨细胞形成，成脂转录因子诱导造血干细胞分化为破骨细胞，进而增加骨吸收，因此过度肥胖会破坏骨稳态。

4. **2型糖尿病**　2型糖尿病是骨质疏松症的病因之一,可增加骨质疏松性骨折风险。糖尿病引起的慢性高血糖、氧化应激和晚期糖基化终末产物的形成,可直接影响骨代谢,抑制肌细胞分化、诱导肌细胞凋亡,影响肌肉力量及功能。此外,由于胰岛素敏感性受损可能导致蛋白质合成减少和蛋白质降解增加,从而影响肌肉质量和力量。部分2型糖尿病患者血清维生素 D 浓度较低,也间接影响了骨形成和肌肉质量及功能。

5. **甲状腺功能亢进**　有研究者在甲状腺功能亢进患者中发现,甲状腺功能严重程度与骨密度的降低和骨折风险的增加呈正相关。机体在甲亢状态下,骨重塑的周期大约缩短至正常状态的50%(约3个月),骨转换速度加快导致破骨细胞重吸收位点的增加,重吸收多于骨形成,最终导致累积的新骨丢失。成骨细胞和破骨细胞中均存在甲状腺激素受体,甲状腺激素可以直接通过受体作用于破骨细胞和成骨细胞,调节骨转换,影响骨重塑过程。甲状腺激素也参与调控肌肉收缩功能、肌细胞代谢及肌再生过程。有研究表明,三碘甲状腺原氨酸水平与肌肉质量及肌力呈负相关,其水平变化与老年肌少症的发生发展有一定关系。

6. **年龄和性别**　人体肌肉量及骨量在 20~40 岁之间达到峰值,随后便开始下降。骨质疏松症与肌少症都是增龄性疾病,两者的发病率随增龄而增加。其机制主要是由于衰老及激素水平下降,引起蛋白合成与分解失衡和骨代谢失衡。与绝经后的女性相比,老年男性发生骨质疏松和肌少症的风险相对较小,这可能是因为在男性进入老年期之前,体内的睾酮能刺激骨量和肌量的峰值增长,使其基础储备较多。

7. **性激素**　性激素对维持骨量及肌肉含量和功能具有重要作用。雄激素(尤其是睾酮),可增加蛋白质合成速率,降低蛋白质分解代谢,从而促进肌量增加。雄激素通过调控骨代谢基因,促进成骨细胞分化;雄激素还通过调节成骨细胞 RANKL 途径,间接减少破骨细胞形成,抑制骨吸收。在接受去势疗法的男性中,他们的肌肉质量、肌肉强度和骨量明显下降。雌激素不仅可减少破骨细胞的成熟以及促进其凋亡,减少骨重吸收,还可调节成骨细胞分化过程,提高成骨细胞成活率。除此之外,雌激素可影响肌肉再生过程,其机制为雌激素通过其受体调控肌卫星细胞的生长、减少炎症介质释放。因此雌激素分泌的减少与肌少症的发生有关。绝经后女性或双侧卵巢切除术后女性的雌激素水平降低可引起骨重塑失衡,导致骨质疏松,同时增加肌少症的风险。

8. **外源性糖皮质激素摄入**　长期使用糖皮质激素可促进破骨细胞的分化成熟、促进成骨细胞和骨细胞凋亡、抑制成骨细胞的形成,导致骨吸收增加,引起较高的骨折风险。除了对骨代谢有影响,长期过量的糖皮质激素还可减少蛋白质的合成,增加蛋白质的降解,导致骨骼肌肌纤维萎缩,使得脂质在肌肉中异位沉积,引起肌少症的发生。

9. **活动量减少**　机体活动减少可导致骨量、肌肉质量及肌力下降、脂肪含量增加。许多老年人因体力下降、疾病等原因出现活动量下降,或存在髋部骨折、认知功能障碍等失能状态导致长期卧床,引起骨量丢失、肌肉减少,易出现骨质疏松症合并肌少症。

10. **营养风险**　营养是影响骨骼和肌肉健康的重要因素,营养风险在老年人群中普遍存在。与老年人骨骼肌减少和骨质疏松症有关的主要营养物质包括蛋白质和维生素 D。氨基酸的摄入可影响肌肉中蛋白质的周转速度,同时通过促进胶原蛋白合成来形成骨基质。蛋白质合成和降解的长期失衡,会导致骨质流失、肌纤维萎缩、肌量减少及肌肉力量下降。肌肉和骨骼均是维生素 D 的重要靶器官,活性维生素 D 会直接影响肌细胞的成熟和功能、促进骨骼矿化。由于许多老年人饮食摄入量低、日照时间少以及肝肾对维生素 D 的羟化作用受损,导致维生素 D 缺乏,骨骼与肌肉对维生素 D 的利用效率降低,最终可增加骨折风险,影响肌肉功能。

11. **遗传因素**　遗传因素对骨骼和肌肉表型有决定作用,调控肌肉和骨骼的同种基因被称为多效性基因。全基因组关联分析(genome wide association study,GWAS)发现了一系列潜在的骨骼和肌肉多效性基因,如肌生成抑制蛋白、过氧化物酶体增殖物激活受体 γ 共激活剂 1(peroxisome proliferator-activated receptor γ coactivator 1,PGC-1)、肌细胞增强因子 2C(myocyte enhancer factor 2C,MEF-2C)和甲基转移酶样 21C（methyltransferase-like 21C，METTL-21C），这些基因与肌肉丢失和骨质疏松症相关。

（五）临床评估和筛查

鉴于肌少症和骨质疏松症在老年人中并发的概率较高，我们应该主动进行两者的筛查和诊治，有学者倡议，将骨骼和肌肉健康情况作为老年综合评估中的一个重要部分进行评估，评估应包括全面的病史（既往史、跌倒史、骨折史和用药史）、危险因素和身体机能评估。

1. 病史询问和危险因素识别　全面的病史采集可以帮助临床医生识别骨质疏松与肌少症的风险，为后续的筛查提供帮助。通常情况下，合并骨量异常（包括骨量减少和骨质疏松症）与肌少症的高危人群往往是老年人，他们可能同时存在情绪障碍、记忆力下降等多种问题，因此搜集病史时往往需要家庭成员以及照护人员提供相关信息。骨质疏松症和肌少症有许多共同的病因，这些病因可分为原发性或继发性。原发性病因主要与年龄有关，在排除其他公认的继发性原因以后可明确。继发性病因往往与伴随的疾病、营养不良和用药史有关（表 21-1）。通过检测血清中 25-（OH）维生素 D、血钙、甲状旁腺激素和性激素等生化指标，可以进行常见继发性病因的筛查。此外，临床医生还应全面采集跌倒病史以及跌倒的危险因素，为临床防治做准备。

表 21-1　骨质疏松症与肌少症的继发性病因

疾病	生活方式	药物	营养
2 型糖尿病	长期失重	糖皮质激素	恶病质
甲状腺功能异常	长期卧床	化疗药物	低体重
甲状旁腺功能异常	缺乏运动	抗癫痫药	胃肠吸收不良
Paget 病	酗酒	过量的甲状腺素	蛋白质摄入不足
皮质醇增多症	吸烟		维生素 D 摄入不足
性腺功能减退症	光照时间不足		
类风湿关节炎			
恶性肿瘤			
器官衰竭			
（心肺肝肾衰竭）			

2. 身体机能综合评估包括肌肉力量和肌肉功能检测。

（1）通过握力器测试上肢肌肉力量，男性<28kg，女性<18kg，为握力测试阳性。

（2）通过步行速度、简易体能状况量表（short physical performance battery，SPPB）（表 21-2）、计时起立 - 行走测验（timed up and go test，TUG）评估肌肉功能。其中步行 6m 距离的速度 ≤1.0m/s 为阳性；SPPB ≤9 分提示肌肉功能下降，为筛查阳性；TUG 体现下肢肌肉功能，≥12s 为阳性。

3. 筛查工具　对于骨质疏松症和肌少症的筛查，临床医生有许多量表工具可供选择。

（1）SARC-F 问卷（表 21-3）：肌少症初级筛查评估方法，但由于该问卷为中度敏感性和高特异性，SARC-F 在检测严重肌少症时最为准确；

（2）骨质疏松症的初筛工具：国际骨质疏松基金会（International Osteoporosis Foundation，IOF）骨质疏松风险 1 分钟测试题（表 21-4）和亚洲人骨质疏松自我筛查工具（osteoporosis self-assessment tool for Asians，OSTA）（表 21-5）。其中 IOF 骨质疏松风险 1 分钟测试题操作便捷，主要用于骨质疏松的初步筛查，并不能用于骨质疏松症诊断。OSTA 特异性不高，且只能在绝经后妇女中应用。

（3）WHO 推荐的骨折风险预测工具（fracture risk assessment tool，FRAX）：用于预测未来 10 年发生髋部骨折的概率。WHO 推荐将骨密度、临床危险因素与 FRAX 相结合综合评估，提高骨折风险预测的准确性（FRAX 官方网址：https：//www.sheffield.ac.uk/FRAX/tool.aspx？country=2）。

表 21-2　简易体能状况量表(SPPB)

序号	内容	得分	说明
1	并脚站立,双脚并排站立 10s		完成得 1 分,进入下一步;不能完成进入测步速
2	半前后脚站立,站立 10s		完成得 1 分,进入下一步;不能完成进入测步速
3	前后脚站立,脚跟对脚尖站立 10s 不能达到 10s 记录_____s		10s 得 2 分 3~9.99s 得 1 分 < 3s 得 0 分
4	4m 步行速度 记录正常步行速度下步行 4m 所需时间		未完成得 0 分 > 8.7s 得 1 分 6.21~8.7s 得 2 分 4.82~6.2s 得 3 分 <4.82s 得 4 分
5	5 次起坐试验 不借助双手,坐着再站起来,尽可能快地起站 5 次,中间不停顿。记录用时_____s		未完成得 0 分 >16.7s 得 1 分 13.7~16.7s 得 2 分 11.2~13.7s 得 3 分 <11.2s 得 4 分

注:10 分 ~12 分提示肌肉功能良好,≤9 分提示肌肉功能下降,为筛查阳性

表 21-3　SARC-F 问卷

序号	测试项目	询问方式及内容	评分标准	计分
1	肌肉力量(S)	搬运 4kg 物品是否困难	0 分 = 无困难 1 分 = 偶有	
2	辅助行走(A)	走出房间是否困难	同上	
3	站起能力(R)	从床上或椅子上站起是否困难	同上	
4	爬楼梯能力(C)	爬 10 个楼梯台阶是否困难	同上	
5	跌倒次数(F)	过去 1 年跌倒次数	同上	

注:总分≥4 分为筛查阳性

表 21-4　IOF 骨质疏松风险 1min 测试题

	编号	问题
不可控因素	1	父母曾被诊断有骨质疏松或曾在轻摔后骨折?
	2	父母中一人有驼背?
	3	实际年龄超过 40 岁吗?
	4	是否成年后因为轻摔后发生骨折?
	5	是否经常摔倒(去年超过一次),或因为身体较虚弱而担心摔倒?
	6	40 岁后的身高是否减少超过 3cm 以上?
	7	是否体重过轻?（BMI 值少于 19kg/m^2)
	8	是否曾服用类固醇激素连续超过 3 个月?
	9	是否患有类风湿关节炎?

	编号	问题
不可控因素	10	是否被诊断出有甲亢或是甲旁亢、1 型糖尿病、克罗恩病或乳糜泻等胃肠疾病或营养不良？（女士回答）
	11	是否在 45 岁或以前就停经？（女士回答）
	12	除了怀孕、绝经或子宫切除外，是否曾停经超过 12 个月？（女士回答）
	13	是否在 50 岁前切除卵巢且未服用雌 / 孕激素补充剂？（女士回答）
	14	是否出现过阳痿、性欲减退或其他雄激素过低的相关症状？（男士回答）
可控因素生活方式	15	是否经常大量饮酒（每天饮用超过两单位的乙醇，相当于啤酒 500ml、葡萄酒 150ml 或烈性酒 50ml）？
	16	长期吸烟习惯，或曾经吸烟？
	17	每天运动量少于 30min？（包括做家务，走路和跑步等）
	18	是否不能食用乳制品，有没有服用钙片？
	19	每天从事户外活动时间是否少于 10min，有没有服用维生素 D？

注：上述问题，只要其中有一题回答结果为"是"，即为阳性，提示存在骨质疏松症风险，建议进行骨密度检查或 FRAX 风险评估

表 21-5　OSTA 指数评估

OSTA 指数	风险级别
>-1	低
-4~-1	中
<-4	高

注：OSTA 指数 =（体重 - 年龄）× 0.2 体重单位为千克

4. 诊断

（1）骨质疏松症的诊断：双能 X 射线吸收法（dual-energy X-ray absorptiometry，DXA）用于骨矿物水平的评价，检测的骨密度是现行骨质疏松症诊断的金标准。DXA 测量部位主要为腰椎和股骨近端，如腰椎和股骨近端测量受限，可选择非优势侧桡骨远端 1/3。对于绝经后女性及 50 岁以上的男性，骨密度 T 值介于 -2.5 和 -1 之间为骨量减少，T 值 ≤ -2.5 为骨质疏松症。建议以下人群进行骨密度筛查：所有年龄超过 50 岁且具有骨折风险或有骨折史的人群、绝经后的女性、70 岁以上的男性、患有类风湿性关节炎的成年人、使用类固醇的人群。由于任何 T 值的患者都可能发生脆性骨折，单靠 DXA 检测骨密度不足以筛查所有高危个体，还需联合 FRAX 更有效的预测骨折风险。DXA 检测骨密度的不足之处在于易受髋关节或脊柱骨质增生、血管钙化等影响。定量 CT 主要用于绝经后女性骨质疏松症骨折风险评估和药物疗效检测，定量 CT 检测部位主要为脊柱和髋部，定量 CT 脊柱骨密度（80~120）mg/cm^2 为低骨量，骨密度<80mg/cm^2 为骨质疏松，孕妇或可能怀孕者为禁忌。

（2）肌少症的诊断：DXA 是肌少症诊断的金标准，通过检测四肢骨骼肌量（appendicular lean mass，ALM）评价肌肉含量。但 DXA 对于肌少症的诊断亦存在以下不足之处：DXA 检测的是肌肉组织含量，而非肌肉质量，部分其他纤维、结缔组织、水含量也会被其计算在内。特别是肌肉中存在脂肪组织浸润时，DXA 难以将其分辨出来，可能导致肥胖患者肌肉质量被过高评估。生物电阻抗法（bioelectrical impedance analysis，BIA）也可用于肌少症的诊断，其根据全身的导电性测出包括肌肉等多种人体成分的含量。它的

优势在于设备便宜、便携,适用于社区和医院筛查肌少症。除此之外,还有定量 CT 和磁共振成像也可通过估算肌肉横截面积和肌内脂肪组织,来评价肌肉含量。

(六) 治疗与随访

骨质疏松症和肌少症患者都是骨折的高风险人群。单独针对骨质疏松症或肌少症的治疗都不足以有效预防骨折。随着对骨骼与肌肉相互作用的认识不断深入,人们开始重视骨骼 - 肌肉系统的共同管理。以下围绕运动、营养、药物等方面对骨肌系统的保护措施进行总结。

1. 运动　运动可作为老年人预防和治疗骨质疏松症和肌少症的一种非药物方式。运动诱导的机械刺激、激素或细胞因子的相互作用对肌肉和骨骼系统产生积极的作用。运动不仅可以增加肌卫星细胞以及 Ⅱ 型肌纤维的数量,促进神经 - 肌肉单元恢复和促进蛋白合成,减少脂肪浸润,减少炎症,还可改善骨微环境,促进成骨细胞生成、减少破骨细胞活动。因此运动对骨微结构、肌肉质量和功能均有重要改善作用。

目前的研究就不同运动方式对骨质疏松、肌少症的影响进行了观察。有氧运动可以锻炼心肺功能、减少身体脂肪、降低代谢性疾病的风险、改善肌肉代谢、促进骨转换和降低跌倒风险。渐进性抗阻运动对提升肌肉力量以及肌纤维数量有显著的作用,还可以防治骨量流失,减少失能风险。美国运动医学学院建议老年人进行每周 3 次,平均 30 分钟的抗阻运动,运动方案推荐先进行大肌肉群锻炼(下肢、胸背部),再进行小肌肉群锻炼(手臂、肩膀、腹部)。由于骨质疏松症患者通常合并骨关节退行性疾病,例如关节炎、腰椎间盘突出症等,过强的抗阻锻炼易致运动损伤,需要合理评估身体情况后制定运动处方。我国的民族传统健身活动,例如,太极拳、八段锦等,可以增加骨量,改善平衡能力。除此之外,还有新型训练方式——全身振动训练,该训练仅需保持坐位或者站立位等静止状态,借助特殊的仪器通过高频机械刺激肌肉及骨骼,有利于提高老年人肌肉力量,改善骨密度,增强骨骼强度,具有安全、简单、效果显著等特点,适合有骨折、跌倒风险人群。

综上,不同的运动类型和运动方式对骨骼和肌肉健康均有一定促进作用。老年人进行多种方式的联合性运动可有效改善躯体功能。制定何种运动处方应遵循个体化、循序渐进、长期坚持、安全性等原则。

2. 营养支持　推荐摄入富含钙、维生素、蛋白质和氨基酸的食物,例如水果、蔬菜、鱼类、家禽以及乳制品等。蛋白质摄入量对维持骨量、肌量及功能有重要作用。亚洲肌少症工作组(Asian Working Group for Sarcopenia,AWGS)建议年轻成年人蛋白质摄入不少于 0.8g/(kg·d),健康老年人蛋白质摄入不少于 1.0~1.2g/(kg·d),罹患急性病或慢性病的老年人蛋白质摄入应不少于 1.2~1.5g/(kg·d),衰弱或营养不良的老年人蛋白质摄入应为 2.0g/(kg·d)。老年人的咀嚼功能下降、胃肠道消化功能减退导致蛋白质吸收不良,摄入何种类型蛋白质来优化其吸收和利用率是目前的关注热点。多数研究认为快吸收蛋白质(如乳清蛋白)对老年人群中肌量、肌力及身体活动能力的影响优于慢吸收蛋白质(如酪蛋白)。另外,摄入的氨基酸成分也非常重要。亮氨酸是促进蛋白合成的重要因素,摄入富含亮氨酸的乳清蛋白可促进肌肉蛋白合成。在营养补充的同时与运动相结合,可进一步改善骨骼及肌肉健康。

3. 钙剂　钙剂为骨健康的基本补充剂。我国骨质疏松防治指南建议成年人元素钙摄入量为 800mg/d,50 岁及以上人群元素钙摄入量为 1 000~1 200mg/d。据统计,我国居民膳食钙摄入量平均为 366.1mg/d,未达到目标量,所以除饮食外,还需通过补充钙剂才能维持骨骼健康。

4. 维生素 D　维生素 D 在调节钙磷代谢和维持骨骼健康方面发挥了重要作用。PROVIDE 研究对 380 名肌少症老年人进行观察,发现维生素 D 浓度和蛋白质摄入量与肌肉质量呈正相关。因此维生素 D 不仅预防骨质疏松和骨折,还可以改善肌肉质量。我国推荐成年人维生素 D 每日摄入量为 400IU(10μg),由于老年人微量营养素的生物利用度降低,推荐 65 岁及以上老年人每日补充维生素 D 600IU(15μg)。用于防治骨质疏松症时,推荐维生素 D 每日摄入量为 800IU~1 200IU(20~30μg)。

5. 药物治疗　目前尚无经美国 FDA 批准的治疗肌少症的药物。而骨质疏松症的治疗药物较多,已广泛应用于临床,包括抗骨吸收药物(地舒单抗,双膦酸盐),促进骨形成药物(特立帕肽)和选择性雌激素受体调节剂等。以下总结具有潜在肌肉保护作用的抗骨质疏松药物。

（1）地舒单抗（denosumab）：RANKL 与其同源受体 RANK 的结合可以导致破骨细胞分化及生长，引起骨量下降。地舒单抗是作用于 RANKL 的中和性抗体，可减少骨吸收、降低骨折风险，在临床上用于骨质疏松症的治疗。RANK 在骨骼肌中也有表达，该受体介导的通路激活可抑制肌细胞分化，导致肌肉功能障碍和肌肉减少。因此地舒单抗除了可以治疗骨质疏松症，对肌肉质量和功能也有重要的保护作用。一项为期 3 年的随访研究比较了地舒单抗与双膦酸盐（唑来膦酸或阿仑膦酸）对肌肉的影响，结果显示使用地舒单抗治疗的患者握力和瘦体重显著增加，而使用双膦酸盐治疗的患者肌肉质量及功能无明显改善。地舒单抗对肌肉的保护作用机制可能是通过改善肌肉胰岛素敏感性和葡萄糖摄取，减少肌肉中肌生成抑制蛋白和炎症分子而实现。

（2）特立帕肽（teriparatide）：特立帕肽为人甲状旁腺素类似物，具有人甲状旁腺素 N 端 34 个氨基酸的相同序列，其生物作用与内源性甲状旁腺素相同，调节钙磷代谢，作用 IGF-1 信号通路促进骨形成，增加骨密度，降低骨折风险，广泛用于骨质疏松的治疗。甲状旁腺素受体在肌细胞有表达。有研究者利用卵巢切除小鼠模型证实了甲状旁腺素对骨骼肌的保护作用，但目前尚无相关临床研究。

（3）激素替代疗法：补充雌激素是治疗绝经后骨质疏松的措施之一。但对于肌少症的治疗，雌激素的疗效还存在争议。外源性补充雌激素可能出现一些严重的并发症，包括心血管疾病、乳腺癌、子宫内膜癌和深静脉血栓形成。由于雌激素替代疗法对肌少症的疗效不确定，且存在潜在风险，因此不建议健康的绝经后妇女使用雌激素替代来预防或治疗肌少症。

（4）选择性雌激素受体调节剂（selective estrogen receptor modulators，SERM）：SERM 药物作用与雌激素相似，但副作用更少，因此相较于雌激素替代治疗，临床上多采用 SERM 治疗绝经后骨质疏松症。部分临床研究发现 SERM 可促进绝经后妇女的肌肉生长，保持体重和增加去脂体重。尽管如此，SERM 对肌少症的作用仍缺乏足够的证据，但它有望成为未来治疗绝经后骨质疏松以及肌少症的一种选择。

6. 随访　对于合并骨质疏松症和肌少症的患者需要定期随访，包括重新评估跌倒和骨折风险、生活质量影响和治疗效果。患者应至少每年进行一次 DXA 检查。

（赵宇星）

参 考 文 献

1. 中国疾病预防控制中心慢性非传染性疾病预防控制中心, 中华医学会骨质疏松和骨矿盐疾病分会. 中国骨质疏松症流行病学调查报告 (2018). 北京: 人民卫生出版社, 2021.

2. 中国营养学会. 中国居民膳食营养素参考摄入量 (2013). 北京: 科学出版社, 2014.

3. 陈冬梅, 赵柯湘, 肖谦. 肌肉与骨骼相互作用中的肌源性和骨源性因子. 中华老年医学杂志, 2017, 36 (3): 344-347.

4. 邱敏丽, 谢雅, 王晓红, 等. 骨质疏松症患者实践指南. 中华内科杂志, 2020, 59 (12): 953-959.

5. 徐凌杰, 肖谦, 程雯, 等. 老年人失能综合征. 中华老年医学杂志, 2015, 34 (11): 1262-1264.

6. Herrmann M, Engelke K, Ebert R, et al. Interactions between Muscle and Bone-Where Physics Meets Biology. Biomolecules, 2020, 10 (3): 432.

7. Jin J, Bakker AD, Wu G, et al. Physicochemical Niche Conditions and Mechanosensing by Osteocytes and Myocytes. Curr Osteoporos Rep, 2019, 17 (5): 235-249.

8. Lara-Castillo N, Johnson ML. Bone-Muscle Mutual Interactions. Curr Osteoporos Rep, 2020, 18 (4): 408-421.

9. Kirk B, Zanker J, Duque G. Osteosarcopenia: epidemiology, diagnosis, and treatment-facts and numbers. J Cachexia Sarcopenia Muscle, 2020, 11 (3): 609-618.

10. Clynes MA, Gregson CL, Bruyère O, et al. Osteosarcopenia: where osteoporosis and sarcopenia collide. Rheuma-

tology (Oxford), 2021, 60 (2): 529-537.

11. Chen LK, Woo J, Assantachai P, et al. Asian Working Group for Sarcopenia: 2019 Consensus Update on Sarcopenia Diagnosis and Treatment. J Am Med Dir Assoc, 2020, 21 (3): 300-307.

12. Liang-Kung Chen, Hidenori Arai, Prasert Assantachai, et al. Roles of nutrition in muscle health of community-dwelling older adults: evidence-based expert consensus from Asian Working Group for Sarcopenia. J Cachexia Sarcopenia Muscle, 2022, 13 (3): 1653-1672.

第二十二章　肌少症与骨关节炎

骨关节炎（osteoarthritis，OA）是一种严重影响患者生活质量的关节退行性疾病，指由多种因素引起关节软骨纤维化、皲裂、溃疡、脱失而导致的以关节疼痛为主要症状的一种退行性疾病，其发病原因尚不明确，可能与年龄、肥胖、炎症、创伤及遗传等因素有关。骨关节炎可导致关节疼痛、畸形及活动障碍，进而导致关节功能障碍，甚至可增加心血管事件的发生率及全因死亡率，尤其是症状性膝关节骨关节炎，可导致全因死亡率增加近 1 倍，骨关节炎正逐渐成为第四大致残性疾病。肌少症是一种与增龄相关的肌肉力量下降、肌肉质量减少和 / 或伴有躯体功能减退的老年综合征，也会严重影响老年人的生活质量和健康。合并肌少症的骨关节炎患者具有更高的关节功能障碍、残疾和跌倒风险，可增加骨关节炎患者关节置换的手术风险，使其住院时间延长和感染率升高，甚至导致死亡风险增加。骨关节炎可以使患者肌少症患病风险增加，而肌少症又可促进骨关节炎的发生发展，两者间形成恶性循环，使患者生活自理能力降低，给患者的治疗、护理和预后等带来更大的困难。

一、流行病学

骨关节炎好发于中老年人群，随年龄增加而增高。北京医院报道，按全国行政区划分系统选择六个流调中心（石家庄市、哈尔滨市、上海市、广州市、成都市和西安市）40 岁及以上人群不同年龄段原发性骨关节炎患病率分别为 30.1%（40 岁 ~49 岁）、48.7%（50 岁 ~59 岁）、62.2%（60 岁 ~69 岁）和 62.1%（70 岁以上）。骨关节炎常见的累及部位为膝、髋、踝、手和脊柱（颈椎、腰椎）等关节。来自中国健康与养老追踪调查数据库（China Health and Retirement Longitudinal Study，CHARLS）的研究显示：我国社区有症状的膝骨关节炎患病率为 8.1%，女性高于男性，并呈现明显的地域差异：西南地区和西北地区最高，华北地区和东部沿海地区相对较低，农村地区高于城市地区。

骨关节炎合并肌少症的相关研究较少。一项德国研究显示，70 岁及以上患有髋、膝骨关节炎的社区人群中肌少症的患病率为 9.1%，而非骨关节炎人群中肌少症患病率为 3.5%。另一项来自韩国的研究报道，中老年膝骨关节炎人群中 33.9% 的患者合并肌少症。我国目前尚无骨关节炎合并肌少症的流行病学资料。

二、发病机制

肌少症与骨关节炎同属肌肉骨骼系统疾病，两者相互影响，有相同的病因及发病机制。在老年人群中，骨骼肌的质量及力量会随着机体衰老而逐渐下降，最终导致肌少症的发生。而伴随肌少症发生的肥胖、骨质疏松、2 型糖尿病等合并症，均可能损伤关节，导致骨关节炎的发生及发展。

（一）衰老

衰老细胞的积累可能是肌少症和骨关节炎共有的发病机制。在衰老进程中，骨环境中衰老细胞的积累会导致骨质流失。同样骨骼肌和关节软骨也有类似的细胞变化，使得肌肉和关节软骨功能衰退，最终导致肌少症和骨关节炎的发生。有报道称，骨关节炎中的软骨细胞存在高表达的衰老特异性标志物——*p16*

基因(*p16INK4a* gene),而将衰老的软骨细胞移植到小鼠关节中会导致疼痛和骨关节炎的形态学变化。同时有研究报道,通过敲除 *p16INK4a* 基因可以延缓肌肉卫星细胞的衰老,可以恢复肌肉自我更新能力并提高肌肉干细胞的肌肉再生潜力。这两项研究表明了骨关节炎及肌少症中均存在过度的细胞衰老,衰老是两者共同的发病机制。

(二)慢性炎症

随着年龄增加,血液循环中的促炎症介质,如白细胞介素-1(interleukin-1,IL-1)、肿瘤坏死因子-α(tumor necrosis factor-α,TNF-α)和核因子 κB(nuclear factor-κB,NF-κB)等不断上调,最终机体会达到一种慢性炎症状态。骨关节炎的特征是关节软骨退化,关节软骨是维持关节稳定的重要因素,细胞外基质(extracellular matrix,ECM)为关节软骨的主要成分。细胞外基质主要由聚蛋白多糖和 II 型胶原组成,而部分炎性因子如 TNF-α、白细胞介素-1β(IL-1β)均可导致关节软骨的细胞外基质破坏,参与骨关节炎的发病;另一方面,IL-1、TNF-α 通过激活转化生长因子 β 活化激酶结合蛋白 1(transforming growth factor-β-activated kinase 1,TAK1),使聚蛋白多糖降解引起关节软骨破坏,导致骨关节炎的发生。同时炎症介质也可导致骨关节患者出现疼痛症状,而骨关节炎导致的疼痛、关节失用会使相关肌肉的使用减少,使得肌肉萎缩的风险提高。炎性细胞因子已被证明可破坏肌肉中蛋白质的分解及合成的平衡,导致肌肉合成减少及分解增加,肌肉质量下降,步行速度降低。

促炎性介质与肌少症和骨关节炎均密切相关,其共同的促炎性反应因子可能有 TNF-α、IL-1 和 IL-6。已有的动物研究表明,肌少症和骨关节炎的发病及进展均可通过炎症反应通路实现,而且部分炎症反应中的通路是相同的,比如 NF-κB 途径,这对未来通过炎症反应通路探寻两者发病过程中具体关系的研究提供了参考意义。

(三)胰岛素抵抗

肌少症的发生与胰岛素抵抗有关,骨骼肌作为胰岛素作用的重要靶器官之一,当出现胰岛素抵抗时,骨骼肌的合成减少而分解增加,最终导致肌肉质量下降乃至肌少症的发生。胰岛素抵抗也参与骨关节炎的发生和发展,胰岛素抵抗可通过损伤关节滑膜和关节软骨从而导致骨关节炎的发生。有研究报道,滑膜细胞可表达胰岛素受体,表明胰岛素可以作用于滑膜细胞,可以部分抵消 TNF-α 的促炎和促降解作用,从而在滑膜中起抗炎保护作用。当存在胰岛素抵抗时,滑膜细胞对胰岛素的反应会降低,导致主要促炎性因子 TNF-α 表达增加,促炎和促降解作用增强,引起滑膜细胞破坏,进而导致骨关节炎的发生和进展,胰岛素抵抗可能是通过损害了这种保护作用从而促进骨关节炎的进展。

自噬是维持软骨内环境稳态的核心机制,自噬的主要功能是清除和降解受损的细胞内产物,使这些产物被隔离在自噬体中进行降解和利用,达到保护细胞的目的。若自噬降低会严重影响软骨细胞功能,从而引起关节软骨降解,最终导致骨关节炎的发生。胰岛素抵抗通常合并高胰岛素血症,随着血胰岛素浓度的增加,促进自噬的微管相关蛋白 1 轻链 3-II(microtubule-associated protein 1 light chain 3 II,LC3-II)的表达会降低,mTOR 的下游靶标——核糖体蛋白 S6 激酶(ribosomal protein s6 kinase,rpS6)磷酸化会增加,激活 Akt-mTOR 信号通路,这一通路激活可以抑制自噬。因此,减轻胰岛素抵抗,增加自噬功能,可减少骨关节炎的发生,成为治疗骨关节炎的一种新的治疗策略。

(四)肥胖

肌少症患者通常会合并肥胖,脂肪组织似乎在老年人肌少症-骨关节炎关系中起关键作用。肌肉质量的下降通常与脂肪质量的增加密切相关,而老年人肌少症的发生多数伴有体脂率增加,肥胖和肌少症二者可通过促炎细胞因子、氧化应激、胰岛素抵抗和激素变化以及体力活动减少相联系。肥胖也是导致骨关节炎的重要危险因素之一,在肥胖状态下,由于重力作用,会增加下肢承重关节负荷(尤其是膝关节),而关节的机械负荷增加会导致关节磨损,磨损会使机体产生无菌性的炎症,长期的炎症刺激会激活 TAK1,使关节软骨中的主要成分聚蛋白多糖降解,促使关节软骨破坏,最终导致骨关节炎的发生和进展。膝关节作为机体主要承重关节,其活动离不开股四头肌的帮助,而在肌少症中,下肢骨骼肌减少是膝骨关节炎发生的独立危险因素,尤其是股四头肌肌力下降可能导致膝骨关节炎患者疼痛程度进行性加重以及膝骨关节炎损害进程加快。

此外,肥胖还可通过脂肪因子作用于骨骼和软骨。较高的 BMI 与较高浓度的脂肪细胞,会诱导更多的脂肪因子(如瘦素)产生,脂肪因子会促进老年人机体中形成促炎环境,使肌肉生成减少,软骨破坏增多,导致功能障碍和可能随之而来的 BMI 增加进入恶性循环,又导致更高的 BMI、肌肉损伤以及软骨破坏。

三、防治策略

目前骨关节炎合并肌少症治疗的相关研究较少,现有研究表明药物和非药物治疗可以延缓骨关节炎和肌少症的进展,但尚无针对两者的特定药物,建议将体育锻炼和营养干预作为预防和治疗这两种疾病的重要方式,必要时辅以相应疾病的症状治疗,比如止痛治疗等。

(一) 非药物治疗

1. 运动　抗阻运动是改善肌少症患者肌肉质量和供能的最佳方法。有研究表明减轻体重和加强股四头肌的抗阻运动,可以减少患者的疼痛,对膝骨关节炎患者的关节功能有保护作用,还可以有效降低其全身炎症因子水平,但对减缓与年龄相关的软骨破坏的进展尚未得到证实。严重的骨关节炎患者,因其关节结构功能较差,体育锻炼应该受到严格监控,可以进行关节负荷较轻的运动,如游泳、步行等,有效增加膝关节伸肌和屈肌力量、减轻关节的疼痛及僵硬。

2. 营养治疗　目前国际共识认为充足的蛋白质、必需氨基酸及其他营养成分供应,对于维持骨骼肌内环境的稳定十分重要。欧洲临床和营养代谢学会指出补充蛋白质与运动相结合是维持肌肉功能的最佳选择,饮食中充足的蛋白质摄入量也是膝关节炎患者的干预目标之一,可以减少软骨破坏,改善骨关节炎疼痛。膝关节炎合并肌少症性肥胖的患者,减重是值得推荐的治疗方式之一。骨关节炎合并肌少症人群在减重时可能存在同时丢失肌肉组织的风险,对肥胖老年人群饮食运动推荐为采用低热量饮食配合抗阻运动进行减肥,同时提供充足的蛋白补充。骨关节合并肌少症的营养干预相关的研究较少,现仍缺乏营养治疗相关的共识。目前的研究大多采用联合干预方式,将运动、营养或药物干预相结合,可有效提高肌肉质量,减轻关节僵硬及疼痛,延缓骨关节炎合并肌少症的进展。

(二) 药物治疗

1. 止痛药物　疼痛是骨关节炎的标志性症状,对乙酰氨基酚、双醋瑞因等非甾体抗炎药(nonsteroidal anti-inflammatory drug,NSAID)和阿片类药物是骨关节炎疼痛治疗指南的一部分,但研究表明镇痛剂无法减少年龄相关的软骨破坏,亦没有对肌肉减少有直接保护作用。氨基葡萄糖是一种治疗骨关节炎的常见用药,可提高软骨细胞的修复能力、抑制损伤软骨细胞的酶如胶原酶和磷脂酶 A2、并可以防止损伤细胞的超氧化自由基的产生、促进软骨基质的修复和重建,缓解骨关节疼痛,但无证据表明可延缓肌少症的进程。无论是镇痛药物还是氨基葡萄糖,虽然对肌少症没有直接的治疗作用,但因其具有缓解疼痛、减少炎症因子生成的作用,保证骨关节炎合并肌少症患者的正常运动,从而对关节和肌肉产生保护作用。

2. 脱氢表雄酮(dehydroepiandrosterone,DHEA)　有证据表明,脱氢表雄酮对与衰老过程相关的疾病如阿尔茨海默病、动脉硬化、糖尿病、皮肤衰老等有良好的作用。脱氢表雄酮或许可以通过抑制以衰老过程本身为特征的常见细胞或分子事件来预防与年龄相关的肌肉骨骼疾病。促炎细胞因子,特别是 TNF-α 或 IL-1β,是软骨 ECM 和肌肉蛋白水解的有效刺激剂,被认为是骨关节炎和肌少症的分解代谢因子。脱氢表雄酮可以通过下调小鼠血清 IL-6 和 IL-1β 水平来降低全身炎症反应。推测脱氢表雄酮对促炎细胞因子的抑制可能是延缓骨关节炎和肌少症作用的机制之一。有研究认为脱氢表雄酮的代谢产物睾酮可以增加骨骼肌质量及强度,有效延缓肌少症的进展,但目前用于临床治疗肌少症的证据仍不够充分。脱氢表雄酮另一代谢产物雌激素已被证实可以抑制胫骨和髌骨软骨下皮质变薄来缓解骨关节炎的进展,脱氢表雄酮可能会是骨关节炎合并肌少症治疗的另一研究方向。

3. 生物治疗　骨关节炎及肌少症现有相关指南中均无对生物疗法的推荐。但有研究表明,肌生成抑制蛋白对肌肉质量调节起负面作用,通过阻断调节肌生成抑制蛋白信号传导的激活素受体B可以使肌肉质量和肌肉力量增加。肌生成抑制蛋白中和抗体或激活素ⅡB受体阻断可以使瘦体重(去脂体重)和肌肉体积显著增加,改善肌少症患者肌肉萎缩和改善骨关节炎患者肌肉的脂肪替代情况。一些单克隆抗体(例如IL-1受体拮抗剂、抗炎性细胞因子)对骨关节炎的治疗还在研究之中。生物治疗可能将会成为骨关节炎合并肌少症新的治疗方向。

(宋双益　罗宇　周平)

参 考 文 献

1. 中华医学会骨科学分会关节外科学组, 中国医师协会骨科医师分会骨关节炎学组, 国家老年疾病临床医学研究中心 (湘雅医院), 等. 中国骨关节炎诊疗指南 (2021 年版). 中华骨科杂志, 2021, 41 (18): 1291-1314.

2. 刘娟, 丁清清, 周白瑜, 等. 中国老年人肌少症诊疗专家共识 (2021). 中华老年医学杂志, 2021, 40 (8): 943-952.

3. Godziuk K, Prado CM, Woodhouse LJ, et al. The impact of sarcopenic obesity on knee and hip osteoarthritis: a scoping review. BMC Musculoskelet Disord, 2018, 19 (1): 271.

4. Huang K, Cai HL, Bao JP, et al. Dehydroepiandrosterone and age-related musculoskeletal diseases: Connections and therapeutic implications. Ageing Res Rev, 2020, 62: 101132.

5. Liao CD, Liao YH, Liou TH, et al. Effects of Protein-Rich Nutritional omposition Supplementation on Sarcopenia Indices and Physical Activity during Resistance Exercise Training in Older Women with Knee Osteoarthritis. Nutrients, 2021, 13 (8): 2487.

6. Mager DR, Carroll MW, Wine E, et al. Vitamin D status and risk for sarcopenia in youth with inflammatory bowel diseases. Eur J Clin Nutr, 2018, 72 (4): 623-626.

7. Pickering ME, Chapurlat R. Where Two Common Conditions of Aging Meet: Osteoarthritis and Sarcopenia. Calcif Tissue Int, 2020, 107 (3): 203-211.

8. Wan M, Gray-Gaillard EF, Elisseeff JH. Cellular senescence in musculoskeletal homeostasis, diseases, and regeneration. Bone Res, 2021, 9 (1): 41.

第二十三章　肌少症与类风湿性关节炎

类风湿性关节炎是一种与慢性炎症过程相关的全身性自身免疫性疾病,可损害关节和关节外器官,如心脏、肾脏、肺、消化系统、眼睛、皮肤和神经系统。类风湿性关节炎是一种全球性疾病,分布在世界各地,全球患病率约 0.5%~1.0%,女性患病风险更高(约为男性的 2 倍 ~3 倍)。类风湿性关节炎是一种由遗传、环境和随机因素引起的多因素疾病,遗传风险约为 50%。吸烟、饮咖啡、红肉饮食、暴露于二氧化硅粉尘、感染与它的发生发展密切相关;而饮酒、增加水果及鱼类摄入则对其有益,禁食期和素食可以延缓类风湿性关节炎的进展。另外,空气污染物、肠道微生物群改变也与类风湿性关节炎有关。类风湿性关节炎作为常见的慢性炎症性疾病,被证实是导致继发性肌少症的常见疾病之一。

一、流行病学

目前已有多个研究显示类风湿性关节炎患者并发肌少症的患病率更高,患病率 7.8%~87.5% 不等,这些患病率之间的差异,可能与不同研究所采用的诊断标准和评估方法不同以及研究群体特征(如种族、疾病活动度等)不同有关。近年多个研究者对类风湿性关节炎患者并发肌少症的相关研究进行了荟萃分析。2020 年荟萃研究显示,类风湿性关节炎患者肌少症的患病率 35.1%,低肌肉质量与肌少症的合并患病率 30.6%,通过合并评估低肌肉质量 / 低肌肉力量估计的患病率为 31.1%。该研究还按性别及国家进行了分层研究,结果显示类风湿性关节炎肌少症的患病率女性为 33.1%,男性为 34.2%,亚洲国家肌少症的患病率为 33.4%,欧美国家为 23.6%,非洲为 39.8%。该研究还明确了反映类风湿性关节炎严重程度的几种指标(疾病活动评分、C 反应蛋白升高和 Steinbrocker 功能分级 Ⅲ / Ⅳ 期)与肌少症发生相关。2021 年有学者对 16 项研究共 2 240 名类风湿性关节炎患者进行荟萃分析,该研究主要体现中老年患者肌少症患病率情况,分析结果显示,肌肉质量降低与肌少症的合并患病率 30.2%,与之前的研究相似;进行亚组分析时,低肌肉质量的患病率为 32.6%,肌少症的患病率为 25.4%。

二、危险因素及发病机制

(一) 类风湿性关节炎并发肌少症的危险因素

年龄、性别、类风湿性关节炎疾病活动度、疾病持续时间等多种因素与类风湿性关节炎并发肌少症关系密切。多项研究显示,类风湿性关节炎患者肌少症的患病率随着年龄的增长而增加,65 岁以上患者肌少症的患病率明显增高,表明增龄可促进类风湿性关节炎患者肌少症的发生发展。早期研究中关于类风湿性关节炎患者肌少症的患病率是否有性别差异的结论是不一致的,后有研究显示男性类风湿性关节炎患者的肌肉质量低于女性患者,而男性患者患肌少症的概率比女性高,男性性别与类风湿性关节炎肌少症的发生发展相关。多个荟萃分析也发现男性类风湿性关节炎患者低肌肉质量及肌少症的患病率比女性患者略高。有研究显示,类风湿性关节炎的疾病持续时间和反映疾病活动度的指标如 C 反应蛋白和红细胞沉降率、类风湿因子与肌少症的发生呈正相关。

另外,低体重指数(body mass index,BMI)、高体脂量、骨侵蚀、低髋部骨矿物质密度、营养不良、低蛋白质摄入量,关节损伤,基质金属蛋白酶 3、维生素 D 缺乏都与类风湿性关节炎患者肌少症发生有关。

（二）类风湿性关节炎并发肌少症的发病机制

1. 炎症　类风湿性关节炎患者肌肉萎缩的确切机制尚未详细阐明,炎症可能为其主要发病机制。类风湿性关节炎的特征在于全身性和关节滑膜中的局部炎症。C 反应蛋白和促炎性细胞因子(如白细胞介素 -6 和肿瘤坏死因子 -α)水平升高可能促进肌肉损失,并且与老年人肌肉质量和力量下降有关。另外,这些细胞因子也与类风湿性关节炎患者的静息能量消耗、肌肉减少相关,表明炎症参与类风湿性关节炎患者肌少症的进展。在关节炎诱导的肌肉萎缩模型的大鼠中,白细胞介素 -1β 的基因表达增加,伴有 E3 泛素连结酶、磷酸化 p38 丝裂原激活蛋白激酶和活化 B 细胞活性核因子 kappa 轻链增强子(NF-κB)的上调,这些信号通路的激活与类风湿性关节炎患者中的肌肉萎缩有关。国内 457 名类风湿性关节炎患者队列中,45.1% 的患者表现为肌肉减少和 C 反应蛋白水平升高,也表明炎症可诱发肌少症。多个研究也提示类风湿性关节炎患者肌肉质量的损失与炎症的活动性和疾病严重程度相关。另有研究显示对类风湿性关节炎患者通过托珠单抗治疗而抑制白细胞介素 -6 水平后,其瘦体重增加,也间接证实了炎症反应在类风湿性关节炎患者并发肌少症中的作用。

2. 胰岛素抵抗　类风湿性关节炎患者常伴有胰岛素抵抗,这与促炎细胞因子(白细胞介素 -6,肿瘤坏死因子 -α)作用和糖皮质激素的使用有关。类风湿性关节炎患者有较低的胰岛素样生长因子 -1 水平,导致肌肉横截面积减小和肌肉密度降低,胰岛素抵抗可减少肌肉蛋白质合成并诱导肌肉萎缩。

3. 线粒体功能障碍　肌肉质量和功能的维持与线粒体活性和能量产生密切相关。研究证明,类风湿性关节炎患者滑膜成纤维细胞中白细胞介素 -17 的产生可诱导细胞器的形态学变化、呼吸链功能障碍和活化线粒体自噬。研究还表明,氧化应激与类风湿性关节炎相关,而氧化损伤可能加重线粒体功能障碍,并进一步加速肌少症的进展。

4. 运动障碍　类风湿性关节炎常伴有关节疼痛、肿胀、变形,导致力量下降与运动障碍,疲劳感为类风湿性关节炎患者常见的感受。疼痛及疲劳感导致久坐时间延长,从而活动量减少,疲劳和体力活动减少导致力量和功能丧失,增加其发生肌少症的风险,导致肌肉的废用性萎缩。

5. 营养摄入不足　营养摄入不足是各种慢性疾病普遍存在的问题,也参与促进类风湿性关节炎患者肌少症的发生。

三、类风湿性关节炎治疗药物与肌少症的关系

目前关于类风湿性关节炎的治疗药物主要分为：对症治疗药物和改善病情的抗风湿药物(disease modifying anti-rheumatic drugs,DMARDs)。对症治疗主要包括非甾体抗炎药和糖皮质激素。非甾体抗炎药(萘普生、右布洛芬昔布类药)用于急性期,通过抑制环氧化酶减少炎症来减轻疼痛;糖皮质激素(泼尼松龙、氢化可的松、地塞米松)通过其强大的抗炎和免疫抑制作用而用于类风湿性关节炎的治疗。糖皮质激素在类风湿性关节炎的治疗中有两个主要作用：一种是 DMARDs 的桥接治疗,直到其效果开始;另一种是作为已使用 DMARDs 仍具有活动性的类风湿性关节炎的辅助治疗。

DMARDs 是类风湿性关节炎的治疗药物,通过抑制自身免疫活性以及延缓或预防关节变性来改善疾病。DMARDs 根据作用机制不同被分类为常规合成 DMARDs(csDMARDs)、生物 DMARDs(bDMARDs)和靶向合成 DMARDs(tsDMARDs)。csDMARDs 通过非选择性抑制过度活跃的免疫系统产生作用,为新诊断类风湿性关节炎患者的一线治疗,如患者对其不耐受或治疗无效,则推荐使用 bDMARDs 或 tsDMARDs。

抗风湿治疗药物与类风湿性关节炎肌少症的发生可能相关,但目前关于这方面的研究尚少,最明确的是糖皮质激素的使用对肌肉质量的损害。糖皮质激素的使用通过直接或间接作用影响骨骼、肌肉质量,导致骨折和肌少症风险增加。据报道,在类风湿性关节炎患者中,使用糖皮质激素与瘦体重降低或肌少症发病率呈正相关。13.4% 的类风湿性关节炎患者在使用糖皮质激素治疗 1 年后出现肌少症。相对于没有肌

少症的类风湿性关节炎患者,有肌少症的类风湿性关节炎患者使用糖皮质激素更频繁,而且糖皮质激素剂量(平均使用量≥3.25mg/d)更大,与类风湿性关节发作的相关性更显著。考虑对肌肉的影响,对类风湿性关节炎患者,应尽量减少糖皮质激素的使用,或在抗风湿药物起效后尽快减少糖皮质激素的剂量。

对于DMARDs对类风湿性关节炎肌少症的作用也有被研究,使用csDMARDs的类风湿性关节炎的成人患者发生肌少症的概率降低30%。bDMARDs对首次开始bDMARDs治疗的类风湿性关节炎患者肌少症的影响相关研究发现,bDMARDs治疗6个月后,患者的体力活动、营养状况、生活质量显著提高,疾病活动度也显著降低,肌少症患者的比例趋于下降。如前所述,有研究发现类风湿性关节炎患者使用托珠单抗治疗1年后可增加瘦体重,提示csDMARDs、bDMARD给药可能有助于预防类风湿性关节炎患者肌少症的发生。用DMARDs治疗的类风湿性关节炎成年患者发生肌少症的概率降低可能与药物发挥的抗炎作用机制有关。但研究发现b/tsDMARDs的使用对肌少症的改善没有影响,这可能与使用b/tsDMARDs的患者类风湿性关节炎病程更长和肌少症程度更重而导致治疗无明显效果有关,也可能与该荟萃分析纳入研究比较少(仅4项),存在异质性有关,以后尚需更多相关研究来了解抗风湿药物与肌少症之间的关系。

四、治疗策略

(一)药物治疗

如前所述,针对csDMARDs、bDMARDs,有证据显示相关药物的使用对于减少类风湿性关节炎患者肌少症的发生及改善肌肉质量有益,故可实现治疗类风湿性关节炎同时达到改善肌肉功能的作用,延缓肌少症发生发展。动物研究表明,β_2-肾上腺素受体激动剂(福莫特罗),抗氧化剂(EUK-134)可以预防类风湿性关节炎中的骨骼肌功能障碍或肌肉损失,提示这些治疗方案可以改善类风湿性关节炎患者的肌肉结局,当然尚需更多的研究进一步明确。

(二)营养治疗

现有大量研究表明营养与肌肉质量、力量和功能有关。营养治疗在肌少症的预防和治疗中起着重要作用,是目前公认的肌少症的有效治疗手段。其中蛋白质、维生素D、ω-3脂肪酸、β-羟基β-甲基丁酸等营养物质确定能提高肌肉质量、力量与功能。给予高蛋白饮食或补充必需氨基酸可增加类风湿性关节炎患者四肢瘦体重,并在一定程度上改善肌肉力量及躯体功能;辅酶Q10、ω-3脂肪酸治疗或联合治疗,能降低类风湿性关节炎模型小鼠血浆炎症标志物水平并增加抗氧化能力,显著增加线粒体中辅酶Q的浓度并改善骨骼肌中的线粒体功能,联合治疗效果更佳。有研究显示,胶原蛋白的补充,尤其是联合运动,也能改善肌肉的质量及力量,有助于提高类风湿性关节炎治疗的安全性及有效性。确保摄入足够蛋白质、维生素D、抗氧化营养素和长链多不饱和脂肪酸的优质饮食模式是改善类风湿性关节炎合并肌少症患者肌肉质量和功能的关键。

(三)运动治疗

运动疗法被广泛认为是提高肌少症患者肌肉力量和增强身体机能的有效干预措施。运动疗法能够抵消与衰老相关的肌肉合成代谢抵抗力的增加,从而改善有肌少症高风险个体的瘦体重。研究显示,运动疗法改善了类风湿性关节炎患者的肌肉横截面积或肌肉质量,抗阻运动与非抗阻运动均可增加类风湿性关节炎患者的肌肉质量,患者对这两种类型的运动方式,均有较好的耐受性。对于疾病程度比较重,无法耐受抗阻运动的患者可进行无阻力运动疗法(如水上运动、有氧运动训练和全身振动)作为增加类风湿性关节炎患者肌肉质量的替代方法。不过,疾病持续时间的长短会影响运动治疗效果,病程长的患者肌肉质量更低,相对病程短的患者,运动对肌肉质量的提升更小。因此,应该早期开始运动干预。但该研究涉及的运动干预时间均较短,大部分在6个月内,运动对肌肉的治疗效果是否可持续更长时间尚需进一步的研究明确。

研究显示,神经肌肉电刺激可以预防类风湿性关节炎的骨骼肌功能障碍或肌肉损失,全身振动运动可促进类风湿性关节炎患者握手运动期间的神经肌肉调整,并可用作该人群手部康复的准备运动。

类风湿性关节炎患者全身性关节疼痛使得患者缺乏身体活动,从而导致肌肉质量减少,特别是对于类风湿性关节炎中足部损伤导致行走时疼痛,使身体活动更缺乏。因此,对类风湿性关节炎病足部损伤的治疗对于预防肌少症可能有益。足部矫形器治疗可减轻类风湿性关节炎的足部疼痛,有研究者通过 6 个月随访,观察了足部矫形器对类风湿性关节炎足损伤患者肌肉质量的改善情况,结果显示足部矫形器治疗可改善行走时的足部疼痛和日常生活能力,增加轻度体力活动(如步行),但对中、重度体力活动及肌肉质量没有明显改善,虽然该研究样本量小,随访时间短,存在局限性,但提供了运动配合矫形器等物理支具的使用来改善类风湿性关节炎患者肌少症的治疗策略。

总之,目前关于类风湿性关节炎患者肌少症的发病机制尚未完全阐明,治疗方式欠完善,未来需要进一步研究,了解两种疾病之间的相互关系以及寻找有效可操作的治疗措施,以期延缓类风湿性关节炎并发肌少症患者的疾病进展及提高生活质量。

(周 婷)

参 考 文 献

1. Conforti A, di Cola I, Pavlych V, et al. Beyond the joints, the extra-articular manifestations in rheumatoid arthritis. Autoimmun Rev, 2021, 20 (2): 102735.

2. Petrovská N, Prajzlerová K, Vencovský J, et al. The pre-clinical phase of rheumatoid arthritis: From risk factors to prevention of arthritis. Autoimmun Rev, 2021, 20 (5): 102797.

3. Radu AF, Bungau SG.. Management of Rheumatoid Arthritis: An Overview. Cells, 2021, 10 (11): 2857.

4. Li TH, Chang YS, Liu CW, et al. The prevalence and risk factors of sarcopenia in rheumatoid arthritis patients: a systematic review and meta-regression analysis. Semin Arthritis Rheum, 2020, 51 (1): 236-245.

5. Dao T, Kirk B, Phu S,, et al. Prevalence of Sarcopenia and its Association with Antirheumatic Drugs in Middle-Aged and Older Adults with Rheumatoid Arthritis: A Systematic Review and Meta-analysis. Calcif Tissue Int, 2021, 109 (5): 475-489.

6. Mochizuki T, Yano K, Ikari K, et al. Sarcopenia in Japanese younger patients with rheumatoid arthritis: a cross-sectional study. Mod Rheumatol, 2021, 31 (2): 504-505.

7. Minamino H, Katsushima M, Torii M, et al.. Serum vitamin D status inversely associates with a prevalence of severe sarcopenia among female patients with rheumatoid arthritis. Sci Rep, 2021, 11 (1): 20485.

8. Fraenkel L, Bathon JM, England BR, et al. 2021 American college of rheumatology guideline for the treatment of rheumatoid arthritis. Arthritis Care Res, 2021, 73 (7): 924-939.

9. Yamada Y, Tada M, Mandai K, et al. Glucocorticoid use is an independent risk factor for developing sarcopenia in patients with rheumatoid arthritis: from the CHIKARA study. Clin Rheu-matol, 2020, 39 (6): 1757-1764.

10. Benjamin O, Goyal A, Lappin SL. Disease modifying anti-rheumatic drugs (DMARD). Treasure Island (FL): StatPearls Publishing, 2023.

11. Ganapathy A, Nieves JW. Nutrition and sarcopenia-what do we know？. Nutrients, 2020, 12 (6): 1755.

12. Cruz-Jentoft AJ, Romero-Yuste S, Chamizo Carmona E, et al. Sarcopenia, immunemediated rheumatic diseases, and nutritional interventions. Aging Clinical and Experimental Research, 2021, 33 (11): 2929-2939.

13. Kucharská J, Poništ S, Vančová O, et al. Treatment with coenzyme Q10, omega-3-polyunsaturated fatty acids and their combination improved bioenergetics and levels of coenzyme Q9 and Q10 in skeletal muscle mitochondria in experimental model of arthritis. Physiol Res, 2021, 70 (5): 723-733.

14. Wang H. A Review of the Effects of Collagen Treatment in Clinical Studies. Polymers (Basel), 2021, 13 (22): 3868.

15. Moore SA, Hrisos N, Errington L, et al. Exercise as a treatment for sarcopenia: an umbrella review of systematic review evidence. Physiotherapy, 2020, 107: 189-201.

16. Šarabon N, Kozinc Ž, Löfler S, et al. Resistance exercise, electrical muscle stimulation, and whole-body vibration in older adults: systematic review and meta-analysis of randomized controlled trials. J Clin Med, 2020, 9 (9): 2902.

17. Rodrigues R, Ferraz RB, Kurimori CO, et al. Low-load resistance training with blood-flow restriction in relation to muscle function, mass, and functionality in women with rheumatoid arthritis. Arthritis Care Res (Hoboken), 2020, 72 (6): 787-797.

18. Liao CD, Chen HC, Huang SW,, et al. Exercise therapy for sarcopenia in rheumatoid arthritis: A meta-analysis and meta-regression of randomized controlled trials. Clin Rehabil, 2022, 36 (2): 145-157.

19. Coelho-Oliveira AC, Lacerda ACR, de Souza ALC,, et al. Acute Whole-Body Vibration Exercise Promotes Favorable Handgrip Neuromuscular Modifications in Rheumatoid Arthritis: A Cross-Over Randomized Clinical. Biomed Res Int, 2021, 2021: 9774980.

20. Hishikawa N, Toyama S, Sawada K, et al. Foot orthosis treatment improves physical activity but not muscle quantity in patients with concurrent rheumatoid arthritis and sarcopenia. Mod Rheumatol, 2021, 31 (5): 997-1003.

第二十四章 肌少症与非酒精性脂肪性肝病

非酒精性脂肪性肝病（non-alcoholic fatty liver disease，NAFLD）是一种排除大量饮酒、药物或病毒感染等危险因素后以弥漫性肝细胞脂肪变超过 5% 为病理特征的遗传 - 环境 - 代谢应激相关疾病。NAFLD 的全球患病率高达 20%~30%，在欧美等发达国家已取代病毒性肝病成为最常见的慢性肝脏疾病，在发展中国家的患病率随着饮食结构和生活方式的改变呈进行性增高趋势，成为全球范围内肝病的第一大病因。"NAFLD"一词涵盖非酒精性单纯性脂肪肝（non-alcoholic fatty liver，NAFL）、非酒精性脂肪性肝炎（non-alcoholic steatohepatitis，NASH）、肝纤维化及相关肝硬化直至最终肝衰竭和肝细胞癌（hepatocellular carcinoma，HCC）的疾病谱，相对于 NAFL，NASH 和合并显著肝纤维化的患者更易发展为终末期肝病，是肝脏疾病不良结局的危险因素。

近年来，人们逐渐认识到肌少症是一种伴随代谢功能紊乱的进展性全身骨骼肌疾病。60 岁 ~70 岁个体中肌少症患病率约 12%，≥ 80 岁的个体中肌少症患病率接近 30%。因肌少症与 NAFLD 拥有相似的病理介质，例如肥胖、慢性炎症、胰岛素抵抗（insulin resistance，IR）、久坐的生活方式等，越来越多的研究者关注到 NAFLD 与肌少症之间的密切联系：肌少症是发生 NAFLD 的重要危险因素，反之亦然，并且有研究者认为肌少症是 NAFLD 患者发生肝功能损害的并发症。随着老龄化社会的发展，NAFLD 与肌少症的患病率不断升高，共病带来的问题不容小觑，对于 NAFLD 及肌少症的早期预防及识别干预显得至关重要。

一、流行病学

许多研究表明，肌少症不仅是 NAFLD 发生发展及肝纤维化进展的重要危险因素，NAFLD 患者肌少症的患病率也与 NAFLD 疾病的严重程度呈正相关。

韩国一项研究通过分析 2008—2011 年全国健康和营养调查（KNHANES）数据，采用 NAFLD 肝脏脂肪评分（NAFLD liver fat score，NLFS）、NAFLD 综合评分（comprehensive NAFLD score，CNS）、肝脏脂肪指数（hepatic steatosis index，HSI）三种脂肪肝预测模型定义 NAFLD，采用 NAFLD 纤维化评分（NAFLD fibrosis score，NFS）、基于 4 因子的纤维化指数（fibrosis index based on the 4 factor，FIB-4）及 Forns 指数三种无创肝纤维化诊断模型评估肝纤维化程度，共纳入 2 761 名 NAFLD 患者，利用 DXA 检测法评定受试者中肌少症患病情况。研究发现，NAFLD 人群中肌少症的患病率为 12.2%，NAFLD 合并肌少症人群发生肝纤维化的患病率（37%~45%）显著高于非肌少症人群（23%~30%），而且该关联与肥胖和 IR 无关。美国一项研究通过对 1988—1994 年第三次全国健康和营养调查问卷中 11 325 例数据进行分析，用腹部超声诊断 NAFLD，应用 BIA 检测法评估肌少症，研究发现肌少症人群 NAFLD 患病率（46.7%）显著高于非肌少症人群（27.5%），NAFLD 相关晚期肝纤维化在肌少症人群中更常见（7.8% *vs.* 1.6%），这一相关性独立于性别、肥胖、慢性炎症、IR 及其他代谢风险因素。

韩国一项研究纳入 309 名通过肝脏穿刺病理活检明确诊断 NAFLD 患者，以 BIA 检测法评估肌少症，发现 NAFL、NASH 和晚期肝纤维化人群的肌少症患病率分别为 17.9%、35%、67%，NAFLD 合并肌少症患者中肝纤维化的患病率（45.7%）显著高于非肌少症患者（24.7%）。意大利一项通过分析 225 名经肝穿活检诊断 NAFLD 患者数据,利用 BIA 检测法评估肌少症,也发现肌少症患者发生严重肝纤维化的患病率(48.3%)显著高于非肌少症患者(20.4%),在调整混杂因素后,肌少症患病率与肝纤维化严重程度呈正相关,根据肝纤维化分期:F0 为无纤维化组,F1 为轻度纤维化组,F2 为显著纤维化组,F3 为进展期纤维化组,F4 为肝硬化组,得出患病率 F0(22.2%)、F1(34.9%)、F2(43.7%)、F3(66.6%)、F4(60.0%),显示随着肝纤维化程度加重,肌少症患病率呈显著增高趋势。

二、危险因素及发病机制

(一) 危险因素

肌少症与 NAFLD 之间相互影响、联系紧密,二者互为危险因素的同时,也存在共同的危险因素,例如衰老、维生素 D 缺乏、营养不良及久坐不动的生活方式等,均可导致肌少症合并 NAFLD 的风险增加。

1. 维生素 D 缺乏　维生素 D 缺乏在 NAFLD 和肌少症的发病中起着重要作用,血清 25- 羟维生素 D［25(OH)D］是评价机体内维生素 D 水平的主要指标。维生素 D 可直接通过基因调控促进肌肉细胞的增殖和分化,还可通过调控炎症反应及骨骼肌蛋白合成和分解的信号传导通路,从而增加骨骼肌质量和维持肌肉功能。维生素 D 缺乏会导致机体维生素 D 受体(vitamin D receptor, VDR)表达下调,通过激活氧化应激及线粒体功能受损,引起肌原纤维蛋白降解从而导致骨骼肌萎缩。动物实验表明,VDR 基因敲除的小鼠最终出现了骨骼肌功能障碍和发育异常。研究显示,血清 25(OH)D 水平低于 50ng/mL 可导致肌肉组织学改变,使低体重、低腿部肌肉质量、低腿部力量的发生率明显增加。

25(OH)D 一方面通过下调肝脏激素调节元件结合蛋白 -1c(sterol regulatory element-binding protein 1c, SREBP-1c)mRNA 及其靶基因乙酰辅酶 A 羧化酶(acetyl-CoA carboxylase, ACC)和脂肪酸合酶(fatty acid synthase, FASN)表达,抑制肝脏脂肪合成;另一方面通过上调过氧化物酶体增殖物激活受体 -α(peroxisome proliferator-activated receptor-α, PPAR-α)及其靶基因肉毒碱棕榈酰基转移酶 1(carnitine palmitoyl transferase 1, CPT1),促进肝脏脂肪分解。当体内维生素 D 缺乏,可激活内毒素和 Toll 样受体(Toll-like receptor, TLR)等多种途径,上调肝脏炎症和氧化应激基因,促进 NAFLD 发生发展。还有学者发现,25(OH)D 能减少氧自由基产生,抑制脂质体过氧化,从而减轻氧化应激反应,发挥抗肝纤维化的作用。同时,NAFLD 患者肝功能受损后 25- 羟化酶活性降低,维生素 D 结合蛋白合成减少,维生素 D 在肝脏羟化受损,血清 25(OH)D 水平进一步降低。有动物实验表明,VDR 基因敲除的小鼠会自发进展为肝脏脂肪变性和肝纤维化,肝脏 VDR 表达与肝纤维化和炎症的严重程度呈负相关。已有的研究证据显示,维生素 D 是 NAFLD 患病率的独立危险因素,维生素 D 水平与 NAFLD 严重程度显著负相关。

2. 衰老　肌少症是一种与年龄相关的疾病。衰老会发生去神经支配导致的肌纤维丧失、肌肉质量降低,脂质在肌肉中沉积,使得肌少症的患病率升高。随年龄增加,肝脏发生退行性改变,包括肝脏血流量减少、体积减小、功能下降等,主要表现为胆汁酸合成减少、胆固醇代谢改变、线粒体数量减少等,因此,NAFLD 的患病率及其肝内与肝外并发症的发生风险均随着年龄增长而升高。

此外,衰老会导致与年龄相关的激素如胰岛素样生长因子 -1(insulin-like growth factor-1, IGF-1)的分泌减少,IGF-1 主要由机体的生长激素(growth hormone, GH)-IGF-1 通路分泌。一方面,该通路参与了骨骼肌的蛋白质代谢及骨骼生长和重塑,GH-IGF-1 通路活性下降是导致肌少症发展的重要因素;另一方面,GH-IGF-1 轴受抑制会诱导肝细胞凋亡以及内质网应激,引起促炎、促凝血、促纤维化介质增加,从而造成肝脏脂肪沉积,促进 NASH 及肝纤维化的发生发展。

3. 久坐不动的生活方式　长期久坐、缺乏体育锻炼的生活方式会引起机体能量消耗减少和肌肉废用性萎缩,增加肥胖、代谢综合征、NAFLD 和肌少症的风险。长期久坐不动可降低肌肉对胰岛素的敏感性,抑制肌肉蛋白质的合成并干扰肌肉因子的分泌,由于肌少症本身会导致身体残疾和运动功能下降,从而形成恶性循环。缺乏运动还会使具有正向调节作用的肌肉因子分泌减少,导致肝细胞线粒体功能障碍,例如减弱线粒体相关酶活性和脂肪酸氧化能力等,引起肝脏 IR 和肝脏炎症,造成肝脏脂肪堆积,从而发生

NAFLD。有调查显示,即使在体重无明显减轻的情况下,规律运动仍可有效降低肝脏脂肪含量,这对肌少症合并 NAFLD 的患者来说是大有裨益的。

4. 营养不良 严重的营养不良会导致肝脏脂肪变性和肌肉质量减少。营养不良的人体内主要脏器的实质细胞减少,细胞内糖原成分减少,容易发生低血糖,间质内脂肪组织体积下降,但肝细胞内脂滴明显增加。另外,长期低蛋白的饮食结构使肝细胞长链脂肪酸的线粒体功能障碍和过氧化物酶体丢失,从而引起肝脏氧化功能受损。其次,饮食中缺乏足够的磷脂酰胆碱和左旋肉碱,会使脂肪酸及其他有害物质堆积,导致肝细胞死亡、肝脏脂肪变性及肝功能损害,促进 NAFLD 的发生发展。

肌少症患者常常合并营养不良,研究显示营养不良的老年人群肌少症发生风险是对照组的 4 倍。骨骼肌中蛋白氧化随年龄增长而增多,脂褐素及交联蛋白堆积导致无功能蛋白在骨骼肌中积累,若合并外源性蛋白质摄入量不足,会使老化的肌肉质量及肌力雪上加霜。

(二) 发病机制

肌少症与 NAFLD 的发病机制存在部分重叠,互为因果,包括 IR、肥胖、慢性低度炎症、肝脏因子和肌肉因子等。

1. 胰岛素抵抗 IR 是肌少症和 NAFLD 的主要共同发病机制。IR 使胰岛素的生物学效能降低,导致组织对胰岛素的敏感性下降。PI3K-Akt-mTOR 信号通路是促进骨骼肌细胞内蛋白质合成的主要途径。mTOR 是细胞生长和代谢的重要调节器,在正常状态下,胰岛素通过增强 mTOR 或核糖体蛋白 S6 激酶 β1(ribosomal protein S6 kinase β1,RPS6KB1)活性,激活下游底物真核细胞翻译起始因子 4E 结合蛋白 1(4E-binding protein 1,4E-BP1)磷酸化调节,促进肌细胞生长、增殖和代谢,维持肌肉质量。当存在骨骼肌 IR 时,mTOR 处于无活性状态,骨骼肌 PI3K-Akt-mTOR 胰岛素信号通路的信号传导受限,使肌细胞线粒体含量减少和氧化功能障碍,引起肌肉蛋白质合成减少,从而导致骨骼肌萎缩。并且肌肉量降低减少了胰岛素关键作用细胞靶位,促进葡萄糖不耐受及骨骼肌糖异生作用,进一步加剧肌肉损耗。

IR 同样对肝脏脂肪变性起重要作用,正常情况下,胰岛素通过促进脂肪分解来抑制脂肪积聚,使进入肝脏的非酯化脂肪酸减少。发生肝脏 IR 时,可诱导 SREBP-1c 的水平上调,抑制肝脏的脂肪酸 β 氧化,导致肝细胞抑制糖异生的能力受损,使游离脂肪酸(free fatty acid,FFA)生成增加,大量 FFA 被肝脏和肌肉组织再摄取。骨骼肌 IR 介导的肌肉量减少和由此导致的肌肉摄取 FFA 减少,使肝脏进一步暴露于大量 FFA,脂肪酸被肝脏代偿性摄取增多而促发 NAFLD。

研究显示,与肝脏 IR 相比,骨骼肌 IR 与 NAFLD 患者肝脏脂肪变性的关系更为密切,说明骨骼肌 IR 在 NAFLD 发生发展中起着至关重要的作用。

2. 慢性低度炎症和氧化应激 慢性低度炎症和氧化应激是肌少症及 NAFLD 的另一重要发病机制。NAFLD 是脂肪异位堆积合并慢性低度炎症状态的一种病理学表现。肝脏发生坏死后,受损的肝细胞会刺激肝巨噬细胞,触发细胞内炎症信号,释放大量炎症因子,如肿瘤坏死因子 -α(tumor necrosis factor-α,TNF-α)、白细胞介素 -6(interleukin-6,IL-6)、超敏 C 反应蛋白(high sensitivity C-reactive protein,hs-CRP)等,并招募由单核细胞衍生的巨噬细胞促进 NAFLD 进展到 NASH。慢性炎症和氧化应激可通过影响肌肉蛋白质合成与分解的平衡,诱导肌细胞凋亡,导致肌肉萎缩。

TNF-α 可刺激肝内活性氧产生,通过调节转录因子诱导肝细胞氧化应激和线粒体功能障碍,加重肝细胞炎症反应;IL-6 可抑制脂蛋白酶活性,加重脂肪蓄积及肝脏脂肪变性;hs-CRP 可促进肝脏 IR,升高 FFA 水平,使肝细胞变性。由于老年人群长期处于慢性低度炎症状态,体内 TNF-α、IL-6、hs-CRP 等炎症因子水平较普通人群升高,多种炎症因子可阻断胰岛素信号传导,发生骨骼肌 IR,诱导肌细胞凋亡,使肌肉质量及肌力缓慢下降,促进肌少症的发生。研究发现,体内高水平的 TNF-α 和 IL-6 与老年人的低肌肉质量和力量相关,hs-CRP 水平与骨骼肌质量指数和肝脏脂肪衰减指数呈显著负相关。

3. 脂肪浸润 脂肪组织作为一种内分泌器官,产生和分泌多种脂肪因子,包括脂联素(adiponectin)、瘦素(leptin)、抵抗素(resistin)、脂肪细胞型脂肪酸结合蛋白(adipocyte-fatty acid binding protein,A-FABP)、纤溶酶原激活物抑制物 -1（plasminogen activator inhibitor-1，PAI-1）等。

内脏型肥胖时，脂肪组织中非酯化脂肪酸释放增加，导致肝脏和骨骼肌脂肪异位沉积。骨骼肌脂肪浸润包括肌肉间隙脂肪组织（intermuscular adipose tissue，IMAT）和肌细胞内脂质（intramyocellular lipid，IMCL）异常聚集，骨骼肌脂肪浸润的程度随增龄而增加，是肌少症的主要组织病理学改变，对患者的肌力、躯体功能和机体代谢状态产生不良影响。骨骼肌间脂肪沉积时，肌内脂肪异常分布导致线粒体功能障碍和肌肉因子失衡，从而增加了骨骼肌细胞内的 IR、炎症、氧化应激和脂毒性，并且同时也加剧脂肪、肝脏等其他组织的 IR，脂肪组织 - 肌肉 - 肝脏的相互作用可致肝内脂肪蓄积及肌肉力量和质量下降。同时，脂肪浸润会改变脂肪组织结构和微环境，引起促炎细胞浸润，使机体持续处于慢性低度炎症状态，从而促进肌少症与 NAFLD 的发生发展。

瘦素是一种蛋白类激素，在体内参与能量代谢调节，主要由白色脂肪细胞分泌，棕色脂肪细胞、骨骼肌细胞、肝星状细胞、胃黏膜组织等也可分泌。瘦素一方面可逆转 IR、降低甘油三酯水平、提高机体对胰岛素的敏感性；另一方面，若瘦素信号传导通路环节受损或受体自身变异引起瘦素抵抗，会形成高瘦素血症，高瘦素血症可促进 IR、加重肝脏炎症并导致其向肝纤维化及肝硬化发展。多项研究发现 NAFLD 及肌少症人群体内循环瘦素水平高于正常人群，并且其体内瘦素水平与 NAFLD 严重程度呈正相关，与四肢骨骼肌质量（appendicular skeletal muscle mass，ASM）呈负相关。

A-FABP 是成熟脂肪细胞的主要细胞溶质蛋白，不仅参与脂肪酸吸收、转运和代谢过程，还通过抑制 PPAR-γ 活性及促进炎症因子表达等途径，在 IR 及炎症发生过程中发挥关键作用。研究发现血清 A-FABP 水平与四肢骨骼肌质量指数（appendicular skeletal muscle mass index，ASMI）呈独立负相关，与内脏脂肪含量呈正相关，因此有学者认为血清 A-FABP 水平可预测 NAFLD 及肌少症的发生。

脂联素是内脏脂肪细胞分泌的一种脂肪因子，它激活两种脂联素受体（受体 1 和受体 2，肝脏表面存在大量脂联素受体 2），具有改善 IR、抗炎和调节肝脏脂肪酸代谢等生物学活性。一方面，脂联素与肝细胞表面脂联素受体 2 结合后，进一步激活 PPAR-α，加速脂肪酸 β 氧化；另一方面，脂联素通过增强腺苷酸活化蛋白激酶（adenosine monophosphate-activated protein kinase，AMPK）磷酸化，提高葡萄糖转运蛋白 4（glucose transporter 4，GLUT4）活性，促进骨骼肌脂肪酸氧化，从而改善骨骼肌 IR。研究发现，脂肪浸润状态下脂联素表达下降，NAFLD 患者血浆脂联素水平显著降低，并且与 NAFLD 严重程度呈正相关，因此，低血浆脂联素水平是 NAFLD 及肌少症的发生发展的重要机制之一。

4. 肝脏因子　NAFLD 患者体内过量 FFA 氧化会促进活性氧形成，诱导肝脏氧化应激和促炎因子的产生，除了直接引起肝损伤和肝纤维化发展，肝细胞还通过内分泌、自分泌和旁分泌方式产生多种肝脏因子，发挥调节代谢的作用，包括胎球蛋白 A 和 B、硒蛋白 P、成纤维细胞生长因子 -21（fibroblast growth factor-21，FGF-21）、白细胞衍生趋化因子 2（leukocyte cell-derived chemotaxin 2，LECT2）、血管生成素样蛋白 4（angiopoietin like protein 4，ANGPTL4）、性激素结合球蛋白（sex hormone binding globulin，SHBG）和肝活素（hepassocin，HPS）等。

FGF-21 是一种主要由肝脏分泌的激素，也可由骨骼肌、脂肪、肾脏等组织分泌，具有调节糖脂代谢以及胰岛素敏感性的作用。肝源性 FGF-21 在一定程度上可抑制高脂饮食诱导活化的肝脏氧化应激及炎症反应，降低肝脏脂肪积聚，恢复胰岛素信号通路，改善 IR。肌源性 FGF-21 可增强骨骼肌摄取葡萄糖、提高胰岛素敏感性。研究表明，NAFLD 和肌少症患者外周血中 FGF-21 水平明显升高，并与疾病的严重程度密切相关。一方面 NAFLD 患者体内 PPAR-α 受体被脂肪酸持续激活，该信号通路失调导致 FGF-21 水平升高；另一方面 FGF-21 过表达可上调如 Binp3 蛋白等多种代谢通路，介导自噬小体形成和肌肉萎缩，导致肌少症的发生。

LECT2 是一种新型肝脏因子，可介导肥胖和骨骼肌 IR。NAFLD 及肌少症患者体内循环 LECT2 水平均高于正常人群，LECT2 与血脂、hs-CRP 和肝脏转氨酶水平呈正相关。LECT2 通过激活肌细胞 c-Jun 氨基端激酶（c-Jun N-terminal kinase，JNK）信号转导通路磷酸化阻断胰岛素信号传导，从而诱导骨骼肌 IR 发生。LECT2 还可通过激活信号转导及转录活化因子 1（signal transduction and activator of transcription 1，STAT1）信号转导途径诱导 NAFLD 的发生和发展。

5. 骨骼肌和肌肉因子　骨骼肌作为一种内分泌器官，在维持机体代谢平衡方面发挥着重要的作用。骨骼肌通过分泌多种肌肉因子与肝脏、脂肪、骨骼等脏器建立联系，参与肌少症和 NAFLD 的发病机制。对肌肉生长具有正向调控作用的肌肉因子包括：IL-6、IL-13、IL-15、IGF-1、鸢尾素（irisin）、肌联素（myonectin）、脑源性神经营养因子（brain-derived neurotrophic factor，BDNF）、FGF-2 等，这些肌肉因子被证实对 NAFLD 的发生同样具有保护作用。在慢性炎症状态和身体缺乏活动时，骨骼肌会产生一种 TGF-β 超家族成员肌生成抑制蛋白（myostatin，MSTN），MSTN 对肌肉生长起负调控作用，同时可促进 NAFLD 的发生发展。

体内长期高水平的 IL-6 作为一种重要的炎症因子，可参与 NAFLD 与肌少症的发生发展。IL-6 也是肌肉收缩时所产生的一种细胞因子，体内 IL-6 的水平与运动时长及参与运动的骨骼肌数量呈显著正相关。骨骼肌分泌的 IL-6 不仅可参与肌肉损伤和修复，也在肝脏中通过介导葡萄糖生成和脂肪酸 β 氧化发挥抗炎作用。通常状态下，IL-6 作为一种肝脏保护因子可抑制氧化应激，但长期持续高水平的 IL-6 则可诱发并加重肝细胞炎症反应。

鸢尾素可诱导白色脂肪组织褐变，显著增加机体的能量消耗，从而减轻体质量，改善肥胖和 IR 状态。鸢尾素一方面通过激活 PPAR-α 受体促进肝脏脂肪酸 β 氧化和脂质代谢，另一方面通过上调 FGF-21 基因，改善肝脏脂肪变性和 IR。

肌联素作为补体 C1q/ 肿瘤坏死因子相关蛋白（complement C1q/tumor necrosis factor-related protein，CTRP）家族成员，又叫作补体 C1q/ 肿瘤坏死因子相关蛋白 15（CTRP15）。其特异性地在骨骼肌中大量表达，受机体代谢状况调节，具有显著的内分泌特征。目前研究认为肌联素可通过内分泌的形式作用于外周脂肪组织和肝脏，上调脂肪酸转运蛋白的表达，促进脂肪酸的摄入，降低血清中 FFA 水平，发挥调节脂质代谢的作用，进而参与肥胖和 IR 的发生。

MSTN 是骨骼肌生长的负向调节因子，通过自分泌作用激活蛋白水解途径和抑制骨骼肌蛋白质合成，阻断肌肉的生长和分化。MSTN 受体同时存在于肝星状细胞上，MSTN 水平升高可激活肝星状细胞并促进 NAFLD 的纤维化进展，MSTN 还可通过降低脂联素水平来抑制胰岛素信号传导和脂肪氧化，加重肝脏脂肪沉积。

三、防治策略

肌少症合并 NAFLD 治疗的首要目标：通过改变生活方式达到减肥和增加骨骼肌质量的目的，从而改善机体 IR 和代谢紊乱。目前国内外还没有明确批准可用于特异性治疗 NAFLD 或肌少症的药物，因此联合运用饮食疗法与运动疗法是主要的方法。对于 NAFLD 的早期识别尤为重要，与其他肝病病因相比，由 NAFLD 发展为肝硬化的患者更容易合并严重肌少症。NAFLD 合并肌少症的患者中，肌少症性肥胖占比较高，因此其营养管理有了新的挑战：减少内脏脂肪含量的同时增加肌肉质量和力量，以此减轻或维持体重。对于老年患者的治疗，还需同时考虑其他共病因素，包括糖尿病、高血压病、冠心病、代谢综合征以及老年综合征等。

（一）运动

运动训练是公认有效的治疗方式，缺乏体力活动是多种疾病全因死亡率的强有力预测因子。目前预防及治疗肌少症与 NAFLD 的主要运动类型包括有氧运动与抗阻运动，并且二者联合训练比单独使用其中一项有更好的效果。一方面，运动可促进肝脏对胰岛素的摄取并提高胰岛素敏感性，从而降低肝脏脂肪含量；另一方面，运动还可纠正线粒体功能障碍、调控骨骼肌细胞因子表达、调节炎症通路以及激活骨骼肌自噬，从而增加骨骼肌质量和力量。

肌少症与 NAFLD 患者应规律进行运动训练，目标为每周 150 分钟 ~300 分钟中等强度或 75 分钟 ~

150 分钟高强度的有氧运动,抗阻运动作为有氧运动的必要补充。有氧运动主要通过提高有氧耐力,增加 NAFLD 患者肝脏内氧化供能,减少肝内脂质含量,以及增强胰岛素信号通路敏感性,促进健康线粒体和骨骼肌细胞蛋白合成,提高肌少症患者骨骼肌整体功能。抗阻运动则主要利用阻力促进肌肉收缩,增强爆发力和肌肉耐力使骨骼肌肉得到改善,同时降低患者体内总脂肪、总胆固醇含量,从而提高胰岛素的敏感性,减少 FFA 向肝脏内部的流入。2007 年—2016 年美国国家卫生与营养评估调查显示,坐姿时间与 NAFLD 发病之间呈剂量效应关系,空余时间体力活动及通勤相关体力活动(每周 ≥ 150 分钟)分别降低 NAFLD 发病风险的 40% 和 33%。无论有氧运动还是抗阻运动,只要长期坚持都可以有效改善脂肪肝和增强肌肉力量和耐受力。

合并重度肥胖、骨关节肌肉病变、心肺功能不全等基础疾病的患者并不适合所有类型的运动治疗。为了使患者最大限度获益,保证运动治疗的安全性,需要结合其基础疾病、体能、心理承受能力等综合制定个性化运动方案。

(二) 营养

对于肌少症与 NAFLD 共病患者而言,营养治疗的目标在于减少内脏脂肪含量的同时优化和保持肌肉质量及力量。营养治疗包括限制高热量饮食、增加蛋白质摄入及提供必需氨基酸、脂肪酸、维生素、微量元素等。

摄入足量蛋白质可减少蛋白质分解代谢,推荐 NAFLD 患者最低蛋白质摄入量为 1.2~1.5g/(kg·d),肌少症患者 1.0~1.5g/(kg·d),优质蛋白比例应达 50%,以获得足够的支链氨基酸,推荐摄入鸡蛋、鸡肉、鱼、坚果、扁豆或大豆作为蛋白质来源。有研究提出,当 NAFLD 发展为失代偿期肝硬化且合并肌少症时,需 1.5~2.0g/(kg·d) 的蛋白质以防止肌肉量进一步损失。同时,应鼓励患者少食多餐,避免两餐之间超过 4 小时~6 小时,可以在晚上适当吃点零食,以缩短隔夜禁食时间,从而最大限度地减少肌肉分解,睡前零食应考虑含有蛋白质和至少 50g 复合碳水化合物。

对于 NAFLD 合并肌少症性肥胖患者,减肥是治疗的基础,有研究建议采用适度低热量饮食:热量摄入减少 500~1 000kcal/d,或女性 1 200kcal/d,男性 1 400~1 500kcal/d。总热量减少的前提下,适当减少饱和脂肪酸和反式脂肪酸、单糖和双糖(尤其是含果糖饮料)、深加工食品和快餐食品的摄入,减少外出就餐。低热量饮食可以减轻体重、改善 IR、降低肝酶及减少肝内脂肪沉积,即使体重恢复 2 年后肝内脂肪沉积的改善仍可持续。在 NAFLD 患者中试验了多种饮食模式,发现"地中海饮食(mediterranean diet,MD)"可达成这一目标,该饮食结构由高纤维、低碳水化合物、低脂肪和低果糖组成,每天食用新鲜蔬菜、水果、五谷杂粮、豆类、鱼类及 ω-3 脂肪酸(如橄榄油、坚果和植物种子),尽量减少乳制品、红肉和加工肉摄入。地中海饮食模式已被证明可以降低心血管疾病风险、改善 IR 及糖尿病、降低肝脏脂肪含量及肝硬度值。有证据显示,体重下降 5% 即可减少肝脏脂肪变性,体重下降 7% 可显著降低血清转氨酶水平并改善肝脏炎症,下降超过 10% 可使转氨酶水平完全恢复正常并逆转或稳定肝脏纤维化。但对于合并肌少症的非肥胖 NAFLD 患者,仅通过限制热量减重可能会进一步加重肌少症,这种情况下,饮食干预可侧重减少脂肪和糖类摄入,保证足够的蛋白质供应。

某些营养素缺乏与 NAFLD 和肌少症之间存在相关性。具有抗氧化作用的维生素 E 有助于改善肝脏的炎性反应和纤维化程度,研究显示,每天服用 800IU 维生素 E 能够降低 NASH 患者体内血清丙氨酸转氨酶和天冬氨酸转氨酶水平,改善肝脂肪变性程度。在氧化应激诱导的早衰过程中,维生素 E 可以通过增加成肌细胞的增殖能力和维持卫星细胞的更新来促进肌肉再生,需要注意大剂量补充维生素 E 可致蓄积中毒。维生素 D 参与肌少症及 NAFLD 共同的发病机制,建议患者中血清 25(OH)D 水平不应低于 30ng/mL。其他营养素如维生素 B$_{12}$、ω-3 脂肪酸、β- 羟基 β- 甲基丁酸盐(β-hydroxy β-methyl butyrate,HMβ),以及硒、锌、铁、镁等微量元素,均对骨骼肌和肝脏有保护作用,需注意均衡摄入。

对于所有患肝脏疾病的患者,无论病因如何都应严格戒酒,尤其是合并肌少症时,研究显示成年人的饮酒量与肌肉力量的变化之间存在显著的负相关。由于 NAFLD 和肌少症患者中个体的代谢和营养状况存在差异,应制定个性化营养干预方案,并进行诸如糖尿病等代谢相关疾病的共病管理。

（三）药物治疗

治疗 NAFLD 的首要目标为减肥和改善 IR,预防和治疗代谢综合征、糖尿病及其相关并发症,次要目标为减少肝脂肪沉积,阻止肝病进展,避免 NASH、肝硬化、肝功能衰竭、肝细胞癌及其并发症的发生。根据 NAFLD 患者病情可选用的有效药物主要为抗炎保肝药,如水飞蓟素、双环醇、多烯磷脂酰胆碱、甘草酸二胺、还原型谷胱甘肽、S- 腺苷甲硫氨酸、熊脱氧胆酸等,但这些药物对 NASH 和肝纤维化的治疗效果仍需进一步的临床试验证实。鉴于 IR 在 NAFLD 发病机制中的重要作用,可选用改善代谢的药物,胰岛素增敏剂成为治疗 NAFLD 较有前景的药物,如噻唑烷二酮类（thiazolidinedione,TZD）、胰高血糖素样肽 -1（glucagon-like peptide-1,GLP-1）、二肽基肽酶 -4（dipeptidyl peptidase-4,DPP-4）抑制剂、二甲双胍等。其他可能有效的药物治疗包括降脂药（如他汀类药物）、抗氧化剂（如维生素 E）、法尼醇 X 受体（farnesoid X receptor,FXR）激动剂（如奥贝胆酸）、调节肠道微生态的药物（如益生菌、益生元）等。还有一些药物处于研究阶段,包括 CCR2/5 双重拮抗剂 cenicriviroc（CVC）、PPAR-α/δ 双重激动剂 elafibranor、凋亡信号调节激酶 -1（apoptosis signal regulating kinase-1,ASK-1）抑制剂 selonsertib 等。

目前国内外暂无经批准可用于临床治疗肌少症的药物。针对肌少症的在研药物包括激素类药物如 GH、睾酮、选择性雄激素受体调节剂、褪黑素、MSTN 抑制剂等,降糖类药物如二甲双胍、TZD 等,此外,还有血管紧张素转化酶抑制剂（angiotensin converting enzyme inhibitor,ACEI）、胃促生长素、支链氨基酸、左旋肉碱、ω-3 多不饱和脂肪酸、锌等。鉴于 MSTN 在肌少症发生发展过程中的重要作用,现已成为治疗肌少症的研究靶点。动物研究表明,MSTN 抑制剂可缓解小鼠肝脏 IR 和脂肪沉积,Ⅱ期临床研究发现,应用 MSTN 抑制剂可增加老年肌少症患者的肌肉质量,但幅度有限。

最近有研究发现 NAFLD 患者存在"肠 - 肝轴"功能紊乱,可通过鸟氨酸氨甲酰基转移酶（ornithine carbamyl transferase,OCT）和氨甲酰磷酸合成酶（carbamoyl phosphate synthetase,CPS）甲基化抑制尿素合成,引起氨在肝脏积聚从而加重肝脏损伤和纤维化,后者进一步导致肝细胞对氨的处理能力下降并诱发高氨血症。并且,高氨血症与肌少症的发生也关系密切。一方面,NAFLD 患者释放的肝脏因子与高血氨通过肌细胞蛋白质稳态失衡促进 MSTN 的表达,抑制肌肉蛋白合成;另一方面,氨还通过影响线粒体功能和促进氧化应激导致肌肉蛋白分解。同时,肌少症又可通过加剧 IR 和糖脂代谢紊乱,使肌肉与肝脏之间的丙氨酸 - 葡萄糖循环受损,导致氨的转运障碍,最终形成恶性循环。因此,降氨治疗有望成为肌少症和 NAFLD 治疗的新靶点,但仍需进一步深入研究。

目前肌少症及 NAFLD 的治疗药物有限,且大多处于研究阶段,临床试验仍需更多安全性和有效性的数据。在这些新的药物进入临床以前,肌少症和 NAFLD 单病或共病的治疗,仍然有赖于健康的生活方式。个体化营养支持联合运动疗法是目前公认的有效措施。

（顾子微　赵柯湘）

参 考 文 献

1. Powell EE, Wong VW, Rinella M.. Non-alcoholic fatty liver disease. Lancet, 2021, 397 (10290): 2212-2224.

2. Kuchay MS, Martínez-Montoro JI, Kaur P, et al. Non-alcoholic fatty liver disease-related fibrosis and sarcopenia: An altered liver-muscle crosstalk leading to increased mortality risk. Ageing Res Rev, 2022, 80: 101696.

3. Lee MJ, Kim EH, Bae SJ, et al. Age-Related Decrease in Skeletal Muscle Mass Is an Independent Risk Factor for Incident Nonalcoholic Fatty Liver Disease: A 10-Year Retrospective Cohort Study. Gut Liver, 2019, 13 (1): 67-76.

4. Kim JA, Choi KM.. Sarcopenia and fatty liver disease. Hepatol Int, 2019, 13 (6): 674-687.

5. Mikolasevic I, Pavic T, Kanizaj TF, et al. Nonalcoholic Fatty Liver Disease and Sarcopenia: Where Do We Stand? Can J Gastro-enterol Hepatol, 2020, 2020: 8859719.

6. Flippo Kyle H, Potthoff Matthew J. Metabolic Messengers: FGF21. Nat Metab, 2021, 3 (3): 309-317.

7. Dzik KP, Kaczor JJ. Mechanisms of vitamin D on skeletal muscle function: oxidative stress, energy metabolism and anabolic state. Eur J Appl Physiol, 2019, 119 (4): 825-839.

8. El-Boshy M, BaSalamah MA, Ahmad J, et al. Vitamin D protects against oxidative stress, inflammation and hepatorenal damage induced by acute paracetamol toxicity in rat. Free Radic Biol Med, 2019, 141: 310-321.

9. De Fré C H, De Fré M A, Kwanten W J, et al. Sarcopenia in patients with non-alcoholic fatty liver disease: is it a clinically significant entity？ Obes Rev, 2019, 20 (2): 353-363.

10. Bhanji RA, Narayanan P, Moynagh MR, et al.. Differing Impact of Sarcopenia and Frailty in Nonalcoholic Steatohepatitis and Alcoholic Liver Disease. Liver Transpl, 2019, 25 (1): 14-24.

11. Cui Y, Huang C, Momma H, et al. The longitudinal association between alcohol consumption and muscle strength: A popula-tion-based prospective study. J Musculoskelet Neuronal Interact, 2019, 19 (3): 294-299.

12. Bischoff SC, Bernal W, Dasarathy S, et al. ESPEN guideline on clinical nutrition in liver disease. Clin Nutr, 2019, 38 (12): 485-521.

13. European Association for the Study of the Liver. EASL Clinical Practice Guidelines on nutrition in chronic liver disease. J Hepatol, 2019, 70: 172-193.

14. Abenavoli L, Boccuto L, Federico A, et al. Diet and Non-Alcoholic Fatty Liver Disease: The Mediterranean Way. Int J Environ Res Public Health, 2019, 16 (17): 3011.

15. El Sherif O, Dhaliwal A, Newsome PN, et al. Sarcopenia in nonalcoholic fatty liver disease: new challenges for clinical prac-tice. Expert Rev Gastroenterol Hepatol, 2020, 14 (3): 197-205.

第二十五章　肌少症与肝硬化

肝硬化（liver cirrhosis）是各种慢性肝病进展至以肝脏慢性炎症、弥漫性纤维化、假小叶、再生结节和肝内外血管增殖为特征的病理阶段，代偿期无明显症状，失代偿期以门静脉高压和肝功能减退为临床特征，患者常因并发食管-胃底静脉曲张出血、肝性脑病、感染、肝肾综合征和门静脉血栓等多器官功能慢性衰竭而死亡。临床上采用腹水、血清白蛋白（albumin，ALB）、胆红素及凝血酶原时间（prothrombin time，PT）等指标建立了 Child-Pugh 改良分级评分（Child-Turcotte Pugh score，CTP score）标准，对肝硬化患者严重程度及预后进行评估。根据患者 CTP 评分可将肝功能分为 A、B、C 3 个等级，A、B、C 级患者 1 年内肝病相关病死率分别为<5%、20%、55%。

由于全球人口数量增多和年龄构成变化，肝硬化死亡人数呈增多趋势，但年龄标准化死亡率趋于降低。2010 年全球疾病负担研究（Global Burden of Disease Study，GBD）结果表明，从 1980 年到 2010 年，肝硬化死亡人数从约 68 万增至 100 多万，而年龄标准化死亡率从 20.0/10 万降至 15.8/10 万。2017 年 GBD 结果表明，1990 年到 2017 年，肝硬化死亡人数从 89.9 万增至超过 132 万，而年龄标准化死亡率从 21.0/10 万降至 16.5/10 万；失代偿期肝硬化的年龄标准化患病率上升，2017 年达 1 060 万人。1990 年到 2016 年，我国肝硬化和慢性肝病患病人数从近 700 万增至近 1 200 万，全年龄组患病率增高了 44%，而年龄标准化患病率降低了 5.8%；全年龄组病死率降低了 17.6%，年龄标准化死亡率降低了 51.2%；男性患病率、死亡率及标准化患病率、死亡率均高于女性。在此期间，我国肝硬化发生了明显的病因学变化，由丙型肝炎病毒（hepatitis C virus，HCV）感染和酒精摄入致病的肝硬化和慢性肝病患者人数增加了 86.6%，因酒精摄入、乙型肝炎病毒（hepatitis B virus，HBV）、HCV 及其他病因致病的年龄标准化患病率分别降低了 6.9%、5.8%、4.3% 和 5.7%，因酒精摄入、HBV、HCV 及其他原因致病的年龄标准化死亡率分别降低了 51.6%、50.5%、47.8% 和 56.9%。

一、定义及流行病学

肌少症是肝硬化常见的并发症之一，在肝硬化患者中患病率约 40%~70%，但目前尚无关于此并发症的明确定义和翻译名称，在 2019 中华医学会肝病学分会制定的肝硬化诊治指南中称其为肝硬化性肌萎缩，也有学者称其为肝硬化肌少症（sarcopenia in patients with liver cirrhosis），美国肝病学会（American Association for the Study of Liver Diseases，AASLD）则操作性地将肌肉质量损失的表征定义为肝硬化合并肌少症（sarcopenia in patients with cirrhosis），将肌肉收缩功能受损的表征定义为肝硬化合并衰弱（frailty in patients with cirrhosis），该指南承认肝硬化合并衰弱与肝硬化合并肌少症有关，且在患者中常同时出现。根据欧洲老年肌少症工作组（EWGSOP）对肌少症的定义，笔者认为将肝硬化合并衰弱和肌少症统称为肝硬化相关性肌少症更恰当。

肝硬化相关性肌少症患者发生跌倒、骨折、感染的风险增高，预后较差，病死率相对较高。对 22 项研究报道共 6 965 例肝硬化患者的荟萃分析表明，肌少症在肝硬化患者中的患病率高达 37.5%，男性患病率（41.9%）高于女性（28.7%），其中酒精性肝病（49.6%）高于非酒精性肝病（33.4%），Child-Pugh 改良分级评分

C 级（46.7%）高于 B（37.9%）或 A 级（28.3%）。肝硬化合并肌少症患者 1、3、5 年累计生存率分别为 76.6%、64.3%、45.3%，显著低于非肌少症患者的 93.4%、82.0%、74.2%。研究还发现，骨骼肌质量指数（skeletal muscle mass index，SMI）简称肌指数，即肌肉横截面积（cm²）与身高平方（m²）的比值，与死亡有关，校正其他因素的效应后，风险比（Hazard Ratio，HR）为 0.95，即肌指数每增加一个单位，患者的死亡风险可降低 5%。肌少症可使肝硬化患者的死亡风险增高 2 倍以上，显著影响患者长期预后。

二、病因及发病机制

肝硬化相关性肌少症有多方面的病因，包括营养不良、肝硬化疾病影响、其他系统疾病影响、体力活动缺乏及社会环境因素等。

（一）营养物质摄入不足

常量元素摄入量不足的原因有很多，包括肝硬化患者早期饱腹感、厌食症、恶心呕吐、味觉障碍、低钠血症或低钾血症、意识水平受损、自由饮水限制以及因手术和住院频繁禁食等。许多肝硬化患者对疾病自我管理（包括营养治疗）的了解有限也会导致常量元素摄入不足。

吸收不良可导致肝硬化患者缺乏微量营养素，同时影响常量营养素摄入和吸收的因素也可导致微量营养素的缺乏。酒精性肝病患者常缺乏叶酸、维生素 B_1、锌、硒、维生素 D 和维生素 E，而胆汁淤积性肝病患者常缺乏脂溶性维生素。

维生素 D 首先在肝脏中通过羟基化作用转化成 25- 羟维生素 D，然后在肾脏中进一步羟化为具有活性的 1,25- 二羟维生素 D，即活性维生素 D。活性维生素 D 不仅可与肌肉组织的维生素 D 受体（vitamin D receptor，VDR）结合，促进肌肉蛋白的合成，而且可以促进 Ⅱ 型肌纤维数量增多及体积增大，活性维生素 D 还可激活腺苷一磷酸（adenosine monophosphate，AMP）或花生四烯酸，促进钙离子向肌质网的转运，从而进一步触发肌肉收缩。在普通人群中，维生素 D 缺乏即可导致肌肉收缩功能受损，而且随着年龄的增长，肌肉组织中的 VDR 的数量减少，进一步导致肌肉质量下降。此外，肝硬化患者普遍存在维生素 D 缺乏，是否影响维生素 D 的第一步羟化作用目前尚缺乏研究资料，但可能导致肌少症的进展。

硒、锌等微量元素对维持和提高骨骼肌的结构和功能有重要作用。缺硒会导致线粒体氧化磷酸化功能障碍，从而影响骨骼肌的合成和功能。铁和锌有抗氧化应激的作用，而氧化应激可影响骨骼肌的质量和功能。有研究显示，氧化应激可导致肌肉萎缩和肌肉强度降低。锌是尿素循环中氨代谢的辅助因子，缺锌也与肝硬化患者合并肌少症有关。目前关于微量元素与肝硬化相关性肌少症之间的关系多为观察性研究，具体机制仍不清楚，需要更多的研究阐明。

（二）代谢紊乱

营养代谢紊乱可由多因素所致，由消化不良、吸收不良和大量营养物质代谢改变等引起。比如，胆汁淤积可改变胆盐在肠肝中的循环，造成胆盐调节失调，从而可能导致血清和组织中胆盐毒性水平升高，最终造成机体代谢紊乱、脂肪酸吸收不良和脂溶性维生素缺乏。肝硬化患者消化不良和吸收不良还受其他因素影响，包括门静脉系统分流、胰酶缺乏、细菌过度生长等。腹胀、食欲降低等消化道症状导致进食减少，并发胃肠道淤血、肠道菌群紊乱等引起肠道吸收功能减弱，以及肝脏合成功能减退导致营养物质合成障碍等，均可影响营养物质的摄入和吸收。另外，肝脏的高分解代谢状态也使骨骼肌消耗增加，导致肝病患者肌肉减少。由于肝功能受损，肝硬化患者对禁食的适应性反应差，禁食 10 小时内，脂肪酸氧化、肌肉和肝糖原减少的情况与健康受试者饥饿 3 天后观察到的情况相同。

慢性肝病的肝衰竭和相关营养代谢与生化缺陷会导致全身蛋白质稳态的改变。营养物质缺乏影响蛋白质合成和分解代谢以及骨骼肌再生能力，从而影响骨骼肌质量，该过程需要多种营养物质参与，蛋白质的合成受氨基酸供应的影响。有研究发现，氨基酸可以激活 PI3K-Akt-mTOR 信号通路。通过级联反应改变翻译调节因子 p70 核糖体蛋白 s6 激酶（p70s6k）和 4E-BP1 的磷酸化状态，磷酸化的 p70s6k 和 4E-BP1 可启动翻译过程，从而促进肌细胞蛋白质的合成。因此，氨基酸缺乏或通路组成蛋白受损将导致肌蛋白的合成减少。肌生成抑制蛋白(myostatin)是转化生长因子 -β(transforming growth factor-β,TGF-β)超家族的成员,主要分布于骨骼肌,能通过改变细胞周期来抑制肌细胞的分化,还可以通过下调 PI3K-Akt-mTOR 通路来抑制肌肉蛋白合成。此外,肌生成抑制蛋白可以上调泛素 - 蛋白酶体系统及自噬溶酶体,进而引起骨骼肌蛋白的降解。当机体内氨基酸供应充足时,肌生成抑制蛋白的表达将受到抑制,从而导致肌肉蛋白质合成率大于肌肉蛋白降解率。

肌肉质量的降低不仅受蛋白质代谢异常的影响,还与碳水化合物和脂肪代谢异常有关。研究表明,肝病患者可出现糖异生增加、胰岛素抵抗增加、脂解增加和酮体生成等营养素代谢异常,促使肌肉萎缩的发生。对肝硬化患者糖代谢的研究发现,肝硬化患者葡萄糖摄取率、氧化率、储存率明显降低,导致葡萄糖利用障碍,糖异生和脂肪酸氧化在能量吸收后或禁食早期增加,使肝硬化患者表现出饥饿反应加速。由于脂肪酸不能参与糖异生,因此肝硬化患者糖异生的主要原料源自骨骼肌蛋白质分解产生的氨基酸。可见,肝硬化患者的肌肉丧失可能是为肝脏提供葡萄糖的代偿机制。骨骼肌内的蛋白质分解产生芳香族氨基酸(aromatic amino acid,AAA)和支链氨基酸(branched chain amino acid,BCAA),BCAA 在骨骼肌内完成分解代谢,AAA 在肝内分解代谢作为能量来源。研究发现,晚期肝病患者常出现蛋白质和氨基酸代谢异常,由于肝硬化肝细胞功能障碍和门体分流以及肝脏和肌肉中蛋白质降解增加,导致 AAA 的分解代谢降低及血浆 AAA 浓度升高;由于参与骨骼肌中氨的处理,导致 BCAA 浓度降低,因此 BCAA/AAA 比值降低,即 BCAA/AAA 比值失衡。研究表明,细胞内氨基酸浓度降低会激活适应性反应,包括骨骼肌自噬增加,BCAA/AAA 降低与肝硬化相关并发症——肝性脑病的发病机制有关。

高代谢水平可导致肝糖原合成和储存减少,导致大量营养物质代谢改变或"加速饥饿",造成糖原分解、糖异生和脂肪酸氧化。高代谢指高于静息能量消耗(resting energy expenditure,REE)。高代谢及其相关的分解代谢状态也会导致摄入和需求之间的失衡,15% 以上的肝硬化患者会出现这种情况,但高代谢与疾病严重程度或其他因素的相关性仍不明确。

(三) 高血氨的毒性

肝脏与肌肉之间通过多种介质相互影响,两者之间的这个关系称为肝 - 肌轴(liver-muscle axis)。涉及的介质包括:高氨血症、生长激素、睾酮、内毒素血症等。临床研究发现,肝硬化相关性肌少症与高氨血症有关。成人每天约产生 1 000mmol 的氨,来源于氨基酸和其他含氮物质的代谢。血氨有三个来源:①氨基酸脱氨基作用和胺类分解;②肠道细菌作用产生氨:蛋白质和氨基酸在肠道细菌作用下可产生氨,肠道尿素经细菌尿素酶水解也可产生氨,这是血氨的主要来源;③肾小管上皮细胞分泌的氨主要来自谷氨酰胺。体内的氨主要在肝脏合成尿素,只有少部分氨在肾以铵盐形式随尿排出。生理情况下,血氨的来源与去路保持动态平衡,任何生理或病理原因引起机体氨代谢异常均可致高氨血症。高氨血症常见于肝硬化,在肝性脑病的发病机制中起重要作用。肝硬化患者代谢能力丧失可引起肝氨清除率受损,肝功能障碍和门体分流降低了患者肝脏对氨的解毒能力,由于门静脉分流增加使全身氨浓度增高,引发骨骼肌在氨的代谢和清除方面的代偿作用。在病理生理水平上,肝硬化患者的分解代谢状态发生异常,导致能量需求和摄入失衡,蛋白质代谢改变,尤其是谷氨酰胺合成和氨解毒必需的 BCAA 代谢改变,从而使血液中的 BCAA 水平降低,加速肌肉组织分解。此外,氨具有肌肉毒性,可使骨骼肌中蛋白质合成减少、自噬增加、蛋白质分解和线粒体氧化功能障碍,最终对肌肉产生病理性影响。

高氨血症减少肌肉蛋白质合成主要有以下几个途径:①通过核因子 κB(nuclear factor kappa-B,NF-κB)依赖的途径激活肌生成抑制蛋白;②高氨血症导致骨骼肌对硝化蛋白质的自噬增加;③三羧酸循环中间体 α- 酮戊二酸缺乏,氧化应激增强,进而导致线粒体功能损害。肌肉中的氨在线粒体中进行代谢,需要谷氨酰胺的参与,谷氨酰胺形成又依赖于 α- 酮戊二酸产生谷氨酸。在高氨状态下,谷氨酸需求量剧增。因此需要分解支链氨基酸为三羧酸循环提供碳骨架,重新合成 α- 酮戊二酸,维持足够的谷氨酸水平,用于氨的代谢和谷氨酰胺的形成。但同时,肌肉氨代谢对支链氨基酸的需求增加会消耗蛋白质合成所需支链氨基酸,进而导致肌肉合成减少。因此,骨骼肌中的高浓度氨可引起线粒体功能障碍、活性氧(reactive oxygen species,ROS)形成增加和氧化应激,进而造成肌肉蛋白质和脂质氧化损伤,最终导致肌少症。此外,在高氨状态下,真核起始因子 -2(eukaryotic initiation factor 2,eIF2)的磷酸化增加,从而影响 DNA 转录,进而影响肝脏蛋白质合成。此外,骨骼肌中氨浓度增加会抑制脱氢酶,例如丙酮酸脱氢酶和 α- 酮戊二酸脱氢酶,使乙酰辅酶 A 和琥珀酰辅酶 A 生成减少,导致持续的线粒体功能障碍和蛋白质合成受损,从而引起肌肉萎缩。高氨血症还可导致来自线粒体内膜中电子传递链的复合物Ⅲ的电子泄露,使活性氧产生增加,引起细胞损伤,并诱导肌肉自噬,损害肌肉收缩功能。在肝硬化中,由于肾功能发生障碍和肝氨处理减少,骨骼肌氨浓度增高。高氨血症期间,肌肉中三羧酸循环减弱、线粒体功能受损、ATP 合成减少、糖异生增加以及骨骼肌中脂肪酸氧化增加,这些变化共同导致肌肉蛋白质合成减少。由于线粒体在肌肉新陈代谢调节中有重要作用,线粒体数量减少及功能障碍将使肌肉的收缩蛋白在翻译后修饰过程中发生生物能量功能障碍,导致肌肉收缩功能障碍和肌肉质量损失,因此对肝硬化相关性肌少症的干预研究应注重线粒体的生成和功能维持。

(四)肝硬化的不同病因

肝硬化的病因可能与肌少症发生密切相关。酒精性肝脏疾病患者的肌少症患病率特别高,约 80% 的失代偿期肝硬化患者有肌少症症状,约 60% 的非酒精性脂肪性肝病、慢性丙型肝炎及酒精暴露患者的肌肉自噬增加,蛋白酶活性受抑,胰岛素样生长因子 1(IGF-1)合成降低。此外,由于胰岛素抵抗和慢性全身炎症的叠加作用,肝硬化继发性非酒精性脂肪性肝病患者的肌少症风险可能增高。还有,以胆汁淤积为主的肝病,如原发性硬化性胆管炎,会导致血清胆汁酸水平升高,进而影响正常肌肉中胆汁酸受体 G 蛋白的表达,诱导骨骼肌发生萎缩。肝脏疾病患者的门静脉高压的并发症也会导致营养不良和肌肉功能障碍,主要与厌食症、体力活动减少和频繁住院有关。在这些病因中,酒精性肝硬化肌少症需要引起重视,酒精可通过激活肌生成抑制蛋白或直接抑制 mTOR 而减少骨骼肌蛋白质的合成,也可导致骨骼肌细胞线粒体数量减少、ATP 合成速率降低和蛋白质合成的减少。肌少症患者的肝性脑病患病率比非肌少症患者高约 20%,并且合并有肌少症的肝性脑病患者比非肌少症的平均生存期短 25 个月左右。

(五)炎症

炎症相关的疾病均可导致肝硬化相关性肌少症。肝硬化患者存在全身低度炎症状态,许多炎症因子在肌肉蛋白降解过程中也起重要作用。在能量缺乏的状态下,AMP 活化蛋白激酶(AMP-activated protein kinase,AMPK)通路激活,以减少细胞对 ATP 的消耗。AMPK 的激活不仅抑制哺乳动物雷帕霉素复合物 1 靶点(mTORC-1),还刺激受损肌肉中的肌生成抑制蛋白信号转导。AMPK 在 Akt 非依赖性位点可以磷酸化叉头转录因子(forkhead box O,FoxO)蛋白 FoxO3,刺激其转录活性,从而诱导肌肉萎缩盒 F 蛋白(muscle atrophy F-box,MAFbx)和肌肉环状指蛋白 1(muscle ring finger protein 1,MuRF1)的表达。此外,肝硬化患者循环中的炎症标志物如白细胞介素 -6(interleukin-6,IL-6)、C 反应蛋白和肿瘤坏死因子 -α(tumor necrosis factor-α,TNF-α)水平升高。IL-6、TNF-α 等细胞因子的多方面协同作用,也是导致肝硬化患者肌肉萎缩的重要原因,这些炎症因子可能减少肌肉蛋白合成并增加肌肉蛋白降解,加速衰弱、肌少症及后续并发症。

除肝硬化外,慢性肝病也可导致全身炎症,容易发展为衰弱和肌少症。慢性丙型肝炎患者炎症细胞因子升高,用抗病毒药物根除 HCV 会导致这些标记物的降低。酒精性肝病和非酒精性脂肪性肝病也具有全身炎症标记物升高的特征。泛素 - 蛋白酶体途径(ubiquitin proteasome pathway,UPP)是肌肉蛋白质水解的主要途径,用来降解错误折叠或未折叠蛋白。蛋白质与泛素结合标记后,在 26S 蛋白酶体降解。过度激活的 UPP 促使骨骼肌蛋白质分解,导致肌肉萎缩,其特征是肌肉特异性 E3 型泛素 - 蛋白连接酶增加,调控骨骼肌中蛋白质分解。MAFbx 和 MuRF1 是两种常见的肌肉特异性 E3 型泛素 - 蛋白连接酶,可作为骨骼肌萎缩的早期标志物。MAFbx 通过降解真核翻译起始因子 3(eukaryotic initiation factor,eIF3),从而抑制蛋白质合成,导致肌肉萎缩。MuRF1 通过降解肌球蛋白重链(myosin heavy chain,MHC)、肌动蛋白等肌肉结构蛋白,导致肌肉质量下降。在肌少症中主要降解肌原纤维蛋白,从而引起肌肉功能减退。UPP 的激活可介导肌肉自噬,慢性肝病中的炎症、循环中的促炎细胞因子(TNF-α 和 IL-6)增加均可上调 UPP,激活自噬。

骨骼肌萎缩也与氧化应激有关,活性氧的增加可导致骨骼肌蛋白质合成和降解失衡。活性氧通过激活 MAFbx 和 MuRF1 的表达,促进蛋白酶体依赖的蛋白质降解,也可激活钙蛋白酶和半胱氨酸蛋白酶(caspase-3),从而增加蛋白质分解。研究发现,在二氢三甲吡啶处理的慢性肝病小鼠模型中,小鼠出现肌肉质量降低和力量减退,除活性氧增加外,依赖于氧化应激的蛋白质修饰如 4- 羟基壬烯醛也增加。氧化损伤的收缩蛋白会堆积在骨骼肌中,进而损伤肌肉功能。抗氧化膳食能否改善肝硬化相关性肌少症还有待研究。

(六) 肌肉自噬

肝硬化患者容易发生肌肉质量的调节失衡,通过多种途径导致肌少症。机体通过 Akt 介导的 mTOR 信号通路正向调节骨骼肌质量;通过 caspase(胱天蛋白酶)介导的蛋白裂解、ATP 依赖的泛素 - 蛋白酶体系统和自噬等三种主要的蛋白水解系统调节肌肉降解。Akt 由 IGF-1 激活,刺激哺乳动物雷帕霉素复合物 1 靶点(mTORC-1),在介导 mTOR 对蛋白质合成的影响中起关键作用。肝硬化患者骨骼肌质量的正向调节通路受损,IGF-1 信号转导受损,激活了 caspase-3,切割肌原纤维为泛素 - 蛋白酶体系统提供底物,从而加剧了肌肉的降解,导致肌少症的发生。

FoxO 蛋白属于转录因子家族,调节一系列与肌肉萎缩相关的基因,包括 *MAFbx*、*MuRF1* 和自噬基因。骨骼肌中主要的 FoxO 家族成员是 FoxO1、FoxO3 和 FoxO4。肝硬化患者由于门静脉高压,肠道对糖类、脂类、蛋白质的降解,易发生内毒素血症,激活细胞内泛素 - 蛋白酶体和自噬 - 溶酶体通路,引起肌肉萎缩相关基因 *FoxO1* 和 *FoxO3* 的表达上调,同时可抑制 Akt 的表达,进而增加 FoxO 从胞浆到细胞核的转位,进一步诱导与萎缩相关的泛素连接酶 MAFbx 和 MuRF1 的表达,导致肌细胞数量及功能的下降。

(七) 运动不足

缺乏运动和久坐行为常见于肝硬化患者,与肌肉虚弱、肌肉减少和死亡率有关。对肝脏移植候选者的研究发现,76% 的参与者觉醒时都处于久坐不动的状态,平均每天只走 3 000 步,缺乏运动锻炼的肝脏移植候选者的死亡率明显较高。对肝移植候选者及其照顾者的调查发现,仅有 60% 的患者和照顾者说其临床医生告知应该进行运动锻炼,这表明医生应当与患者和照顾者进行沟通,宣传体育活动的益处。尽管目前尚无评估运动缺乏影响肝硬化相关性肌少症的前瞻性纵向研究,然而已有实验表明,加强体育活动对肌肉功能和质量均有好处,相反,缺乏体育活动可能在一定程度上导致肌肉功能和质量受损。身体活动通过调节肌动蛋白的释放,抑制炎症反应。因此,身体活动减少可引起炎症反应,导致肌肉质量降低和力量减弱。肝硬化患者和动物模型身体活动增加后,肌肉质量得到改善。另外,肝硬化患者接受抗阻训练后,IGF-1 上调,抑制肌生成抑制蛋白表达,从而防止肌肉衰竭并维持身体功能。最近的研究显示,慢性适度运动可减少小鼠肝脏、心脏和骨骼肌组织中的自噬通量,增加组织功能适应。但抑制肝病小鼠骨骼肌自噬机制的最佳运动类型及运动频率仍需探讨,研究训练计划时还应考虑蛋白质和碳水化合物的摄入情况。

(八) 其他

与普通人群相比,老年人肝硬化的发病率更高。在患有肝硬化的老年人中,常同时发生衰老相关的原发性肌少症(primary sarcopenia)和慢性病相关的继发性肌少症(secondary sarcopenia),统称为"复合性肌少症(compound sarcopenia)"。复合性肌少症与肝硬化住院患者的死亡率关系密切(OR=1.06),耗费的资源也高于无复合性肌少症的肝硬化住院患者(OR=1.10)。由于肝硬化相关的循环睾酮水平降低,以及生长激素分泌和敏感性的变化可能进一步破坏肝 - 肌轴。男性肝硬化患者中,肌少症患者睾酮水平低于非肌少症患者。睾酮替代可改善总瘦体重,进而改善低睾酮导致的肌少症。

肝硬化相关性肌少症与肠道菌群失调有关。肝硬化患者可出现肠道菌群改变和上皮细胞紧密连接丧失,从而引起肠道通透性增加,导致细菌代谢产物如内毒素及脂多糖,被淋巴组织中的模型识别受体 Toll4 识别,介导炎性细胞释放促炎细胞因子如 TNF-α 和 IL-6,激活 TNF-α 和 IL-6 受体。此时机体处于慢性炎症状态,UPP 活性增加,导致肌肉蛋白质分解。此外,骨骼肌脂质沉着、袢利尿剂、皮质类固醇、他汀类药物的使用等因素均可导致肝硬化患者肌细胞减少,肌肉功能和质量受损。

　　临床上常采用经颈静脉肝内门腔内支架分流术(transjugular intrahepatic portosystemic stent-shunt,TIPSS)治疗门静脉高压症患者,以控制肝硬化顽固性腹水和静脉曲张出血。肌少症也是 TIPSS 术后发生肝性脑病的独立危险因素。有研究认为,临床上应重视在 TIPSS 之前维持肌肉质量的治疗策略,以减少术后肝性脑病的发生。此外,TIPSS 后的肌少症好转可能与门静脉高压并发症的纠正和随后营养状况的改善、血浆瘦素水平的降低、食欲的改善或肌肉 AMPK 磷酸化的降低、骨骼肌肌生成抑制素水平的下降、IGF-1 的升高和胰岛素敏感性的改善有关。

　　总之,营养不良、高氨血症、炎症因子、肌肉自噬、蛋白质合成降低和线粒体功能受损在肝硬化相关性肌少症的发生发展中起着重要作用。由于肝脏与肌肉间相互作用的机制十分复杂,宏观上涉及机体代谢及能量调控、激素和内分泌调节,微观上涉及细胞信号转导和细胞内相关基因的调控,全面阐明肝硬化相关性肌少症的发生机制还需要深入研究。

三、评估与诊断

　　应对肝硬化患者进行营养筛查和评估,以确定营养不良的程度。目前,全球多数肝移植中心已经采用终末期肝病模型(model for end-stage liver disease,MELD)评分,取代 CTP 评分用于确定器官分配的优先顺序。有研究者提出,增加对肌少症的评估,形成 MELD-sarcopenia 评分,更利于对肝硬化患者病死率进行预测。并且,肌少症与肝纤维化程度显著相关,在肥胖、胰岛素抵抗、代谢综合征和肝脂肪变亚组患者中,肌少症与显著肝纤维化的风险增加明确相关,而校正其他混杂因素后,肌少症与非酒精性脂肪性肝病肝纤维化评分和肝纤维化四项指标所确定的肝纤维化独立相关。

　　目前国际上尚无肝硬化相关性肌少症的统一诊断标准,通过临床表现、影像学、肌力、肌肉含量测量等方式有助于诊断。可使用的方法包括:双能 X 射线吸收法、生物电阻抗技术、CT、MRI 等。双能 X 射线吸收法因需要使用特殊仪器,国内很多医院未普及。生物电阻抗技术可在床边予患者检查,方法简单、价格便宜,但其传统的测量指标如脂肪质量、非脂肪质量、骨骼肌质量等均受到体液潴留的影响,用于对肝硬化相关性肌少症患者诊断仍需进一步研究证实。MRI 由于检查价格高,未得到广泛应用。30 天内的 CT 图像可很好反映全身骨骼肌状况,受体液潴留轻微影响,并且 CT 简便易行、可重复,肝硬化患者常定期复查腹部 CT,故是目前临床诊断肝硬化相关性肌少症最常用的方法。

　　临床上依据 CT 影像学计算 L_3 骨骼肌质量指数,即 CT 测量的第 3 腰椎水平的肌肉横截面积(cm^2)与患者身高(m)平方的比值,与身体总肌肉质量相关性很强,是评价全身肌肉质量的可靠方法。最近国外有肝移植中心将男性 L_3 骨骼肌指数$<50cm^2/m^2$、女性 L_3 骨骼肌指数$<39cm^2/m^2$ 作为确诊肝硬化相关性肌少症的标准。另外,研究已证实,CT 测量 L_3 的单侧腹部图像横断面骨骼肌面积也与全身骨骼肌质量有良好的相关性,可以作为判断肌少症的另一指标。中国 SMI 阈值的研究偏少,已有研究将男性 $44.77cm^2/m^2$,女性 $32.50cm^2/m^2$ 定义为肌少症阈值,仍需要更多的研究对这一阈值进行验证。研究发现,通过 CT 测量腰部骨骼肌横截面积,也是诊断肝硬化相关性肌少症较好的检测方法。腰大肌总面积(total psoas area,TPA)对肝移植患者生存率有较好的预测价值。腰大肌体积(total psoas volume,TPV)可很好反映腰大肌的真实体积。右侧腰大肌最长的前后径定义为腰大肌轴径,与轴径垂直的最长横径为腰大肌厚度(transversal diameters of psoas muscle measurements,TDPM),腰肌横向厚度指数(transversal psoas thickness index,TPTI)=TDPM(mm)/身高(m)。脐水平测量的 TPTI 相较 L_3 水平与 SMI 关系更加密切,L_3 水平较脐水平、SMI 预测生存率更加准确,故目前的研究较多使用 L_3 水平。目前有研究将脐水平的阈值定为 ≤16.8mm/m,将 L_3 水平阈值定为男性<12mm/m,女性<8mm/m。TPTI 仅涉及腰大肌的长度及厚度,不需要特殊软件,专业人士与非专业人士测得的 TPTI 有强一致性,临床易获得、易测量、易重复,可作为肝硬化相关性肌少症的诊断工具应用。

上述研究表明,由于肝硬化患者的肌肉质量与预后之间存在强相关性。在肝硬化患者营养不良或肌肉功能障碍干预措施的临床试验研究中,应评估肌肉衰弱和肌少症,以更全面地评估干预措施对衰弱和肌少症的影响。应考虑用肌肉损失的标准化的客观测量指标来评估肝硬化患者预后风险。通过 CT 成像分析评估骨骼肌质量指数是量化肝硬化患者肌肉质量的适宜方法,对于不能进行肌肉功能衰退检查的患者(如患有急性严重疾病)或不能配合进行检查(如婴幼儿)尤其重要。由于 CT 检查有辐射暴露风险,因此不推荐普通肌少症患者常规使用腹部 CT 测量肌肉质量。此外,尽管通过 MRI 测量骨骼肌质量的方法尚未在肝硬化相关性肌少症患者中得到验证,但应注意,在理论上 MRI 可提供与 CT 成像相同的肌肉质量评估信息。

四、防治措施

(一) 管理策略

首先应当重视预防。所有肝硬化患者均应接受教育、激励和行为技能支持,以降低肌少症的发生风险(一级预防);若筛查发现肌少症,则应立即评估潜在的发病危险因素,并制定个体化管理计划(二级预防)。其次,对于代偿良好的患者,应至少每年使用标准化工具重新评估肌少症,但对于失代偿期肝硬化或正在治疗的患者,应每 8~12 周重新评估 1 次。最后,尽管采取了二级预防措施,仍会有患者进行性发展为肝硬化相关性肌少症,应在营养师、物理治疗师、康复医师的监督下进行强化营养和运动康复治疗(三级预防)。

(二) 治疗干预措施

建议治疗导致肝硬化的原发病,如 HCV 感染、胰岛素抵抗、肥胖和酒精障碍,建议诊治肝硬化特异性并发症如肝性脑病、腹水等,以控制肝硬化相关性肌少症。建议针对有标准适应证如有腹水、急性静脉曲张出血的肝硬化患者行经颈静脉肝内门体分流术,可能间接改善肌肉质量。由于缺乏具体数据支持,故不建议进行肝移植用于治疗肌少症,也不建议将肌少症作为肝移植的绝对禁忌证。

(三) 饮食干预措施

建议所有肝硬化患者接受有关营养状况与预后之间关系的教育和指导,并改善营养状况。建议筛查发现肝硬化相关性肌少症的患者,应根据实际需要并结合个人的营养习惯接受个体化的饮食处方。应尽可能使用间接测热法来测量患者的静息能量消耗,以提供个体化的摄食处方。建议目标热量摄入量非肥胖者(BMI<30kg/m²)至少 35kcal/(kg·d),肥胖者(非住院、病情稳定)按 BMI 评估需要的热量,BMI 30~40kg/m² 的患者 25~35kcal/(kg·d),BMI ≥ 40kg/m² 的患者 20~25kcal/(kg·d)。此外,患者应经常少量进餐,避免禁食超过 6 小时,尤其是夜间需要补充 1 次复合碳水化合物或支链氨基酸。建议餐后补充支链氨基酸,以促进肌肉对支链氨基酸的摄取、谷氨酰胺合成和氨的代谢。建议补充维生素 D,以促进成肌细胞的增殖和分化。

对于筛查发现肌少症,且因限钠饮食不能达到营养目标的患者,应考虑放宽限钠条件以促进经口充分摄食。建议成人肝硬化患者每日按理想体重补充蛋白质摄入量为 1.2~1.5g/(kg·d),危重患者 1.2~2.0g/(kg·d) 理想体重,儿童慢性肝病患者每日蛋白质摄入量应达到 4g/kg 理想体重。对于通过自主摄食和口服营养补充剂不能满足能量需求的肝硬化住院患者,应考虑进行肠内营养补充以达到营养摄入目标。若住院的失代偿期肝硬化患者仅经口摄食无法满足营养需求而又不能接受肠内营养支持,则应考虑肠外营养支持。应至少每年评估 1 次微量营养素缺乏情况。所有住院的肝硬化患者应在入院 24 天内接受注册营养师的正式咨询。应尽量减少禁食时间或禁食频率,如睡前加餐、如果手术在下午晚些时候进行则清晨加餐、如果无禁食指征应考虑尽早开始摄食。

(四) 体力活动干预措施

建议采用体力活动的干预以改善肝硬化患者的肌肉收缩功能和肌肉质量。建议每天至少进行 30 分钟的中等强度运动,推荐有氧运动联合抗阻运动,每周 3~5 次,以预防和治疗肌少症。每年使用标准化工具评估和重新评估肌少症,根据评估情况调整个体化运动。

可考虑采用睾酮等肌生成抑制蛋白阻滞剂治疗肝硬化相关肌少症。建议加快针对肝病患者肌少症相关信号通路关键蛋白的治疗药物的研发。PI3K-Akt 信号通路的激活剂、外源性 IGF-1、mTOR 调节剂和 AMPK 激活剂等都是较有潜力的治疗药物,但其疗效及能否改善肝病患者预后有待大规模临床试验研究。

综上所述,对于肝硬化相关性肌少症患者,有效治疗原发疾病、增加餐次、降氨控氨、补充蛋白质、补充支链氨基酸和维生素 D 并结合适度的运动锻炼,有可能逆转肝硬化患者的肌肉减少。针对肝硬化相关性肌少症的特效药物、靶向药物以及其他治疗手段,值得深入研究。

(周　静)

参 考 文 献

1. 刘钰懿, 陈东风, 颜綮先. 肝硬化肌少症的发病机制与诊疗现状. 临床肝胆病杂志, 2022, 38 (1): 191-195.

2. 张佩彦, 秦肖含, 王玉珍. 肌少症与肝硬化的研究进展. 肠外与肠内营养, 2022, 29 (1): 57-64.

3. 蔺宁, 孔明, 段钟平. 肝病肌肉减少症发病机制研究进展. 实用肝脏病杂志, 2022, 25 (2): 301-304.

4. 赵艳莉, 岳冀蓉. 营养代谢与肌少症的关系及研究进展. 实用老年医学, 2022, 33 (90): 854-857.

5. Puneeta T, Montano-Loza AJ. Frailty and Sarcopenia in Cirrhosis. Cham, Switzerland: Springer International Publishing, 2020.

6. GBD 2017 Cirrhosis Collaborators. The global, regional, and national burden of cirrhosis by cause in 195 countries and territories, 1990-2017: a systematic analysis for the global burden of disease study 2017. Lancet Gastroenterol Hepatol, 2020, 5 (3): 245-266.

7. Li M, Wang ZQ, Zhang L, et al. Burden of cirrhosis and other chronic liver diseases caused by specific etiologies in China, 1990-2016: findings from the global burden of disease study 2016. Biomed Environ Sci, 2020, 33 (1): 1-10.

8. Lai JC, Tandon P, Bernal W, et al. Malnutrition, frailty, and sarcopenia in patients with cirrhosis: 2021 practice guidance by the American association for the study of liver diseases. J Hepatology, 2021, 74 (3): 1611-1644.

9. Tantai X, Liu Y, Yeo YH, et al. Effect of sarcopenia on survival in patients with cirrhosis: a meta-analysis. J Hepatol, 2022, 76: 588-599.

10. Bunchorntavakul C, Reddy KR. Malnutrition/sarcopenia and frailty in patients with cirrhosis. Aliment Pharmacol Ther, 2020, 51 (1): 64-77.

11. Wu J, Meng QH. Current understanding of the metabolism of micronutrients in chronic alcoholic liver disease. World J Gastroenterol, 2020, 26 (31): 4567-4578.

12. Lewis MJ. Alcoholism and nutrition: a review of vitamin supplementation and treatment. Curr Opin Clin Nutr Metab Care, 2020, 23 (2): 138-144.

13. Nishikawa H, Yoh K, Enomoto H, et al. Serum zinc level is associated with frailty in chronic liver diseases. J Clin Med, 2020, 9 (5): 1570.

14. Welch N, Dasarathy J, Runkana A, et al. Continued muscle loss increases mortality in cirrhosis: impact of aetiology of liver disease. Liver Int, 2020, 40: 1178-1188.

15. Vural A, Attaway A, Welch N, et al. Skeletal muscle loss phenotype in cirrhosis: a nationwide analysis of hospitalized patients. Clin Nutr, 2020, 39 (12): 3711-3720.

16. Abrigo J, Gonzalez F, Aguirre F, et al. Cholic acid and deoxycholic acid induce skeletal muscle atrophy through a mechanism dependent on TGR5 receptor. J Cell Physiol, 2021, 236 (1): 260-272.

17. Tapper EB, Aberasturi D, Zhao Z, et al. Outcomes after hepatic encephalopathy in population-based cohorts of patients with cirrhosis. Aliment Pharmacol Ther, 2020, 51 (12): 1397-1405.

18. Welch N, Attaway A, Bellar A, et al. Compound sarcopenia in hospitalized patients with cirrhosis worsens outcomes with increasing age. Nutrients, 2021, 13 (2): 659.

19. Bittermann T, Dwinnells K, Chadha S, et al. Low health literacy is associated with frailty and reduced likelihood of liver trans-

plant listing: a prospective cohort study. Liver Transpl, 2020, 26 (11): 1409-1421.

20. Golovaty I, Tien PC, Price JC, et al. Food insecurity may be an independent risk factor associated with nonalcoholic fatty liver disease among low-income adults in the United States. J Nutr, 2020, 150 (1): 91-98.

21. Wadhwani SI, Beck AF, Bucuvalas J, et al. Neighborhood socioeconomic deprivation is associated with worse patient and graft survival following pediatric liver transplantation. Am J Transplant, 2020, 20 (6): 1597-1605.

第二十六章　肌少症与炎症性肠病

炎症性肠病（inflammatory bowel disease，IBD）是一类由多种病因引起的、肠黏膜免疫系统异常导致的肠道慢性及复发性炎症，包括两种特发性肠炎：溃疡性结肠炎（ulcerative colitis，UC）和克罗恩病（Crohn disease，CD）。我国炎症性肠病患病率近年明显升高，主要由环境、遗传、感染和免疫等多种因素相互作用导致发病。溃疡性结肠炎可发生在任何年龄，多见于 20 岁 ~40 岁，男女发病比率为 1.2∶1，主要临床症状为反复发作的腹痛、腹泻及黏液脓血便。克罗恩病是一种慢性肉芽肿性疾病，多发生于末段回肠及邻近肠段，发病年龄多见于 15 岁 ~30 岁，男女发病比率为 1∶1.4，其发病大多隐匿，活动期和缓解期交替，有终生复发倾向，腹痛、腹泻和体重下降是本病的主要临床表现。

一、流行病学

炎症性肠病患者常伴有肌少症的发生，超过 40% 的炎症性肠病患者并发肌少症，其中溃疡性结肠炎患者肌少症患病率约 27%，而近 60% 的克罗恩病患者并发肌少症，克罗恩病患者比溃疡性结肠炎患者更容易并发肌少症，其中男女发病比率约为 2∶1。另一方面，炎症性肠病合并肌少症与单纯炎症性肠病患者的治疗方案也大相径庭，合并肌少症的患者更需要手术治疗。因此，对炎症性肠病患者发生肌少症的预防、检测及治疗非常重要。

二、肌少症与炎症性肠病的相互影响及其机制

（一）炎症性肠病对骨骼肌的影响

骨骼肌质量受到肌肉蛋白质合成（muscle protein synthesis，MPS）和肌肉蛋白质分解（muscle protein breakdown，MPB）平衡的严格调控，当 MPS 与 MPB 保持动态平衡时骨骼肌质量保持不变，而 MPS＜MPB 时肌肉萎缩，MPS＞MPB 时肌肉质量增加。炎症性肠病通过营养吸收不良、慢性炎症、维生素 D 缺乏、肥胖以及微生物 - 肠道 - 肌肉轴的作用，使肌肉蛋白质合成与分解失衡，导致肌少症的发生发展。

1. 营养不良　营养不良是炎症性肠病患者发生肌少症的重要原因，营养不良可起因于摄入不足、吸收不良或过度损耗。炎症性肠病可因其本身或药物副作用引起患者呕吐、腹泻以及食欲不振，致使营养摄入不足；吸收不良是指食物中的营养物质因各种原因不能被小肠充分吸收，炎症性肠病是导致吸收不良的常见疾病之一，肠道炎症不仅会缩短营养物质与肠黏膜表面的接触时间，引起营养物质吸收减少；切除肠道也会减少可吸收营养的肠黏膜表面积从而加剧吸收不良；当炎症性肠病发生在结肠部位时，通常伴随出血症状，血中含有的大量蛋白质和一些营养素将随之丢失。氨基酸是蛋白质合成的原料，也是骨骼肌合成的主要代谢信号，其中人体内必需氨基酸主要来源于食物的消化吸收，氨基酸的摄入吸收减少，而蛋白质流失增多，将会导致体内氨基酸缺乏，尤其是亮氨酸不足使哺乳动物雷帕霉素复合物 1（mTORC1）信号转导下调，致使肌肉蛋白质合成显著减少。吸收不良和过度损耗会导致人体内一些营养素的含量下降，如：铁、镁和锌等，它们对维持骨骼肌功能和质量也有重要作用。

炎症性肠病患者往往存在不同程度的饮食受限及能量摄入不足，肠上皮转运和吸收功能降低，再加上

慢性失血和蛋白质丢失,多种因素导致 MPS<MPB,肌肉蛋白质合成不足,促进了肌少症的发生。

2. 全身慢性低度炎症　全身慢性低度炎症是炎症性肠病驱动肌少症发生的关键因素。炎症性肠病发生时伴随着全身炎症介质的循环增加,例如肿瘤坏死因子 -α(TNF-α),白细胞介素 -6(IL-6)等,这种状态通常被称为全身慢性低度炎症。炎症细胞因子对蛋白质代谢具有直接分解代谢作用,可降低蛋白质合成代谢驱动力。炎症因子触发骨骼肌细胞氧化应激反应,活性氧(ROS)积累可直接导致线粒体功能障碍,激活核因子 -κB(NF-κB),降低血浆和骨骼肌中胰岛素样生长因子 -1(IGF-1)的水平,抑制磷脂酰肌醇 3 激酶(PI3K)激活,PI3K/mTORC1 能抑制泛素连接酶的转录,而泛素连接酶调节泛素 - 蛋白酶体系统(ubiquitinproteasome system,UPS)介导的蛋白质降解,即 PI3K-mTORC1 信号通路的抑制将导致蛋白质的降解增强。NF-κB 还促进骨骼肌生成抑制蛋白的上调,刺激肌萎缩基因的表达,如肌萎缩蛋白 Fbox(*MAFbx/Atrogin1*)和肌肉环指蛋白 1(*MuRF1*)。另外,TNF-α 能够激活骨骼肌中的 11β- 羟基类固醇脱氢酶 1,将无活性的可的松转化为促进蛋白分解代谢的皮质醇。

3. 维生素 D 缺乏　维生素 D 是一种脂溶性维生素,对肌少症患者的作用已受到关注。维生素 D 缺乏在脂质摄入量低或吸收不良的炎症性肠病患者中较为常见,30%~47% 的患者存在维生素 D 缺乏。首先,维生素 D 通过调节免疫反应在维持黏膜屏障的稳态中发挥作用,其缺乏会增加肠道黏膜对损伤因素的易感性,导致炎症性肠病恶化。其次,维生素 D 对骨骼肌的作用不言而喻,它通过上调卵泡抑制素和胰岛素样生长因子 2(IGF-2)诱导细胞增殖,影响细胞分化,同时诱导骨骼肌特异性转录因子分泌,如:肌球蛋白(myosin)、成肌蛋白(myogenin)、肌分化因子(MyoD)等,这些转录因子减缓细胞增殖,增强肌源性分化,促进骨骼肌纤维横截面积增加从而调节肌管生成,这是骨骼肌生成的重要步骤。维生素 D 自身也参与钙、磷酸盐跨细胞膜的转运和磷脂代谢,阻抑肌生成抑制蛋白的表达,防止骨骼肌退化并改善骨骼肌力量。值得注意的是,维生素 D 受体(VDR)的缺失同样与肌肉减少、握力和运动表现降低有关,进一步证实维生素 D 与 VDR 相互作用是骨骼肌生理学中关键生物学因素,VDR 通过调节合成代谢信号、影响肌肉蛋白质合成和翻译直接对骨骼肌发挥作用,VDR 还影响线粒体功能,线粒体功能障碍可导致 ROS 的产生及积累,ROS 对骨骼肌存在负面影响。

4. 脂肪组织作用　脂肪组织对炎症性肠病合并肌少症患者的影响不容忽视。炎症性肠病患者病变肠段易被爬行脂肪(creeping fat,CF)包裹,肠系膜脂肪肥厚和肠管脂肪包裹是其典型特征。值得注意的是,在 BMI 没有升高的情况下,肠系膜脂肪组织(mesenteric adipose tissue,MAT)会随着炎症状态的加重而增加,在炎症性肠病并发肌少症的研究队列中,一些患者体重正常甚至超重或肥胖,意味着此类患者会因为脂肪增加使 BMI 保持不变,导致肌肉的损失被忽视。不仅如此,肠系膜中的脂肪细胞还可直接参与诱导肠上皮细胞的炎症反应,当病变肠段发生炎症时,MAT 被激活并释放细胞因子(IL-6、TNF-α)、趋化因子(MCP-1/CCL2)、脂肪因子(瘦素、抵抗素、脂联素)和脂肪酸等,这些分泌物能激活转录因子(如:NF-κB),进一步促进肠上皮炎症、导致炎症性肠病恶化,形成恶性循环,对骨骼肌产生不利影响。

5. 微生物 - 肠道 - 肌肉轴　人类肠道菌群由数以万亿计的细菌、古细菌、真菌和病毒组成,它们与宿主共同进化,形成互惠互利的共生关系,不仅影响宿主胃肠道生理,而且也可以影响全身组织器官。骨骼肌作为人体主要代谢器官之一,同样可以受到肠道菌群对其功能的调节,这被称作微生物 - 肠道 - 肌肉轴,简称肠道 - 肌肉轴(gut-skeletal muscle axis)。

肠道 - 肌肉轴对骨骼肌的发生和稳定起着不可或缺的作用,肠道微生物群变化会影响膳食氨基酸的生物利用度,肠道微生物将氨基酸分解成短链脂肪酸(short-chain fatty acids,SCFA),包括乙酸盐、丙酸盐和丁酸盐,具有调节免疫和细胞代谢的作用。首先,肠道内丰富的产 SCFA 细菌可使大量的 SCFA 产生,通过上调 SIRT1-AMPK-PGC-1α 通路抑制 NF-κB 的激活,从而保护肠道屏障、增强抗氧化能力、减弱上皮细胞 DNA 损伤并抑制肠道低度炎症;其次,SCFA 刺激肠内 L 细胞分泌胰高血糖素样肽 -1(GLP-1),而 GLP-1 刺激胰腺 β 细胞产生胰岛素并提高骨骼肌细胞对胰岛素的敏感性,促进骨骼肌细胞对葡萄糖的利用率,其中丁盐酸作为一种能量底物,还可为骨骼肌细胞提供能量。

肠道菌群不仅对氨基酸的生物利用度有直接影响,还能合成一些氨基酸,例如色氨酸,它不仅是肌肉蛋白质合成代谢的基本底物,也能激活肌肉细胞中的 IGF-1-mTOR 通路以提高蛋白质合成代谢水平。无肠道菌群小鼠的骨骼肌中 MyoD 和成肌蛋白的表达明显降低,而骨骼肌萎缩标志物 Atrogin1 和 MuRF1 表达呈升高趋势,这与微生物群衍生的硫酸吲哚酚密切相关。此外,肠道菌群还可通过产生大量的叶酸和维生素 B$_{12}$ 改善肌肉合成代谢,防止高同型半胱氨酸血症引起的氧化应激和内皮损伤导致肌肉功能下降。

肠道微生物群和骨骼肌的病理生理之间关系复杂,主要是通过其代谢产物增强胰岛素敏感性、改善炎症状态,调节全身蛋白合成 / 分解代谢平衡来影响骨骼肌功能和质量。

(二)骨骼肌功能和质量对炎症性肠病的影响

临床上,骨骼肌功能和质量给炎症性肠病患者带来的影响不可忽视。肌少症与炎症性肠病的严重程度密切相关,可辅助炎症性肠病患者治疗方案的制定,相比于未合并肌少症的炎症性肠病患者,合并肌少症的患者更需要接受手术治疗,而且术后并发症的发生风险显著增加,再住院率提高、住院时间延长,更容易并发严重感染,死亡风险增加,因此,将肌少症的评估与防治纳入炎症性肠病的治疗与管理中具有重要意义。

三、防治

(一)饮食干预

炎症性肠病患者需要加强营养的补充,这不仅与其发病和复发密切有关,也在肌少症的治疗中发挥了重要作用,主要包括这三种营养物质:蛋白质、维生素 D 和 ω-3 多不饱和脂肪酸(ω-3 PUFA)。

蛋白质或氨基酸对于维持骨骼肌结构和功能至关重要,但炎症性肠病患者的蛋白质摄入和吸收有不同程度的减少,因此,蛋白质口服补充剂有助于减轻这种损失,对于活动期的炎症性肠病患者,通常建议摄入 1.2 ~1.5g/(kg·d)的蛋白质。目前的研究明确了补充维生素 D 可改善炎症性肠病合并肌少症患者的疾病活动程度和营养状况。ω-3 PUFA 是一种对健康很重要的脂质家族,以多种形式存在,包括 α- 亚麻酸(ALA)、二十二碳六烯酸(DHA)、二十碳五烯酸(EPA)和二十二碳五烯酸(DPA)等,能够抑制 NF-κB 的促炎反应,具有抗炎作用。但是后两者的研究有限,需进一步探索。

(二)运动干预

有氧运动和抗阻运动等身体活动是改善骨骼肌力量和质量公认的方法。运动可以促进体内抗炎因子的生成,现有证据支持体育锻炼对肠道微生物群的有益影响。然而,与健康个体不同,对于炎症性肠病患者的运动干预存在争议,因为运动干预可能是活动期炎症性肠病患者病情加重的因素,尽管有许多研究证明了运动干预对炎症性肠病患者的安全性和有效性,但这些研究通常是在疾病状态较轻或处于缓解期的炎症性肠病患者中进行的。因此,对于炎症性肠病患者而言,运动干预最好是在专业人士指导下进行。

(三)药物治疗

目前,针对炎症性肠病合并肌少症的药物研究尚不多见,但积极缓解炎症性肠病有利于改善肌少症,抗 TNF-α 抗体、抗 α4β7 整合素抗体和 JAK 激酶抑制剂等生物制剂可提高中度至重度溃疡性结肠炎的黏膜愈合率,早期服用或有助于改善患者骨骼肌状态。另外,英夫利西单抗通过降低患者的促炎性细胞因子水平,从而减轻患者肠道炎性反应、改善肌少症,目前已有研究证实英夫利西单抗可改善克罗恩患者的肌肉质量与功能。

(四)手术治疗

治疗严重炎症性肠病患者的手术都会对骨骼肌产生影响。虽然目前研究表明患有肌少症的炎症性肠病患者需要手术的可能性更高,但术后并发症的发生率也显著升高。肌少症可作为手术干预和未手术患者生存率的预测因素,但目前尚无证据表明炎症性肠病手术干预对骨骼肌功能和质量的影响程度。

(李沅汾 黄昶荃)

参 考 文 献

1. Ryan E, Mcnicholas D, Creavin B, et al. Sarcopenia and Inflammatory Bowel Disease: A Systematic Review. Inflamm Bowel Dis, 2019, 25 (1): 67-73.

2. Zhang C, Yu D, Hong L, et al. Prevalence of Sarcopenia and Its Effect on Postoperative Complications in Patients with Crohn's Disease. Gastroenterol Res Pract, 2021, 2021: 3267201.

3. Nishikawa H, Enomoto H, Nishiguchi S, et al. Liver Cirrhosis and Sarcopenia from the Viewpoint of Dysbiosis. Int J Mol Sci, 2020, 21 (15): 5254.

4. Martinez-Arnau FM, Fonfria-Vivas R, Buigues C, et al. Effects of Leucine Administration in Sarcopenia: A Randomized and Placebo-controlled Clinical Trial. Nutrients, 2020, 12 (4): 932.

5. Gedmantaite A, Celis-Morales CA, Ho F, et al. Associations between diet and handgrip strength: a cross-sectional study from UK Biobank. Mech Ageing Dev, 2020, 189: 111269.

6. Yoshida T, Delafontaine P. Mechanisms of IGF-1-Mediated Regulation of Skeletal Muscle Hypertrophy and Atrophy. Cells, 2020, 9 (9): 1970.

7. Bass JJ, Nakhuda A, Deane CS, et al. Overexpression of the vitamin D receptor (VDR) induces skeletal muscle hypertrophy. Mol Metab, 2020, 42: 101059.

8. Liu T, Song X, An Y, et al. Lactobacillus rhamnosus GG Colonization in Early Life Ameliorates Inflammaging of Offspring by Activating SIRT1/AMPK/PGC-1alpha Pathway. Oxid Med Cell Longev, 2021, 2021: 3328505.

9. Ge X, Jiang L, Yu W, et al. The importance of sarcopenia as a prognostic predictor of the clinical course in acute severe ulcerative colitis patients. Dig Liver Dis, 2021, 53 (8): 965-971.

10. Dhaliwal A, Quinlan JI, Overthrow K, et al. Sarcopenia in Inflammatory Bowel Disease: A Narrative Overview. Nutrients, 2021, 13 (2): 656.

11. Kobayashi T, Siegmund B, Le Berre C, et al. Ulcerative colitis. Nat Rev Dis Primers, 2020, 6 (1): 74.

12. Roda G, Chien Ng S, Kotze PG, et al. Crohn's disease. Nat Rev Dis Primers, 2020, 6 (1): 22.

第二十七章 肌少症与脑卒中

脑卒中(stroke),又称"脑血管意外",是一组突然起病、以局灶性神经功能缺失为共同特征的急性脑血管疾病,即便在急性期采取有效的治疗,仍有三分之一的患者在脑卒中后留下残疾。脑卒中是老年人群的常见病、多发病,中国脑卒中的发病率远高于全球平均水平。根据中国国家脑卒中监测数据显示,我国脑卒中现患人数约为1 300万,并以每年8.3%的速度递增,预计随着人口老龄化趋势加剧还将继续攀升。脑组织是卒中的损伤部位,但骨骼肌是卒中后致残的主要效应器官。目前研究认为,卒中后出现的骨骼肌质量下降和功能减退并不能仅仅用脑损伤来解释,也被认为是一种继发性肌少症,称为卒中相关性肌少症(stroke-related sarcopenia),这取决于一系列复杂的病理生理反应,包括去神经支配、失用、进食障碍、纤维型转移、代谢失衡、炎症等。尽管卒中相关性肌少症的治疗对卒中后瘫痪肢体功能的恢复非常重要,但目前脑卒中或康复指南并未给出相应的解决方案。卒中后肢体残疾也给肌少症的筛查和诊断带来了困难,常规的评估工具如步态速度或简易躯体功能(short physical performance battery,SPPB)评分等并不适用于卒中患者。在治疗方面,目前还没有特别有效的单一方法阻止其进展,但康复训练、营养支持、药物的综合性措施可能会对卒中相关性肌少症的发生、发展起到延缓甚至预防的作用。未来的研究需要以跨学科的视角来揭示卒中相关性肌少症所涉及的分子机制,这对于开发有效的药物和干预策略至关重要。

一、流行病学及病理特征

美国的一项研究报告显示,卒中幸存者中肌少症的患病率为14%~18%,另有研究报道,卒中患者合并肌少症的比例可高达54%。根据一项荟萃分析,卒中后肌少症的综合患病率约为42%。这种巨大的差异可能源于研究人员使用了不同的定义、测量工具或截断值。与增龄相关性肌少症不同,卒中后数小时内就可观察到患肢运动单位数量的减少,肌肉组织随即开始发生结构适应性改变。早在脑卒中后3周就可出现肌肉质量的显著下降,脑卒中后6~12个月瘫痪肢体肌肉量可减少24%,瘫痪肢体肌肉量的减少常伴随脂肪、结缔组织沉积。研究证实,卒中幸存者偏瘫侧大腿的肌肉面积和肌肉体积比正常人低20%~24%,而肌内脂肪比正常人高17%~25%。令人惊讶的是,英国研究人员还发现,卒中后3周至6个月内肌肉质量丢失和肌内脂肪沉积也同样出现在瘫痪对侧肢体。一项系统综述在分析了来自15项研究的数据后显示,与非瘫痪侧肢体相比,瘫痪侧肢体的大腿肌肉减少13%,小腿肌肉减少5%,瘫痪侧肢体的跖屈肌和膝关节伸肌力量分别下降52%和36%。当与年龄匹配的健康成人进行比较后,瘫痪和非瘫痪肢体均存在肌肉质量和力量的损失。然而,非瘫痪侧的肌肉质量下降可能在一定程度上是可逆的。此外,骨骼肌质量本身可以作为卒中后健康状况的一个评价指标。有研究将亚急性脑卒中患者按照骨骼肌质量指数(skeletal muscle index,SMI)和握力分为肌肉质量降低组和非降低组,结果显示康复治疗3周后,两组患者4米步行测试、定时起立测试和改良巴氏指数评分均有显著改善;但相比降低组,非降低组在步行测试和定时起立测试方面的改善更大,提示SMI和握力强度的降低不利于卒中患者的功能恢复。与上述结果一致,日本学者通过生物阻抗分析研究了骨骼肌质量与急性缺血性卒中患者临床结局之间的关系后发现,骨骼肌质量的减少不仅与入院时病情恶化(即严重的神经功能损害)有关,而且还与不良预后和较长的住院时间有关,卒中前存在肌少症的老年患者出现严重卒中的风险增加了 3 倍。

二、发病机制

肌肉萎缩也是卒中后肌无力的重要原因,并非仅用神经损伤引起的运动障碍可以解释。卒中相关性肌少症具有一些显著的特征,比如肌肉质量迅速下降、决定双侧躯体差异性表现的脑损伤、结构性肌肉改变(肌纤维类型向快收缩纤维转移)以及与衰老无关的肌肉质量下降等。但卒中患者肌肉减少的确切机制尚不清楚,可能是多种机制联合作用的结果,包括去神经支配、失用、进食障碍、营养不良、肌纤维类型转移、炎症、分解代谢过度激活等。

(一) 去神经支配

α 运动神经元丢失是卒中相关性肌少症发病的关键因素之一。一项横断面研究纳入了 75 例肌少症和 74 例非肌少症患者,结果发现 23% 的肌少症患者伴有运动神经元丢失。对慢性脑卒中偏瘫患者肌肉表面电信号频谱的分析显示,瘫痪肌肉和非瘫痪肌肉之间的肌电功率谱分布不同,而这种双侧肢体的差异可能与支配肌肉的运动神经元突触传递中断有关。脑梗死患者的运动单位数目在脑梗死后 4 小时即开始减少,脑梗死后 30 小时肌肉组织内运动单位数目显著减少。研究认为运动神经元的减少是由于脑卒中后中枢神经系统下行抑制丧失和皮质脊髓营养输入缺乏所致。一项美国的研究证实,与正常大鼠相比,即使在相同的活动量下,卒中大鼠的骨骼肌也会发生相应的病理改变,这再次提示去神经支配是脑卒中后肌少症发病的重要原因。

(二) 肌纤维类型转移

肌纤维结构的变化与肌肉代谢的改变是平行的,慢收缩肌纤维(Ⅰ型肌纤维)的特点是线粒体含量高,主要为有氧代谢、抗疲劳性强,相比之下,快收缩肌纤维(Ⅱ型肌纤维)的抗疲劳性较差,它们主要通过厌氧糖酵解来利用能量。在正常衰老过程中,肌纤维类型的变化包括:快收缩肌纤维肌球蛋白重链(myosin heavy chain,MHC)Ⅱa、Ⅱx 型减少和慢收缩肌纤维肌球蛋白重链 MHC Ⅰ 型增加。研究发现,随着快收缩肌纤维比例的降低,30 岁 ~60 岁人群肌肉力量会下降 18%,70 岁 ~90 岁人群肌肉力量会进一步减少 20%。这种肌纤维类型的转移可能是由运动单元的去神经支配和邻近完整肌纤维的神经再生所导致的,因为快收缩运动单位更易受到运动神经元的去神经和再神经支配影响。与这种年龄依赖性的快收缩肌纤维到慢收缩肌纤维转移相反,脑卒中后更依赖于厌氧代谢的 Ⅱ 型肌纤维比例明显增加。有研究在老年卒中患者中观察到,与非瘫痪侧股外侧肌相比,瘫痪侧股外侧肌中 MHC Ⅱa 和 Ⅱx 型肌纤维比例明显增加,而且与瘫痪腿的步行速度成反比。然而,该研究发现双侧肌肉的糖酵解酶和氧化酶代谢活性并无差异。一项对年轻卒中患者的研究亦部分证实了上述结果,研究发现痉挛状态下的肱二头肌内 MHC Ⅱx 型肌纤维增加,而毛细血管的供应以及 MHC Ⅱa 型和 MHC Ⅰ 型肌纤维减少。这种肌纤维类型的转移是骨骼肌功能受损的一个强有力的预测指标,比如卒中后步态异常的严重程度。但卒中导致的去神经和神经再支配在多大程度上促进了卒中后特异性骨骼肌纤维类型转移,还有待进一步的研究明确。

(三) 失用

卒中后失用也是卒中相关性肌少症发生的重要因素,肌肉去负荷会产生大量不良的适应性反应。急性脑卒中患者住院期间每日活动量少于 40 分钟,在长期卧床的患者中,肌肉力量的下降早于肌肉质量的丢失,低强度的活动会导致肌肉力量下降,而肌无力会进一步降低运动能力,从而形成恶性循环。此外,活动量减少会引起胰岛素抵抗,不仅影响葡萄糖依赖的能量代谢,还会抑制胰岛素的合成代谢。健康老人仅卧床休息 10 天,肌肉蛋白质合成就会降低 30%,腿部肌肉量减少 6%,从而导致肌力下降 16%。有研究发现,35% 的脑卒中幸存者在发病 1 年后存在肢体痉挛。痉挛是一种速度依赖的牵张反射(肌肉紧张度)增加以及过强腱反射为特征的运动失调,作为上运动神经元综合征的一个组成部分,它由牵张反射的超兴奋性引起,阻碍患肢的正常活动范围。尽管认为痉挛性肌肉亦会出现肌肉萎缩可能是违反直觉的,但卒中后因肢体痉挛引起的肌肉活动减少会导致不同程度的肌肉质量丢失,而痉挛肌肉出现的结构变化会进一步导致肌肉强度的下降。由于上述原因,痉挛导致的肢体活动受限可能是造成卒中相关性肌少症的潜在因素。

(四) 营养不良和进食障碍

营养不良是脑卒中患者的一个常见问题。一项系统性综述显示,49% 的脑卒中幸存者存在营养不良,继而可导致体重下降、肌肉质量丢失、肌肉结构改变。事实上,在老年患者中,营养状况下降往往在入院时就已经存在,入院时营养不良是住院期间持续营养不良的一个强有力的预测指标,预示可能出现卒中并发症和不良预后。卒中后神经损伤可引起神经源性吞咽困难,吞咽困难源于舌肌将食物与唾液混合后将食物运送到咽部这一能力的下降。卒中患者普遍存在吞咽困难,并可造成营养和热量摄入减少,导致合成代谢障碍以及组织消耗加快。营养不良可加重肌少症、影响舌部肌肉,反过来进一步加剧喂养问题和营养不良。最近的一项研究在探讨了急性脑卒中患者吞咽状况与肌少症之间的关系后发现,82.2% 的急性脑卒中患者存在吞咽障碍,而有吞咽障碍的这部分患者年龄更大,并且体重指数(body mass index,BMI)、SMI、微型营养评定(mini-nutritional assessment,MNA)、功能独立测试(function independent measure,FIM)、握力测试值均更低,该结果印证了脑卒中患者进食障碍与肌少症的相关性。一项对 637 名康复病房脑卒中患者的研究中纳入了 343 名(53.8%)被诊断为肌少症的患者,结果显示吞咽困难与肌少症独立相关,但该研究中并未证实二者之间是否存在明确的因果关系。

(五) 肥胖

出于直觉一般会认为卒中后肌肉质量的减少会伴随体重减轻。由于营养供应不足、分解代谢激活以及合成代谢下降的共同作用,脑卒中患者的组织消耗会加速。的确,有研究显示,患者在卒中后的早期(4 个月)和中期(1 年)体重减轻大于 3kg 的比例分别为 24% 和 26%。但值得注意的是,在这项研究中,体重减轻的患者死亡率为 14%,而体重未减轻的患者死亡率仅为 4%。有研究证实,超重和肥胖患者在一系列终点事件(死亡、护理依赖、卒中复发)上反而获益。一项来自急性脑卒中或短暂性脑缺血发作患者的前瞻性、多中心、非随机试验显示,与正常 BMI 指数患者相比,超重患者的死亡风险较低,而肥胖和过度肥胖患者的死亡风险更低。不仅死亡率与体重成反比,超重和肥胖患者的非致命性结局也更少,肥胖患者接受机构护理、卒中复发的风险更低。相比之下,在所有终点中,体重过轻患者的风险最高。尽管这些发现与正常健康人群的预期存在差异,但它们支持脑卒中患者中存在"肥胖悖论"的现象。目前解释卒中"肥胖悖论"的病理生理学机制的研究非常有限。但是否可以理解为肥胖患者能更好地补偿高代谢以抵抗过度分解代谢导致的肌肉损失? 这一假设需要更多的研究来支持。

同时发生的肌少症和过度脂肪堆积被称为肌少症性肥胖。有研究采用握力和肌肉质量指数来定义肌少症,用体脂质量指数来定义肥胖,结果发现接受康复治疗的卒中患者中(平均年龄 78 岁),17% 为肥胖,32% 为肌少症,28% 为肌少症性肥胖,肌少症性肥胖与日常生活活动能力低下呈独立相关,然而,单独的肥胖或肌少症与此无关。最近一篇系统性综述总结了 11 项评估卒中患者脂肪组织情况的临床试验,这些研究中部分证实,瘫痪肢体的脂肪量增加要多于非瘫痪肢体,同时所有研究都显示卒中后 1 年全身脂肪含量显著增加。有研究发现,卒中导致患者机体行动障碍、残疾与肌萎缩过程发生的脂肪组织浸润增加有关,并且在患侧的程度更高,肌内脂肪的增加不仅会影响骨骼肌的质量,还会导致步速减慢。因此,虽然有观点认为超重和轻度肥胖的卒中患者可能会有更好的临床结局,并希望以此来解释"肥胖悖论"现象。但实际上还需要对患者的骨骼肌质量、功能以及脂肪所造成的负担等进行综合评估后,才能对患者作出更准确的指导。

(六) 炎症和代谢信号失衡

既往研究在卒中患者的瘫痪和非瘫痪侧肢体肌肉组织中均发现了炎症标志物的升高,促炎症细胞因子水平升高、趋化因子聚集、巨噬细胞浸润、巨噬细胞表型转换是危重患者的特征。据此推测,卒中患者的炎症反应至少在某种程度上参与引发了与危重患者相类似的变化。炎症细胞因子可诱导组织降解,而其中肿瘤坏死因子 -α(tumor necrosis factor-α,TNF-α)、白细胞介素 -6(interleukin-6,IL-6)已被证实与胰岛素抵抗、肌少症有直接的关联。TNF-α 可通过调控转录因子,减少肌丝合成,诱导横纹肌细胞降解。有研究发现,缺血性脑卒中患者血浆脂联素浓度显著升高,继而可导致 TNF-α、IL-6、白细胞介素 -1(interleukin-1,IL-1)等炎症因子的上调。这些机制在一定程度上促进了卒中后分解代谢信号的增强和合成代谢信号的抑制。体重减轻和组织损耗是分解代谢 - 合成代谢不平衡的临床表现,涉及多种途径的激活。有研究在小鼠急性缺血性脑卒中模型中发现,急性卒中后瘫痪和非瘫痪大腿肌肉组织中均出现了凋亡和蛋白水解反应的激活,而体重下降与肌萎缩在急性卒中后即开始出现,提示这种持续的分解代谢途径激活继发于脑损伤。一项基于人体的研究证实,卒中患者的胰岛素抵抗和糖尿病患病率很高,骨骼肌是胰岛素 - 葡萄糖代谢的主要部位,而卒中所导致的炎症途径激活和氧化损伤可使胰岛素作用受损,继而导致骨骼肌丢失和功能改变。

三、筛查与评估

肌少症的诊断应综合肌肉质量和肌肉功能的评估。主要评价指标包括肌力下降、肌肉质量减少和日常活动障碍。值得注意的是,脑卒中后肢体的残障给肌少症的筛查带来了困难,常规的筛查和评估工具并不适合脑卒中患者,而一些简易的康复评分和临床测试可能适用于卒中相关性肌少症的筛查。

(一)骨骼肌质量评价

脑卒中患者最常用的身体成分评估方法是双能 X 射线吸收法(dual-energy X-ray absorptiometry,DXA)。最近一项系统评价在分析了 14 项卒中后肌肉质量评估的临床试验后发现,其中有 9 项使用 DXA,4 项使用 CT,1 项使用 MRI。与 DXA 相比,MRI 和 CT 扫描能更准确地区分肌肉组织和肌内脂肪,并可用于测量四肢肌肉横截面积。生物阻抗分析(BIA)也是评估身体成分和肌肉质量的常用工具。一项对脑卒中或短暂性脑缺血发作患者的研究显示,BIA 与 DXA 在对肌肉和脂肪质量的测量中具有很强的一致性。另一项研究证实,骨骼肌的 BIA 与 MRI 测量值之间亦具有很强的关联。此前一项大型横断面调查研究纳入了 4 000 多名老年人,并通过 BIA 测量来评估 SMI 值,以试图确定与身体残疾相关的骨骼肌质量截断点,该研究结果显示重度残疾的截断点分别为男性 $<8.50kg/m^2$,女性 $<5.75kg/m^2$,而中度残疾分别为男性 $8.51\sim10.75kg/m^2$,女性 $5.76\sim6.75kg/m^2$,但是脑卒中患者肌少症的临界值尚未确定,还需要通过进一步的大规模研究。

(二)骨骼肌力量测定

等距握力测试是一种简单可靠的非侵入性力量测定方法,可用于脑卒中患者非瘫痪侧肢体上肢肌力的测定和肌少症评估,它易于在床边使用,并与体重指数、全身蛋白质含量、肌肉质量、营养状况密切相关。等距握力的最大值对日常生活活动能力结局具有较高的预测价值。然而,它可能不适合作为下肢肌肉功能和整体身体表现评价的替代指标。卒中患者在坐位或仰卧位采用诸如膝关节伸直试验和单下肢自行车测力仪等相关测试以评估其下肢肌力是可行的。有研究对急性偏瘫卒中患者采用等距膝关节伸展试验进行肌力测定,结果显示重复性好,即使是在瘫痪下肢。也有研究应用自行车测力仪对偏瘫或痉挛型慢性卒中患者进行测试,这些患者仅用 1 个下肢蹬车,结果发现尽管有卒中患者存在显著的神经功能障碍,但其测量获得的结果稳定性与健康受试者相当。近年来,通过 MRI 检测颞肌厚度已被作为一种新的替代指标用于评估罹患神经系统疾病患者发生肌少症的风险。在健康个体和患有各种神经系统疾病的患者中,颞肌厚度显示出与肌肉强度的高度相关性。因此,有研究者建议颞肌厚度应纳入神经系统患者的诊断检查,以预防、延缓或治疗肌少症。

(三)骨骼肌功能评估

步速减慢是肌少症的既定诊断标准之一,诸如 6 分钟步行测试等评估工具已被用于这一目的。但步行测试在卒中患者中的适用性有限。根据以往的研究显示,卒中后无法行走的患者中只有 52%~85% 能够重新恢复独立行走。步行速度很大程度上受到瘫痪本身或瘫痪腿和非瘫痪腿之间不对称负重能力的影响。因此,这限制了步行速度测试作为监测肌少症工具的有效性和可靠性。简易躯体功能(SPPB)

评分是一个用于评估下肢物理性能和功能的量表。它包括平衡测试(双脚合并、半串联站立、串联站立),行走速度测试(3 米或 4 米的行走时间)和 5 次坐立测试(从椅子上站起来并回到坐姿的 5 次所需时间)。在复杂的动态测试中,站立、坐姿和行走的平衡不仅需要足够的肌肉力量,还需神经肌肉的控制。然而,多达 70% 的脑卒中患者因残疾无法进行 SPPB 测试,得分为 0,这种地板效应限制了 SPPB 对脑卒中患者的应用。

Rivermead 运动指数评定是衡量运动障碍程度和康复恢复效果的一种简单、定量的方法。它包括 14 个关于活动的问题和 1 个直接观察的问题,涵盖了一系列活动,包括从床上翻身到跑步,对于正在接受康复治疗的患者来说,Rivermead 运动指数评定是一个较为敏感的指标。关于肌肉强度,有研究发现医学研究理事会 MRC 评分与握力相关。对于物理性能,伯格平衡量表与 4 米步态速度相关,该结论在校正了卒中严重程度、并发症、营养状况等影响因素后不受影响。但在卒中患者中,上述 Rivermead 运动指数评定、医学研究理事会 MRC 评分、伯格平衡量表是否可以代替握力和常规步态速度用于脑卒中患者肌少症的筛查,还需要进一步的临床研究。

四、治疗

(一) 运动康复训练

运动康复是卒中后的标准治疗方案。对脑卒中患者的运动干预可以逆转偏瘫患肢及对侧肢体的肌肉质量及肌力下降,同时力量训练可增加步行速度、改善预后。通过系统性回顾分析显示,与低强度的家庭锻炼相比,在卒中后 3 个月到 18 个月期间的强化训练(也被称为高阻力和重量训练)可有效增加肌肉质量和力量。但是,多项抗阻训练的研究指出,肌肉力量和肌肉功能比肌肉质量可能更容易得到改善。脑源性神经营养因子(brain-derived neurotrophic factor,BDNF)是一种神经营养生长因子,对神经系统的发育和现有神经元的存活至关重要,被认为是卒中的保护因子。卒中患者 BDNF 水平较低,而 BDNF 的水平在缺血性卒中后的运动康复期间有所增加。中国台湾省的一项随机对照试验比较了高强度间歇训练和中等强度连续训练对脑卒中患者血清 BDNF 和其他结果的影响,研究发现高强度间歇训练更有效,因为增加的 BDNF 促进了神经元活动,从而使卒中后运动功能恢复得到更好的结果。此外,运动训练可通过激活自噬、减少氧化应激、抑制炎症、失活泛素 - 蛋白酶体系统、促进线粒体生物合成、增加胰岛素敏感性等机制对骨骼肌产生有益作用。

(二) 营养补充

大多数脑卒中患者都存在营养不良。一项回顾性研究发现,能量摄入不足的老年卒中患者的运动和功能预后较差,而增加卒中患者的蛋白质摄入已经被证实有效。有研究者在老年急性脑卒中患者中证实,在住院的第一周内进行营养补充对维持体重和身体组分有益。FOOD 试验是一项包括 18 个国家 5 033 名脑卒中患者的多中心试验,有充分的证据表明,营养支持有助于改善存在吞咽问题或营养不良风险卒中患者的预后。脑卒中后患者肌肉蛋白的高分解代谢和骨骼肌氨基酸的分离是周期性发生的,相互抵消,由此产生的氨基酸缺乏并没有得到纠正。氨基酸具有抗蛋白水解的作用。多项研究表明,卒中后康复期间给予富含氨基酸的营养补充剂,可以增加肌肉质量,提高肌肉力量和运动表现。然而,当对所有脑卒中患者,包括营养良好的患者,都常规给予营养补充后,并未发现对脑卒中的预后有任何益处,这一结论不支持脑卒中后常规的营养补充管理。但选择性补充,如必需氨基酸,可能对保持肌肉的完整性和功能有好处。但是,目前对于卒中相关性肌少症患者的最佳喂养方案尚不清楚。在前瞻性试验中,还需要进一步明确热卡、宏量营养素(蛋白质、脂肪、碳水化合物、水)和微量营养素的数量、模式和含量。此外,骨骼肌萎缩是肌蛋白合成下降和 / 或分解代谢加速的结果,并不仅仅依赖于食物摄取,因此,仅靠营养支持可能不足以预防或逆转卒中后肌肉组织的萎缩进程。有研究证实,补充富含亮氨酸的氨基酸和低强度抗阻运动组成的为期 8 周的干预,可以增加卒中相关性肌少症患者的肌肉质量、力量和身体功能,提示营养补充结合抗阻运动可能更有助于肌少症的改善。

（三）功能性电刺激

肌肉及其收缩的顺序都是特定组合的，以产生所需的运动。神经肌肉电刺激疗法（neuromuscular electrical stimulation，NMES）是一项应用一定频率的电流，通过电极刺激神经纤维，以激活运动神经元，促进肌肉收缩，继而达到减轻肌肉痉挛、恢复失神经支配肌肉运动的方法。而功能性电刺激（functional electric stimulation，FES）是 NMES 的一种亚型，它通过电流以精确的顺序和量级刺激连接到瘫痪肌肉的神经或它们的运动点，使肢体产生类似正常自主运动的效果。促进特定运动的 FES 系统被称为运动神经假体。例如，用于抓取的神经假体是一个 FES 系统，可以恢复抓取物体的能力，其他的例子包括用于站立、行走、伸手以及抓握的神经假体。研究证实，功能性电刺激可增加肌肉质量和力量，以抵消肌肉萎缩，并有助于改善脑卒中患者的生活质量、运动能力和步态。但单独的功能性电刺激并未产生相比其他物理治疗技术更好的效果。将该技术应用于多个肌肉群，通过主动运动触发冲动，并结合其他干预措施，是应用功能性电刺激的最佳方法。

（四）药物治疗

卒中患者在康复过程中往往伴随下肢肌肉的病理性痉挛。有研究报道，在慢性卒中患者康复期间短期给予肉毒碱口服及注射治疗，可以减少患肢痉挛，提高行走和日常生活能力，但肉毒碱对卒中患者的长期影响还需进一步研究。此外，一些临床治疗其他疾病的药物已被证实可能对肌少症有益，包括睾酮、选择性雄激素受体拮抗剂、生长激素、血管紧张素转化酶抑制剂、自由基清除剂（如：依达拉奉）等，但仍需要进一步试验来证实其在卒中相关性肌少症人群中的有效性和安全性。

卒中相关性肌少症在卒中患者中是个普遍存在的问题，既往临床对此关注较少，但随着近年来肌少症越来越被人们所关注，卒中相关性肌少症也逐渐受到重视。卒中后的肢体残疾给肌少症的筛查和诊断带来了困难，同时高质量的临床研究文献也相对缺乏。因此，目前对其流行病学、发病机制、筛查、评估及治疗的认识还非常有限。未来还需更多的工作来阐明其发病机制，以补充大脑和神经特异性视角，并制定更为准确的疾病诊断标准；大规模前瞻性跨学科研究对于寻找有效的卒中相关性肌少症治疗策略也是非常有必要的。

（范　真）

参 考 文 献

1. Su Y, Yuki M, Otsuki M. Prevalence of stroke-related sarcopenia: a systematic review and meta-analysis. J Stroke Cerebrovasc Dis, 2020, 29 (9): 105092.

2. Miyagami T, Yokokawa H, Fujibayashi K, et al. Assessing lifestyle-related diseases with body and muscle mass using bioelectrical impedance analysis. Osteoporos Sarcopenia, 2020, 6 (1): 27-32.

3. Nozoe M, Kanai M, Kubo H, et al. Prestroke sarcopenia and functional outcomes in elderly patients who have had an acute stroke: a prospective cohort study. Nutrition, 2019, 66: 44-47.

4. Park JG, Lee KW, Kim SB, et al. Effect of decreased skeletal muscle index and hand grip strength on functional recovery in subacute ambulatory stroke patients. Ann Rehabil Med, 2019, 43 (5): 535-543.

5. Ohyama K, Watanabe M, Nosaki Y, et al. Correlation between skeletal muscle mass deficit and poor functional outcome in patients with acute ischemic stroke. J Stroke Cerebrovasc Dis, 2020, 29 (4): 104623.

6. Nozoe M, Kanai M, Kubo H, et al. Prestroke sarcopenia and stroke severity in elderly patients with acute stroke. J Stroke Cerebrovasc Dis, 2019, 28 (8): 2228-2231.

7. Matsushita T, Nishioka S, Taguchi S, et al. Sarcopenic obesity and activities of daily living in stroke rehabilitation patients: a cross-sectional study. Healthcare (Basel), 2020, 8 (3): 255.

8. Nozoe M, Kubo H, Kanai M, et al. Reliability and validity of measuring temporal muscle thickness as the evaluation of sarcopenia risk and the relationship with functional outcome in older patients with acute stroke. Clin Neurol Neurosurg, 2021, 201: 106444.

9. Steindl A, Leitner J, Schwarz M, et al. Sarcopenia in neurological patients: standard values for temporal muscle thickness and muscle strength evaluation. J Clin Med, 2020, 9 (5): 1272.

10. Halloway S, Jung M, Yeh AY, et al. An integrative review of brain-derived neurotrophic factor and serious cardiovascular conditions. Nurs Res, 2020, 69 (5): 376-390.

11. Koroleva ES, Tolmachev IV, Alifirova VM, et al. Serum BDNF's role as a biomarker for motor training in the context of AR-based rehabilitation after ischemic stroke. Brain Sci, 2020, 10 (9): 623.

12. Yoshimura Y, Bise T, Shimazu S, et al. Effects of a leucine-enriched amino acid supplement on muscle mass, muscle strength, and physical function in post-stroke patients with sarcopenia: a randomized controlled trial. Nutrition, 2019, 58: 1-6.

13. Ramasamy DK, Dutta T, Kannan V, et al. Amino acids in post-stroke rehabilitation. Nutr Neurosci, 2021, 24 (6): 426-431.

14. Marquez-Chin C, Popovic MR. Functional electrical stimulation therapy for restoration of motor function after spinal cord injury and stroke: a review. Biomed Eng Online, 2020, 19 (1): 34.

第二十八章 肌少症与帕金森病

帕金森病（Parkinson disease，PD）是一种好发于老年人群的神经系统变性疾病。帕金森病的全人群患病率约 0.1%，作为一种典型的老年慢性病，其患病率随年龄的增长而增加，60 岁以上人群中约有 1% 患有帕金森病。帕金森病主要的神经病理学表现为黑质内含有突触核蛋白的路易小体和多巴胺能神经元丢失，而随着疾病的进展，路易小体病变逐渐向新皮质和皮质区域扩散。帕金森病临床特征表现为进行性运动迟缓、肌强直、静止性震颤、姿势步态异常，疾病后期患者常因平衡障碍、跌倒、冻结步态、吞咽困难、语言障碍等导致生活无法自理，甚至长期卧床。尽管帕金森病的运动和非运动性障碍是导致残疾的重要原因，但是肌少症在一定程度上会促进疾病的进一步恶化。慢性疾病和衰老是肌少症的主要原因之一，而神经变性在肌少症的发病中也起着重要作用。

一、流行病学

帕金森病患者肌少症的患病率明显高于与年龄、性别相匹配的健康老年人群。合并肌少症的帕金森病患者与更严重的运动障碍、更高的疾病分期、更多的跌倒事件、更低的生活质量等密切相关。在不同的研究中，帕金森病患者肌少症的患病率存在一定差异。根据欧洲老年肌少症工作组（European Working Group on Sarcopenia in Older People，EWGSOP）第 1 版的诊断标准，帕金森病患者肌少症的患病率为 6%~31.4%，而根据亚洲肌少症工作组（Asian Working Group for Sarcopenia，AWGS）、四肢骨骼肌质量（appendicular skeletal muscle mass index，ASMI）、简易五项评分问卷量表（simple five-item questionnaire，SARC-F）等诊断标准，帕金森病患者肌少症的患病率为 17.2%~58%。这些研究之间的巨大差异可能与研究人员使用了不同的诊断标准、测量工具、截断值以及纳入帕金森病患者人群的不同有关。

二、发病机制

肌少症和帕金森病都是常见的增龄相关综合征，有初步证据表明，在个体中同时出现这两种疾病的概率高于预期。然而，到目前为止，尚不清楚是否为其中一种疾病诱发了另一种疾病，或者是两种疾病存在共同的致病机制。有学者证实，随着帕金森病临床分期的进展，肌少症（尤其是重度肌少症）的发生率也呈进行性升高。德国的一项研究采用多元线性回归分析显示，帕金森评定量表（unified parkinson's disease rating scale，UPDRS）评分与早期肌少症呈显著相关，在校正了年龄、性别、日常活动量之后，二者相关性仍然显著，提示两种疾病可能存在共同的早期发病机制。根据既往研究，有几种可能的机制解释这两种疾病之间的高度共存性。

（一）帕金森病患者脑结构网络的改变

帕金森病患者脑结构网络的改变被认为在肌少症的发病机制中起着关键作用。特定区域（如左颞上回、右颞回、左颞下回）灰质体积的减少与大腿脂肪百分比的增加关系密切，大腿脂肪百分比的增加意味着脂肪浸润，而帕金森病患者大腿肌肉中较高的脂肪浸润与肌无力严重程度显著相关。当执行一项任务时，灰质体积减小会导致目的任务相关的脑功能下降，从而造成运动能力低下。有研究还发现，左侧扣带回、右侧丘脑前辐射中的脑白质完整性的损害亦与帕金森病患者肌少症的出现有关。弥散张量成像技术显示，合并肌少症的帕金森病患者右侧海马旁回、左侧枕叶、右侧颞叶白质的各向异性弥散值低于无肌少症的帕金森病患者。而在肌少症患者中，左扣带回和右前丘脑辐射各向异性弥散值的降低与肌少症的相关性最强。此外，研究证实，帕金森病患者的肌肉力量较低（通过腿部肌肉力量和握力评估），这是由于多巴胺能神经元的丧失以及异常的运动症状所致，肌肉力量的丧失随着帕金森病的进展而加剧。

（二）运动神经元数量的减少

运动神经元数量的减少可能是帕金森病出现神经源性肌少症的另一种机制。有证据显示，帕金森病患者部分肌肉中运动单位的数量低于健康对照组，特别是在 60 岁或以上人群中。神经源性肌少症被认为是肌少症的一个亚型，这表明肌少症与帕金森病可能具有运动神经元数量减少的重叠病理生理机制。

（三）共同的炎症通路

帕金森病与肌少症可能具有共同的炎症通路。帕金森病患者和肌少症患者均可检测到循环血中炎症介质水平的升高。炎症细胞因子可诱导组织降解，肿瘤坏死因子 -α（tumor necrosis factor-α，TNF-α）、白细胞介素 -6（interleukin-6，IL-6）目前已被证实与肌少症有直接的关联。据报道，帕金森病患者血清中 IL-6、TNF-α、白细胞介素 -1β（interleukin-1β，IL-1β）、γ 干扰素（interferon γ，IFN-γ）水平显著升高，而且 IL-6 已被证实与帕金森病患者肌肉质量和功能的丧失有关。

（四）骨质疏松症及骨折风险增加

与年龄相仿的非帕金森病患者相比，帕金森病患者更易发生的脆性骨折，体重减轻和活动能力降低会导致骨密度下降，因而他们跌倒的风险更高。与非帕金森病患者相比，帕金森病患者发生骨质疏松风险增加 1.3 倍，骨折风险增加 2~3 倍。帕金森病患者桡骨远端骨密度显著下降，当使用双能 X 射线吸收法（dual-energy X-ray absorptiometry，DXA）检测桡骨远端时，约 11% 的帕金森病患者被诊断为骨质疏松，而对照组仅为 3.7%。骨质疏松症常伴有肌肉质量和 / 或功能的减退，研究还进一步证实帕金森病患者的骨质疏松与骨骼肌减少之间显著相关。骨密度与帕金森病的严重程度也有很强的负相关性，尤其是腰椎。脊柱排列改变可增加中、后腰椎负荷，而帕金森病患者骨质量的下降可能会导致肌少症的快速进展。

（五）激素水平变化

骨骼肌还可能受到帕金森病患者激素水平变化的影响。雄激素在维持肌肉质量方面起着重要作用，低睾酮水平可引起或加速与肌肉和年龄相关疾病的进展。然而，目前尚无任何研究探索帕金森病中雄激素与肌少症之间的关系。此外，帕金森病患者存在小肠细菌的过度生长，这对体重和神经胃肠道激素有着潜在的影响。但是，瘦素、促生长激素释放素、胰高血糖素样肽、胆囊收缩素、神经肽 Y、血管活性肠肽等胃肠道激素是否受帕金森病的影响以及它们与肌少症的关系还需进一步明确。

（六）帕金森病患者的特殊临床表现

帕金森病患者的一些临床特征可能会影响到患者的身体成分和肢体的功能表现。帕金森病患者的身体活动水平低于健康老年人，帕金森病患者营养不良的比例高达 24%，厌食、恶心、便秘或消化迟缓及一些抗帕金森病药物可能导致能量摄入的减少。此外，在帕金森病患者中，运动损伤、肢体僵硬、运动障碍会增加能量消耗，从而影响身体成分。帕金森病患者的体重减轻与疾病严重程度相关，疾病晚期阶段患者的体重指数（body mass index，BMI）往往较低。但有研究指出，丢失的体重主要来自脂肪而不是瘦体重。跌倒在帕金森病中很常见，并且与疾病持续时间、步态失调、姿势不稳、左旋多巴等效剂量相关。一些研究表明，帕金森病患者出现的行动不便以及平衡功能和腿部肌肉力量下降会增加跌倒风险，而这些也都是肌少症的主要临床表现。荟萃分析还发现，患有肌少症的帕金森病患者跌倒频率高于无肌少症的帕金森病患者，有肌少症的帕金森病患者疾病严重程度分期较高，日常生活活动评分较低。因此，肌少症和帕金森病可能相互作用并形成恶性循环。

三、治疗

目前针对帕金森病相关性肌少症的治疗证据非常有限。有研究者给予因肌少症而接受康复治疗的老年患者服用富含亮氨酸和维生素 D 的乳清蛋白补充剂,结果显示:相对于安慰剂组,营养补充剂显著改善了身体功能评分以及肌肉质量,同时还降低了护理强度和费用。在一项随机对照试验中,帕金森病受试者接受了蛋白质、亮氨酸、维生素 D 补充剂,并进行了为期 4 周的体育运动干预,对照组服用安慰剂且不运动,随访 30 天后显示,干预组在力量和小腿周长方面显示出了统计学上的显著改善,同时肌肉质量也得以保持。有研究报道,一位肌肉减少性吞咽困难的帕金森病患者在通过积极康复和营养管理后肌肉减少得以逆转。

在帕金森病患者中,肌少症可被视为一种融合运动和非运动特征的综合征,其加速了与年龄相关的肌萎缩进程。与肌少症相关的渐进性功能丧失,可能最终会在帕金森病的基础上进一步加重神经退行性改变,形成恶性循环。对肌少症的评估、预防以及治疗可能有助于改善帕金森病患者的预后。但目前对于帕金森病与肌少症相关性的认识还不够深入。为此,未来需要进一步开展相关基础与临床科学研究,以更好地指导临床实践。

(范　真)

参 考 文 献

1. Ozer FF, Akin S, Gultekin M, et al. Sarcopenia, dynapenia, and body composition in Parkinson's disease: are they good predictors of disability?: a case-control study. Neurol Sci, 2020, 41 (2): 313-320.

2. Peball M, Mahlknecht P, Werkmann M, et al. Prevalence and associated factors of sarcopenia and frailty in Parkinson's disease: a cross-sectional study. Gerontology, 2019, 65 (3): 216-228.

3. Lee CY, Chen HL, Chen PC, et al. Correlation between executive network integrity and sarcopenia in patients with Parkinson's disease. Int J Environ Res Public Health, 2019, 16 (24): 4884.

4. Wu YN, Chen MH, Chiang PL, et al. Associations between brain structural damage and core muscle loss in patients with Parkinson's disease. J Clin Med, 2020, 9 (1): 239.

5. Chiang PL, Chen YS, Lin AW. Altered body composition of psoas and thigh muscles in relation to frailty and severity of Parkinson's disease. Int J Environ Res Public Health, 2019, 16 (19): 3667.

6. Mes M, Janik P, Zalewska E, et al. Motor neurons loss in parkinson disease: an electrophysiological study (MUNE). J Electromyogr Kinesiol, 2021, 61: 102606.

7. Krenovsky JP, Bötzel K, Ceballos-Baumann A, et al. Interrelation between sarcopenia and the number of motor neurons in patients with parkinsonian syndromes. Gerontology, 2020, 66 (4): 409-415.

8. Tan YJ, Lim SY, Yong VW, et al. Osteoporosis in parkinson's disease: relevance of distal radius dual-energy x-ray absorptiometry (DXA) and sarcopenia. J Clin Densitom, 2021, 24 (3): 351-361.

9. Yazar T, Yazar HO, Zayimoğlu E, et al. Incidence of sarcopenia and dynapenia according to stage in patients with idiopathic Parkinson's disease. Neurol Sci, 2018, 39 (8): 1415-1421.

10. Lima DP, de Almeida SB, Bonfadini JC, et al. Clinical correlates of sarcopenia and falls in Parkinson's disease. PloS one, 2020, 15 (3): e0227238.

11. Cai Y, Feng F, Wei Q, et al. Sarcopenia in patients with Parkinson's disease: a systematic review and meta-analysis. Front Neurol, 2021, 12: 598035.

12. Rondanelli M, Cereda E, Klersy C, et al. Improving rehabilitation in sarcopenia: a randomized-controlled trial utilizing a muscle-targeted food for special medical purposes. J Cachexia Sarcopenia Muscle, 2020, 11 (6): 1535-1547.

13. Cereda E, Pisati R, Rondanelli M, et al. Whey protein, leucine-and vitamin-D-enriched oral nutritional supplementation for the treatment of sarcopenia. Nutrients, 2022, 14 (7): 1524.

14. Barichella M, Cereda E, Pinelli G, et al. Muscle-targeted nutritional support for rehabilitation in patients with parkinsonian syndrome. Neurology, 2019, 93 (5): e485-e496.

15. Yamada Y, Shamoto H, Maeda K, et al. Home-based combined therapy with rehabilitation and aggressive nutrition management for a parkinson's disease patient with sarcopenic dysphagia: a case report. Prog Rehabil Med, 2018, 3: 20180019.

第二十九章　肌肉萎缩与慢性脊髓和周围神经疾病

许多神经系统疾病可导致肌肉萎缩,尤其是下运动神经源性损伤。下运动神经系统包括脊髓前角运动神经元、神经根、神经丛、外周神经以及肌肉。部分肌肉疾病可以导致肌肉萎缩,但在本章中我们主要介绍可导致肌肉萎缩的慢性脊髓前角和周围神经疾病,包括运动神经元病和遗传性周围神经病。

一、运动神经元病

(一) 概述

运动神经元病(motor neuron disease,MND)是一类病因未明的神经系统变性疾病,累及大脑皮质、脑干和脊髓前角运动神经元细胞。狭义的运动神经元病包括肌萎缩侧索硬化(amyotrophic lateral sclerosis,ALS)、进行性脊肌萎缩、进行性延髓麻痹以及原发性侧索硬化4种类型,广义的运动神经元病还包括脊髓性肌萎缩(spinal muscular atrophy,SMA),以及连枷臂综合征、连枷腿综合征、脊髓延髓性肌萎缩(又称为肯尼迪病)、平山病等相对少见的特殊类型。

(二) 肌萎缩侧索硬化

肌萎缩侧索硬化 (ALS)是运动神经元病中最常见的类型,在19世纪最早由神经病学家Charcot首先报道。ALS在世界范围内的发病率无明显差异,年发病率为1~3例/100 000人。ALS易感性在各民族或种族中差异不大。ALS发病一般在中老年中多见,年龄分布高峰为60岁~80岁,也可发生在二十几岁的青年人群中。ALS包括散发性和遗传性。散发性ALS常见,多数患者无明确家族史。遗传性或家族性ALS目前仅占所有ALS患者的10%。我国ALS患者发病高峰年龄在50岁左右,且发病年龄有年轻化趋势,可能部分与环境因素和诊断水平提升有关。在70岁之前,男性ALS发病率更高,但此后男女发病率大致相同。

ALS的病因尚未完全明确,兴奋性氨基酸毒性、氧化自由基损伤、蛋白异常折叠及清除障碍等被认为与疾病发生有关。约10%的ALS患者为家族性,目前已发现多个致病基因,并且不断有新的致病基因被证实。常见的致病基因包括*SOD1*、*FUS*、*TARDBP*以及在欧美人群中常见的*C9ORF72*。

1. 临床特点　进行性发展的骨骼肌无力、萎缩、肌肉跳动、肌束颤动、延髓麻痹和锥体束征为ALS主要的临床表现,部分患者可伴有不同程度的认知和/或行为障碍等额颞叶受累的症状。同一脊髓节段支配区域同时存在上、下运动神经元受累的体征,是诊断ALS最重要的关键点。

ALS的上运动神经元受累是由于位于大脑皮质运动区(Brodmann 4区)的额叶运动神经元及其发出的轴突变性导致。上运动神经元受累的临床症状表现包括肢体无力和痉挛,还要观察和询问有无强哭、强笑等假性延髓麻痹表现。体征包括肌张力增高、腱反射亢进、病理征阳性等。反射检查包括咽反射、下颌反射、掌颏反射、Hoffmann征(霍夫曼征)、四肢腱反射、下肢病理征。同时查体还包括肢体肌张力检查,在出现萎缩无力的肢体,可能无法引出病理征,此时如果腱反射存在,也提示锥体束受损。临床发现在部分ALS患者中,下肢即使存在腱反射亢进或阵挛,也引不出病理征。在肢体明显萎缩无力时,锥体束征有可能被下运动神经元病变所掩盖。

ALS 的下运动神经元损伤的临床表现包括肌无力、肌萎缩、肌肉跳动及肌束颤动,这是由于脑干运动神经核团和脊髓前角的运动神经元变性所致,是肌肉去神经支配的结果。查体时通常关注舌肌、面肌、咽喉肌、颈肌、四肢肌群。在 ALS 患者,可出现拇短展肌和第一骨间背侧肌受累程度重于小指展肌,此种现象称为"分裂手"现象,即 ALS 主要累及正中神经和尺神经支配的大鱼际肌和第一骨间肌,而小鱼际肌肉相对受累较轻。

ALS 患者某一肢体受累早期,肌肉无力主要局限于单个肢体的远端或近端,当无力扩展到其他肢体时,最早出现症状的肢体通常近端和远端均会受累。疾病早期肢体无力常常不对称,但随着病情进展,两侧肢体均明显受累时,双侧肢体体征会相对对称,仔细追问无力的发生演变过程十分重要。部分患者没有肉跳的主诉,但详细的体格检查可能发现肌束颤动。肌束颤动是 ALS 常见的重要体征,也可见于某些周围神经病,以及某些生理情况下也可以出现肌束颤动,如焦虑、饮用咖啡等。经过仔细查体,如果一直无肌束颤动的表现,那么诊断 ALS 需慎重。

肢体起病型 ALS:四肢首先出现上、下运动神经元受累体征,此型占患者总数的 70%。通常最先出现非对称性的上肢远端肌无力,自一侧手部肌肉开始,数月或者几个月之后可波及对侧,逐渐出现手部肌肉萎缩。随着疾病进展,会累及到呼吸肌和咽喉部肌肉,出现吞咽困难和呼吸衰竭。

延髓起病型 ALS:也称为进行性延髓麻痹,是一种起病迅速的运动神经元病,被认为是 ALS 的延髓变异型,以构音障碍和吞咽困难为首要表现,随后出现肢体受累症状,呼吸肌受累较早,此型占患者总数的 25%。

部分 ALS 患者可以伴有认知、行为和精神异常,应注意仔细辨别,详细的精神和认知量表评测方可发现,患者因疾病预后不良而产生焦虑、抑郁情绪;部分锥体束体征明显者可伴有尿急现象,还有一部分患者可出现不宁腿综合征和失眠等睡眠障碍。由于肢体长时间无力和运动减少可出现水肿和皮温低的现象。虽然是主要累及运动系统,但部分患者可有肢体麻木疼痛。由于呼吸功能下降,可导致缺氧,从而可出现头晕、困倦、失眠等表现。延髓受累导致吞咽功能障碍使患者进食减少,引起患者体重下降和营养不良。晚期可累及眼外肌。

2. 辅助检查和诊断

(1)神经电生理检查:神经传导检查主要用来诊断或排除周围神经疾病,但对于 ALS 诊断也具有重要意义。运动神经传导检查显示远端运动潜伏期和神经传导速度在疾病初期通常正常,随病情发展,复合肌肉动作电位(compound muscle action potential,CMAP)波幅逐渐降低,传导速度也可以有轻微减慢,下降一般不超过 20%。感觉神经传导检查正常。当同一肌肉肌电图检查表现为活动性失神经支配和慢性神经再生共存时,对于 ALS 诊断有很强的价值。针极肌电图(electromyogram,EMG)检查提示肌肉活动性失神经支配的表现,包括纤颤电位、正锐波。慢性神经再生支配的表现包括运动单位电位(motor unit potential,MUP)的时限增宽、波幅增高,通常伴有多相波增多;大力收缩时运动单位募集减少,波幅增高,严重时呈单纯相。

肌电图诊断 ALS 时需要对脑干和脊髓 4 个区域节段(脑干、颈段、胸段和腰骶段)支配区域的肌肉均进行检查,其中脑干区域可以检测 1 块肌肉,如胸锁乳突肌、舌肌、面肌或咬肌。在 ALS 早期,肌电图检查可能仅仅发现 1 个或 2 个区域的下运动神经元损害,此时对于临床怀疑 ALS 的患者,可间隔 3 个月进行随访复查。

(2)影像学检查:在部分(约 15%~40%)ALS 患者,磁共振 T_2WI(T_2 加权成像)、FLAIR(液体抑制反转恢复序列)和 DWI(弥散加权成像)序列可以发现脑内锥体束部位的对称性高信号。影像学检查有助于 ALS 与其他疾病鉴别,包括颅底、脑干、脊髓或椎管结构性病变,常见的疾病包括颈椎病、腰椎病等。肌肉超声有助于检测肌束颤动,若发现多部位、大量肌束颤动,有助于 ALS 的诊断。

(3)其他:血清肌酸激酶可有轻中度升高,通常不超过 1 000U/L。脑脊液蛋白可有轻微升高,通常不超过 1g/L。对于有家族史、发病年龄较轻的患者可行基因检测协助诊断。基因检测也有助于与成人发病的脊髓性肌萎缩、肯尼迪病鉴别。

3. 诊断　2019 年制定的 Gold Coast 标准现在广泛用于 ALS 诊断，包括：某一肢体或身体节段有进行性上、下运动神经元症状和体征，或至少两个身体节段有进行性下运动神经元症状和体征，且没有可解释上和 / 或下运动神经元变性表现的其他疾病的电生理学、神经影像学和病理学证据。

4. 治疗　目前，ALS 仍是一种无法治愈的疾病，但是仍应早诊断，早治疗，尽可能延长生存期，提高生活质量。延缓病情发展的药物治疗称为疾病的修饰治疗，临床试验表明可减缓疾病进展，延长需要气管造口术或永久辅助通气的时间以及生存期。虽然这些药物的临床益处主要是在早期疾病患者中确定的，但所有 ALS 患者都可能获益。目前国内外批准的药物包括利鲁唑、依达拉奉和苯丁酸钠 - 牛磺酸二醇等。利鲁唑作用机制包括稳定电压门控钠通道的非激活状态、抑制突触前谷氨酸释放、激活突触后谷氨酸受体以促进谷氨酸的摄取等。依达拉奉作为自由基清除剂，通过抗氧化应激发挥治疗作用。苯丁酸钠 - 牛磺酸二醇复合制剂通过减轻内质网应激和线粒体功能障碍以减少神经元细胞死亡。

对症治疗包括针对呼吸和吞咽困难、营养障碍、构音障碍、疲乏、肌肉痉挛、疼痛、肌无力、假性延髓情绪、社会心理障碍和睡眠问题，应根据患者具体情况，给予针对性的指导和治疗。

5. 预后　ALS 生存期通常为 3~5 年，有 10% 左右的患者生存期可达 10 年以上。ALS 是一种进展性神经退行性疾病，大部分患者在确诊后 3~5 年内死亡，大约 30% 的 ALS 患者在诊断后 5 年仍存活，10% 左右患者生存期超过 10 年。呼吸肌受累起病的 ALS 通常进展较快，生存期明显较短。

（三）其他类型的运动神经元病

1. 进行性脊髓性肌萎缩（progressive spinal muscular atrophy，PMA）　进行性脊髓性肌萎缩是一种进行性下运动神经元疾病，也有一些学者认为它是 ALS 的一种类型，因为许多患者在病程后期会出现上运动神经元体征。

2. 原发性侧索硬化（primary lateral sclerosis，PLS）　PLS 是一种进行性单纯性以上运动神经元变性为特征的疾病，而下运动神经元功能相对保留，此型较为少见，占 MND 的 1%~4%。通常表现为 40 岁以后起病，最常见临床症状是肌肉痉挛、构音障碍或强哭强笑，症状通常始于下肢。很多患者还出现小便功能障碍，表现为不稳定膀胱和 / 或尿潴留。查体可发现肌张力升高、肢体痉挛性瘫痪、腱反射亢进、病理征阳性等上运动神经元受损体征，部分原发性侧索硬化患者在病程晚期仍会出现下运动神经元体征。

3. 连枷臂综合征（flail arm syndrome，FAS）　占运动神经元病的 5%~10%，临床上主要表现为缓慢进展的双上肢近端为主的肌无力及萎缩，可累及远端，腱反射可减低或消失，查体可有 Hoffmann 征阳性。以双侧不对称起病多见，逐渐缓慢进展，累及双侧上肢，症状局限在双上肢的时间长，在发病后 1 年内，症状仍局限于上肢，早期球部及双下肢不受累或轻度受累。

4. 连枷腿综合征（flail leg syndrome，FLS）　也称为运动神经元病的假性多发性神经炎变异型。以下肢无力为主要表现，可对称性或不对称起病，远端重于近端，逐渐缓慢进展，下肢腱反射减低或消失，下肢可出现病理征。在发病后 1 年内，症状仍局限于下肢。随病情进展，双侧下肢可完全瘫痪，并扩展至身体其他区域。病情进展缓慢，后期可出现上运动神经元受累表现。

5. 平山病（Hirayama disease，HD）　又称青少年上肢远端肌萎缩，通常累及一侧，也可双上肢远端受累。平山病是一种少见的良性自限性下运动神经元疾病，主要累及手和前臂，出现进行性加重的肌无力及肌萎缩，以颈 $_8$—胸 $_1$ 节段脊髓支配肌肉受累为甚，常伴有震颤，通常在青少年期发病，进展持续 1 年 ~ 5 年（少数情况下可进展 8 年），随后趋于稳定。颈椎屈颈位 MRI 增强扫描可显示不对称的脊髓受压扁平，硬脊膜前移及后方硬脊膜外静脉丛明显血管影。治疗上可使用颈托制动和手术减压融合。

6. 脊髓延髓性肌萎缩　又称肯尼迪病。本病呈 X 连锁隐性遗传，是由于 Xq11-12 上雄激素受体基因 1 号外显子上 CAG 三核苷酸动态突变所致。通常男性发病，极少数为女性患者。患者脑干核团和脊髓前角的下运动神经元变性，临床上表现为 20~60 岁起病，为累及面部、延髓和肢体肌肉的缓慢进行性肌无力和肌萎缩，症状可对称或不对称，舌肌萎缩明显。男性患者还可表现出乳房发育、精子发生缺陷等。

二、脊髓性肌萎缩

脊髓性肌萎缩(spinal muscular atrophy,SMA)的是由于脊髓前角 α- 运动神经元和低位脑干运动神经核变性导致的肌无力和肌萎缩。流行病学研究发现 SMA 发病率约为 1/10 000。SMA 大多由染色体 5q11.2-q13.3 上 *SMN1* 基因缺失或突变引起(5q 型 SMA),其中约 95% 为 *SMN1* 基因的 7 号外显子缺失,导致其编码的运动神经元存活蛋白(SMN)不足而致病。本病通常为常染色体隐性遗传,人群中致病 *SMN1* 基因携带率约为 1/50,尚有少数非 5q 突变导致的 SMA。

(一) SMA 临床表现与分型

根据起病年龄、运动里程碑及病情严重程度,SMA 分为五型。所有类型的 SMA 患者均存在广泛性对称性近端肌无力为主的肌无力,且下肢受累较上肢严重,同时伴腱反射显著减弱或消失。此外,SMA 还合并进行性加重的限制性呼吸功能障碍,尤其是 0 型和 1 型 SMA。体内还存在 *SMN1* 的同源基因 *SMN2*,*SMN2* 也能编码少量 SMN 蛋白。通常而言,SMA 疾病严重程度与 *SMN2* 基因拷贝数呈负相关,即携带的 *SMN2* 基因拷贝数越多,能够更多地弥补由于 *SMN1* 缺陷导致的 SMN 蛋白缺陷,使得疾病的临床症状相对越轻。

0 型:出生前发病的患者将其定义为 0 型 SMA。患儿母亲可在妊娠晚期觉察到胎动减少甚至无胎动。同时,0 型 SMA 患儿出生时常合并重度肌无力,表现为 "松软儿",出现肌张力过低、腱反射消失及关节弯曲(多发性关节挛缩)等体征。患儿常在 6 月龄之前因呼吸衰竭而死亡,其中大多数发生于出生后 1 月之内。0 型 SMA 婴儿通常仅有 1 个拷贝的 *SMN2* 基因。

1 型:也称 Werdnig-Hoffman 病(韦尔德尼希 - 霍夫曼病),即婴儿型 SMA,约占全部 SMA 病例的 45%。患儿出生后 6 个月内起病,出现进行性、对称性弛缓性四肢无力,进展迅速。患儿在无外力支持下无法单独坐立。肌无力以近端为甚,由于明显的肌张力低下,平躺时下肢外旋呈 "蛙腿" 样姿势。SMA 患儿肌无力症状进展迅速,大多数婴儿在 2 岁前死于呼吸衰竭。1 型 SMA 患儿通常有 2 个或 3 个拷贝的 *SMN2* 基因。

2 型:也称 Dubowitz 病,即中间型 SMA,约占 20%。患儿多在出生后 6~18 个月起病,进展较 1 型慢,最大运动能力可达到独坐的程度,但独坐年龄可能落后于正常同龄儿,不能实现独站和独走。2 型 SMA 主要累及肢体近端,下肢重于上肢。常见的临床特征还包括舌肌萎缩伴纤颤、腱反射消失、吞咽困难及呼吸功能不全等。肌无力可致几乎所有患儿出现进行性脊柱侧凸等脊柱畸形;呼吸肌无力合并脊柱侧凸可致呼吸功能不全,部分患者还可出现关节挛缩。患者通常在青少年时期丧失独立坐立能力。2 型 SMA 患者的 *SMN2* 基因通常有 3 个拷贝。

3 型:也称 Kugelberg-Welander 病(库格尔贝格 - 韦兰德病),即少年型 SMA,约占 SMA 患者总数的 20%。患者多在出生 18 个月后至成年期发病。早期运动发育正常,可独走,但部分独走时间延迟。随年龄增长出现以近端为主的肌无力,下肢重于上肢,常出现跌倒和爬楼梯困难,最终部分丧失独走能力,逐渐依赖轮椅。该型大部分患者不会出现严重脊柱畸形和呼吸肌无力。3 型 SMA 患者的寿命大致正常,*SMN2* 基因通常有 3 到 4 个拷贝。

4 型:晚发型,即成人型,起病年龄并无严格定义。一些专家将发病年龄 ≥ 30 岁作为区分 4 型与 3 型 SMA 的界限,在所有 SMA 病例中占比不足 5%。早期运动发育正常,成人期起病,首先出现肢体近端无力,进展缓慢,终生可以独立行走,预期寿命不缩短。4 型 SMA 患者的 *SMN2* 基因通常有 4~8 个拷贝。

(二) 诊断

提示 SMA 的诊断线索包括躯干和近端肢体为主的进行性、对称性肌无力、肌萎缩、腱反射减退或消失、舌肌纤颤等下运动神经元受累体征。临床表现典型、高度怀疑 SMA 的患者,可直接行基因检测。对于诊断尚不明确者,可同时行血清肌酸激酶、肌电图、神经传导检查及肌肉活检病理检查,上述检查不能确诊 SMA,但有助于鉴别诊断。肌电图可显示纤颤电位和正锐波等异常的自发活动,运动单位动作电位的平均时限和波幅增加,且多相性动作电位增多。肌肉活检显示大量萎缩肌纤维聚集成群存在,也可见到肥大肌纤维。

基因检测推荐采用 MLPA(多重连接探针扩增技术)、定量 PCR 或 DHPLC(变性高效液相色谱法)检测 *SMN1* 拷贝数,或 PCR-RFLP 法快速诊断。*SMN1* 基因第 7 外显子或第 7、8 外显子纯合缺失(0 拷贝)即可诊断 SMA,约占到患者总数的 95%。但也可出现 *SMN1* 基因点突变,约占 5%。因此,如果临床表现符合典型的 SMA 但仅识别出单个 *SMN1* 基因基因缺失,则应再行 *SMN1* 基因测序以寻找点突变。

(三) 治疗

明确诊断后应进一步分型,并进行多器官系统评估,评估内容包括营养状态、喂养需求、呼吸功能、睡眠情况、日常活动及骨关节状态,明确患者所处的病情阶段及其他器官系统损害的程度,制定相应的个体化治疗措施。呼吸功能下降的患者需进行呼吸功能训练,包括呼吸肌肌力训练、咳嗽和排痰训练、胸廓顺应性维持训练等。SMA 患者可出现胃肠道反流、胃排空延迟和便秘等消化道问题,可通过改变食物软硬度等方法改善食物摄入并预防误吸。物理治疗、正确使用支具或矫形器、规律运动训练等积极的康复治疗也是干预和延缓疾病进展的重要手段。

目前已经应用于临床的疾病修正治疗药物包括选用诺西那生、Zolgensma、利司扑兰进行疾病修正治疗。诺西那生是一种反义寡核苷酸,可修饰 *SMN2* 基因的剪接以增加正常完整长度 SMN 蛋白合成以弥补 *SMN1* 缺陷导致的 SMN 蛋白不足。诺西那生采用鞘内注射,首先在 8 周内给予 4 次负荷剂量,此后每 4 个月给予一次维持剂量。Zolgensma 是一种重组腺相关病毒载体,含编码正常人类 SMN 蛋白的互补 DNA(SMN1),即用正常的 *SMN1* 基因置换突变的 *SMN1* 基因,为一次性静脉输注,目前仅批准在 2 岁及以下儿童中使用。利司扑兰是一种小分子物质,可修饰 *SMN2* 基因的剪接从而纠正 *SMN2* 的剪接缺陷,增加完整长度 SMN 蛋白的水平以弥补 *SMN1* 缺陷导致的 SMN 蛋白不足,美国食品药品监督管理局(FDA)批准利司扑兰治疗儿童和成人 SMA,采用口服给药。

(四) 遗传咨询

SMA 为常染色体隐性遗传病,在已明确诊断的 SMA 家庭中,每生育一胎的再发风险为 25%,男女患病机会均等。

三、遗传性周围神经病

(一) 概述

周围神经属于下运动神经元范畴,周围神经损伤可导致肌肉萎缩。遗传性周围神经病常隐袭起病,逐步进展,是导致肌肉萎缩的常见慢性周围神经病之一。遗传性周围神经病是一大类疾病,可根据临床特征、遗传模式、电生理学特征、代谢缺陷及特定遗传标志物进行分类。原发性遗传性神经病既往根据发现和描述该疾病的学者名字命名,最常见的类型是沙尔科 - 马里 - 图思病(Charcot-Marie-Tooth disease,CMT),又称为腓骨肌萎缩症。20 世纪 70 年代制定的 Dyck 分类法根据临床特征和电生理学特征区分具体类型,大体分为遗传性运动感觉神经病(hereditary motor-sensory neuropathy,HMSN)和遗传性感觉和自主神经病(hereditary sensory and autonomic neuropathy,HSAN)。CMT 是一大类由编码周围神经的髓鞘和 / 或轴突结构的蛋白的基因突变所致。CMT 病主要分为 CMT 1~7 型,以及 X 染色体连锁的 CMTX。每个类型又可以分为不同的亚型。CMT 具有遗传异质性,已发现许多致病基因,最常见的 4 个突变基因为 *PMP22*、*MPZ*、*GJB1* 和 *MFN2*。CMT 的总体患病率约为 1/2 500,最常见的初始临床表现为下肢远端无力和萎缩,表现为足下垂和弓形足,感觉症状通常不明显。随着病程的进展,会出现足锤状趾等畸形,上肢也会受累,表现为手部肌肉无力和萎缩,并可向近端发展。

(二) CMT 分类

根据电生理特点,可大致分为脱髓鞘型(CMT1)和轴索型(CMT2)两大亚型。正中神经运动传导(MCV)速度小于 38m/s 时为 CMT1;当正中神经运动传导速度大于 45m/s,且复合肌肉动作电位 CMAP

波幅降低时为 CMT2；当正中神经运动传导速度为 25~45m/s 时为中间型 CMT。CMT1 和 CMT2 通常为常染色体显性遗传（AD），但也有少数为常染色体隐性遗传（AR）和 X 染色体连锁遗传。

到目前为止，已发现超过 80 个基因突变可导致 CMT。根据分子遗传学为基础对 CMT 进行分类，类型得以进一步细化。常染色体显性遗传（AD）的 CMT，根据电生理上以脱髓鞘为主还是轴索变性为主，前者为 CMT1，后者为 CMT2。根据突变基因的不同，CMT1 分为 CMT1A~CMT1F，CMT2 分为 CMT2A~CMT2Q；X 染色体连锁的 CMT，即 CMTX，分为 CMTX1~CMTX5。常染色体隐性遗传（AR）的 CMT，如果电生理改变上以脱髓鞘为主要特点，则称为 CMT4；AR 遗传的 CMT 中如果以轴索损害为特点则为 CMT2B；CMT4 和 CMT2B 根据临床特点和致病基因的差异也分别包含不同的亚型。少数在儿童期起病且症状严重，神经电生理检测证实主要是重度脱髓鞘改变（正中神经运动传导速度<15m/s）的 CMT 为 CMT3，又称为 Dejerine-Sottas 综合征（DSS）。

（三）临床表现

CMT 临床异质性强，其起病年龄、严重程度以及临床表现在不同的基因型，甚至在同一个 CMT 家系中都可能存在差异。典型的 CMT 为 10~20 岁起病，主诉为双下肢远端无力萎缩，查体见跨阈步态、弓形足、下肢远端感觉障碍、腱反射减弱或消失，随后出现双手肌萎缩，表现为"爪形手"。神经传导检测提示周围神经脱髓鞘或/和轴索损害。CMT 患者电生理检测提示感觉神经受损，但常常无主观感觉障碍且临床体检感觉正常，称为"感觉重塑"。

CMT 除了导致周围神经受损，不同类型的 CMT 尚可出现一些特殊的临床表现：GJB1 基因突变所导致的 CMTX1 可能出现耳聋和中枢神经系统受累的表现，影像学变现为脑白质可逆性脱髓鞘样改变，临床上表现为类似短暂性脑缺血发作和脑卒中发作；还可出现骨关节异常：脊柱侧弯可见于 CMT2A2、CMT2C 以及 CMT2D；CMT2C、CMT3 等可出现骨关节挛缩；CMT2A2、CMT2K 等可出现视神经萎缩等。

1. CMT1　CMT1A 是由于周围神经髓鞘蛋白 22（PMP22）基因的一段 1.5Mb 重复扩增或点突变（较少见）导致，PMP22 位于 17p11.2 上，其重复扩增造成 PMP22 过表达，而点突变则改变蛋白的分布。CMT1A 占 CMT1 病例的 70%~80%。患者通常在青少年期起病，早期主诉包括远端肌无力所致频繁踝关节扭伤，跑跳费力、困难，体育成绩差。体格检查可发现腱反射消失、弓形足、下肢远端无力和萎缩。不同患者临床症状具有异质性，多数患者表现为轻、中度运动障碍，但部分患者可表现为明显的运动障碍，后期需要依靠轮椅，极少数患者表现为重度运动障碍。神经传导检查（nerve conduction study，NCS）显示运动和感觉神经的传导速度均严重减慢，通常低于正常传导速度的 60%，没有传导阻滞或时间离散。正中神经运动传导速度<38m/s，针极肌电图检查显示受累的肌肉表现为神经源性损害。腓肠神经活检显示脱髓鞘病变，可发现"洋葱头"样结构，这是由于神经反复脱髓鞘和髓鞘再生所致，还可发现继发性轴突损伤。CMT1B 通常由染色体 1q22 上的髓鞘蛋白 0 基因（MPZ）突变所致。MPZ 在构成髓鞘的施万细胞膜上表达，在髓鞘膜黏附中起重要作用。

2. CMT2　患者通常具有腓骨肌萎缩症的典型临床表现，正中神经运动传导速度（MCV）>45m/s，伴复合肌肉动作电位（CMAP）波幅降低，腓肠神经活检主要表现为轴索缺失。CMT2A 是最常见的 CMT2 亚型，约占 CMT2 病例的 20%，占所有 CMT 病例的 5%。线粒体融合蛋白 2 基因（MFN2）是 CMT2A 最主要的致病基因。CMT2 多数为常染色体显性遗传，可伴有其他一些不典型临床表现，包括病理征阳性、视神经萎缩等。CMT2B 由 RAS 相关蛋白 7（RAB7）基因突变所致，临床上以感觉神经受累为主；CMT2C 表现为远端肌无力萎缩和声带麻痹，与 TRPV4 基因突变有关。甘氨酰 tRNA 合成酶（glycyl tRNA synthetase，GARS）基因突变导致 CMT2D，以显著的手部肌肉无力、萎缩为特征。

3. X 染色体连锁遗传 CMT（CMTX）　CMTX1 为 X 连锁显性遗传，是除 CMT1A 之外最常见的第二大 CMT 亚型，占所有 CMT 病例的 7%~12%，也是最常见 X 连锁 CMT，占到 CMTX 的 50%。CMTX1 是由位于 X 染色体 Xq13.1 上的编码缝隙连接蛋白 β1（gap junction protein beta 1，GJB1）基因突变所致。CMTX1 具有 CMT 的典型临床表现，男女均可患病，但在男性患者中症状更明显，且发病更早，女性患者由于存在 X 染色体失活(X chromosome inactivation),临床表现相对较轻微。CMTX1 患者的正中神经运动传导速度通常介于 CMT1 和 CMT2 之间,为 25~40m/s。CMTX1 另一个突出特点在于部分患者还可出现中枢神经系统受累表现,包括短暂的(数小时至数周)肢体无力、麻木、构音障碍、吞咽困难、共济失调等,易误诊为短暂性脑缺血发作或卒中。头颅 MRI 显示脑深部白质对称性异常信号,此时易被误诊为中枢神经系统脱髓鞘病变。这些影像学改变通常是可逆性的,主要位于后脑区或 / 和胼胝体压部,数月后在 MRI 上以上病灶可消失。除 CMTX1 之外,其他 CMTX 亚型少见。

（四）诊断

患者出现下肢远端起病并缓慢进展的肌无力和萎缩,伴弓形足和锤状趾等足部畸形,需考虑 CMT 的可能,若存在阳性家族史,则更应高度怀疑。神经传导和肌电图检查是周围神经损伤的客观依据,结合目前靶向周围神经病的二代基因测序或者全外显子测序能够有效地协助诊断 CMT 亚型。

（五）治疗

尚无改善 CMT 病情的有效特异性治疗方法,目前 CMT 的治疗为对症支持治疗,物理治疗和康复训练可以延缓疾病进展,足部和脊柱畸形可酌情考虑矫形手术。

（肖 飞）

参 考 文 献

1. 崔丽英. 肌萎缩侧索硬化诊断和治疗中国专家共识 2022. 中华神经科杂志, 2022, 55 (6): 581-588.

2. 葛琳, 魏翠洁. 脊髓性肌萎缩症多学科管理专家共识. 中华医学杂志, 2019, 99 (19): 1460-1467.

3. Pareyson D, Saveri P, Pisciotta C. New developments in Charcot-Marie-Tooth neuropathy and related diseases. Curr Opin Neurol, 2017, 30 (5): 471-480.

4. Vasilopoulou C, Duguez S, Duddy W. Genome-Wide Gene-Set Analysis Approaches in Amyotrophic Lateral Sclerosis. J Pers Med, 2022, 12 (11): 1932.

第三十章 肌少症与脓毒症

脓毒症（sepsis）是重症监护室（intensive care unit，ICU）患者死亡的首要病因。脓毒症是指机体对感染产生的炎症反应失调而引起生理和器官功能损害的临床综合征。据美国流行病学研究显示，脓毒症的发病率从 1979 年 82.7/10 万增加到 2009 年 535/10 万。2016 年美国的一项研究表明，高收入国家和地区的脓毒症和严重脓毒症的发病率分别为 437/10 万和 270/10 万，作为危重症患者的首要死因，该研究团队总结出脓毒症和严重脓毒症住院病死率分别为 17% 和 26%。2017 年由北京协和医院的研究团队发表了当时国内唯一的一项基于人口的脓毒症住院患者流行病学调查，结果表明，在对年龄和性别进行校正后，脓毒症的标化发病率为 461/10 万，死亡率为 79/10 万，据此推算全国每年新发脓毒症患者 486 万人，死亡 83 万人。全国疾病死因监测系统（National Mortality Surveillance System，NMSS）的数据显示，2015 年报告的 1 937 299 例死亡患者中，脓毒症相关死亡占 12.6%，根据人口普查数据计算的标化死亡率为 66.7/10 万。据此估计，全国当年死于脓毒症的病例约为 100 万。总的来看，全球每年新发脓毒症患者约 3 150 万例，死亡 530 万例，给全球医疗卫生系统造成了严重的负担。

一、概念与发病机制

（一）概念

脓毒症相关性肌萎缩（sepsis-induced skeletal muscle atrophy）是指脓毒症急性期反应和炎症介导的肌肉萎缩。研究表明，高达 90% 的严重脓毒症患者会出现肌肉的快速分解代谢，呼吸肌及四肢运动肌肉萎缩，瘦体重快速降低，患者出现 ICU 获得性衰弱（intesive care unit acquired weakness，ICUAW），造成包括住院病死率增加，机体对治疗的耐受性降低及再次发生脓毒症或感染性休克的概率增加等不良后果。

脓毒症患者大多存在机体内环境紊乱，机体通常经历过度炎症反应，激素水平变化、氧化应激等病理生理过程，上述变化均参与并影响体内营养物质如蛋白质的代谢，可以造成肌肉蛋白质的合成减少，分解代谢增加，肌肉出现负氮平衡等，最终导致肌肉萎缩和肌力下降。此外，大多数重症患者还存在久卧不动、机械通气、镇静剂的使用等，这也导致 ICU 患者出现肌萎缩的概率大大增加，而肌萎缩导致的 ICU 获得性衰弱是脓毒症最严重且常见的并发症之一，严重影响患者呼吸系统和外周运动系统，显著延长患者的住院时间，降低患者的生存质量，甚至提高患者的死亡率。总的来说，脓毒症相关性肌萎缩的患病率增高会导致患者日常活动能力较普通人降低，跌倒、失能风险增加，更依赖家庭、社会医疗照护体系，加重家庭经济负担，影响医疗保险支出，造成医疗保险和社会经济及人力资源负担的增加；另一方面，肌萎缩的人群更容易出现免疫功能异常，营养状况差，感染风险增高等情况。罹患肌少症的脓毒症患者往往住院时间延长，转为重症的概率增高，病死率增加，其远期预后也较差。脓毒症相关性肌萎缩的患者一旦发病往往容易累及多系统器官组织，具有病情复杂，住院时间长，病死率高，远期预后差等特点，这使得脓毒症相关性肌萎缩的研究备受关注，也充满挑战。

（二）发病机制

脓毒症相关性肌萎缩在 ICU 患者中很常见，且死亡率较高，其涉及的机制较多，发病机制复杂且部分

235

研究结果存在矛盾。脓毒症导致的急性分解代谢反应使得能量快速消耗,分解代谢持续刺激可破坏骨骼肌间室的稳态,导致肌肉萎缩。蛋白质合成分解代谢失衡是脓毒症相关肌萎缩的重要原因,此外,激素变化、持续氧化应激反应、神经肌肉功能障碍等因素也在其中发挥了重要作用,但具体机制尚不清楚。

1. 炎症因子与氧化应激　脓毒症导致的炎症瀑布及机体对炎症反应的失调是机体蛋白损失的关键驱动因素。促炎细胞因子,特别是肿瘤坏死因子 -α(tumor necrosis factor-α,TNF-α)、白细胞介素 -1β(interleukin-1β,IL-1β)和白细胞介素 -6(interleukin-6,IL-6)的增高,通过激活钙蛋白酶系统,促进肌原纤维骨架蛋白水解,诱导肌肉萎缩。核因子 κB(nuclear factor-κB,NF-κB)通过上调肌肉萎缩盒 F 蛋白(muscle atrophy F-box,MAFbx)和肌肉环指蛋白 1(muscle ring finger protein 1,MuRF1)mRNA 的表达,激活泛素 -蛋白酶体系统(ubiquitinproteasome system,UPS)导致蛋白质降解明显增多。IL-6 在细胞分化、蛋白损失中也扮演重要角色。脓毒症中 IL-6 水平升高,IL-6 通过 p90 核糖体蛋白 S6 激酶 / 真核生物翻译延长因子 2 和 mTOR-p70 核糖体蛋白 S6 激酶通路抑制肌源性分化。IL-1 可通过下调细胞因子依赖性磷酸化 eIF4G 的表达减少蛋白质合成,促进肌肉萎缩。脓毒症过程中全身炎症反应综合征(systemic inflammatory response syndrome,SIRS)导致肌肉促炎细胞因子的局部作用放大,可能加剧骨骼肌蛋白质合成的减少。线粒体是骨骼肌细胞能量代谢的重要场所,线粒体的超微结构异常是脓毒症相关性肌萎缩的分子基础。脓毒症时,线粒体电子呼吸传递链功能障碍,机体内源性活性氧生成增多,同时增强了 NF-κB 活性,导致肌肉萎缩。通过抑制 p38α 促分裂原活化的蛋白激酶(mitogenactivated protein kinase,MAPK)磷酸化可降低机体 IL-1、IL-6 和 TNF-α 水平,减少骨骼肌萎缩。抑制 p38 MAPK 活性还可下调 MuRF1 和 MAFbx 表达,预防肌纤维萎缩。激活过氧化物酶体增殖物激活受体 γ 共激活剂 1α(peroxisome proliferator-activated receptor γ coactivator-1α,PGC-1α)可保护线粒体功能,降低机体 IL-6 水平。

2. 蛋白质合成分解代谢失衡　骨骼肌占人体质量的 50%~60%,受分解代谢影响最大。肌肉蛋白质合成水平降低和分解代谢水平升高是骨骼肌萎缩的重要原因。脓毒症患者的蛋白质合成途径通常处于抑制状态。在脓毒症动物模型中发现主要是快缩型肌纤维(Ⅱ型肌纤维)和肌浆蛋白的合成被抑制。mTORC1 可通过 PI3K-Akt 通路激活蛋白质合成,脓毒症大鼠的腓肠肌中 AMPK 高度磷酸化并显著抑制了 mTORC1。胰岛素样生长因子 -1(insulin-like growth factor 1,IGF-1)是维持骨骼肌质量的主要细胞因子,IGF-1 信号通路是 mTOR 的一个重要上游靶点,通过激活 mTOR 途径促进蛋白质合成,是肌肉蛋白质合成的主要途径之一;IGF-1 还可激活 FoxO 途径抑制蛋白质降解。较严重的感染可以导致 IGF-1 受损,抑制肌肉蛋白质合成,并引起胰岛素抵抗。除了蛋白质合成通路被抑制外,转录因子调节也受到影响,磷酸化的 Akt 可诱导 FoxO3 磷酸化,使其由胞核转运至胞质,从而影响肌萎缩基因 *MAFb* 以及自噬相关基因的转录和表达,参与骨骼肌萎缩。

在分解代谢方面,发病早期或疾病急性期全身能量储备被动员,通过分解代谢生成葡萄糖以支持细胞内 ATP 的合成,这个过程会造成肌肉蛋白质的丢失。体内外动物模型以及临床研究均发现脓毒症模型的骨骼肌分解代谢增加,这与泛素 - 蛋白酶体系统、钙依赖性非溶酶体钙蛋白酶及促凋亡通路等有关。在脓毒症相关性肌萎缩中起主要作用的可能是泛素 - 蛋白酶体系统和自噬 - 溶酶体途径。泛素 - 蛋白酶体系统对蛋白的降解不是脓毒症特异性的,它是泛素活化酶 E1、泛素结合酶 E2 和泛素连接酶 E3 三种酶进行的 ATP 依赖性过程,泛素连接酶 E3 能识别底物 N 端残基、特定的磷酸化域等,是底物特异性的主要决定因素,在确定蛋白酶体降解目标蛋白方面起重要作用。骨骼肌中存在的两种肌特异性 E3 泛素连接酶,即 MAFbx 和 MuRF1,在脓毒症动物模型中检测其表达量明显增加,这一过程使得泛素 - 蛋白酶体系统被激活,肌肉蛋白降解。

虽然过往肌萎缩研究中对自噬本身是否导致肌萎缩存在争议,但综合目前的相关研究来看,自噬水平的高低可能是骨骼肌疾病与健康的重要因素。自噬 - 溶酶体途径主要负责细胞器和胞质蛋白的降解,激活自噬有利于清理功能失调的细胞器和有毒的损伤蛋白质,防止由损坏的细胞器积累导致的肌肉萎缩和功能障碍,相反,抑制骨骼肌自噬可导致神经肌肉功能障碍。脓毒症病程中,部分器官系统的自噬水平会发生显著改变。研究发现脓毒症小鼠胫骨前肌萎缩比膈肌的持续时间长,这一结果与胫骨前肌中高水平自噬有关。因此认为脓毒症时，机体泛素 - 蛋白酶体系统的持续激活是导致肌肉萎缩的原因之一。泛素 - 蛋白酶体系统通过抑制 mTOR 激活 AMPK 相关信号通路，诱导骨骼肌高水平自噬，促进肌纤维萎缩。研究发现，外源性补充亮氨酸等必需氨基酸，可通过抑制骨骼肌自噬信号通路，防治脓毒症引起的肌肉蛋白降解。综上可知，发生脓毒症时骨骼肌自噬增加导致肌纤维降解增多，更多的肌肉蛋白质丢失，最终导致肌萎缩、肌无力的发生发展。

3. **激素调节**　内分泌系统是维持肌肉健康的重要调节剂。脓毒症可以通过影响肾上腺素轴、IGF-1、性激素、胰岛素、瘦素通路等来影响肌肉的合成与代谢，比如通过参与激活泛素 - 蛋白酶体系统和自噬 - 溶酶体系统，抑制肌卫星细胞的增殖分化及减少蛋白质的合成等。胰岛素抵抗是脓毒症常见的并发症，受损的胰岛素信号通路不仅导致肌肉蛋白质合成减少，还导致肌肉蛋白水解增加。磷酸化的 Akt 是另一个胰岛素信号通路下游的关键因子，参与 FoxO3 的磷酸化，使得 FoxO3 从细胞核易位到细胞质，从而影响肌萎缩基因 *MAFb* 的转录，参与肌萎缩过程。研究发现，脓毒症、外科手术或心力衰竭时，细胞因子的释放增加、肝脏生长因子抵抗及循环 IGF-1 的水平降低与肌萎缩相关。脓毒症可诱导生长分化因子 15（growth differentiation factor-15，GDF-15）上调，循环中增加的 GDF-15 作用于肝脏，抑制生长激素信号传导和 IGF-1 合成，从而导致肌肉萎缩。脓毒症和急性炎症性疾病通过减少肝脏合成来诱导生长抑素抵抗并减少循环 IGF-1 及其载体蛋白 IGFBP-3。脓毒症时机体产生严重胰岛素抵抗，一方面抑制细胞内胰岛素信号转导，减少蛋白质的合成，还可促进肌萎缩基因如 *MAFb* 表达，加速蛋白质的分解；另一方面也减弱骨骼肌等胰岛素敏感组织对胰岛素调节的正常生理反应。

糖皮质激素的生理作用范围从抑制炎症、调节免疫系统到控制能量稳态（比如为大脑循环提供足够的葡萄糖），以确保机体在应激和代谢功能障碍的情况下生存。糖皮质激素对骨骼肌的生长和功能均有重要作用。脓毒症时，糖皮质激素受体的活性显著增加，糖皮质激素抑制肌肉局部 IGF-1 合成，并参与诱导下调氨基酸介导的信号通路来降低蛋白质合成速率。糖皮质激素还可改变血管生成，使得毛细血管数量减少，肌肉营养不良，最终导致骨骼肌萎缩。实验发现，糖皮质激素受体特异性缺失的小鼠肌肉比对照组更能抵抗脓毒症引起的骨骼肌萎缩，这表明糖皮质激素在炎症引起的肌肉萎缩中起关键作用。

脓毒症导致肌肉功能改变还与甲状腺激素（thyroid hormone，TH）的代谢变化有关。研究发现，在急慢性全身炎症时，肌肉中的脱碘酶、甲状腺激素受体和甲状腺激素转运蛋白表达受到影响，甲状腺激素浓度降低，其参与介导的肌肉蛋白质合成代谢反应减少。有研究发现，通过某些效应，甲状腺激素可保护已有肌肉免受过度分解代谢，防止肌无力并改善预后。

4. **神经运动单位功能障碍**　运动单位由外周神经、神经肌肉接头和骨骼肌纤维组成。脓毒症病程中，运动单位是一个受炎症介导的多器官功能障碍影响的系统之一。研究发现，脓毒症患者的四肢肌肉活检显示线粒体含量降低，富含能量的磷酸盐浓度降低。在脓毒症诱导的肌萎缩中，许多参与兴奋收缩耦联的亚细胞位点，包括肌膜、肌质网和线粒体等都受到不同程度的影响，其特征之一是肌膜的膜电位不可兴奋，这可能涉及肌膜上的钠通道失调。许多关于脓毒症期间骨骼肌变化的研究已经观察到钙稳态的改变，其中一些亚细胞区室的钙水平增加，而另一些亚细胞区室的钙水平降低。在脓毒症动物模型中，已经在膈肌和四肢肌肉中报告了收缩蛋白功能障碍，可能导致肌力的降低。相关机制可能涉及自由基的产生。早期研究表明败血症可导致呼吸肌线粒体功能的明显改变，影响患者肺康复，导致机械通气时间延长，脱机困难，ICU 住院时间延长。

5. **其他**　脓毒症相关性肌萎缩涉及的机制较复杂，而且是多因素作用的结果。结合目前已有的研究成果来看，参与脓毒症相关性肌萎缩的其他机制可能还包括内质网病变、钙离子流量失调等。有研究发现脓毒症大鼠膈肌功能障碍与内质网应激增加有关，并认为在内质网应激过程中，内质网功能受损和钙离子流量失调是导致肌肉功能障碍的原因之一。PGC-1α 在维持骨骼肌功能中发挥重要作用，通过抑制 FoxO3 与 MAFb 启动子的结合从而抑制依赖 FoxO3 的骨骼肌萎缩转录通路。脓毒症早期可通过激活 PGC-1α 降低机体 IL-6 水平，保护线粒体及肌肉功能。

二、治疗与预防

(一) 原发病的治疗

脓毒症相关性肌萎缩属于继发性肌少症的范畴,针对原发疾病的治疗是第一位的。早期或急性期的脓毒症治疗依然是快速启动抗感染、充分的液体复苏、使用血管活性药物保证重要脏器的灌注、使用低剂量的糖皮质激素逆转休克及控制炎症反应等。快速的识别及积极干预以改善临床状态,阻止病情的进一步发展,减少机械通气概率和 ICU 住院时间,降低病死率。对谵妄烦躁、使用机械通气或机体处于强烈应激情况下需要镇痛镇静的患者,需充分评估后,在保证患者器官功能处于适度代偿的基础上,用最小剂量间断性镇静以降低氧耗、减轻器官负荷、降低分解代谢等,最终达到缩短患者机械通气时间、ICU 住院时间及总住院时间、促进患者的早期活动,达到保护肌肉的质量和功能的目的。

(二) 营养支持治疗

营养支持治疗是影响脓毒症患者病情和预后的基本因素,也是挽救和防治脓毒症相关性肌萎缩的重要策略,蛋白质或氨基酸的补充是预防肌萎缩的重要手段。研究发现,蛋白质营养不良是感染和败血症的独立预测因素。研究发现细菌感染的患者中很大比例都有肌肉减少,而且肌少症患者患脓毒症的概率更高。这使得肌少症成为罹患脓毒症的一个预测指标。研究发现,若早期给予肌少症患者肠内营养,可以降低术后患者发生败血症的概率。在减少肌肉丢失,缩短住院时间,降低并发症发生及降低病死率方面,营养支持治疗可能是保护肌肉质量,加快疾病恢复,改善预后的有效策略。

营养不良在感染患者中更为常见,骨骼肌在面临内外环境的应激和压力下会动员氨基酸来合成更多蛋白质,若此时肌肉蛋白质的分解大过合成,肌萎缩就难以避免。脓毒症患者早期可出现大量分解代谢、瘦体重下降以及不断持续的高代谢状态。除了常规的液体复苏、抗感染和机械通气等对症治疗以外,营养支持治疗应该是贯穿病程始终的,充分的营养补充对治疗的反应和预后具有重要意义。因此,在患者入院后即应积极开展营养评分和营养状况筛查,有条件还可使用超声或磁共振成像(MRI)评估肌肉质量,依据患者的自身肌肉储备和所处病程,制定个性化的营养支持方案。美国重症医学会(Society of Critical Care Medicine,SCCM)与欧洲危重病医学会(European Society of Intensive Care Medicine,ESICM)共同发表的指南建议患者在可以耐受的情况下应早期开始肠内营养,对早期使用肠内营养的患者实施低热量(<70%)或全热量(80%~100%)营养,若初期以低热量营养为主,后期应根据患者的耐受性逐步加量。

脓毒症不同阶段营养支持治疗的要求也不尽相同。肌肉是应激状态下氨基酸的主要来源,因此,蛋白质的周转对于疾病期维持肌肉质量至关重要。现在的观点认为促进蛋白质合成可以有效预防肌肉萎缩,为了保证理想的蛋白质合成,需要足够的热量摄入以减轻废用期肌肉的丢失。脓毒症急性期(4 天内)患者应少量摄入非蛋白质热卡,严重脓毒症的第 1 个 24 小时,患者蛋白质损失可增加 4 倍。对于每日蛋白质的供应量,指南和临床研究的推荐有所不同。需要注意的是,蛋白质摄入量过高可能会通过抑制自噬功能而加重患者病情。综合目前研究来看,在脓毒症急性期理想的"靶向"营养支持治疗策略应为 15kcal/(kg·d)的总热卡需求,同时确保患者获得 1.0g/(kg·d)蛋白质摄入量。脓毒症患者病情稳定后需摄入 1.2~2.0g/(kg·d)蛋白质和 25~30kcal/(kg·d)热卡以减少瘦体重丢失,此时若患者体力允许,可开展早期活动以促进功能恢复。

肌肉蛋白质合成受到氧化应激和炎症的影响,因此设计针对抗氧化和抗炎的药物可能是一种有效的措施。ω-3 多不饱和脂肪酸中的二十碳五烯酸和二十二碳六烯酸在鱼油中含量较高,由于具有抗炎作用,是近年来营养学研究热点。ω-3 多不饱和脂肪酸可能通过激活核受体蛋白拮抗剂抑制与炎症反应相关的细胞因子和黏附分子的表达,其衍生的消退素在炎症反应的分解阶段可抑制多核细胞的活化和迁移。一项纳入 230 例肠外营养手术患者的随机对照研究表明,增加鱼油摄入,患者组的感染性并发症发生率降低,住院时间缩短。在严重脓毒症患者的营养中加入 ω-3 多不饱和脂肪酸,可能对肌肉有保护作用,但具体效果和相关机制还有待研究。

外源性补充亮氨酸等必需氨基酸是脓毒症营养治疗的常用方式,研究也证明了对 ICU 患者静脉输注氨基酸可改善全身净蛋白质平衡。但近年研究发现,必需氨基酸静脉输注不仅不能提高人体肌肉蛋白质的合成率,反而降低了肌肉蛋白质合成率和肌肉蛋白质周转率。研究发现牛磺酸是一种天然氨基酸,是一种强效抗氧化剂,可以促进钙吸收,预防脓毒症引起的骨骼肌功能障碍等,还可能有助于抵消细胞凋亡并上调与肌肉萎缩相关的基因表达。关于半胱氨酸对肌萎缩的治疗效应研究有限。S- 烯丙基半胱氨酸(SAC)是大蒜的活性成分,有研究发现 SAC 对肌肉萎缩期间出现的蛋白质代谢改变有积极作用。另一项研究显示氨基酸混合物(半胱氨酸、苏氨酸、丝氨酸、天冬氨酸、天冬酰胺和精氨酸)的有益作用,它们在大鼠感染期间避免了肌肉蛋白分解代谢和肌肉萎缩。短期(小于 2 个月)口服肌酸补充剂也被认为是一种有效的治疗方式,国外的一项研究探索了口服肌酸补充剂(每天 20~50g)对腿部固定和康复期间肌肉体积和功能的影响,认为它在康复力量训练期间刺激肌肉肥大,这可能是一项有前景的营养干预策略,除了可以防止废用期间肌萎缩,还可通过抑制骨骼肌自噬信号通路,预防脓毒症引起的肌肉蛋白降解。但需要注意的是,如果过度抑制自噬通路,也可能会导致感染的加重。

(三)运动与康复治疗

运动是预防和治疗肌少症肌萎缩最有效和最可实现的方法,但通常需要患者有一定的身体储备能力。急性期的脓毒症患者或感染性休克的患者难以实现运动疗法,这就迫切地需要研究者了解脓毒症相关性肌萎缩的分子机制,以期获得有效的药物或分子生物治疗等。

物理疗法中的电刺激疗法是一种应用较早的防治肌萎缩的方法,低频电刺激能够抑制肌纤维的丢失,减轻肌萎缩,还能减轻肌肉功能的损失并维持肌张力,并通过增加废用肌肉内毛细血管密度,抑制氧自由基的生成,从而抑制肌萎缩。研究还发现,低频与高频交替刺激,可以刺激卫星细胞增殖,避免细胞凋亡。骨骼肌废用、固定或微重力会降低肌肉质量和力量,这与循环激素的全身变化无关,而是与局部合成代谢因子的改变有关,如肌肉中合成的 IGF-1,从这个意义上说,局部 IGF-1 注射能够减少废用性肌肉萎缩。

对于严重脓毒症或感染性休克的患者来说,严格控制神经肌肉阻滞剂和激素的大量应用对防治脓毒症相关性肌萎缩也有重要意义。神经肌肉阻滞剂的使用可诱发肌无力,促进 ICU 获得性衰弱的发生发展。因此,识别脓毒症风险患者、避免不必要的深度镇静、促进早期活动、早期额外肌肉电刺激、防止血糖水平过高、合理使用糖皮质激素和神经肌肉阻滞剂等措施作为脓毒症的早期目标导向治疗,似乎可以降低脓毒症的严重程度,对临床结局和远期预后有积极作用。

总的来说,积极治疗原发病、控制全身炎症反应、保护各脏器功能、在条件允许的情况下采用个体化的营养方案、早期开展康复治疗以及抗氧化等综合治疗措施,对降低脓毒症相关性肌萎缩和 ICU 获得性衰弱的发病率有重要意义。

(陈秋男)

参 考 文 献

1. 江伟, 杜斌. 中国脓毒症流行病学现状. 医学研究生学报, 2019, 32 (1): 5-8.

2. 梁群, 薛鸿征, 冯文佳. 不同营养支持途径对脓毒症患者的影响综述. 解放军学院学报, 2021, 42 (10): 1110-1113.

3. 郑瑞强, 张艺芬, 荣子琪, 等.《拯救脓毒症运动: 脓毒症与感染性休克治疗国际指南 2021 版》解读与展望. 中华危重病急救医学, 2021, 33 (10): 1159-1164.

4. Shi M, Hu Z, Zhang X, et al. AMPK activation suppresses mTOR/S6K1 phosphorylation and induces leucine resistance in rats with sepsis. Cell Biol Int, 2020, 44 (5): 1133-1141.

5. Chen J, Min S, Xie F, et al. Enhancing autophagy protects against sepsis-induced neuromuscular dysfunction associated with

qualitative changes to acetylcholine receptors. Shock, 2019, 52 (1): 111-121.

6. Menegueti MG, de Araújo TR, Laus AM, et al. Resting energy expenditure and oxygen consumption in critically ill patients with vs without sepsis. Am J Crit Care, 2019, 28 (2): 136-141.

7. Zhang ZT, Gu XL, Zhao X, et al. NLRP3 ablation enhances tolerance in heat stroke pathology by inhibiting IL-1β-mediated neuroinflammation. J Neuroinflammation, 2021, 18 (1): 128.

8. Mignemi NA, McClatchey PM, Kilchrist KV, et al. Rapid changes in the microvascular circulation of skeletal muscle impair insulin delivery during sepsis. Am J Physiol Endocrinol Metab, 2019, 316 (6): E1012-E1023.

9. Cao YY, Wang Z, Yu T, et al. Sepsis induces muscle atrophy by inhibiting proliferation and promoting apoptosis via PLK1-AKT signalling. J Cell Mol Med, 2021, 25 (20): 9724-9739.

10. Dutt V, Saini V, Gupta P, et al. S-allyl cysteine inhibits TNFα-induced skeletal muscle wasting through suppressing proteolysis and expression of inflammatory molecules. Biochim Biophys Acta Gen Subj, 2018, 1862 (4): 895-906.

11. Rice-Townsend SE, Aldrink JH. Controversies of enteral nutrition in select critically-ill surgical patients: traumatic brain injury, extracorporeal life support, and sepsis. Semin Pediatr Surg, 2019, 28 (1): 47-52.

12. Kott M, Hartl WH, Elke G. Enteral vs. parenteral nutrition in septic shock: are they equivalent ? Curr Opin Crit Care, 2019, 25 (4): 340-348.

13. de Koning MLY, van Zanten FJL, van Zanten ARH. Nutritional therapy in patients with sepsis: is less really more ? Crit Care, 2020, 24 (1): 254.

第三十一章 肌少症与贫血

贫血是指人体外周血红细胞容量减少,低于正常范围下限,不能运输足够的氧至组织而产生的综合征。根据世界卫生组织(WHO)的标准定义,成年男性血红蛋白(hemoglobin,Hb)水平<13g/dL,成年女性 Hb 水平<12g/dL 即为贫血。受性别、种族的影响,我国贫血标准有异于欧洲人群,在我国,成年男性 Hb<120g/L,成年女性 Hb<110g/L 即诊断为贫血。贫血或低 Hb 水平在老年人中很常见,美国 65 岁及以上人群中贫血总体患病率为 10.6%,其中男性患病率 11%,女性患病率 10.2%;我国 60 岁及以上老年人的贫血患病率为 12.6%,其中男性 12.7%,女性 12.4%。

一、流行病学

澳大利亚学者通过收集居住在伯伍德(Burwood)、加拿大湾(Canada Bay)和史卓菲(Strathfield)地区内年龄大于 70 岁的老年男性人群数据进行横向研究和纵向研究,分析 Hb 水平与步行速度、握力、下肢肌力、肌少症、日常生活能力等的相关性,骨骼肌质量为四肢瘦体重(也称去脂体重)的总和;肌力为惯用手的握力;下肢肌力强弱以椅子站立试验是否需要别人帮助判断;步行速度为校正后的 4 米步行速度;健康情况从确诊疾病数目(>4 种)、肾功能(eGFR)、心肌梗死、心绞痛、脑卒中、癌症、抑郁症状和认知状态综合评估;多重用药指每日服用五种及以上的常规处方药;出生在澳大利亚、英语母语国家或非英语母语国家为此研究的社会人口特征。横向研究表明,在未校正、年龄校正和多变量校正分析中,Hb 每升高 1g/dL 与降低肌少症、步行速度减慢和肌肉力量低下的风险密切相关。老年人 Hb 低于 14.5g/dL 时即可出现步行速度减慢,Hb 低于 14.2g/dL 时则可出现肌力下降和肌少症。纵向研究排除死亡病例和因病无法进行随访的参与者后,对其余参与者分别进行起始、2 年和 5 年的随访。发现在未校正、年龄校正和多变量校正分析中,Hb 每升高 1g/dL 与降低肌少症、步行速度减慢和肌肉力量低下等所有不良结局风险密切相关。换句话说,Hb 低水平和 Hb 水平下降可能导致肌少症以及与肌肉力量、体能和残疾相关的不良结果风险增加。

中国台北一项关于肌少症与 Hb 水平的纵向研究则表明 Hb 水平与肌少症独立相关,Hb 水平与肌肉力量的相关性强于与肌肉质量的相关性,在男性和合并多种疾病的人群中,贫血与肌少症的关联性更强。此研究还预测老年男性和女性出现骨骼肌减少的 Hb 临界值为 13.1g/dL,老年男性出现肌力下降的 Hb 临界值为 13.5g/dL,老年女性为 13.4g/dL;老年男性出现步行速度减慢的适当临界值为 14.7g/dL,老年女性为 13.1g/dL。

二、肌少症与贫血的相互影响因素及机制

总体而言,老年贫血患者中三分之一存在营养缺乏,包括由胃肠道恶性肿瘤等引起的铁缺乏和摄入不足导致的叶酸缺乏,三分之一有慢性炎症或慢性疾病,另外三分之一原因不明。这些因素并不相互冲突,在任何一位贫血患者身上可能存在多种原因。血红蛋白作为贫血和营养状况的生物标志物,具有很好的观察价值。贫血与更高的疾病发病率及死亡率、身体机能下降、衰弱、肌肉无力和跌倒风险增加、认知能力受损、抑郁症状及生活质量下降有关,即使是轻度贫血也会显著增加疾病发病率和死亡率。肌少症和贫血

常见于老年人,两者之间存在一些潜在的生物学联系。

(一) 缺铁性贫血与肌少症的相互影响因素及机制

体内的铁分为功能铁和储存铁,功能铁参与形成多种具有生物学活性的蛋白质,如血红蛋白、肌红蛋白(myoglobin,Mb)、细胞色素等,这些蛋白质既可以有效地储存血液输送的氧气,也可以提高线粒体酶的活性。铁是骨骼肌氧化代谢的基础,是氧化能量代谢以及许多细胞过程的必需微量营养素,在骨骼肌发挥最佳功能时起着至关重要的作用。相比于其他组织,骨骼肌对能量需求非常高。骨骼肌从静止到完全激活只需几毫秒,在此期间发生的能量转换最高可达 300 倍,由此可见骨骼肌是一种对能量具有极高要求的高度特化组织。缺铁会导致肌红蛋白和细胞色素浓度以及氧化酶活性降低,骨骼肌局部氧浓度以及肌纤维利用氧的能力将降低。缺铁大鼠骨骼肌中乳酸脱氢酶同工酶的活性增加,这表明骨骼肌能量代谢明显转向无氧代谢,以最大限度地提高肌肉功能。同时缺铁也会诱导 AMP 活化蛋白激酶(AMPK)激活。AMPK 是细胞能量损伤的主要传感器,AMPK 长期慢性激活会增加己糖激酶Ⅱ的表达,有助于处于缺铁状态的骨骼肌的能量代谢从有氧氧化逐渐转变为糖酵解。骨骼肌能量代谢途径改变、肌纤维氧化能力降低,促进缺铁性贫血小鼠Ⅱa 型肌纤维向Ⅱx 型肌纤维转化(表 31-1)。Ⅰ型肌纤维具有高度氧化特性,能适应长期重复活动;Ⅱa 型肌纤维能利用氧化代谢和糖酵解途径,对疲劳的敏感性处于中等水平;Ⅱx 型肌纤维表现出高糖酵解能力,通常用于快速且高强度运动。肌纤维氧化能力降低以及肌纤维类型转变使肌肉力量下降。

表 31-1　不同类型肌纤维的特点

特点	Ⅰ型肌纤维	Ⅱa 型肌纤维	Ⅱx 型肌纤维
线粒体密度	高	中等	低
毛细血管密度	高	中等	低
运动神经元大小	小	大	非常大
收缩速度	慢	快	极快
收缩力量	低	高	极高
主要储存燃料	甘油三酯	糖原、磷酸肌酸	糖原、磷酸肌酸
氧化能力	高	中等	低
糖酵解能力	低	高	高
抗疲劳能力	高	中等	低
适用活动	长时间运动,如马拉松	较长时间的高强度运动,如打球	短时间的高强度运动,如短跑、举重

细胞内缺铁可能影响线粒体正常形态。线粒体嵴上有线粒体酶的特异性结合位点,有学者观察到缺铁大鼠骨骼肌线粒体嵴的密度明显降低,此种改变意味着氧化呼吸链正常传递以及 ATP 生成将受到影响。在非贫血缺铁大鼠的骨骼肌中,线粒体复合物Ⅰ、Ⅱ和Ⅳ、铁硫蛋白的活性以及线粒体细胞色素的浓度显著降低,严重影响了呼吸链酶的功能,恰好证实这一点。线粒体嵴密度降低这种改变如若持续存在,可能会改变线粒体形态,进一步降低骨骼肌肌纤维氧利用能力。

(二) 巨幼细胞贫血与肌少症的相互影响因素及机制

叶酸在人体内的生物活性形式是 5- 甲基四氢叶酸,在甲硫氨酸合成酶的催化下生成四氢叶酸,参与体内各种生化反应,其中包括参与胸腺核苷的合成、转化为 S- 腺苷甲硫氨酸及氨基酸的生物合成。叶酸缺乏导致胸腺核苷的形成受阻,DNA 的合成受到影响,如此一来细胞分裂速度降低,而细胞体积变大,造成巨幼细胞贫血。叶酸缺乏的常见原因是饮食不良,例如缺乏豆类和绿叶蔬菜摄入、过量饮酒、炎症性肠病、乳糜泻、遗传缺陷和吸烟等。叶酸缺乏人群常见于孕妇、婴儿、儿童、青少年和老年人。

S- 腺苷甲硫氨酸是人体内甲基的直接供体,肌生成特异性 DNA 低甲基化可以减弱骨骼肌的发育。当骨骼肌受到急性肌损伤时,静止于肌膜与基底层的卫星细胞被激活,进入肌源性分化过程,卫星细胞增殖后迁移到损伤部位,分化为成肌细胞,进而相互融合形成新的肌纤维或与受损的肌纤维一起进行修复。与在正常分化培养基中培养的细胞相比,在缺乏叶酸的分化培养基中培养的小鼠成肌细胞 DNA 损伤增加,这可能导致异常分化细胞形成,影响骨骼肌功能。

随着年龄的增长,活性氧的产生超过抗氧化防御能力可能会导致骨骼肌功能下降。叶酸作为体内抗氧化物的一种,其缺乏可能在这一现象中发挥一定作用。目前研究表明,减少老年小鼠维生素 A、维生素 E、维生素 B_6、维生素 B_{12}、叶酸、硒和锌组合的饮食摄入会导致骨骼肌纤维横截面积减少、肌纤维萎缩、线粒体功能下降、骨骼肌氧化能力降低及功能减退,如骨骼肌易疲劳、最大肌力下降等。缺乏以上微量元素的小鼠,肌肉中亮氨酸参与的肌肉蛋白质合成速率受损,而肌肉蛋白质分解速率增加。有实验发现,缺乏叶酸等微量元素的老年小鼠骨骼肌肌纤维更小、更少和 / 或更短。

叶酸缺乏会导致血浆同型半胱氨酸升高,称为高同型半胱氨酸血症。高同型半胱氨酸血症会引发氧化应激、炎症反应和基质降解,血浆同型半胱氨酸升高与肌肉功能下降有关。高同型半胱氨酸血症诱导骨骼肌无力,表现为小鼠身体机能下降、力量减弱和肌纤维变细。同型半胱氨酸可永久性地降解胶原蛋白、弹性蛋白和蛋白聚糖,破坏其分子结构的完整性,导致骨骼肌机械不稳定、骨质疏松、跌倒和骨折。

三、防治

贫血常在老年人中隐匿发作,但在严重情况下会出现与其相关的临床表现,如虚弱、疲劳、呼吸困难以及并发症恶化等。在临床诊治过程中,通常都会忽视贫血或将其归因于其他潜在疾病。贫血在肌少症发展中的作用很复杂,一方面,血红蛋白水平反映了整体营养状况,另一方面,贫血可能是长期能量消耗的结果。因此,贫血和肌少症之间的关系可能是双向的:营养不良导致贫血和肌少症,而肌少症的慢性消瘦可能进一步消耗老年人的血红蛋白。

在制定治疗计划时,应考虑贫血的根本原因以及合并症。

(一) 营养缺乏性贫血的治疗

对大多数患有缺铁性贫血患者来说,口服铁剂就足够了。我国推荐口服硫酸亚铁 0.3g,每日 3 次;或右旋糖酐铁 50mg,每日 2~3 次。口服补铁不应与食物一起服用,因为可能会降低吸收,但可以在饭后服用,以尽量减少胃肠道不良反应。减少胃酸分泌的药物也会抑制铁吸收,不宜同时服用。然而,有时老年人因为胃肠道摄取减少、顺应性受损和 / 或炎症状态导致铁利用减少,口服应用无效。接受过减肥手术、胃切除术、胃空肠吻合术或其他小肠手术的患者,对于口服剂量有发生吸收不良的风险,尝试肠外铁剂输注是特别必要的。

叶酸缺乏症患者应首先纠正伴随的维生素 B_{12} 缺乏症,因为补充叶酸可以掩盖同时存在的维生素 B_{12} 缺乏症。口服叶酸,每次 5~10mg,每日 3 次。

(二) 不明原因贫血(unexplained anemia,UA)的治疗

迄今为止,红细胞生成刺激剂(erythropoiesis-stimulating agent,ESA)已注册用于治疗慢性肾脏病(chronic kidney disease,CKD)和欧盟国家的骨髓增生异常综合征(myelodysplastic syndrome,MDS)患者的贫血。一项研究表明,红细胞生成刺激剂显著提高了血红蛋白水平以及患者的生活质量。然而,考虑到大部分不明原因贫血患者对促红细胞生成素(erythropoietin,EPO)反应性降低,需要更大规模的研究来支持对不明原因贫血患者进行 ESA 治疗的想法。

(三) 其他治疗方案

1. 输血 老年贫血患者应始终在识别合并症和需要维持充足氧气供应的情况下输血。对于有严重心血管疾病的患者,输注速度应该更慢,血红蛋白水平应保持在 9~10g/dL 以上。

2. 铁调素抑制剂 目前这些药物主要开发用于慢性肾脏病和癌症患者的贫血治疗。对于特定的老

年患者群体,它们可能是未来的治疗方法。

3. 缺氧诱导因子 - 脯氨酸羟化酶抑制剂 尤其是内源性促红细胞生成素水平低的老年患者可能会从这些药物中受益。然而,高龄的人可能更容易受到缺氧诱导因子的影响。

4. 激活素 II 型受体激动剂 激活素 II 型受体激动剂目前正在骨髓异常增生综合征和慢性肾脏病患者中进行研究,并可能为治疗高龄贫血提供未来的选择。

由于尚未获得足够的临床数据,这些药物仍在等待最终批准。

(陈鸿桢 夏 丽)

参 考 文 献

1. 葛均波, 徐永健, 王辰. 内科学. 9 版. 北京: 人民卫生出版社, 2018.

2. 周春燕, 药立波. 生物化学与分子生物学. 9 版. 北京: 人民卫生出版社, 2018.

3. Hwang SY, Sung B, Kim ND. Roles of folate in skeletal muscle cell development and functions. Arch Pharm Res, 2019, 42 (4): 319-325.

4. Riuzzi F, Sorci G, Arcuri C, et al. Cellular and molecular mechanisms of sarcopenia: the S100B perspective. J Cachexia Sarcopenia Muscle, 2018, 9 (7): 1255-1268.

5. Hwang SY, Kang YJ, Sung B, et al. Folic acid is necessary for proliferation and differentiation of C2C12 myoblasts. J Cell Physiol, 2018, 233 (2): 736-747.

6. van Dijk M, Dijk FJ, Hartog A, et al. Reduced dietary intake of micronutrients with antioxidant properties negatively impacts muscle health in aged mice. J Cachexia Sarcopenia Muscle, 2018, 9 (1): 146-159.

7. Swart KM, Enneman AW, van Wijngaarden JP, et al. Homocysteine and the methylenetetrahydrofolate reductase 677C-->T polymorphism in relation to muscle mass and strength, physical performance and postural sway. Eur J Clin Nutr, 2013, 67 (7): 743-748.

8. Veeranki S, Winchester LJ, Tyagi SC. Hyperhomocysteinemia associated skeletal muscle weakness involves mitochondrial dysfunction and epigenetic modifications. Biochim Biophys Acta, 2015, 1852 (2): 732-741.

9. Lanier JB, Park JJ, Callahan RC. Anemia in older adults. Am Fam Physician, 2018, 98 (7): 437-442.

第三十二章 肌少症与常用药物

慢性病患者通常需要长期或终身服用药物进行维持治疗,而这些药物可能通过某些机制打破蛋白质合成和降解之间的平衡,进而对肌肉质量和力量产生正向或负向的作用,在肌少症的发生和发展过程中发挥了重要作用。目前已知可能对骨骼肌有影响的常用药物有他汀类、降糖类、降压类、非甾体抗炎药、激素和抗肿瘤药物等,但仍有很多药物对骨骼肌的作用尚未明确,需进一步深入研究。

一、他汀类药物

他汀类药物是一种用于治疗高胆固醇血症的常用药物,其主要作用机制是抑制 3- 羟基 -3- 甲戊二酸单酰辅酶 A 还原酶(3-hydroxy-3-methylglutaryl coenzyme A reductase,HMGCR)。他汀类药物对骨骼肌有从轻微的肌痛到严重的横纹肌溶解等不同程度的消极影响,临床上分为肌痛和 / 或轻度高肌酸激酶(creatine kinase,CK)血症、肌炎、横纹肌溶解三大类。

他汀类药物的肌毒性具体作用机制尚不清楚。目前认为可能的机制包括:①破坏线粒体呼吸链,导致 ATP 产生减少,从而促进肌肉细胞死亡及蛋白质降解;②降低肌浆体中静息氯通道电导,减少乳酸外流,加上 Ca^{2+}、活性氧(reactive oxygen species,ROS)的升高及 ATP 的降低,导致疲劳、抽筋、肌肉疼痛和血清 CK 升高;③上调 HMGCR,促进人类白细胞抗原(human leukocyte antigen,HLA)DRB1*11:01 等位基因表达抗 HMGCR 抗体,进而触发自身免疫疾病。这种抗体的水平与 CK 浓度和临床疾病活动相关,可能会损害肌肉再生并导致肌肉萎缩。④他汀类药物对骨骼肌的作用还与药物的极性(亲脂性与亲水性)、CYP3A4 酶抑制剂、年龄、运动等因素紧密关联。

二、降糖类药物

糖尿病可引起肌肉质量、肌肉力量和身体机能的下降,主要通过以下机制:①胰岛素可以增加肌肉对葡萄糖摄取和促进细胞内葡萄糖代谢,抑制全身蛋白水解,对维持肌肉功能起到关键作用;②胰岛素抵抗通过调节 PI3K-Akt 通路,抑制 mTOR 表达,抑制肌肉合成代谢;③机体慢性炎症状态,细胞因子(如 TNF-α,IL-6)促进胰岛素抵抗、脂肪分解、肌肉蛋白分解和氮素丢失;④晚期糖基化终末产物(advanced glycation end product,AGE)由葡萄糖和蛋白质在非酶糖基化反应下产生,长期高血糖会加速 AGE 的积累,导致肌肉力量下降。大多数糖尿病患者需要终生使用降糖药物,因此这些药物对骨骼肌的影响备受关注。我们根据现有研究,总结了不同降糖药物对骨骼肌的影响。

(一)二甲双胍

二甲双胍主要通过激活 AMP 活化蛋白激酶(AMP-activated protein kinase,AMPK)信号系统发挥代谢调节作用。二甲双胍通过抑制肝葡萄糖输出、改善外周组织对胰岛素的敏感性、增加对葡萄糖的摄取和利用而降低血糖。二甲双胍可通过作用肌肉组织中的 AMPK 信号通路影响肌肉结构和功能:①抑制 mTOR 复合物,降低骨骼肌合成代谢;②激活叉头框 O(forkhead box O,FoxO)诱导自噬和蛋白降解;③抑制核因子 κB(nuclear factor-κB,NF-κB)信号传导,阻止炎症因子转录,减少肌肉蛋白分解;④上调过氧化物酶体增殖物激活受体 - γ 共激活剂 1α（peroxisome proliferator-activated receptor- γ coactivator-1 α，PGC-1α），改善胰岛素敏感性并增加骨骼肌中的胰岛素作用。二甲双胍对骨骼肌的作用机制正向和负向调节并存，目前临床部分研究认为二甲双胍对肌肉质量及肌肉力量有积极影响，但需警惕二甲双胍可能引起食欲下降和抑制肠道寡肽吸收，间接增加肌肉减少的风险。

（二）磺酰脲类

磺酰脲类药物是促进胰岛素分泌的药物，作用的主要机制是抑制胰岛 β 细胞质膜中 ATP 敏感型 K 通道（the ATP-sensitive K-channel，K-ATP 通道）闭合，进而刺激胰岛素释放。K-ATP 通道是一种八氨复合物，由内向整流的 K^+ 通道（Kir6.1 和 Kir6.2）与磺酰脲受体亚单位（SUR1、SUR2A 和 SUR2B）以组织依赖的方式组成。临床前数据表明 K-ATP 通道阻滞剂与肌肉萎缩有关，有研究发现 SUR1/Kir6.2 以及其他可能的 K-ATP 通道亚型的下调会引起大鼠慢缩型肌纤维（Ⅰ型）和快缩型肌纤维（Ⅱ型）释放萎缩性信号；功能上与 Kir6.2 亚单位耦联的靶向丙酮酸激酶抗体诱导 K-ATP 通道下调，导致骨骼肌纤维萎缩和细胞死亡。

目前的研究结果提示磺脲类降糖药对肌肉具有负向调节作用，但需要更多的相关研究进一步深入明确其潜在机制。临床使用降糖药物时应谨慎选择磺脲类药物，特别是格列本脲，以尽量减少易感患者的肌肉减少风险。

（三）噻唑烷二酮类

噻唑烷二酮类（thiazolidinedione，TZD）是胰岛素增敏剂，目前临床常用的包括罗格列酮和吡格列酮。TZD 是过氧化物酶体增殖物激活受体（peroxisome proliferator-activated receptor，PPAR）的合成配体，通过降低肝脏和外周组织的胰岛素抵抗来改善血糖。基础研究表明 TZD 主要通过下面两种方式影响骨骼肌：①增加循环脂联素，改善胰岛素抵抗，纠正异常 PI3K-Akt 信号传导，抑制骨骼肌萎缩和蛋白分解；②减少脂肪酸（fatty acid，FA）摄取，提高 FA 氧化并增强 FA 从肌肉到皮下脂肪组织的转运能力，降低肌肉脂质含量，改善脂肪酸和能量代谢。但有个案报道糖尿病患者在服用吡格列酮或曲格列酮治疗后出现了急性横纹肌溶解。虽然基础研究表明 TZD 对糖尿病模型的骨骼肌有益，但相关临床研究较少，结论尚不统一。

（四）钠 - 葡萄糖耦联转运体 2 抑制剂

钠 - 葡萄糖耦联转运体 2 抑制剂（sodium/glucose cotransporter 2 inhibitor，SGLT-2i）包括达格列净、卡格列净、恩格列净等。SGLT-2i 可抑制葡萄糖在肾脏中的重吸收并促进其在尿液中的排泄，其降糖作用与胰岛素的分泌和作用无关。SGLT-2i 可以降低血清胰岛素并升高胰高血糖素水平，从而降低肌肉对葡萄糖和氨基酸的摄取并促进蛋白分解。长期使用 SGLT-2i 也可能加速糖尿病相关性肌少症。有研究表明，恩格列净治疗可引起肌肉疼痛、肌肉无力和消瘦等症状，当患者停止服药时，上述症状有所改善。与此同时，充分的临床证据表明 SGLT-2i 具有导致患者体重减轻的作用，其中脂肪含量的减少大约占总质量的 90%。通常，伊格列净和卡格列净都会减轻脂肪含量和瘦体重。一项随机对照试验发现，达格列净在治疗 24 周后可显著减少皮下和内脏腹部脂肪，但对肌肉组织没有影响。另一项研究发现，接受鲁格列净治疗的 2 型糖尿病患者在治疗 36 周后骨骼肌质量才发生显著变化，而骨矿物质含量仅在用药 12 周后即出现短暂下降，随后保持不变。现有的研究证据表明 SGLT-2i 导致肌肉和骨量流失，有增加骨质疏松症和机体功能下降的风险，但其对骨骼肌具体的影响机制还需要进一步研究。

（五）肠促胰岛素类药物

胰高血糖素样肽 -1（glucagon-like peptide-1，GLP-1）是一种天然存在的肠促胰岛素激素，由肠道 L 细胞分泌，具有抗高血糖作用，包括增强葡萄糖依赖性胰岛素分泌，恢复胰岛 β 细胞的葡萄糖敏感性以及抑制胰高血糖素释放。目前已有确切的临床证据表明 GLP-1 或 GLP-1 类似物可产生显著的减重效应，GLP-1 类似物治疗引起的体重减轻主要是脂肪含量的减少，而不是瘦体重的减少。GLP-1 类似物还可以防止肌肉蛋白质的降解，但这一理论目前仍有争议。一项研究发现，使用利拉鲁肽治疗 24 周后，受试者体重减轻主要是由于脂肪含量的减少，骨骼肌质量无明显的变化。但另一项研究表明，胰岛素治疗联合度拉糖肽同时减少了脂肪含量和骨骼肌质量。肠促胰岛素类降糖药物对骨骼肌的影响尚不确切,亟须进行更多研究。

(六) 二肽基肽酶Ⅳ抑制剂

二肽基肽酶Ⅳ(dipeptidyl peptidase-Ⅳ,DPP-Ⅳ)抑制剂(如西格列汀、维格列汀和沙格列汀)可增加内源性 GLP-1 以达到降糖效果。DPP-Ⅳ在人体多种组织和细胞中表达,在脂肪细胞中表达水平更高,可溶性的 DPP-Ⅳ可直接损伤骨骼肌和平滑肌中的胰岛素信号,还可以诱导炎症反应,促进肌少症的发生,因此推测 DPP-Ⅳ抑制剂对骨骼肌具有一定的保护作用,这可能是因为 DPP-Ⅳ抑制剂可增加平滑肌脂肪酸氧化和产热,减轻慢性炎症状态,从而改善胰岛素抵抗,最终保留肌肉质量和功能。研究发现 DPP-Ⅳ抑制剂不会增加 2 型糖尿病患者的体重,可能存在一定的骨骼肌保护作用。糖尿病患者的运动障碍主要发生在下肢,尤其是股四头肌。多项研究表明,DPP-Ⅳ抑制剂对 2 型糖尿病患者肌肉功能,特别是下肢肌肉功能有保护作用,提示 DPP-Ⅳ抑制剂有望在肌肉损伤的临床干预中发挥作用。但美国食品药品监督管理局(Food and Drug Administration,FDA)发出警告提示,高剂量的 DPP-Ⅳ抑制剂会引起实验猴的急性中毒,包括 CK 活性的升高。目前尚无高剂量 DPP-Ⅳ抑制剂在人体中使用的证据,不推荐超剂量使用。

(七) 胰岛素

胰岛素是糖尿病最经典的治疗方式,是降糖药物临床开发的基石。除了对血糖稳态的影响外,胰岛素还是肌肉蛋白质合成的有效刺激因子。胰岛素促进肌肉蛋白质合成代谢的机制尚未完全清楚,它们主要涉及微血管募集、氨基酸转运以及分解代谢调节等。但考虑到胰岛素抵抗、内皮功能障碍和糖尿病微血管病等因素,胰岛素对肌肉质量的积极作用在 2 型糖尿病患者中可能会减弱。胰岛素治疗后体重增加具有确切的临床证据,但具体影响的身体成分尚存在一定争议。一项研究表明,在骨骼肌指数基线水平接近的两组患者中,接受胰岛素治疗的患者骨骼肌指数高于未接受胰岛素治疗的患者。然而,也有临床研究表明胰岛素诱导的体重增加表现为脂肪含量和去脂体重(fat-free mass,FFM)的增加。合并中心性肥胖的 2 型糖尿病患者,在接受胰岛素治疗后,躯干脂肪含量增加较明显,这可能会抵消胰岛素治疗带来的骨骼肌保护作用。因此,胰岛素治疗对糖尿病患者的骨骼肌保护作用需要个体化的看待。

三、降压类药物

(一) 血管紧张素转化酶抑制剂 / 血管紧张素 Ⅱ 受体阻滞剂

血管紧张素转化酶抑制剂(angiotensin-converting enzyme inhibitor,ACEI)/ 血管紧张素 Ⅱ 受体阻滞剂(angiotensin Ⅱ receptor blocker,ARB)是分别作用于肾素 - 血管紧张素系统(renin-angiotensin system,RAS)中血管紧张素转化酶和血管紧张素 Ⅱ 受体的药物,血管紧张素 Ⅱ 主要通过以下几方面影响骨骼肌:①激活血管紧张素 Ⅱ 1 型受体(angiotensin Ⅱ receptor type 1,AT1),阻断 IGF-1-Akt-mTOR 途径,抑制肌肉蛋白质合成。②诱导 E3 泛素连接酶 Atrogin1 及肌肉环指蛋白 1(muscle ring finger protein 1,MuRF1),激活泛素 - 蛋白酶体途径(ubiquitin-proteasome pathway,UPP),增加肌肉蛋白质的降解。③血管紧张素 Ⅱ 通过 AT1 激活 AT1-NADPH 氧化酶(NADPH oxidase,NOX)-ROS 通路,可以诱导转化生长因子 β(transforming growth factor-β,TGF-β)及结缔组织生长因子两种肌纤维化因子的表达增加,减弱骨骼肌胰岛素信号通路。④下调 AMPK-PGC-1α 通路,从而抑制线粒体形成。

目前有证据支持 ACEI/ARB 类药物通过以下几个方面延缓肌少症的发展,包括调节 TGF-β 信号传导以增加肌原纤维的数量、改善老化骨骼肌卫星细胞的功能;减少炎症细胞因子,如 TNF-α、可溶性 TNF 受体 1 及 IL-6,以增加肌肉质量并减少能量消耗;增强内皮依赖性血管舒张以增强运动能力;调节 IGF-1 水平以防止骨骼肌损失,并降低线粒体氧化酶以改善肌肉细胞中的线粒体功能。因此,可以通过抑制血管紧张素 Ⅱ 的负性作用实现延缓肌少症的进展。

(二) 袢利尿剂

袢利尿剂主要作用部位在髓袢升支粗段,抑制 $Na^+-K^+-2Cl^-$ 共转运体($Na^+-K^+-2Cl^-$cotransporter,NKCC),

选择性地抑制 NaCl 的重吸收。由于本类药物对 NaCl 的重吸收具有强大的抑制能力,而且不易导致酸中毒,因此是目前最强效的利尿药。常用药物有呋塞米、依他尼酸和布美他尼。有研究显示 NKCC1 在体外小鼠骨骼肌细胞的成肌分化过程中以及小鼠骨骼肌进行慢性运动训练后表达增加。因此,NKCC1 表达上调被认为在肌生成及运动诱导的肌肉肥大中起着重要作用。研究表明,连续使用 NKCC1 抑制剂布美他尼和呋塞米 6 周的实验小鼠,在同步进行自主滚轮试验训练后,其肌肉增量小于未服用 NKCC1 抑制剂组小鼠,表明袢利尿剂可能通过抑制 NKCC1 的表达,增加肌少症的患病风险。临床研究表明,袢利尿剂的使用在未透析的慢性肾脏病、肝硬化、慢性心力衰竭等患者中均造成骨骼肌减少,增加肌少症的患病风险。

四、非甾体抗炎药

目前的研究结果显示炎症机制在肌少症发病中具有重要作用。研究发现在人体运动造成的骨骼肌损伤前后分别给予双氯芬酸,可以降低运动后/运动前的血清 CK 比值,减少骨骼肌的损伤。有研究显示,年轻人和老年人对抗阻运动中非甾体抗炎药(nonsteroidal anti-inflammatory drug,NSAID)治疗的反应存在明显差异,大剂量 NSAID 会导致年轻人的肌肉容积和力量下降,但老年人群服用 NSAID 能提高骨骼肌的质量和力量,表明 NSAID 对不同年龄段人群的影响不同。

NSAID 作用于骨骼肌的机制目前尚未完全明确,可能的原因有:①抑制机体的炎症反应,降低炎症因子水平,减少骨骼肌的分解代谢;②提高机体 IGF-1 的水平,而生长激素(growth hormone,GH)、IGF-1 等是骨骼肌合成代谢的重要激素,NSAID 可能通过抑制环氧合酶 -2(cyclooxygenase-2,COX-2),提高 GH/IGF-1 水平,从而发挥增肌作用。

五、激素类药物

(一)睾酮

睾酮是人体内主要的合成代谢激素,能够增加骨骼肌的蛋白质合成,并通过活化卫星细胞促进肌肉再生。在患有经典性腺功能减退症的中青年男性中,睾酮替代疗法已被证明可以使患者多重获益,例如体重和肌肉质量的增加以及脂肪量的减少。在 65 岁及以上的生理性雄激素水平下降的老年男性中,睾酮替代疗法同样可以适度改善男性肌肉力量,但同时并发的副作用需要引起重视,主要表现为心血管系统、血液系统和泌尿生殖系统的副作用,因此老年人群中应用睾酮替代治疗的安全性及有效性需要进一步研究证实。

选择性雄激素受体调节剂(selective androgen receptor modulators,SARMs)能够选择性地靶向结合不同组织中的雄激素受体从而发挥作用。它们在骨骼肌中充当强受体激动剂,但在前列腺和皮脂腺中作为弱激动剂或拮抗剂。最近一项研究发现新型 SARM-S42 对肌肉细胞系 C2C12 细胞具有促进分化的作用,同时对分化的肌管具有促进合成代谢和抑制分解代谢的作用,抗分解代谢作用包括抑制 C2C12 肌管中的降解途径及降低骨骼肌泛素连接酶的表达;SARM-S42 的促进合成代谢效应包括激活 mTORC1-p70S6K 信号通路。SARM-S42 可以选择性地促进肌肉生长,同时最大限度地减少某些不良影响,如前列腺增生等。尽管 SARMs 已被证明可以增加骨骼肌质量,但美国 FDA 仍然没有批准 SARMs 用于肌少症的治疗,这可能与目前 SARMs 对肌肉功能影响的研究结果存在一定争议有关。然而,鉴于 SARMs 在肌少症领域的治疗潜力,为了验证药物的安全性及有效性,值得进一步开展更多的随机对照试验。建议将 SARMs 与营养补充剂或运动训练相结合,这将有助于增加 LBM 并改善肌肉功能。

(二)雌激素

雌激素的替代补充在肌少症治疗中存在不一致的证据,部分流行病学研究提示雌激素可以预防肌肉量的丢失,部分研究显示雌激素替代治疗后仅增加了肌肉强度,并没有影响身体成分分布。但是,目前尚未见补充雌激素对骨骼肌健康有害的报道。雌激素对骨骼肌的保护作用和以下因素有关:①雌激素促进了肌卫星细胞的增殖与分化,加快了骨骼肌的损伤修复;②雌激素降低了机体炎症因子水平,包括肿瘤坏死因子、白细胞介素 -6 等；③雌激素具有抗蛋白分解代谢的作用，减缓了骨骼肌蛋白的分解速率；④雌激素可以提高神经敏感性，提高身体活动能力，延缓肌少症的发生。雌激素替代治疗在绝经后妇女中应用广泛，鉴于目前雌激素治疗肌少症的循证医学证据尚不充分，且雌激素替代治疗容易引起乳腺癌、子宫内膜癌和深静脉血栓形成等风险，因此目前不建议健康的绝经后妇女使用雌激素替代治疗来预防或治疗肌少症。

研究表明，选择性雌激素受体调节剂（selective estrogen receptor modulator，SERM）作为雌激素类似物，具有更高的安全性。SERM 在子宫和乳腺组织中具有拮抗雌激素的作用，能够抑制乳腺上皮和子宫内膜增生，降低乳腺癌和子宫内膜癌的发生风险；在骨质代谢方面呈现兴奋作用，具有拟雌激素作用，能抑制破骨细胞的骨吸收活性、降低骨转换率和减少骨丢失，与钙制剂和维生素 D 合用，能预防骨质丢失、保持骨密度并有降血脂作用；在大脑中具有雌激素样作用，对改善认知功能有潜在的益处。虽然关于 SERM 对骨骼肌质量和力量影响的循证证据不足，但已有研究证明 SERM 可以使老年绝经后妇女长期保持体重并增加无脂肪质量，且副作用较轻微。

（三）孕酮

孕酮通常由肾上腺以及卵巢或睾丸产生，对多个组织器官具有重要作用，能够对骨骼肌组织中表达的孕酮受体和雌激素受体产生直接影响。在绝经后妇女中使用孕酮，能提高约 50% 肌肉蛋白质合成率。孕酮对参与肌肉蛋白质合成的肌源性分化因子 1（myogenic differentiation 1，MyoD1）mRNA 表达具有强大的刺激作用。甲羟孕酮是一种合成孕激素，可用于增强晚期肿瘤患者的食欲，改善一般状况并增加体重。然而，一项针对没有严重慢性疾病、癌症或免疫缺陷的老年人随机对照试验显示，甲羟孕酮对肌肉质量和力量的增加不显著，效果差于体育锻炼。孕酮对肌肉质量和功能的作用循证医学证据不足，基于此，不建议肌肉萎缩的患者补充孕酮。未来的研究可以集中在生物同质性孕酮的使用上，特别是在食欲不振或体重低的老年患者中。

（四）脱氢表雄酮

脱氢表雄酮（dehydroepiandrosterone，DHEA）是一种天然类固醇激素，由肾上腺产生，并在组织中转化为雄激素或雌激素。骨骼肌能够将 DHEA 转化为活性雄激素和雌激素，并刺激 IGF-1 的产生，这在肌肉生长和修复中起主要作用。此外，DHEA 通过增加骨骼肌中氨基酸的吸收率来改善胰岛素敏感性，进而影响合成代谢的效率。大多数研究显示，仅补充 DHEA 对骨骼肌没有积极的作用，但当 DHEA 与运动相结合时，老年人的肌肉质量和力量得到增强。DHEA 的副作用比睾丸激素少，通常耐受性良好，在男性和女性中仅观察到轻微的副作用，包括水肿、面部毛发生长、痤疮和皮脂溢出。与睾酮不同，在老年男性中没有观察到明显的 DHEA 前列腺不良事件。由于在几项试验中观察到 DHEA 可以减少体内脂肪含量，表明 DHEA 可能是改善人体成分的一种药物，但仍需要进一步的临床研究证实。

（五）糖皮质激素

糖皮质激素相关性肌少症的发生，主要由于糖皮质激素通过减少蛋白质的合成及增加蛋白质的降解诱导了骨骼肌萎缩，并引起骨骼肌内脂肪堆积。糖皮质激素引起肌少症的机制复杂，可能与以下因素有关：①抑制胰岛素、IGF-1 和氨基酸（特别是亮氨酸）对真核翻译起始因子 4E 结合蛋白 1 及核糖体蛋白 S6 激酶 β1 磷酸化的刺激作用，进而影响蛋白质的合成；②抑制 mTOR 信号转导，降低细胞的新陈代谢，减少蛋白质合成；③诱导线粒体功能障碍以及氧化损伤，增加肌肉中的蛋白质分解代谢途径，促进骨骼肌萎缩，导致肌纤维面积和密度降低；④活化 FoxO 家族中 FoxO1、FoxO3、FoxO4 等，激活 UPP 及自噬 - 溶酶体途径促进肌肉蛋白降解；⑤诱导脂肪组织脂解，增加循环血液中游离脂肪酸浓度，引起二酰甘油及神经酰胺等脂质代谢中间体在骨骼肌内的堆积；⑥抑制骨骼肌中 AMPK 的活化，抑制机体骨骼肌脂肪酸的氧化。

六、抗肿瘤药物

从理论上讲,肿瘤治疗期间导致肌肉质量的进行性下降部分原因是肌肉蛋白分解代谢的不受控制。铂类是临床常用的化疗药物,除外化疗期间的一些不良事件对食物摄入及体力活动产生的负面影响,顺铂还可通过以下途径影响肌肉组织:

1. 增加 UPP 中两种肌肉特异性 E3 连接酶 Atrogin1 和肌肉萎缩 F 盒蛋白(muscle atrophy F-box protein,MAFbx)的转录和表达,从而增强肌原纤维蛋白的降解。

2. 诱导自噬 - 溶酶体途径中关键自噬相关基因表达,包括微管相关蛋白 1 轻链 3(microtubule-associated protein 1 light chain 3,LC3)和 B 细胞淋巴瘤 2/ 腺病毒 E1B 蛋白相互作用蛋白 3(B cell lymphoma 2/adenovirus E1B 19-kDa protein-interacting protein 3,Bnip3),增强自噬活性并促进肌肉萎缩。

3. 降低 IGF-1-PI3K-Akt-mTOR 途径中 Akt 和 mTOR 的磷酸化并上调肌生成抑制蛋白水平,从而沉默该途径并减少蛋白质合成。

4. 顺铂还可以增加 NF-κB 活性,并通过三种可能的机制导致肌肉萎缩:上调参与 UPP 的各种蛋白质的表达,促进特定肌肉蛋白质的降解;增加直接或间接促进肌肉萎缩的炎症介质的表达;损害参与萎缩骨骼肌纤维再生的肌源性程序。mTOR 抑制剂(依维莫司,替西罗莫司)通过调控已经提到的 PI3K-Akt-mTOR 途径,激活骨骼肌分解代谢,引起骨骼肌消耗。

肿瘤靶向治疗药物也会诱导肌少症的发生。索拉非尼是一种多激酶抑制剂,可抑制血管内皮生长因子受体,并通过氨基酸转运蛋白的激活进一步抑制 PI3K、Akt 和 mTOR 等通路,减少肌肉蛋白质合成。此外,索拉非尼的抗血管生成特性,会减少血液及营养物质对肌肉组织的供应,增加肌少症的发生风险。但令人惊讶的是,临床试验发现司美替尼(selumetinib),伊马替尼(imatinib)和凡德他尼(vandetanib)这三类靶向药物能够增加肌肉质量,这可能与这些药物可以抑制多腺苷二磷酸核糖聚合酶(poly ADP-ribose polymerase,PARP)家族的激活从而减少肌肉损失和功能障碍有关。

(王　锐　马厚勋)

参 考 文 献

1. 黄蓓, 刘隆福, 蒋铁建. 糖皮质激素与肌少症. 中华骨质疏松和骨矿盐疾病杂志, 2020, 13 (5): 486-492.

2. Ogama N, Sakurai T, Kawashima S, et al. Association of glucose fluctuations with sarcopenia in older adults with type 2 diabetes mellitus. J Clin Med, 2019, 8 (3): 319.

3. Mori H., Kuroda A., Ishizu M., et al. Association of accumulated advanced glycation end-products with a high prevalence of sarcopenia and dynapenia in patients with type 2 diabetes. J Diabetes Investig, 2019, 10 (5): 1332-1340.

4. Silva KAS, Ghiarone T, Schreiber K, et al. Angiotensin Ⅱ suppresses autophagy and disrupts ultrastructural morphology and function of mitochondria in mouse skeletal muscle. J Appl Physiol (1985), 2019, 126 (6): 1550-1562.

5. Muta Y, Tanaka T, Hamaguchi Y, et al. Selective androgen receptor modulator, S42 has anabolic and anti-catabolic effects on cultured myotubes. Biochem Biophys Rep, 2019, 17: 177-181.

6. Javed AA, Mayhew AJ, Shea AK, et al. Association between hormone therapy and muscle mass in postmenopausal women: a systematic review and meta-analysis. JAMA Netw Open, 2019, 2 (8): e1910154.

7. Wu CN, Tien KJ. The impact of antidiabetic agents on sarcopenia in type 2 diabetes: a literature review. J Diabetes Res, 2020, 2020: 9368583.

8. Moreira-Pais A, Ferreira R, Gil da Costa R. Platinum-induced muscle wasting in cancer chemotherapy: Mechanisms and potential targets for therapeutic intervention. Life Sci, 2018, 208: 1-9.

9. Zhang X, Zhao Y, Chen S, et al. Anti-diabetic drugs and sarcopenia: emerging links, mechanistic insights, and clinical implications. J Cachexia Sarcopenia Muscle, 2021, 12 (6): 1368-1379.

10. Agosta L, Bo M, Bianchi L, et al. Polypharmacy and sarcopenia in hospitalized older patients: results of the GLISTEN study. Aging Clin Exp Res, 2019, 31 (4): 557-559.

11. Pana A, Sourtzi P, Kalokairinou A, et al. Sarcopenia and polypharmacy among older adults: a scoping review of the literature. Arch Gerontol Geriatr, 2022, 98: 104520.

12. Kim H, Cho SC, Jeong HJ, et al. Indoprofen prevents muscle wasting in aged mice through activation of PDK1/AKT pathway. J Cachexia Sarcopenia Muscle, 2020, 11 (4): 1070-1088.

13. Huang LT, Wang JH. The therapeutic intervention of sex steroid hormones for sarcopenia. Front Med (Lausanne), 2021, 8: 739251.

14. Cerri AP, Bellelli G, Mazzone A, et al. Sarcopenia and malnutrition in acutely ill hospitalized elderly: Prevalence and outcomes. Clin Nutr, 2015, 34 (4): 745-751.

第三十三章 肌少症与中医药

　　中医学无"肌少症"这一病名的相关记载,基于传统理论对该病的认识,中医临证中根据肌量流失、肌肉强度和功能下降,一般把肌少症归为"痿症""肉痿""脾痿""老年虚羸""痿躄""虚劳"等范畴,其中以"肉痿"最为贴切。《黄帝内经·素问次注》描述:"痿谓痿弱,无力以运动"。《素问·痿论》提到:"肌肉不仁,发为肉痿"。中医学采用辨证论治的方法治疗肌少症取得一定疗效,为临床治疗方案提供了新思路。

一、病因病机

(一)脾主肌肉

　　中医"脾"主运化水谷精微,输布全身,维持人体正常的生命活动。《素问·痿论》:"脾主身之肌肉"。《素问·太阴阳明论》:"脾病……筋骨肌肉皆无气以生"。即脾气健运,则肌肉丰盈而有活力;脾的运化功能失常,水谷精微及津液的生成和转输障碍,肌肉得不到水谷精微及津液的营养和滋润,必致瘦削,软弱无力,甚至痿废不用。

　　肌肉的生长发育及其功能的发挥,与脾的运化功能健运有着密切联系,脾胃虚弱是肌少症的病因之本。脾在体合肌肉,脾胃又为气血化生之源,肌肉的充养和功能的正常发挥有赖于营卫气血的濡养,因此脾胃运化功能正常,则气血津液充足,筋脉得以濡养,肌肉才能发达丰满,臻于健壮。现代研究发现脾虚会导致线粒体数量减少和结构功能受损,进而导致骨骼肌萎缩不用。线粒体有"细胞能量加工厂"的称谓,作为能量供给枢纽,糖、脂肪、氨基酸等通过线粒体的三羧酸循环和氧化磷酸化合成的三磷酸腺苷是肌肉细胞活动主要能量来源,这与"脾主肌肉"的生理功能非常相似。

(二)骨肉不相亲

　　在中医学中"脾主肉""肾主骨",正如《内经》云:"脾主肌肉,故脾绝则肉先死……肾主骨,故肾绝则骨先死"。"骨肉不相亲"理论源于《灵枢·经脉》,其曰:"少阴者,冬脉也,伏行而濡于骨髓,故骨髓不濡,即肉不着骨;骨肉不相亲,即肉濡而却;肉濡而却……骨先死"。脾肾相辅相成,生理状态下,先天化后天,后天养先天,则骨骼肌肉强健有力;病理状态下,脾肾相互制约,则致骨肉不相亲,发为"肉痿""骨枯",即"肌少 - 骨质疏松症"的病理状态。

　　中医学认为"肾为先天之本主骨""脾为后天之本主肌肉""骨肉不相亲",说明脾、肌肉、骨骼之间关系密切,相互影响。多项研究证实了骨骼肌指数与骨密度之间的正相关关系。骨骼与肌肉有紧密联系,共同构成骨骼肌系统,负责机体运动功能,骨骼肌数量与骨密度有着密切联系。肌肉 - 骨骼系统的相互作用受化学因素的影响,体现为肌肉产生的化学物质可能通过旁分泌或内分泌机制作用于成骨细胞和破骨细胞,结果是促进成骨和 / 或抑制破骨活动。肌源性因子与骨源性因子在肌肉、骨骼相互作用中扮演重要角色。研究发现肌生成抑制蛋白表达水平上升后,会通过多种途径降低肌肉质量和骨量,最终诱发肌少 - 骨质疏松症。肌生成抑制蛋白表达水平与肌肉质量呈负相关,肌生成抑制蛋白表达水平上升通过多种途径导致肌肉质量下降,最终诱发"肌少症",即"肉痿"。肌生成抑制蛋白表达水平上升抑制骨形成的过程可理解为"骨肉不相亲"理论中"脾病乘肾"的过程。

(三) 肝肾亏虚

中医"肝"主筋,与运动有关。有肝为罢极之本的说法。罢极,即指耐受疲劳之意。人的运动能力属于筋,又称之为筋力。肝藏血,主筋,肝之精气少则见肌体无力,肝血不足,筋无所养;肝气疏泄,畅达气机,促进和协调脾胃气机的升降,从而促进脾胃运化。脾在体合肉,脾气健运,水谷精微充足,气血生化有源,才得以濡养全身,全身肌肉才能正常收缩运动。肾藏精,精是构成人体和维持人体生命活动的最基本物质,是脏腑形体官窍机能活动的物质基础。肾为先天之本,肾藏精,精生髓,精足则髓足,髓生骨,髓足则骨强,故骨者肾之合也,精不生髓,髓减骨枯。"肝肾同源""精血同源",肝肾亏虚则骨骼肌肉筋脉失髓血滋养导致肌少症。

二、中医药治疗

中医临床认识和治疗疾病,既辨病又辨证,但主要不是着眼于"病"的异同,而是将重点放在"证"的区别上,通过辨证而进一步认识疾病。脾肾亏虚,精髓萎竭,气血虚弱,肌肉筋脉失养,是肌少症发生的主要病机,在治疗上应脾肾并调,气血同补,同时结合中医辨证论治,综合调理,方能奏效。

(一) 常见辨证分型

1. **脾气不足**　痿软无力,神疲倦怠,甚或肌肉枯萎,渐致缓纵不收;面色萎黄,少气懒言,纳少便溏,久泻脱肛,四肢乏力,脘腹腰胯坠胀,或齿衄、吐血、便血,妇女月经过多,白带清稀,小便淋漓不尽,或尿混浊如米泔水。舌质淡,脉濡弱。

治法:补中益气。

方药:补中益气汤加减。本方功能:健补脾胃,升阳益气。常用药:黄芪、党参、甘草补气培中;白术健脾;当归养血;陈皮理气;升麻、柴胡升举清阳。黎明洞泻,火不生土者,加补骨脂、五味子、熟附子温肾暖土;脾不统血而致出血,皮肤有紫癜者,加熟地、阿胶、仙鹤草养血止血;若脾阴虚或气阴两虚,则当取用甘淡补脾法,方用参苓白术散加减。若形寒肢冷,腹部冷痛者,加熟附子、肉桂振奋脾阳;肿甚尿少,再加桂枝、泽泻、车前子通阳利水消肿;腹泻日久,出现心烦少寐者,加川连、肉桂;腹部胀满者,加枳实、大腹皮消导行气。

国医大师邓铁涛采用"强肌健力饮"经验方,治疗脾胃虚损型痿证,获得较好的临床效果。方中重用黄芪,甘温大补脾气,以作君药。现代药理学研究表明,黄芪含有皂苷类、黄酮类、多糖、氨基酸及微量元素等多种有效成分,其临床作用广泛,具有强心、抗心肌缺血、抗衰老、保护脏器、增强免疫力等多种药理作用。黄芪多糖对肌少症的干预作用及机制还有待进一步深入探讨。研究还发现,参芪复方通过参与调控PI3K-Akt-mTOR 信号通路,减轻骨骼肌细胞萎缩、水肿、断裂及炎性浸润,保持骨骼肌肌量;补中益气汤通过降低白细胞介素 -6、肿瘤坏死因子 -α 等炎性因子的水平,有效降低炎性作用,进而有效预防和治疗肌少症。

2. **肝郁脾虚**　痿软无力,胁胀或痛,纳少,嗳气,腹部胀满,肠鸣,泄泻,矢气多,性情急躁。苔薄白、脉弦细。

治法:疏肝健脾。

方药:逍遥散加减。常用药:柴胡、枳壳、木香、香附疏肝理气;白术、陈皮、茯苓健脾益气;当归、生地养阴和血。肝气犯胃,胃痛,呕逆,加延胡索、川楝子理气止痛;肠鸣,腹痛泄泻,泻后痛减,加防风、白芍抑肝扶脾。食滞胃脘,加山楂、神曲、鸡内金;脾虚明显,气短倦怠,加黄芪补气。

肌少症早期不会引起明显不适,但随着病情的进展,会逐渐表现出容易疲劳、耐力减退等症状。体能下降,活动减少,肌肉质量和强度流失加快,最终可能导致生活质量低下,甚至失能。研究发现,逍遥散可以改善肝郁脾虚型慢性疲劳综合征的症状。现代研究认为,肌少症与抑郁症密切相关,且存在共同的危险因素。研究表明逍遥散的提取成分具有一定的抗抑郁效果。

3. 肝肾阴虚　痿软无力,肌肉枯萎,眩晕耳鸣,两目干涩,颧红咽干,五心烦热,盗汗,腰膝酸软,或男子梦遗,女子月经不调。舌红少苔,脉细弦数。

治法:滋养肝肾。

方药:杞菊地黄汤加减。本方功能滋养肝肾,平潜虚阳,适应于肝肾阴虚阳亢的病证。常用药:枸杞、熟地、山萸肉滋补肝肾之阴;菊花平肝息风;丹皮、泽泻、茯苓清利湿热;怀山药脾肾双补,且能调养胃气。肝阳亢盛者,配石决明、牡蛎平肝潜阳;阴虚者,加首乌、龟板滋养肝肾。

山药,又称薯蓣,《神农本草经》中列为上品,称其:"味甘温,主伤中,补虚羸,除寒热邪气,补中,益气力,长肌肉,久服耳目聪明,轻身,不饥,延年"。山药中的重要营养成分薯蓣皂苷,被称为是天然的脱氢表雄酮。在性学对衰老的影响上,有科学家认为,脱氢表雄酮的丧失可能促进了某些与衰老有关的变化。山药中富含纤维素以及胆碱、黏液质等成分,能供给人体所需的大量黏液蛋白,能预防心血管系统的脂肪沉积,保持血管的弹性,防止动脉粥样硬化过早发生;这种黏液多糖类物质与无机盐相结合时,还可形成骨质,使软骨富有一定的弹性,有助于预防老年骨折。

4. 脾肾阳虚　面色苍白,肌肉枯萎,神倦,少气懒言,形寒肢冷,喜温,大便溏泻或黎明即泻,腹痛,下肢浮肿,或有腹水。舌苔淡白,脉沉迟而细。

治法:温补脾肾。

方药:附子理中汤加减。本方健脾温肾,用于脾肾阳虚,腹痛泄泻,肢冷,便溏等症。常用药:附子、干姜、肉桂温补脾肾之阳;白术、党参、甘草健脾益气;淫羊藿、补骨脂温肾。脾虚气陷,久泻,脱肛,加黄芪、升麻、葛根益气升清;阳虚饮停,尿少,肢肿,加泽泻、茯苓利水渗湿。

淫羊藿是常用的温肾壮阳药,具有雄、雌性激素样作用,不仅可直接作用于性器官调节激素水平,还可通过下丘脑-垂体-性腺轴发挥性激素样作用,其对激素水平的调节与植物激素特点相似。研究发现,淫羊藿能够增强骨质疏松大鼠肌肉抗氧化能力、提高自由基清除率、延缓机体衰老、改善骨骼肌的质量和功能。

(二) 针灸推拿

在临床上"治痿独取阳明"对于痿证的治疗具有重要的指导意义。《素问·痿论》:"论言治痿者,独取阳明何也",《灵枢·根结》曰:"太阳为开,阳明为合,少阳为枢……合折则气所止息,而痿疾起矣。故痿疾者,取之阳明"。后来逐渐发展为一种治疗原则。

1. 针灸基本治疗　针灸治法以祛邪、通络、濡养筋脉为基本原则。以手足阳明经穴和夹脊穴为主。主穴上肢:肩髃、曲池、合谷、颈胸部夹脊穴。下肢:髀关、伏兔、足三里、阳陵泉、三阴交、腰部夹脊穴。配穴脾胃虚弱加太白、中脘穴、关元;肝肾亏损加太溪、肾俞、肝俞。上肢肌肉萎缩加手阳明经排刺;下肢肌肉萎缩加足阳明经排刺。

操作:主穴中足三里、三阴交用补法,余穴用法或平补平泻法。夹脊穴用平补平泻法。配穴按虚补实泻法操作。

方义:阳明经多血多气,选上、下肢阳明经穴位,可疏通经络,调理气血。夹脊穴为督脉之旁络,又与膀胱经第1侧线的脏腑背俞相通,可调脏腑阴阳,行气血。三阴交健脾益肾、濡养筋脉。筋会阳陵泉,可疏调经筋。

2. 推拿基本治疗　现代研究表明,推拿手法可以改善肌肉组织力学特性,提高肌力,加快损伤肌肉组织修复,改善骨骼肌的超微结构,推拿功法训练可增强受试者的有氧运动能力。推拿治疗则以益气生津、强筋壮骨为主。其中肺脾胃虚弱证者,治以健脾益胃;肝肾亏损证者,治以补益肝肾。

部位:胸腹部、腰背部、臀部、肩部、上肢部、下肢部;

取穴:膻中、中府、云门、中脘、关元、气海、肺俞、肝俞、胆俞、脾俞、胃俞、肾俞、命门、肩井、肩髃、臂臑、曲池、手三里等,以足三里、伏兔、手三里、曲池等阳明经穴为主。

手法:一指禅推法、按揉法、推法、擦法、拿法、捻法。

三、小结

中医认为肌少症多由脾肾亏虚,气血生化无源,四肢百骸失于濡养所致,可予健脾益肾,补益先后天,延缓机体功能衰退。中医药对肌少症的防治虽有一定的经验,但认识尚不足,缺乏统一的临床辨证分型,还需深入研究防治的规范化方案、相关药物的药理学及动物实验,为其临床应用提供依据。对于肌少症的认识,中西医各有所不同,西医对疾病的机制及治疗方式的探寻仍在继续,若能将中西医结合运用于肌少症的防治中,可以提供新的研究思路和防治手段。

(陈德清)

参 考 文 献

1. 陈洁玲, 韩维哲, 卞维帱, 等. 中医治疗老年肌少症的研究进展. 世界最新医学信息文摘 (连续型电子期刊), 2021, 21 (10): 132-133.

2. 郑浩, 戚晓楠, 姚啸生. "骨肉不相亲" 理论指导下肌抑素在肌少- 骨质疏松症中的机制探讨. 中国骨质疏松杂志, 2021, 27 (11): 1675-1680, 1693.

3. 赵继荣, 马同, 邓强, 等. 基于 "脾主肌肉" 理论探讨脾- 肌肉- 骨骼- 骨质疏松性骨折间相关性. 中国骨质疏松杂志, 2019, 25 (1): 127-131.

4. 陈锦成, 朱国涛, 刘洪文, 等. "肌少- 骨质疏松症" 的共同发病机制. 中华骨质疏松和骨矿盐疾病杂志, 2020, 13 (1): 95-102.

5. 陈冬梅, 赵柯湘, 肖谦. 肌肉与骨骼相互作用中的肌源性和骨源性因子. 中华老年医学杂志, 2017, 36 (3): 344-347.

6. 王吴娇. 老年住院患者肌少症中医证型及相关因素研究. 南京: 南京中医药大学, 2020.

7. 芮雯, 李婵艺, 陈宏远. 黄芪多糖的结构表征与生物活性研究进展. 中药新药与临床药理, 2019 (2): 264-270.

8. 陈颖颖, 温春瑜, 焦其荟. 补中益气汤加减对老年肌少症患者炎症因子的影响. 中国医药科学, 2021, 11 (16): 13-16.

9. 王海征, 张琪, 陈雯, 等. 淫羊藿性激素样作用研究进展. 国际中医中药杂志, 2022, 44 (4): 465-468.

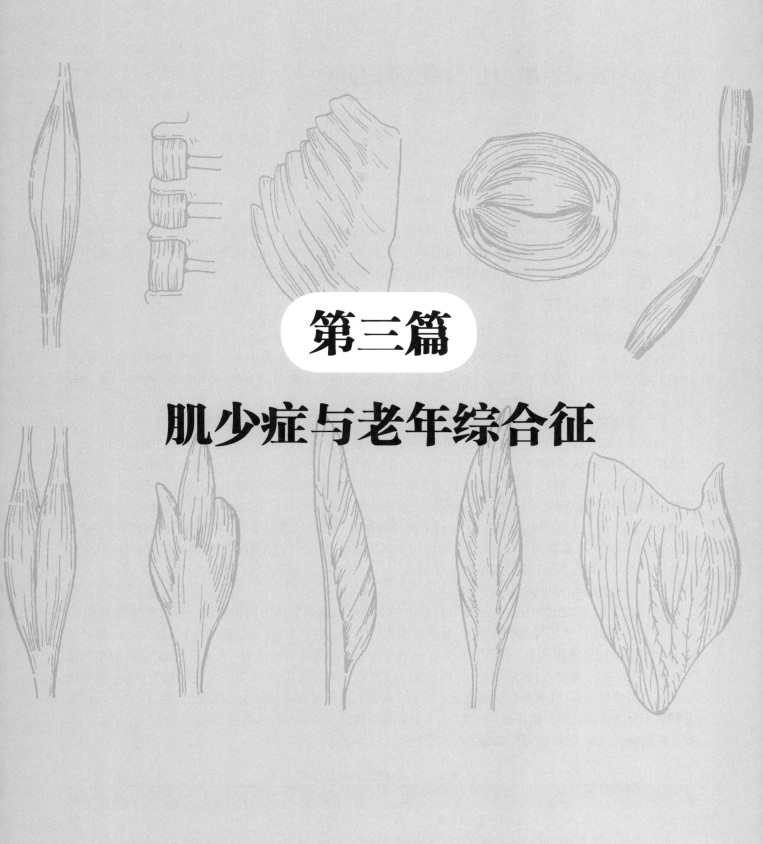

第三篇

肌少症与老年综合征

第三十四章　肌少症与衰弱综合征

衰弱综合征(frailty syndrome),简称衰弱(frailty)。衰弱综合征和肌少症是当今老年医学研究领域的热点问题,两者患病率均随增龄而增加,并且均与跌倒、失能、死亡等不良事件密切相关。了解衰弱综合征和肌少症之间的联系,对于老年公共健康及临床工作具有重要的指导意义。

一、衰弱综合征

(一)衰弱的定义

衰弱是一种与年龄相关的多维状态,生理储备减少,导致适应能力丧失和对压力源的易感性增加,这种状态会发展为一种多系统紊乱,并容易发生许多与健康相关的负面事件,例如跌倒、残疾,住院甚至死亡。

(二)衰弱的流行病学

目前衰弱的全球流行程度尚未完全明确,一个原因是对衰弱综合征的研究主要在发达国家进行,另一个原因是不同的研究中使用了不同的衰弱定义。有学者汇总了来自美国、加拿大、意大利和法国等发达国家 61 500 名老年社区居民的研究结果,发现衰弱患病率的加权平均估计值为 11%,该研究还发现:由于缺乏统一的衰弱定义或测量的标准化,不同研究之间的衰弱患病率差异很大(4%~59%)。还有研究发现接受长期护理的居民中衰弱的患病率为 53%,终末期肾病患者中衰弱的患病率为 37%。尽管衰弱患病率存在差异,许多研究中已观察到一定的特点:女性的衰弱患病率高于男性,并随着年龄的增长而上升;社会经济地位较低的人群和少数族裔的衰弱患病率较高。

(三)衰弱的诊断和评估

衰弱表型和衰弱指数(frailty index,FI)是诊断和评估衰弱最公认的两种方法。衰弱表型是 Fried 等基于 5 个症状(即体重减轻、疲劳、乏力、动作减缓和身体活动的缺失)提出的评估方案(表 34-1)。存在三个及以上情况的患者被视为"衰弱",而具有一个或两个情况的患者被视为"衰弱前状态"。衰弱指数是 Mitnitski 提出的一种量表,包括生理、心理、生活、既往史 4 个方面共 70 个条目。衰弱指数(FI)= 健康缺陷数目 /70,指数越高,其衰弱程度就越重。根据衰弱指数可以将衰弱分为 4 个程度(表 34-2),并且可以和衰弱表型分类进行比较。值得强调的是,大多数衰弱指数的变量是患者本人报告或者代理人报告的,不需要任何复杂的测量工具,而衰弱表型的检测要使用专门的设备。

表 34-1　衰弱表型的测量方案

衰弱的特征	测量
体重减轻	去年意外体重减轻超过 10 磅
乏力	根据性别或者体重指数,握力下降大于 20%
疲劳	一周内自我感觉精疲力竭(由 CES-D 量表中的两个问题确定)

衰弱的特征	测量
动作减缓	15 英尺的步行时间:减慢至少 20%(按性别或者身高划分)
身体活动缺失	每周消耗大卡减少最低 20%(男性<383 大卡/周;女性,<270 大卡/周,使用明尼苏达州休闲时间活动问卷)

BMI:体重指数。1 大卡 =4.186 8kJ。1 磅 =0.453 592kg。

CES-D:流行病学研究中心抑郁量表。

评分:≥3 个标准 = 衰弱表型为阳性;1~2 条标准 = 衰弱前状态。

表 34-2　衰弱指数(FI)及对应的衰弱程度分级

衰弱指数	衰弱程度
$FI \leqslant 0.1$	无衰弱
$0.1 < FI \leqslant 0.2$	衰弱前期
$0.2 < FI \leqslant 0.45$	衰弱
$FI > 0.45$	最衰弱

二、衰弱综合征与肌少症的联系

衰弱综合征和肌少症之间的关系尚未完全确定,但这两种疾病具有以下共同特性:在老年人群中的高度普遍性;与不良健康事件的高度相关性;潜在的可逆性;临床实践的相对简易性。欧洲老年人肌少症工作组(EWGSOP)定义的重度肌少症在衰弱表型中属于衰弱前期。肌少症被认为是衰弱的组成部分,但衰弱不被认为是肌少症的一个组成部分。两者之间的关系密切,可以通过以下几个方面得以体现:

（一）流行病学

这两种疾病的患病率取决于人口数量和使用的诊断标准。较多的研究显示肌少症的患病率高于衰弱的患病率,肌少症在普通人群中的患病率是衰弱的两倍。使用 EWGSOP 的定义和肌少症标准,英国 68 岁~76 岁的社区男性肌少症患病率为 4.6%,而 70 岁以上意大利养老院男性肌少症患病率高达 68%,社区居住的老年人群肌少症患病率为 4%~59%。

（二）临床表现

肌少症主要表现为肌肉功能减退和肌肉数量减少,衰弱综合征主要表现为活动能力下降、易疲劳、体质量下降、认知障碍和社交孤立等。两者的临床表现是相互联系的,并且均以机体功能受损为核心,主要包括机体平衡障碍、步速下降以及肌力降低。

（三）发病机制

衰弱和肌少症的发病机制均比较复杂,目前尚未完全明确。有学者认为肌少症作为衰弱综合征的发展过程中的一个环节,其发病机制与衰弱综合征有着密切联系,两者具有共同的发病机制,相互影响互为因果(见图 34-1)。

1. 神经系统　基底神经节、小脑和前额叶皮层在协调运动中起主要作用,但在衰老过程中,基底神经节和前额叶皮层都发生了明显的退行性变化,导致运动控制受损。衰老过程中脊髓运动神经元的丢失导致肌纤维数量和质量下降,从而引起肌肉功能受损。周围神经的髓鞘形成减少,也会导致衰老过程中的神经传导减慢。除此之外,神经肌肉系统的功能还受到快缩型肌纤维分布和运动单位放电的影响,随着年龄的增长,纤维类型分布和运动单位放电率都发生了改变。这些解剖和生理变化导致肌肉功能障碍,从而导致身体活动减少。

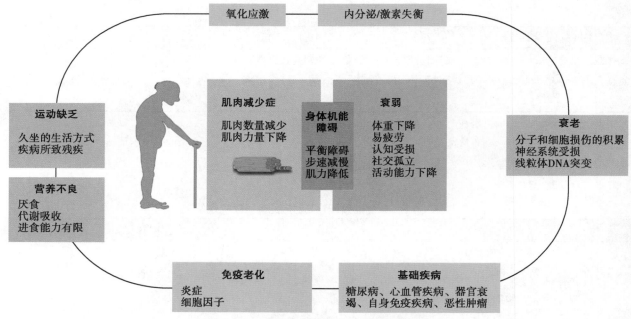

图 34-1　衰弱综合征和肌少症的发病机制

2. 营养不良　营养不良是威胁老年人身体健康的重要危险因素之一。一项荟萃分析指出,住院老年人的衰弱或肌少症的患病率与营养不良之间有显著的关联性,大约 50% 的住院老年人患有 2 种甚至 3 种使人衰弱的疾病。意大利一项队列研究发现,能量摄入低于 21kcal/kg 会增加衰弱的风险;美国一项研究发现老年人每天摄入的能量少于 1 588 ± 31kcal 会增加衰弱的风险。法国一项分析表明衰弱与总卡路里摄入量无关,而与蛋白质摄入量低于 1g/(kg·d) 有关。肥胖和超重人群倾向于高脂高糖的饮食,他们摄入的能量是足够甚至是过剩的,但普遍存在着营养不均衡的问题,这也会增加衰弱的风险。

3. 蛋白质合成障碍　衰老会扰乱骨骼肌的稳态,导致肌肉蛋白质合成和分解之间的不平衡,从而导致骨骼肌质量和功能的下降。在衰老过程中,即使采用高蛋白质饮食或体育锻炼的措施,蛋白质的合成也会受到损害,这被称为合成代谢阻力。因此老年人需要增加营养的可用性,以延长蛋白质合成代谢信号通路的时效。例如,必需氨基酸可以激活雷帕霉素复合物 1(mTORC1)信号通路,这条通路在肌肉蛋白质合成中起重要作用。在三种支链氨基酸中,亮氨酸在 mTORC1 通路的激活中起主要作用,从而增加肌肉蛋白质合成。研究发现摄入氨基酸丸剂后,老年人的肌肉蛋白质的积累依然明显低于年轻人,一方面可能是由于胰岛素敏感性受损导致氨基酸的摄取减少,已有研究发现胰岛素样生长因子 -1(IGF-1)- 磷脂酰肌醇 -3 激酶(PI3K)-Akt1-mTORC1 信号通路的损伤和老年人蛋白质合成代谢受损有关;另一方面可能是因为衰老致核糖体停滞使蛋白质稳态失衡,导致蛋白质生物合成障碍。

4. 缺乏身体活动　缺乏身体锻炼和久坐不动的生活方式在现代社会盛行,并且随着年龄的增长,人们花在体育活动上的时间减少。65 岁及以上的成年人中,只有 28%~34% 的人会参加任意休闲时间的体育活动。大量证据表明,运动干预可用于预防、延迟或逆转衰弱。美国运动医学会(ACSM)建议,将包括阻抗、有氧、协调运动和平衡练习在内的多组分计划作为改善衰弱老年人功能的最佳干预措施。阻抗、耐力、平衡训练或这些训练方式的组合(即多组分运动)不仅对身体功能有益,而且在衰弱患者的认知、情感和社交方面也产生了有益的影响。

5. 氧化应激　骨骼肌消耗大量氧气并能产生大量活性氧,活性氧的积累被认为是肌肉数量和质量损失的共同决定因素。第一,活性氧可以通过增加蛋白水解和减少肌肉蛋白质合成,导致肌肉质量减少。第二,活性氧可以减少突触间隙乙酰胆碱的释放,导致肌膜无法产生动作电位。第三,持续的氧化应激可能会改变神经肌肉接头的形态,导致神经支配和纤维数量减少。第四,活性氧会损害兴奋收缩耦联,导致肌质网中钙的释放减少。第五,氧化应激诱导肌动蛋白和肌球蛋白结构的改变,显著减少肌原纤维内的跨桥循环。因此,氧化应激在肌少症的发展中起关键作用。

此外,有研究发现自由基损伤与衰弱的关系比与衰老本身的关系更大。例如,在老年人群中,脂质过氧化与衰弱状态相关而与年龄无关,血浆蛋白的氧化也与衰弱相关而与年龄本身无关。实验数据表明,在患有与年龄相关的肌少症和衰弱的受试者中,使用抗氧化剂可以有效控制肌肉质量的丢失,显著改善患者的生活质量。因此,氧化应激与衰弱密切相关,这促使了衰弱自由基理论的提出,也是自由基衰老理论的发展。

6. 免疫衰老　免疫衰老被定义为与年龄相关的免疫系统产生有效细胞和抗体反应能力下降,从而导致对疫苗接种的反应减弱以及对感染和肿瘤的易感性增加,这是一种持续性轻度炎症状态。中性粒细胞的数量增加被证明和衰弱有关。中性粒细胞是血液中最丰富的白细胞,是组织修复的核心,但它们的趋化能力随着年龄的增长而大大降低,这可能是导致老年人炎症增加的主要原因,尤其是在肌肉损伤时。老年人的肌肉损伤与免疫老化同时存在的情况下,异常迁移的中性粒细胞会对健康肌肉造成继发性损伤,从而导致肌细胞损伤和肌纤维的损失,进而可能导致衰弱,但目前需更多高质量的研究来验证。

(四) 预后

虽然目前关于两者的定义和评估标准尚未完全统一,但肌少症和衰弱综合征都与老年人的不良事件和预后密切相关,例如跌倒和骨折的风险增加、日常生活活动能力受损、认知功能下降、丧失独立性、需要长期护理和死亡。肌少症和衰弱是动态的过程,可能因急性疾病或受伤而加速或加剧,一些研究表明衰弱综合征和肌少症都是部分可逆的,在不同程度的衰弱之间转变是常见的情况,因此,需要定期评估以确定病情改善或恶化的情况。老年人的基础健康状况很重要,因为在纵向研究中发现活动能力差的人比活动能力好的人会更快地向衰弱发展。干预研究也证明了衰弱的可逆转性,对居住在社区的衰弱成年人进行多因素干预,干预组的衰弱患病率明显低于对照组。值得注意的是,在这项研究中采取的干预是个性化的,具体取决于他们在基线评估时的阳性症状,例如那些体重减轻的人员将由营养师进行评估和管理。因此,对肌少症和衰弱更深入的理解有助于开发更有效和更有针对性的干预措施。

三、衰弱与肌少症的预防与治疗

(一) 体育锻炼

缺乏运动被认为是几种慢性退行性疾病的主要原因之一,也是导致肌少症和功能障碍的主要因素。事实上,体育锻炼已成为一种公认的预防慢性病和身体功能障碍的重要方式,特别是对老年人群来说具有重要意义。任何时候开始进行体育锻炼永远不会太晚。即使是以前久坐不动并在 85 岁时才开始进行体育锻炼的人,与久坐不动的人相比预期寿命也会延长 3 年。因此,运动训练被视为老年人的一种预防和治疗衰弱的方式,但是目前对衰弱者锻炼方案的建议并不明确。由于不同的体育锻炼方式会引起不同的生理效应并针对不同的衰弱成分,因此目前已建议的身体干预主要是包括阻抗、有氧、运动协调和平衡练习在内的多组分计划。美国运动医学会(ACSM)建议的运动方案如表 34-3 所示。但是,对于具有某些医疗条件或特殊需要的人,可能需要对这些建议进行个性化调整。

基于小组的干预研究时,体育锻炼计划通常可以有效地减少或延缓衰弱,但是单独向社区居住的衰弱老年人提供运动计划时,改善功能、生物医学和社会心理变量方面的效果相对较差。

(二) 营养干预

由于肌少症和衰弱发病机制的复杂性,单独的药理学或营养策略在预防和治疗这些老年综合征方面疗效欠佳。因此,制定多模式策略,例如锻炼计划与营养干预相结合的方法或许可以更有效地管理衰弱和肌少症。

表 34-3　美国运动医学会（ACSM）建议的运动方案

运动方式	运动时长	运动强度	运动频率	适应指征
阻抗运动	2~12 个月 （10~60min/ 次）	循序渐进	2~3 次 / 周	肌少症（+++） 衰弱（++）
耐力运动	2~12 个月 （20~60min/ 次）	循序渐进	3~5 次 / 周	肌少症（++） 衰弱（++）
多组分运动 阻力（R） 耐力（E） 平衡（B） 灵活性（F）	45~60min/ 次 衰弱前期： R 20min E 10min B 20min F 10min 衰弱期： R 10min E 20min B 8min F 7min	循序渐进	2~3 次 / 周	肌少症（+++） 衰弱（+++）

　　运动和营养可能对社区患有肌少症的女性产生协同作用。有研究对参与者每天补充 6g 蛋白质，同时进行每周 2 次的多组分运动干预，3 个月后参与者的肌肉质量、肌肉力量和步行速度都有显著改善。还有研究表明，摄入足够的蛋白质(0.8~1.2)g/（kg·d）和其他膳食补充剂，例如长链多不饱和脂肪酸（LCPUFA）、β- 羟基 β- 甲基丁酸（HMβ）、肌酸和维生素 D 与抗阻运动相结合，有助于保持老年人的肌肉质量。补充肌酸、蛋白质或亮氨酸与锻炼相结合，对身体功能也有积极影响。一项荟萃分析表明，α- 亚麻酸、富含维生素和矿物质的水果和乳制品则未能显示和运动相结合的协同效应。

　　尽管营养治疗被认为是调节衰弱的主要因素，但营养干预的临床证据多来自对选定样本的短期研究，缺乏大型临床试验。因此，目前还没有对衰弱患者明确的营养建议。临床研究表明，低碳水化合物饮食对人体健康有益。和肌少症类似，保持足够的蛋白质摄入量可能有助于老年人保持能量，患有急性或慢性疾病的衰弱老年人则需要 1.2~1.5g/（kg·d）的膳食蛋白质摄入量。

　　因此，治疗衰弱综合征和肌少症的最佳组合应该包括个性化多组分运动和补充蛋白质及微量营养素，以干预老年人普遍存在的运动和营养不足。对于生活在工业化社会中的人们来说，任何对衰弱综合征管理的改进都会产生明显的个人、社会和经济利益。

（杨韵霏　肖　谦）

参 考 文 献

1. 张云霞, 董碧蓉. 衰弱综合征与肌少症. 现代临床医学, 2017, 43 (5): 4.

2. Clegg A, Young J, Iliffe S, et al. Frailty in elderly people. Lancet, 2013, 381 (9868): 752-762.

3. Collard Rose M, Boter Han, Schoevers Robert A, et al. Prevalence of frailty in community-dwelling older persons: a systematic review. J Am Geriatr Soc, 2012, 60: 1487-1492.

4. Gotaro K. Prevalence of Frailty in Nursing Homes: A Systematic Review and Meta-Analysis. J Am Med Dir Assoc, 2015, 16: 940-945.

5. Ligthart-Melis GC, Luiking YC, Kakourou A, et al. Frailty, Sarcopenia, and Malnutrition Frequently (Co-) occur in Hospitalized Older Adults: A Systematic Review and Meta-analysis. J Am Med Dir Assoc, 2020, 21 (9): 1216-1228.

6. Wilson D, Jackson T, Sapey E, et al. Frailty and sarcopenia: The potential role of an aged immune system. Ageing Res Rev, 2017, 36: 1-10.

第三十五章 肌少症与认知功能障碍

　　肌少症与认知功能障碍是导致老年人群失能的两种常见疾病。近年来,肌少症与认知障碍的研究提示两者关系密切。肌少症是一种与年龄相关的疾病,其特征是肌肉力量及肌肉质量下降。认知功能障碍的患病率也随增龄不断上升,特征表现为一个或者多个认知域的功能下降,包括语言、记忆、计算、视空间、执行功能和社会认知等方面。肌少症和认知功能障碍具有共同的危险因素,比如营养不良、久坐的生活方式、缺乏合成代谢激素和持续的炎症反应等。多项系统评价和荟萃分析发现,在研究人群、研究区域、肌少症的定义、认知障碍的定义和研究质量水平一致的不同研究中,肌少症与认知功能障碍均存在相关性,二者之间可能是相互影响的。

一、流行病学

　　轻度认知功能损害(mild cognitive impairment,MCI)是发生在阿尔茨海默病(Alzheimer disease,AD)临床前期的一种综合征,是介于正常、与年龄相关的认知衰退和痴呆之间的一种过渡状态,可能是痴呆发病的早期信号。MCI 的临床表现类似临床前期的 AD,表现为单纯记忆力下降,无全面的认知功能减退。大多数的研究发现一般人群中 MCI 的患病率为 16%~20%,但 MCI 是可恢复的,不一定进展为痴呆症,在 MCI 的阶段进行干预可以改变痴呆的进展。痴呆(dementia)是一种进行性和获得性认知障碍的疾病,它的核心特征是智力丧失严重到足以影响社会和职业功能。痴呆影响多个认知领域,AD 是痴呆中常见的类型,占痴呆病例的 50%~70%。AD 是一种进行性退行性疾病,临床上以记忆障碍、认知障碍、晚期出现精神症状、失语、失用、失认、视空间功能损伤、执行功能障碍以及人格和行为的改变等全面性痴呆表现为特征。

　　认知障碍的患病率随增龄呈指数增长。事实上,痴呆的发病率在 65 岁后急剧增加,并在此后继续增加。65~70 岁人群中全因痴呆的发病率约为每年每 100 人 1 人,而 80~90 岁人群中每年每 100 人 4 人。在对来自欧洲和北美的 20 项研究进行的荟萃分析中,临床诊断为遗忘性痴呆(没有 AD 生物标志物的痴呆)的患病率,在 65~69 岁人群中<1%,80~84 岁人群中为 7%~8%,在 90~94 岁的人群中,这一比例为 27%。使用 MRI 和 PET 评估 AD 的研究显示,伴有 AD 病理学的 MCI 占所有 MCI 病例的约 50%,AD 引起的痴呆占所有痴呆病例的 60%~90%。在一项对 16 项研究的荟萃分析中,显示全球主观认知功能障碍的患病率为 25%,但被纳入的每项研究估计其患病率在 6% 到 53% 之间,这种差异可能与不同地区和文化差异对主观认知功能障碍的定义有关。与痴呆相似,MCI 的患病率因年龄而异——在对高收入国家的 34 项研究进行的荟萃分析中发现,60~64 岁个体的患病率为 6.7%,80~84 岁个体的患病率为 25.2%。预计到 2050 年,全因痴呆的患病人数将从 2010 年的 5 000 万人增加到 1.13 亿人。尽管在过去 50 年中,由于预期寿命延长,高收入和中低收入国家的痴呆患病率都有所增加,但在美国、英国和法国等一些高收入国家,痴呆的发病率略有下降。例如,在弗雷明汉心脏研究中,在 20 世纪 70 年代末和 80 年代初,年龄大于 60 岁的人在调整了性别和年龄等因素后,痴呆的发病率为每年每 100 人中 3.6 人,但到 2000~2010 年期间为每年每 100 人 2.2 人。由于过去几十年发生的教育、社会经济、医疗保健和生活方式的改变,最近出生

的人痴呆发病率较低。特别是,更高的受教育程度是预防痴呆的一个保护因素,大概是因为它具有更强的承受神经退行性和脑血管疾病后果的能力(称为"认知复原力")。

肌肉质量从 30 岁开始逐渐减少,并随着个体年龄的增长而逐渐加速。40 岁时肌肉力量从峰值平均下降 16.0%,60 岁以上人群平均下降 40.9%。肌肉质量在 30 岁后每 10 年减少 3%~8%,50 岁以后肌肉质量每年下降 1%~2%,并在 60 岁后加速流失。有研究显示,根据尸检获得的肌肉进行分析,与年轻人相比,老年人的骨骼肌质量减少了约 50%。一般来说,老年人的骨骼肌面积和肌肉力量比 20 多岁的人分别减少了 25%~30% 和 30%~40%。肌肉质量和力量的下降速度似乎存在性别差异,绝经后女性的下降速度更快。肌少症发生时,会出现肌肉质量的下降和肌肉力量的下降或较差的身体机能。年龄被认为是认知能力下降和痴呆症的重要危险因素。因此,衰老过程很可能导致老年人的肌少症和大脑老化以及随后出现的认知障碍。缺乏身体活动和肥胖是肌少症和认知障碍的重要危险因素。

研究发现,痴呆患者肌少症患病率高于非痴呆症患者。与认知正常的受试者相比,MCI 和 AD 患者的肌少症患病率增加。一项日本的研究发现:体重减轻通常发生在痴呆诊断之前,并随着疾病严重程度的增加而进展。在早期 AD 中,总瘦体重减少与脑萎缩和认知功能下降相关。此外,与肌少症相关的因素包括活力低下,这也是痴呆最常见的精神症状。AD 患者的体重减轻通常也与肌少症有关,肌少症是 AD 患者降低日常生活活动的危险因素。认知能力下降和活力低下等痴呆相关症状即使在 AD 早期也会诱发肌少症,导致日常生活能力受损和功能衰退,进而减少了食物的消耗和摄入,更加重了肌肉质量和力量的下降。而肌肉质量和力量的下降会促进认知能力的进一步下降,这逐渐成为一个恶性循环。

一项基于横断面研究的系统评价和荟萃分析发现,肌少症与认知功能障碍有关。这种关联不受种族、性别或评估工具的影响。韩国的一项研究观察了 2014 年至 2015 年间 201 名社区居住的韩国女性(平均年龄为 74.0 ± 6.8 岁)的肌少症与 MCI 和抑郁症的关系,认知功能使用简易精神状态检查(mini-mental state examination,MMSE)进行评估,肌少症根据亚洲肌少症工作组的定义确定。研究显示:患有肌少症前期和肌少症的女性发生认知障碍的可能性分别是非肌少症女性的 2 倍和 5 倍,提示肌少症与 MCI 密切相关,该研究还显示认知能力下降与韩国老年女性的握力和步行速度等成分显著相关。这项研究结果与之前对韩国、日本和中国台湾等亚洲老年人群的研究一致。在一项前瞻性研究中,肌少症是日本社区老年人认知能力下降的独立预测因素;肌少症与中国台湾社区老年人的认知障碍显著相关,与对照组相比,40 岁或以上患有肌少症的成年人更有可能同时罹患认知障碍和身体障碍。一项研究纳入 274 项系统评价、10 项定性分析的研究(共 9 703 名参与者),6 项符合荟萃分析条件(n=7 045),结果显示:肌少症平均患病率为 10.5%,肌少症患者中 40% 合并认知障碍,非肌少症人群中认知障碍患病率为 25.3%。还有研究显示,肌少症组出现认知障碍的风险是非肌少症组的 6 倍,调整混杂因素后,肌少症组的认知障碍风险增加了 3 倍。

二、肌少症与认知功能障碍的相关因素

肌少症发生时,身体成分发生变化,包括:肌肉微结构的改变和质量的下降,同时产生握力和步行速度、身体功能下降等表现,大量的研究提示上述变化与认知障碍的发生均明确相关。

(一)身体成分的变化

身体成分的变化与认知障碍密切相关。法国学者在 1992 年至 1994 年,从选民名册中招募的 75 岁及以上的 7 105 名居住在社区的女性,测量其体内脂肪量、骨密度和认知功能,结果显示:认知功能下降与低脂肪量相关,但与骨密度之间没有关联;骨密度和瘦体重相关。一项英国研究使用外周定量计算机断层扫描(peripheral quantitative computed tomography,PQCT)探究了认知障碍和骨密度之间的关系,结果提示步行速度与 MCI 相关,但与骨密度或者骨结构无关。意大利一项类似的研究表明,骨密度减低是老年人认知能力下降的早期标志。

（二）肌肉力量和肌肉质量的下降

肌少症的内容包括肌肉力量的下降和肌肉质量的下降。肌肉质量已被充分证明与认知功能有关。肌肉力量的定义是肌肉组织的每个体积单位产生的力，可以反映肌肉的收缩蛋白量、脂肪浸润（肌脂肪变性）、有氧能力和其他生理特性。肌肉质量与肌肉力量相关，可能是非线性的，但后者可能是认知能力下降的更好预测指标。例如，一项对来自普通社区的 223 名 40 岁以上的美国成年人（平均年龄 68.1 岁，35%男性）进行的横断面研究观察了肌少症对身体和认知功能的影响，使用手持测力计测量肌肉力量，使用生物电阻抗分析法（bioelectrical impedance analysis，BIA）测量瘦体重（替代测量肌肉质量）；瘦体重低的参与者被归类为肌少症前期，瘦体重和肌肉力量低的参与者被认为是肌少症，而高体重和肌肉力量低的参与者被归类为非肌少症。结果显示，肌肉力量而不是肌肉质量似乎更能反映肌少症和认知障碍之间的关系，这表明旨在改善肌肉力量的干预措施也可能减少中老年人的认知能力下降。对与认知功能相关的肌少症各个组成部分的研究发现：在排除了年龄差异、受教育状况和身体状态的影响外，肌肉力量和步速，而不是肌肉质量，是认知功能下降的更好指标，特别是在信息处理（精神运动功能）、视觉注意力和整体表现方面。一项对中国台湾社区居民的研究中纳入了 731 名老年居民，对居民完善 MMSE 和语言学习测试、波士顿命名测试、语言流利度测试、泰勒复数测试、数字后向测试和画钟试验用于评估不同领域的认知功能，结果显示肌肉力量下降相关的肌少症与多维度的认知障碍和整体认知功能下降显著相关，但肌肉质量下降相关的肌少症仅与语言流畅性测试受损有关。与非肌肉病因相关的肌肉力量和 / 或身体机能降低与认知障碍密切相关。在轻度 AD 阶段，发现女性 AD 组和男性 AD 组的上肢和下肢的肌肉力量降低但不损失肌肉质量；在中度 AD 中，肌肉力量和质量均下降，在早期的女性和男性 AD 中也发现步行速度降低，其随着痴呆的发展而进展，患有 AD 的受试者，甚至在 AD 的早期阶段，显示出肌少症的高患病率。

横断面研究一致表明肌肉力量和认知功能之间存在关联，力量和认知功能可能相互影响，其中一个因素的功能丧失可能会预测另一个因素的功能丧失。握力可能会成为预测认知功能下降的一项参数。一项系统评价纳入了 15 项前瞻性、纵向、队列研究，对象均为大于 60 岁的健康或在研究开始时有认知能力下降风险的成年人，观察了认知相对于基线握力的变化以及握力相对于认知功能的变化，此处的研究结果支持使用握力作为监测认知功能变化的一项指标，并表明握力降低可能会随着年龄的增长而下降，可预测认知能力的下降。也有研究提出，握力可用于随访老年人的认知状态，应监测认知障碍者的力量变化。老年患者握力下降与 AD 风险增加有关。在随访老年人期间，被诊断为痴呆的患者握力下降速度比未患痴呆的患者更快。一项对 3 025 名 75 岁以上社区居住的法国女性的研究测量了一般认知功能，通过握力测量了肌肉力量，结果显示较低的握力与认知障碍相关。一项针对社区招募的 85 岁日本老年人（90 名男性，117 名女性）的研究中，MMSE 得分较高的人右手平均握力较高，且有更大的等长腿伸肌强度，调整混杂因素后这种关联仍然存在。一项针对 2 160 名 65 岁以上非住院的墨西哥裔美国人（57.5% 女性）的研究中，基线握力水平与 6 年内更明显的认知衰退相关。一项对 1 038 名 65 岁以上患有严重认知障碍的韩国男性和女性的横断面研究报告称，握力每降低 8 公斤，痴呆的风险增加 59%。涉及 877 名未患痴呆的美国男性和女性的研究报告显示：基线握力每减少 1 公斤，5.7 年内发生 AD 的风险就会增加 1.5%。

肌肉力量的下降比肌肉质量的下降对认知功能障碍的影响更大。对出现认知障碍的糖尿病患者人群的研究发现，合并认知障碍的女性表现出与年龄相关的肌肉力量的下降，而非肌肉质量的下降。中国香港对 2 737 名 65 岁以上认知健康的男性和女性进行了 4 年的随访，发现男性较低的瘦体重出现一般认知能力下降的风险较高；调整混杂因素后，这种关联并未持续，并且在女性中没有发现瘦体重与一般认知能力下降之间的关系。一项将肌少症作为认知障碍危险因素的前瞻性研究中，对 297 名 65 岁以上基线时没有认知障碍的参与者进行了为期 5 年的随访，结果显示：平均瘦体重在正常认知功能、MCI 和痴呆患者人群之间没有差异；未检测到瘦体重与发生认知障碍的风险之间存在显著关联。这或许是因为统计的相关问题导致的。肌少症通常被认为是认知障碍的危险因素，也可以理解为肌少症是早期认知障碍的一种表现。肌少症和认知障碍之间的关联主要归因于肌肉力量或身体活动能力的下降，而不是肌肉质量的减少。换句话说,肌肉力量或身体活动能力的下降可能比肌肉质量的损失对认知障碍的影响更大。

(三) 步行速度下降

步行速度下降也被认为与认知障碍有关。越来越多的研究表明,在诊断痴呆症前,许多老年人普遍存在步态缓慢,并认为步态缓慢与认知功能下降密切相关且能预测痴呆的发生风险。老年人在没有任何痴呆和运动障碍的前提下同时存在步态缓慢和主观认知功能下降,这种新型的综合征称之为运动认知风险减退综合征(motoric cognitive risk syndrome,MCR)。MCR 的诊断标准符合以下 4 点:①主观的认知功能下降,使用标准化问卷调查进行评估;②步态缓慢,速度低于同年龄及性别平均步速 1 个标准差;③有日常生活活动能力;④无痴呆。根据研究报道,不同国家的 MCR 的发病率不同,约为 2%~18%。一项包含 17 个国家老年人群的荟萃分析显示:几乎所有的国家都有 10% 的 MCR 发病率,且患病率随着年龄的增加而升高。

韩国的衰弱与衰老队列研究(Korean Frailty and Aging Cohort Study,KFACS)分析了 887 名接受认知功能测试和双能 X 射线吸收测定的患者,男性肌少症的患病率为 9.6%,女性为 7.6%。慢步行速度与男性和女性认知障碍均相关。肌少症与认知障碍有关,主要原因是步速缓慢。研究结果表明,认知功能中的不同维度如处理速度和执行功能均与慢步行速度相关。同样,研究发现糖尿病出现认知障碍的患者表现出肌肉力量下降和步行速度减慢。然而,大多数研究将步态表现和认知功能视为独立的结构。几项横断面研究表明,步行速度与认知功能有关。一项针对来自社区的 4 000 名中国男性和女性的研究,使用 6 米步行速度测试和椅子站立测试,了解认知功能和身体表现之间的关联,发现认知障碍组在步行速度测试中的表现比非认知障碍组更差。此外,一项美国的研究涉及 44 名患有遗忘性 MCI 的老年人(平均年龄 79.3 ± 4.7 岁)、62 名患有非遗忘性 MCI 的老年人(平均年龄 81.8 ± 6.2 岁)和 295 名健康个体(平均年龄 81.8 ± 6.2 岁),比较了各组的步态表现,使用基于计算机的步态能力分析进行步态性能测试包括步伐、节律和可变性,神经心理学测试组评估认知功能包括记忆、执行功能、注意力和语言,结果表明:即使以不同的方式测量,MCI 患者的步态始终比对照组差。日本对 853 名 70 岁以上认知功能正常的老年人进行了 2.7 年的随访研究,110 名受试者(16.5%)出现认知功能下降,结果提示:在步态表现的各项参数(速度、步长和频率)中,步长最能预测认知能力下降,是一般老年人认知能力下降的独立预测因子。

步行速度与特定的认知领域相关,例如执行功能、视觉空间能力和精神运动功能。意大利托斯卡纳区域人群的研究报告指出,执行功能差的受试者步行速度比执行功能高的慢。然而也有研究表明步态测量与记忆无关,可能是由于测试敏感性欠佳等因素,也可能是因为步态仅与认知功能的特定领域相关。一些纵向研究表明,衰老中步行速度的降低预示着一般认知功能和几个特定认知域的下降。美国一项针对 204 名健康老年人(58% 女性)的研究发现,在 MCI 发生前 12 年,步行速度平均每年下降速度为 0.02 米/秒。在另一项研究中,对 2 349 名男性和女性(平均年龄 75.6 岁)随访 3 年,发现整体认知功能和执行功能的下降与更大的步行速度下降有关。一般认知功能、言语记忆和执行功能的下降与每年较大的步速下降有关。针对法国社区居民的一项研究显示,较差的语言流畅性和较慢的精神运动速度与步行速度的大幅下降有关。

部分研究显示肌少症与认知障碍之间无明显相关性。美国的一项研究报告提示肌少症与 60~69 岁年龄段的老年人群的认知功能无关,但与 70 岁及以上老年人的认知功能下降相关。在骨质疏松症流行病学(Epidémiologie de l' Ostéoporose study,EPIDOS)研究中,对 181 名社区居民随访 7 年后发现身体成分变化和步行速度都与认知功能障碍没有相关性。

三、危险因素及发病机制

研究表明,肌少症和认知功能下降可能具有共同的病理生理途径。衰老在骨骼肌退化和认知功能下降中都起到重要作用。

(一) 维生素 D 缺乏

维生素 D 有助于维持骨骼肌和大脑的功能。维生素 D 通过调节炎性细胞因子的产生和抑制炎性细胞的增殖来抑制炎症,这可能有益于骨骼肌和大脑的健康。伊朗一项研究发现,补充维生素 D_3 可降低白细胞介素 -17A(interleukin-17A,IL-17A)和白细胞介素 -6(interleukin-6,IL-6)的 mRNA 水平,但会增加白细胞介素 -10(interleukin-10,IL-10)的水平。一篇系统评价纳入 13 项关于补充维生素 D 对老年人肌肉力量、步态和平衡功能影响的随机对照研究,结果提示:补充维生素 D 可以改善老年人肌肉力量和平衡功能。另一篇共纳入 37 项研究的系统评价提示,低维生素 D 含量与认知功能差和患痴呆症的风险较高有关。今后仍需更多高质量的研究来阐明维生素 D 与骨骼肌和认知功能之间的联系。

(二) 炎症和氧化应激

骨骼肌中的脂肪浸润随增龄而发生,并且是肌少症性肥胖的一个重要病理改变,因此在身体脂肪堆积过多时会出现肌少症。肥胖是一种炎症状态,炎症对肌肉和大脑都有不利影响。衰老过程中伴随的全身性、慢性低度炎症称为炎症性衰老,是一种精神和躯体疾病的主要危险因素之一。炎症标志物,例如 IL-6 和肿瘤坏死因子 -α(tumor necrosis factor-α,TNF-α),在人类和动物实验研究中都显示与肌肉萎缩和年龄相关的认知功能下降有关。美国一项关于肌少症和痴呆之间病理生理联系的横断面研究,涉及 445 名 60 岁以上女性和 442 名男性,这项研究发现高敏 C 反应蛋白(C reactive protein,CRP)与女性的认知障碍和肌肉质量下降有关。另一项研究纳入平均年龄为 67 岁的 269 名受试者,发现 IL-6 水平与 MMSE 呈负相关。一项在德国($n=369$)和意大利($n=744$)进行的 65 岁以上人群横断面研究,发现 CRP 和 IL-6 与特定认知域障碍之间存在负相关。在健康 ABC 队列研究中,对年龄在 70~79 岁的人群(包含黑人和白人)随访 2 年($n=3\ 013$)和 8 年($n=2\ 509$),结果发现 IL-6 和 CRP 水平较高的个体 2 年认知能力下降的风险增加了 24%,8 年随访的结果相似。荷兰的一项纵向研究发现,CRP 和 IL-6 水平与记忆、学习、注意力、认知速度和语言等认知域损伤程度呈负相关。

(三) 生活方式因素

1. 缺乏体力活动和运动　大量研究证明了缺乏体力活动与认知障碍之间的关系。阻力训练是一种公认的改善骨骼肌质量和功能的方法。收缩骨骼肌产生细胞因子,影响脂质和葡萄糖代谢。通过肌肉收缩进行运动会诱导肌肉因子如脑源性神经营养因子的生成,有利于认知功能的维持和改善。众所周知,长期运动可下调全身炎症,是一种有效的胰岛素抵抗管理策略。运动诱导的 IL-6 下调和脑源性神经营养因子的抗炎作用可能是运动发挥抗炎作用的重要机制。

2. 营养不良　营养不良在认知能力下降和阿尔茨海默病(AD)患者中尤为常见。有学者对平均年龄为 78 岁的 96 位老年人进行了评估,观察到轻度 AD 患病率为 54.2%,其中 55.2% 的受试者有营养不良的风险,5.2% 的受试者为营养不良,64.6% 的受试者出现了无意的体重减轻,而 43.7% 的受试者患有严重肌少症,结果提示 AD 患者中营养不良和肌少症的风险较高。体重减轻是一个多因素事件,不仅与 AD 患者食欲不振和食物摄入减少相关,还与由于下丘脑激素分泌失调、嗅觉变化和心理行为引起的 AD 相关的能量消耗改变有关;吞咽困难也是 AD 后期的常见特征,也可能加重营养不良。研究表明,肌肉组织的增加可以减少老年人罹患 AD 的风险,一项来自中国西部健康与老龄化趋势(West China Health and Aging Trend,WCHAT)的研究,对 3 810 名(平均年龄 61.94 岁 ±8.01 岁)参与者评估认知状态和营养状态,结果显示营养状况在肌少症和认知障碍之间的具有重要的桥梁作用,早期的营养干预可以预防肌少症的老年人出现认知功能下降。

充足的营养对于维持骨骼肌健康至关重要,而肌少症与热量和蛋白质摄入不足有关。一项前瞻性研究证实了膳食蛋白质对肌少症的保护作用以及蛋白质摄入量与肌肉质量之间呈正相关。此外,蛋白质摄入量高的老年人的肌肉质量损失明显减少。营养不良与住院老年患者和老年康复患者的衰弱和肌少症密切相关。食用鱼(一种长链 ω-3 脂肪酸的来源)可减缓没有 AD 的老年人的认知能力下降,但这项研究并未表明它可以治疗痴呆。美国的一项纵向研究探讨了平均年龄为 48 岁的受试者不良饮食结构与认知能力下降之间的关系,结果显示不良的饮食结构与注意力、认知灵活性、视觉空间能力和感知速度降低有关。日本对门诊 MCI 和 AD 的患者进行研究,发现受试者中肌少症患病率为 14.6%,通过营养食欲调查表显示食欲可能是 MCI 和早期 AD 患者肌少症的可改变危险因素,需要积极干预处理。

3. **吸烟**　烟草烟雾会产生自由基,导致吸烟者发生脂质过氧化、蛋白质氧化和其他组织损伤。尼古丁可能是肌少症和认知障碍的共同损害因素,但香烟的其他有毒成分也不容忽视。一项纳入 12 个研究共计 22 515 名受试者的荟萃分析探讨了吸烟与肌少症之间的关系,结果显示吸烟是肌少症的独立危险因素,其中使用固定效应模型估计男性患肌少症的风险和使用随机效应模型估计女性患肌少症的风险。由于采用了不同的方法,所以对于性别的影响尚不能确定。另一项研究发现,终身吸烟与老年人肌少症的患病率较高有关。关于吸烟是否是认知障碍的危险因素,目前尚无统一的结论。

4. **饮酒**　饮酒与身体成分变化有关,目前饮酒与肌少症之间的关系存在着争议。一项包含 214 项研究的荟萃分析,共纳入 13 155 名受试者,发现没有证据支持饮酒是肌少症的危险因素。来自英国、美国和西班牙的学者进行了一项横断面研究,调查低收入和中等收入国家肌少症和肌少症性肥胖的危险因素,结果显示饮酒量适中的人与不饮酒或大量饮酒的人群相比,更可能患有肌少症性肥胖。一项系统评价纳入了 27 项队列研究,结果显示适度饮酒是女性认知能力提高的保护因素,但在男性中没有发现差异。另有研究发现,高饮酒量(>20g/ 天)与更大的胫骨肌肉密度相关,但与认知功能的任何领域均无关。较高水平的饮酒量对肌肉密度和认知功能的影响目前还没有明确结论。

(四) 抑郁情绪

研究发现抑郁症也是肌少症与认知功能障碍的纽带。一项纳入 1 394 名 60 岁及以上中国社区老年人的研究,使用亚洲少肌症工作组(Asian Working Group for Sarcopenia,AWGS)标准定义肌少症,老年抑郁量表(geriatric depression scale,GDS)评估抑郁症状,认知功能采用 MMSE 评估,中国版痴呆评定量表(the Chinese version of dementia rating scale,CDRS)用于非痴呆诊断,工具性日常生活活动(instrumental activities of daily living,IADL)能力用于评估日常生活活动能力。对所有潜在的混杂因素进行了全面调整后,结果显示:肌少症、握力、步行速度和抑郁症状与 MCI 相关,抑郁症状显著介导了肌少症、握力和步行速度与认知功能的关联,抑郁症状和认知的关系也受到肌少症、握力和步行速度的影响,提示肌少症可能通过抑郁症状促进老年人 MCI 的进展。

四、治疗和预防策略

(一) 饮食策略

骨骼肌健康对于老年人的躯体功能状态和生活独立性至关重要,某些营养素和饮食模式已被证明可以提供骨骼肌保护作用,防止与衰老相关的力量和功能下降。

1. **蛋白质**　膳食中的蛋白质提供合成肌肉蛋白质所需的氨基酸。法国的一项前瞻性研究给予 65 岁以上 AD 患者 3 个月以上的口服营养补充剂,观察其对身体和精神状态(包括身体成分和认知功能)的影响,46 名患者接受了 3 个月的营养补充剂治疗,45 名患者接受了常规护理,结果显示营养补充剂组的瘦体重增加,但未检测到认知功能的变化。来自北京 4 家医院门诊符合衰弱诊断的 115 名 60 岁以上社区居住的男性和女性受试者,其中 66 人给予了 12 周的 32.4g 乳清蛋白,另外 49 人给予对照饮食,两组均由专业物理治疗师予以 30 分钟家庭阻力锻炼计划,在 12 周结束时,补充乳清蛋白组的老人握力、步行速度和完成椅子站立时间明显改善。在另一项随机双盲对照研究中,120 名年龄在 70 岁 ~85 岁,轻度衰弱的受试者分别接受了为期 12 周的 0.8g/(kg·d)、1.2g/(kg·d) 和 1.5g/(kg·d) 的乳清蛋白营养支持,结果发现最高剂量与最低剂量的乳清蛋白补充剂组相比,最高剂量组四肢骨骼肌质量、骨骼肌质量指数和步行速度显著增加。

在另一项研究中,112 名 65 岁以上患有肌少症的老年人,被随机分为 4 组:抗阻运动联合营养补充组、单纯运动组、单纯营养补充组、对照组各 28 人。联合组和单独运动组的参与者参加了为期 12 周的体重阻力运动计划,联合组和单独营养补充组的参与者连续 12 周每天补充 10g 乳清蛋白和 800IU 维生素 D,结果显示运动和乳清蛋白的结合改善了肌少症患者四肢肌肉质量,但对于肌肉量正常但肌肉力量降低的人却没有改善。

一项系统评价对补充亮氨酸与肌少症的研究分析后得出结论:亮氨酸可增加老年人肌肉蛋白质的合成,并且可能有助于解决与年龄相关的肌肉质量下降问题。在体弱的老年人中,运动与额外蛋白质摄入相结合,有助于最大限度地减少随着衰老而发生的瘦体重损失和力量减弱。但需要进一步的试验来确定预防肌少症发生所需要的膳食蛋白质的数量和来源。

2. 维生素 D 在患有 AD 的转基因小鼠中,补充维生素 D 可降低脑中 β 淀粉样蛋白的水平和淀粉样斑块的数量。在几项前瞻性研究中,老年患者维生素 D 水平低与认知障碍风险增加有关,维生素 D 对血管和神经细胞具有抗炎和保护作用,可以延缓痴呆的进展。在一项针对 118 名同时患有肌少症和维生素 D 缺乏症的人群的研究中,给予每周 3 次 10 000IU 的胆钙化醇营养补充剂的人群,肌肉质量在 6 个月后有所改善,但握力没有改善。这项研究还显示,肥胖也有可能改变维生素 D 对肌少症的影响,因为与肥胖受试者相比,正常体重受试者补充维生素 D 的效果更强。年龄对维生素 D 的作用也有一定影响,在对 88 名缺乏维生素 D 的未绝经(45 岁 ~50 岁)女性进行的试验中,每周 1 次 40 000IU 麦角钙化醇和 3 个月的营养补充剂干预并未改变肌肉质量和肌肉力量。在对 160 名缺乏维生素 D 的绝经后妇女(50 岁 ~65 岁)进行的试验中,每天 1 000IU 胆钙化醇持续补充 9 个月后,受试者下肢肌肉力量有所增加,提示绝经后妇女单独补充维生素 D 显著增加肌肉力量并减缓了瘦体重进行性下降,是预防肌少症的保护因素。维生素 D 的剂量、给药频率或治疗时间是否会影响其改善肌肉质量或功能的功效,仍需要更多的研究证实。

3. 其他维生素 维生素 C 摄入量是否与肌肉力量或躯体功能表现有关,目前尚无统一的定论。新墨西哥州的衰老过程研究中,步行速度较慢的人群中只有女性表现出维生素 C 摄入量较低,男性则没有。赫特福德郡队列研究中,摄入较多维生素 C 的女性表现出更快的椅子 - 站立时间和 3m 步行时间,但在男性中无相关的发现。这些研究似乎表明抗氧化剂摄入量,尤其是维生素 C,与肌肉质量和身体机能具有潜在的性别差异。另一项涉及 1 433 名年龄超过 60 岁受试者(658 名男性和 775 名女性)的研究发现,维生素 C 与任何性别的肌少症之间没有关联。膳食摄入维生素 C 是否有助于减少肌少症、是否真的存在性别差异效应,目前尚不清楚。

4. 地中海饮食 地中海饮食是一种健康的替代饮食模式,其特点是大量摄入全谷物、蔬菜、水果、鱼和坚果、适量饮酒和橄榄油和少量红肉。地中海饮食中的几种营养成分可能对肌少症和衰弱产生保护作用,并在保持肌肉质量和体能方面发挥作用。对美国国家健康与营养调查(National Health and Nutrition Examination Survey,NHANES)队列的 2 791 名老年人和以色列健康和营养调查的 1 786 名老年人进行的横断面研究分析发现,地中海饮食的依从性越高,步行速度越快,身体残疾越少。伊朗一项针对 300 名老年男性和女性进行的横断面研究发现,较高的地中海饮食依从性与较低的肌少症发生率相关。英国一项纳入 2 570 名 18 岁 ~79 岁女性的横断面研究发现,更健康的地中海饮食模式——特别是水果和蔬菜、谷类食品、不饱和脂肪酸与饱和脂肪酸的比例更高和肉类的摄入量更低,可能对预防因年龄造成的骨骼肌力量和功能的下降很重要。一项来自美国健康 ABC 队列 2 225 名 70 岁及以上人群的纵向研究经过 8 年的随访发现,在调整了年龄、种族、性别等因素后,坚持地中海饮食与 20m 步行速度的下降幅度减小有关。西班牙一项包含 1 815 名老年人的队列研究发现,平均随访 3.5 年后,对地中海饮食的高依从性的人表现出更低风险的步行缓慢、体重减轻和身体衰弱。也有更多的证据支持地中海饮食可以保持老年人群的肌肉质量和一些身体机能。尽管坚持地中海饮食可能有益于预防老年人的衰弱和肌少症,但所研究的人群存在很大差异。人口的种族差异以及他们如何改变地中海饮食的成分可能会对结果产生影响。此外,需要更多的研究来评估地中海饮食对肌少症的影响。

地中海饮食目前已被推荐为认知障碍患者尤其是 AD 患者的饮食治疗策略。在最近的几项人群研究中,地中海饮食与认知能力下降的速度减慢、降低罹患 AD 风险、降低 MCI 过渡到 AD 的概率以及降低 AD 患者死亡率有关。此外,这些人群研究的结果得到了系统评价和荟萃分析的证实,表明坚持地中海饮食与减缓认知能力下降有关。芬兰老年健康、预防认知损伤研究(Finnish Geriatric Intervention Study to Prevent Cognitive Impairment and Disability,FINGER)研究发现,结合地中海饮食、锻炼、社交、电脑游戏和控制心血管危险因素等治疗,可以减缓老年人的认知能力下降。在最近一项为期 6.5 年的随机对照试验中,采用改进的地中海饮食进行营养干预,包括特级初榨橄榄油或坚果,似乎可以提高全面的认知能力。这一证据证实了基于地中海饮食的营养模型可以对 AD 和痴呆有保护作用,其特点是摄入较高的单不饱和脂肪酸、n-3 多不饱和脂肪酸、鱼、含有高水平抗氧化剂的水果和蔬菜以及低到中度的饮酒量水平。

(二) 运动锻炼

肌肉力量和认知功能之间的关系已在干预研究中得到证实。奥地利一项随机对照研究评估了结构化力量训练对认知功能的影响,纳入了 42 名患有认知障碍和衰弱的男性和女性(平均年龄 86.8 岁),结果发现:与对照组相比,肌肉训练组的肌肉力量在 10 周内增加;尽管在肌肉训练组中观察到肌肉力量和 MMSE 评分之间存在线性关系,但训练组和对照组的平均 MMSE 评分没有差异。巴西的一项研究涉及 62 名 65 岁~75 岁的老年人,他们进行了 24 周两种强度的阻力训练,以评估肌肉力量训练对认知功能的影响,结果显示:训练组在神经心理学测试方面的指标得到了改善,表明肌肉力量干预改善了认知功能。加拿大学者研究了 8 周的有氧力量训练对 47 名健康老年人(平均年龄 70.7 岁 ±5.6 岁)执行功能的影响,结果显示有氧力量训练增加了肌肉力量,并改善了执行功能。这些研究表明,至少在某些认知领域,提高肌肉力量可以改善认知功能。此外,据观察在进行 6 个月的渐进式抗阻运动后,动态肌肉力量的增加促进了整体认知能力的改善。研究者们还发现抗阻运动可以有效控制伴有肌少症的轻度 AD 患者的抑郁症状。抗阻运动增加了等长肌肉力量,相关研究结果表明,抗阻运动可以成为缓解老年肌少症患者抑郁症状的治疗方式。

饮食策略和运动训练相结合的方式可能会取得更好的治疗效果。一项荟萃分析纳入 19 项有关肌少症与饮食和运动干预相关的研究,结果发现:大多数饮食干预并没有提高步行速度和 / 或肌肉力量。部分研究显示优化饮食联合运动干预对下肢肌肉力量产生了持续的改善,但对步行速度和握力的影响却不太一致。在体弱肥胖的老年人中,通过将热量限制与综合锻炼计划相结合的干预措施,步行速度显著提高。但不涉及卡路里限制的生活方式干预通常不会引起身体成分的显著变化。

但也有研究得出了不同的结论,在久坐不动的老年人中进行为期 24 个月的中等强度体育锻炼计划,与健康教育计划相比,并没有改善整体或特定认知域的认知功能。

(马楼艳)

参 考 文 献

1. Sui S X, Williams L J, Holloway-Kew K L, et al. Skeletal Muscle Health and Cognitive Function: A Narrative Review. Int J Mol Sci, 2020, 22 (1): 255.

2. Kimura A, Sugimoto T, Niida S, et al. Association between appetite and sarcopenia in patients with mild cognitive impairment and early-stage alzheimer's disease: a case-control study. Front Nutr, 2018, 5: 128.

3. Legdeur N, Heymans M W, Comijs H C, et al. Age dependency of risk factors for cognitive decline. BMC Geriatr, 2018, 18 (1): 187.

4. Dalle S, Rossmeislova L, Koppo K. The role of inflammation in age-related sarcopenia. Front Physiol, 2017, 8: 1045.

5. Cabett Cipolli G, Sanches Yassuda M, Aprahamian I. Sarcopenia Is Associated with Cognitive Impairment in Older Adults: A

Systematic Review and Meta-Analysis. J Nutr Health Aging, 2019, 23 (6): 525-531.

6. Ogawa Y, Kaneko Y, Sato T, et al. Sarcopenia and Muscle Functions at Various Stages of Alzheimer Disease. Front Neurol, 2018, 9: 710.

7. Fritz N E, Mccarthy C J, Adamo D E. Handgrip strength as a means of monitoring progression of cognitive decline-A scoping review. Ageing Res Rev, 2017, 35: 112-123.

8. Cabett Cipolli G, Sanches Yassuda M, Aprahamian I. Sarcopenia Is Associated with Cognitive Impairment in Older Adults: A Systematic Review and Meta-Analysis. J Nutr Health Aging, 2019, 23 (6): 525-531.

9. Patel A, Jameson K A, Edwards M H, et al. Mild cognitive impairment is associated with poor physical function but not bone structure or density in late adulthood: findings from the Hertfordshire cohort study. Arch Osteoporos, 2018, 13 (1): 44.

10. Ohta Y, Nomura E, Hatanaka N, et al. Female dominant association of sarcopenia and physical frailty in mild cognitive impairment and Alzheimer's disease. Journal of Clinical Neuroscience, 2019, 70: 96-101.

11. Ogawa Y, Kaneko Y, Sato T, et al. Sarcopenia and muscle functions at various stages of Alzheimer disease. Front Neurol, 2018, 9: 710.

12. Brennan S E, Mcdonald S, Page M J, et al. Long-term effects of alcohol consumption on cognitive function: a systematic review and dose-response analysis of evidence published between 2007 and 2018. Syst Rev, 2020, 9 (1): 33.

13. Kim M, Won C W. Sarcopenia is associated with cognitive impairment mainly due to slow gait speed: results from the korean frailty and aging cohort study (KFACS). Int J Environ Res Public Health, 2019, 16 (9): 1491.

14. Bjrkman M P, Suominen M H, Kautiainen H, et al. Effect of protein supplementation on physical performance in older people with sarcopenia-a randomized controlled trial. J Am Med Dir Assoc, 2020, 21 (2): 226-232.

15. Amasene M, Besga A, Echeverria I, et al. Effects of Leucine-Enriched Whey Protein Supplementation on Physical Function in Post-Hospitalized Older Adults Participating in 12-Weeks of Resistance Training Program: A Randomized Controlled Trial. Nutrients, 2019, 11 (10): 2337.

16. Daskalopoulou C, Wu Y T, Pan W, et al. Factors related with sarcopenia and sarcopenic obesity among low- and middle-income settings: the 10/66 DRG study. Sci Rep, 2020, 10 (1): 20453.

17. Chen X, Han P, Yu X, et al. Relationships between sarcopenia, depressive symptoms, and mild cognitive impairment in Chinese community-dwelling older adults. J Affect Disord, 2021, 286: 71-77.

18. Kang L, Gao Y, Liu X, et al. Effects of whey protein nutritional supplement on muscle function among community-dwelling frail older people: A multicenter study in China. Arch Gerontol Geriatr, 2019, 83: 7-12.

19. Yamada M, Kimura Y, Ishiyama D, et al. Synergistic effect of bodyweight resistance exercise and protein supplementation on skeletal muscle in sarcopenic or dynapenic older adults. Geriatrics and Gerontology International, 2019, 19 (5): 429-437.

20. El Hajj C, Fares S, Chardigny JM, et al. Vitamin D supplementation and muscle strength in pre-sarcopenic elderly Lebanese people: a randomized controlled trial. Arch Osteoporos, 2018, 14 (1): 4.

21. Kim J, Choi K H, Cho S G, et al. Association of muscle and visceral adipose tissues with the probability of Alzheimer's disease in healthy subjects. Sci Rep, 2019, 9 (1): 949.

22. Ngandu T, Lehtisalo J, Solomon A, et al. A 2 year multidomain intervention of diet, exercise, cognitive training, and vascular risk monitoring versus control to prevent cognitive decline in at-risk elderly people (FINGER): a randomised controlled trial. Lancet, 2015, 385 (9984): 2255-2263.

23. Hu Y, Peng W, Ren R, et al. Sarcopenia and mild cognitive impairment among elderly adults: The first longitudinal evidence from CHARLS. J Cachexia Sarcopenia Muscle, 2022, 13 (6): 2944-2952.

第三十六章　肌少症与营养不良

营养不良的风险随着年龄的增长而增加,主要是由于营养摄入不足。营养不良在肌少症的发病机制中起关键作用。整个生命周期的饮食质量与肌少症的发病率密切相关,营养干预能够降低肌少症发病率,是针对肌少症的多模式干预的关键要素。尽管随着年龄的增长可能会出现肌肉质量下降和身体机能下降,但整个人群的下降速度存在差异,这表明饮食等可改变的行为因素可能会影响肌少症的发展。改善饮食和营养可能对预防和治疗这种情况有效,并促进晚年的健康。"饮食质量"一词广泛用于描述个人的饮食是否符合饮食建议,并描述饮食的"健康"程度;通常使用宏量营养素来识别,它还包括先验定义的模式,例如地中海饮食。尽管使用了不同的评估方法,但饮食质量指标之间存在共性,因为饮食的"健康"以相似的食物为特征。与较差的饮食质量相比,较好的饮食质量的特点是摄入更多有益食物(如水果和蔬菜、全谷物、鱼、瘦肉、低脂乳制品、坚果和橄榄油)。老年人更高的饮食质量与各种健康结果有关,包括降低常见年龄相关疾病的风险和延长寿命。越来越多的证据表明"更健康"的饮食与老年人的肌肉力量和更好的身体表现结果相关联。据我们所知,还没有高质量的研究系统性地使用不同饮食质量定义来研究其对肌少症的影响。关于饮食质量与肌少症之间的少量证据表明,更健康的饮食与更低的老年人肌少症发生率之间可能存在关联。总体而言,饮食质量与肌肉质量之间关联的证据较为薄弱;而目前关于饮食质量和肌肉力量之间关系的证据并不一致。

导致营养不良的因素主要来自两个方面。首先是疾病因素,包括:食物/营养摄入不足(厌食、味觉障碍、恶心、呕吐、治疗引起的副作用、进食和吞咽困难);营养消化和吸收受损(尤其是胃肠道疾病、肠道菌群失调);对营养物质的需求增加(败血症、创伤、内分泌疾病);营养损失的增加(例如来自伤口、吸收不良和肠道损失);分解代谢。其次是社会和心理因素,包括:购物或准备饭菜的问题;焦虑,沮丧,贫困,缺乏合适或令人愉快的食物,环境因素(疗养院等),不适当的饮食习惯,神经性厌食症或绝食等。

在营养不良、肌少症的情况下肌肉损失的病理生理学是多因素的:激素、神经、炎症、功能/活动性、年龄相关、疾病特异性、治疗相关等。营养是一个关键因素,因为营养的质量和数量对于支持肌肉合成代谢、减少分解代谢和改善预后都是必不可少的。低肌肉量正在成为一个重要问题,缺乏有针对性的营养建议也可能影响最佳使用多模式干预中的营养策略。应当将营养状况的测量作为一个基本变量,应评估、控制和理想地优化营养状况,以最大限度地发挥每个人的合成代谢潜力。其中营养需求可能会受到体重和人体成分变化的影响。最终,如果营养仍然不足,合成代谢治疗和干预可能会失败。

营养干预的关键是早期和持续的干预。肌肉量减少是肌少症的一个决定性特征,在一些慢性和急性情况下,肌肉可能会迅速流失,相反,肌肉需要更长的时间才能重建。这种情况类似于森林大火后重新造林。早期干预是必不可少的,因为保存比重建更好。从营养的角度来看,干预措施可以使用食物、口服营养补充剂(酌情使用肠内或肠外营养)。营养也可以在多模式干预中获得最大化的效果。重要的是,持续的干预必须解决每个人不断变化的代谢需求。患者教育也很重要,行为改变的一个重要障碍是患者通常不将营养视为一种治疗方法。

缺乏某些营养素或所食用食物的能量不足均可导致肌肉减少。食物被代谢后为器官功能和肌肉活动提供能量,如果摄入量不足以满足需求,身体脂肪和肌肉会被分解代谢以提供能量;如果在饥饿期间体重下降,不仅脂肪储存被消耗,瘦体重(即肌肉质量)也会丢失。在老年人中,能量摄入减少通常是由于食欲下降或衰老引起的厌食所致。衰老性厌食是由于味觉和嗅觉改变、胃排空减慢和激素反应改变,但也可以通过身体和精神障碍、咀嚼或吞咽问题来解释。许多老年人患有多种疾病以及相关的多种药物治疗也可能严重影响饮食摄入并导致营养不良,这些变化的负面后果因影响获取和准备食物的能力和精神障碍的影响而更加复杂。因此,在恶性循环中,老年人肌肉力量和身体机能下降可能会增加营养不良的风险,而营养不良可能会导致老年人进一步衰退。

随着老年人体力活动水平的降低和能量需求的减少,食物消耗量和能量摄入量都会下降。与年轻人相比,老年人吃得更慢,他们变得不那么饥饿和口渴,进食较少,他们很少吃零食。年龄对能量摄入量的影响显著,相较年轻人,老年人摄食量下降大约 20%。食物摄入量低的驱动因素包括与年龄相关的感官知觉改变、口腔健康状况不佳和食欲减退,咀嚼困难和肠道功能受损等,这些因素可以减少进餐数量和进食频率,也可能影响食物选择。特别值得一提的是,被称为"衰老厌食症"的食欲减退经常被报道,它是营养风险的一个关键决定因素。然而,对老年人饮食的影响是复杂的,除了这些生理变化,还有一系列更广泛的社会(独居、饮食获得困难)、心理(抑郁症和痴呆)和个人因素也会影响饮食摄入量。值得注意的是,在能量摄入量下降的同时,包括蛋白质和微量营养素在内的其他营养素的摄入量也可能下降。由于老年人对某些营养素的需求没有改变,甚至可能会增加,如果没有更多的营养素密集型食物的消费,老年人要满足营养素需求可能会变得更具挑战性,这凸显了对高质量饮食的需要,在食品获取和准备变得更具挑战性、饮食更加单调的同时,营养风险也增加了。尽管不良饮食的流行率在对老年人的研究中有所不同,但与这一担忧一致的是,低饮食质量即便在经济发达的地区中也很常见,营养不良率很高。例如,在英国的国家饮食和营养调查中,14% 生活在社区的老年人,以及 21% 生活在机构中的老年人,面临营养不良的风险。

老年人的营养不良还可能取决于急性或慢性炎症导致的能量需求增加,从而导致"疾病相关营养不良"。老年患者的营养不良和肌少症经常重叠,因此预防和治疗肌少症的主要措施之一是促进充足的营养。该领域特别强调摄入足够蛋白质、维生素 D、抗氧化营养素和长链多不饱和脂肪酸的处方,因为这些营养素能够抵消合成代谢阻力、促进蛋白质合成和调节炎症,从而防止其对肌肉细胞的不利影响。

一、宏量营养素与肌少症

(一) 蛋白质与氨基酸

1. 蛋白质、氨基酸的代谢平衡　蛋白质代表了体内最大的氨基酸库。与结合氨基酸相比,游离氨基酸仅占小部分,其中 80% 在细胞内,20% 在血浆和间质中,这三个池之间的交换受到严格的控制,因此在许多情况下,净蛋白质合成取决于血浆氨基酸。正常情况下,游离氨基酸和蛋白质池在 24 小时内是平衡的。食物每天提供了大约 80g 的蛋白质,同时每天经过尿液和其他途径丢失大约相近质量的蛋白质。而每天体内约有 300g 蛋白质分解成氨基酸,同时大约相同质量的氨基酸合成为蛋白质,从而达到合成与分解之间的平衡。合成的蛋白质约有 75g 被肌肉利用。健康成人的这一过程处于平衡状态(合成 = 分解 =0.34g 氮 /kg)。然而,蛋白质平衡是一种动态平衡,餐后状态为合成代谢阶段,两餐之间为分解代谢阶段,合成与分解并不时刻保持一致,而是全天的整体平衡。蛋白质合成和分解代谢的速率因组织而异,在肠道、骨骼、肝脏、皮肤转换速率较高。但在计算对全身净平衡的贡献时,必须考虑该组织的质量。例如,肌肉中的蛋白质转换速率低于其他组织,但肌肉质量要高得多,这导致肌肉对蛋白质转换率的贡献很大。此外,在某些情况下,不同组织可能会以相反的方式变化:例如,在炎症状态下肌肉组织蛋白质分解增加,而肝脏蛋白质合成增加,整体上呈蛋白质分解代谢趋势。这就解释了为什么全身蛋白质净平衡在各种生理或病理情况下可以是正平衡或负平衡,例如青少年,因为合成代谢增加而呈正平衡;老人合成代谢下降而呈负平衡;运动及训练两者均增加,但合成代谢增加更多,呈净正平衡;饥饿两者均下降,但合成代谢下降更多,呈净负平衡;烧伤败血症状态,两者均增加,但分解代谢增加更多,呈净负平衡。如果肌肉蛋白质合成速率低于肌肉蛋白分解速率,则会出现肌肉质量下降。在老年人中,与年轻人相比,全身蛋白质合成降低了19%,而骨骼肌蛋白质合成降低了55%。

2. **激素和介质对蛋白质和氨基酸代谢的调节**　胰岛素增加了许多氨基酸的细胞转运,特别是在肌肉和肝脏中;通过减少蛋白质分解来促进净蛋白质合成代谢;通过降低前体的可用性和抑制该途径中的关键酶来抑制糖异生。此外,胰岛素在控制蛋白质与氨基酸的转换方面发挥协同作用。在食用富含蛋白质的膳食之后,一些氨基酸(即精氨酸、鸟氨酸和亮氨酸)会刺激胰岛素分泌,进而促进肌肉中氨基酸的转运;然后胰岛素和肌肉亮氨酸对蛋白质合成发挥协同作用。胰岛素抵抗会从合成与分解两个方面影响蛋白质平衡,从而影响肌肉生成。衰老的特征是肌细胞对胰岛素的敏感性降低,这可能另外导致肌肉质量减少。老年人对胰岛素的敏感性降低可能是由于肌肉中异位脂质沉积(例如神经酰胺)增加,伴随着线粒体活性和肌肉蛋白质合成受损。

失调的营养感应主要是指生长激素(GH)-胰岛素样生长因子-1(IGF-1)轴的功能受损,它代表了肌肉蛋白质的主要合成代谢信号受损。正常情况下,生长激素刺激蛋白质合成,增加细胞氨基酸摄取并刺激IGF-1释放,IGF-1释放反过来促进蛋白质合成。与非肌少症患者相比,患有肌少症的老年人的血清GH、IGF-1和机械生长因子(MGF)水平较低。此外,IGF-1和MGF与骨骼肌质量的减少独立相关。而较低的IGF-1血清水平与较低的握力和体能下降相关。上述研究均显示出GH-IGF-1轴在骨骼肌维持中的关键作用。

睾酮是代表性的性激素之一,由睾丸中的睾丸间质细胞响应促黄体激素产生,刺激肌肉中的蛋白质合成。睾酮随着年龄的增长而降低,30岁后睾酮水平以每年约1%的速度下降;40%~70%的70岁以上男性的睾酮水平可能较低。睾酮下降的时间轴与成人肌肉质量、力量的下降较为接近,较低的睾酮水平与肌肉质量或功能下降有关。由于睾酮可促进细胞内氨基酸的再利用,蛋白质合成的增多会增加肌肉纤维的大小。

皮质醇和胰高血糖素协同调节蛋白质转换,导致氮从肌肉单向流动到肝脏。在肌肉中,皮质醇增加蛋白质分解并有利于血液中游离氨基酸的释放。在肝脏中,胰高血糖素刺激氨基酸摄取并有利于它们在糖异生中的应用。作为一种分解代谢激素,糖皮质激素通过多种机制影响肌肉质量,例如诱导肌肉蛋白水解(通过泛素-蛋白酶体和溶酶体系统)、减少蛋白质合成等。

儿茶酚胺传统上被认为是分解代谢激素。对于脂质和碳水化合物的代谢来说确实如此。然而,对于蛋白质,儿茶酚胺实际上是促进合成代谢的,可促进蛋白质合成并抑制肌肉和肝脏中的蛋白质分解。

促炎细胞因子:从生理学上讲,促炎细胞因子只起次要作用(也许在老年人中除外)。然而,在疾病中,促炎细胞因子如肿瘤坏死因子-α和白细胞介素-1和白细胞介素-6过度产生并与胰高血糖素和皮质醇协同作用于氨基酸代谢。

3. **蛋白质、氨基酸与肌少症相关的临床发现**　mTOR(哺乳动物雷帕霉素靶蛋白)途径是必需氨基酸作用于合成代谢的重要靶点,目前认为这是由支链氨基酸亮氨酸控制的,在骨骼肌中进行合成代谢时需要一定的循环氨基酸的阈值浓度,也需要提高亮氨酸浓度以维持强烈的合成代谢反应。老年人通常比年轻人摄入的蛋白质更少,大约10%的社区老年人和三分之一的养老院老年人达不到每日蛋白质摄入量的平均需求,即最低摄入量维持所有年龄段成年人肌肉完整性的水平。大多老年人比年轻人需要更多的膳食蛋白质,由于肌肉蛋白质合成和降解之间平衡的长期破坏,蛋白质供应和蛋白质需求之间的不平衡会导致骨骼肌质量的损失。因此,老年人可能会失去肌肉质量和力量,并最终出现肌少症。在50岁~69岁的中国人中,蛋白质摄入量较低与手臂中部肌肉的较大损失有关;在70岁~79岁的男性和女性中,蛋白质摄入量与3年瘦体重的改变有关。与蛋白质摄入量低的人群相比,高蛋白质摄入量者瘦体重的损失率降低了40%。一般说来,补充蛋白质和氨基酸的反应并不是恒定的,这可能是由于基线营养状况的不同,评估的方法不同,以及地理和种族的差异造成的。补充蛋白质也并不总是增加阻力训练的影响。在对22个与抗阻运动共存的蛋白质补充研究(以蛋白质、乳清、酪蛋白和混合必需氨基酸或单一氨基酸的形式)的随机对照试验进行的荟萃分析中,蛋白质补充总体上对瘦体重和腿部力量有积极的影响。高质量摄入充足的蛋白质对肌肉质量是必不可少的。

蛋白质与肌肉力量:一些观察证据检验了习惯性蛋白质摄入量和肌肉力量之间的联系。一项荟萃分析研究了 60 岁及以上的研究参与者,发现蛋白质摄入量较高的老年人中上肢肌肉力量也有一定升高,尽管差异并不显著,但是蛋白质摄入量较高的老年人步行速度明显更快。在对年轻人和老年人的横断面研究中发现了蛋白质摄入的积极影响。这些研究中规模最大的是英国生物库(UK Biobank)的队列研究,共有 146 816 名年龄在 40 岁~69 岁的成年人参与。在每日蛋白质摄入量<0.8g/kg~2g/kg 的范围内,观察到握力(以 kg/kg 体重表示)的渐进性增加。与这一发现一致的是,一项针对美国不同队列(2 468 名 33 岁~71 岁成年人)的研究也报告了蛋白质摄入量与肌肉力量(以千克/体重指数表示)之间的正相关。

4. 氨基酸及氨基酸复合物 亮氨酸是一种必需氨基酸,对肌肉质量和功能起着重要作用,是最有效的氨基酸。氨基酸是蛋白质从头合成的前体,也是调节多种细胞过程的营养信号。亮氨酸增加肌肉蛋白质的合成,是一种很强的胰岛素促分泌剂。摄入亮氨酸可以逆转老年人肌肉蛋白质合成对氨基酸/蛋白质摄入的迟钝反应。

β- 羟基 β- 甲基丁酸盐(HMβ)作为一种亮氨酸衍生物存在于人体肌肉细胞中,可能通过增加蛋白质合成和减少蛋白质降解而对蛋白质平衡产生积极影响,HMβ 可以促进肌肉恢复。此外,如果使用适当的运动处方,还可以增强训练者和未训练者的肌肉质量和力量。HMβ 可能在促进肌肉功能方面起到营养或药物的作用。

肌酸是一种内源性合成的有机酸,也可以通过食物(如肉类和鱼类)吸收。在体内,肌酸主要以游离肌酸或磷酸肌酸的形式储存在骨骼肌中。磷酸肌酸在肌肉收缩过程中重新转化三磷酸腺苷(ATP),并在高能量需求时充当能量缓冲剂。补充一水肌酸可以增加特别是肌酸储备量低的人群骨骼肌中的总肌酸和磷酸肌酸水平。在运动员中,在高强度运动中服用肌酸通常可以增强力量和抗疲劳。此外,肌酸治疗被证明可以增加肌肉营养不良患者的肌肉力量,并减少剧烈跑步后的细胞损伤和炎症。肌酸可能在预防肌少症中起到营养辅助作用,但没有可靠的研究将肌酸摄入不足或缺乏与肌肉萎缩的起因联系起来。

5. 蛋白质的摄入 在老年人和肥胖个体中,蛋白质合成反应对合成代谢刺激(如膳食蛋白质摄入)的反应减弱。因此,肥胖的老年人可能对蛋白质的需求更高,以最佳地促进肌肉蛋白质合成,从而维持或恢复肌肉蛋白质。健康成人 0.8g/(kg·d)体重的推荐摄入量可能不足以满足老年(肥胖)成人的蛋白质需求。一项针对肌少症性肥胖老年人的饮食干预研究表明,为期 3 个月的高蛋白质低热量饮食 1.2g/(kg·d)导致肌肉质量指数小幅增加,而低蛋白质 0.8g/(kg·d)的低热量饮食导致肌肉质量指数显著下降。尽管缺乏针对肌少症性肥胖个体的最佳蛋白质摄入量的长期干预研究,但为了维持该人群的肌肉质量,(1.0~1.2)g/(kg·d)的最低摄入量似乎是必不可少的,以补偿肌少症性肥胖中存在的合成代谢抵抗,尤其是在能量不足的时期。

蛋白质的类型和氨基酸组成也被认为与减肥期间肌肉质量的保持或增加有关。乳清蛋白是一种源自牛奶的蛋白质,已被证明对刺激老年男性的餐后肌肉蛋白积累非常有效,这归因于其快速消化和吸收动力学以及高亮氨酸含量。此外,每天摄入约 2.0g~2.5g 的亮氨酸(主要为动物来源)可改善老年男性的餐后肌肉蛋白质合成。总体而言,来自动物源性产品而非植物源性的膳食蛋白质似乎在促进肌肉蛋白质合成方面更有效。虽然尚未在肌肉减少的肥胖个体中得到证实,但更高的动物源性蛋白摄入量可能有助于改善该人群的肌肉质量。

此外,为了最佳地促进肌肉蛋白质合成,蛋白质摄入的时机似乎也很重要。膳食蛋白质摄入量的更均匀分布,即每 3 小时至 4 小时摄入一次("分散饮食")可促进更高的蛋白质合成率,并且老年人的肌肉力量、身体机能和骨骼肌质量更高。因此,仅仅关注膳食蛋白质的总量可能不是改善肌少症性肥胖的最佳选择,因为白天更多的蛋白质摄入也可能是增加其摄入效果的重要因素。另一种策略是结合几种合成代谢营养素,如蛋白质、氨基酸、维生素 D 和 ω-3 长链多不饱和脂肪酸。事实上,最近的研究表明,结合富含亮氨酸和维生素 D 的乳清蛋白可以增加蛋白质合成,最后促进老年人的肌肉质量增加。这种组合对成人(35 岁 ~65 岁)和肥胖的老年人也有效。总而言之,由于合成代谢反应迟钝,因此对于肌少症性肥胖的老年人来说,足够的膳食蛋白质摄入是必不可少的。对膳食摄入的合成代谢反应可能会因每餐中相对较高的动物源蛋白摄入量而增强,其中含有氨基酸亮氨酸,并且可能会因一天中更均匀分布的膳食蛋白质摄入量而增强(分散饮食)。

作为预防和治疗的基本原则,首先必须满足个人的热量需求,否则所有其他措施都将无效。随着时间的推移,蛋白质摄入量低与肌肉质量损失更大和功能更急剧下降有关。越来越多的证据表明,衰老与对蛋白质的合成代谢抵抗有关,这意味着与年轻人相比,老年人的蛋白质摄入量应更高。近年来,一些国际组织因此发布了针对老年人蛋白质摄入量的调整建议。虽然 WHO 仍然建议健康老年人蛋白质摄入量为 0.8g/(kg·d),但这些专家组的推荐量为(1.0~1.2)g/(kg·d),有些患者甚至可能需要更高的摄入量。优化蛋白质摄入量在预防和治疗肌少症中起着重要作用。目前,一天中均衡的蛋白质摄入量比集中在一餐或两餐摄入更受欢迎。具有高亮氨酸含量的蛋白质,如乳清蛋白,似乎对肌肉蛋白质合成有额外的积极影响,这可以促进其他相关的功能改善。

(二) 膳食脂质

脂质是重要的能量来源,还具有许多其他代谢功能,作为细胞和细胞器膜的结构成分以及激素、局部介质和调节分子的必需前体。根据一般建议,脂质应为健康个体提供大约 20%~35% 的能量摄入。摄入的脂质要么被氧化,要么被用作体内的构建材料(细胞膜、神经组织等)。多余的脂肪在脂肪储存中积累,作为身体的能量储备。事实上,脂肪的能量储存能力在人体内几乎是无限的。通常以三酰甘油(TAG)形式储存在脂肪组织中的总能量(80 000kcal~140 000kcal)比以糖原形式储存的能量(1 700kcal~2 000kcal)高 40 倍 ~70 倍,在肥胖受试者中甚至更高。然而,人体脂肪组织中 TAG 的过度积累导致肥胖的发展,在肌肉细胞间及细胞内的沉积,导致骨骼肌功能的减退。

从膳食脂肪中获得的脂肪酸是肌肉的重要能量来源,脂肪是肌细胞膜的重要成分,膳食脂肪组成也影响炎症和胰岛素抵抗,因为它与游离脂肪质量含量的减少有关。因为炎症与老年人肌肉质量的流失有关,而且膳食脂肪的成分可以影响炎症,所以膳食脂肪可能会影响肌肉的流失(饱和脂肪酸和反式脂肪酸是促炎的,ω-3 和 ω-6 脂肪酸则是抗炎的)。一些人体研究表明,补充 ω-3 脂肪酸可以提高蛋白质合成速率,提高肌肉蛋白质合成反应,还可以减少肌肉损失。

补充 ω-3 长链多不饱和脂肪酸(LCPUFA)可通过 mTOR 信号传导通路影响蛋白质合成以及对炎症反应的影响及其用于预防和治疗肌少症的用途。总体而言,补充剂的效果似乎很有希望,在肌肉蛋白质合成和身体表现方面发现了差异。然而,补充 ω-3 LCPUFA 对肌肉力量的影响尚不清楚。在报告肌肉力量结果的试验中,一些不一致可能是由于剂量和补充持续时间的差异以及参与者特征的差异引起的。

补充 ω-3 LCPUFA 和鱼油制剂对老年人的肌肉力量和功能参数有积极影响。但一些临床研究的结果对 PUFA 在肌肉质量及肌肉力量的作用存在争议,迫切需要设计更为完善的前瞻性随机试验结果来说明这个问题。

二、水、电解质、微量元素与肌少症

(一) 细胞内水分及饮水量对肌少症的影响

水是身体的主要成分,分别约占成年男性和女性体重的 60% 和 55%,分布在细胞外和细胞内。细胞内外的水交换主要由渗透压控制,细胞外水(ECW)的渗透压必须保持在非常窄的范围内才能与人体相容。老年人口渴感和浓缩尿液的能力减弱,增加了细胞外渗透压(高渗压力),这种情况可能会导致细胞脱水,从而对细胞内蛋白质的结构和功能产生严重后果,并最终导致细胞损伤。

水被认为是与肌少症相关的重要的营养物质,因为大约 76% 的肌肉质量由水组成,随着年龄的增长,身体总水(TBW)和细胞内水(ICW)逐渐下降。ICW 的损失部分解释为肌肉质量的减少,但也可能是由于细胞水合作用的减少。ICW 占 TBW 的约 60%,是细胞体积的决定因素并被认为会影响其新陈代谢,因为水会影响蛋白质结构和酶活性,这意味着细胞肿胀可以充当合成代谢信号,而细胞收缩可以充当分解代谢信号。因此,已提出瘦体重中的 ICW 含量作为肌肉质量和细胞水合作用的指标,并与肌肉力量、功能有关。

研究表明 ECW/ICW 比率是膝关节伸展力和步态速度的预测因子,与年龄、性别和肌肉质量无关;这表明与年龄相关的细胞外池扩张(或细胞内池收缩)是肌肉质量的指标,并且至少部分导致肌肉力量/肌肉质量比值降低。在对 75 岁及以上的社区老年人样本的一项研究中,证明 ICW(通过生物电阻抗测量)与肌肉力量、功能能力和步态速度密切相关。虽然这些结果表明细胞水合作用对肌肉功能衰退具有保护作用,但随着年龄的增长观察到的 ICW 损失仍有可能是由于肌肉质量的减少,因此尚不清楚更多 ICW 的积极作用是否是由于更大的肌肉质量或更好的肌肉细胞水合作用。有研究者提出了一个新的肌肉质量指标,表示为每单位瘦体重的 ICW 含量(mL/kg),表明该比率随着年龄的增长而降低,与力量和功能呈正相关。这些结果指出了细胞内水合作用在肌肉性能和功能中的关键作用。

水是生命必需的营养素,因为它在体内起着基本的代谢、运输、结构和温度控制作用。衰老的特点是缓慢而渐进的脱水和高渗应激过程,部分与炎症有关,导致细胞收缩和细胞内蛋白质结构和功能受损。细胞脱水可能对肌肉产生严重影响,导致分解代谢、合成代谢阻力和肌肉萎缩以及肌肉收缩能力受损。瘦体重中的 ICW 含量与肌肉力量和功能独立相关。现有证据强化了水在衰老过程中发挥关键作用的概念;指出了早期发现和纠正老年人失水(甚至是亚临床失水)的重要性。因此,上述水对蛋白质功能以及对细胞体积和代谢的影响表明需要更多地关注老年人的水合状态。

水主要来自于食物、饮料和新陈代谢。食物贡献了大约 20% 的总水分摄入,而饮料提供了 70%~75%,内源性或代谢水的贡献约占总水分摄入的 5%~10%。水参与了肌肉中几乎所有的生物和化学反应。对脱水小鼠的研究表明,皮肤和肌肉是最先失水的主要器官,这有利于保护其他重要器官,包括大脑和肝脏。此外,发现脱水或全身水分减少对肌肉质量和耐力运动表现有不利影响,而这些不利影响可通过口服补液克服。近年有研究发现老年人群肌少症的患病率与膳食水摄入量不足有关。然而,也有研究显示饮水量并不会改善老年人的握力。老年人脱水的风险更大,据估计老年人脱水的发生率为 20%~30%,并且与更高的残疾发病率和死亡率有关。

(二)维生素与肌少症

1. **维生素 D**　维生素 D 是一种脂溶性维生素,可以通过核受体充当激素。膳食来源由存在于蔬菜或蘑菇中的麦角钙化醇(维生素 D_2)和胆钙化醇(维生素 D_3)构成。胆钙化醇在天然丰富的动物食物如鸡蛋、鱼肝油、鱼脂肪(如鲑鱼、沙丁鱼、鲭鱼和金枪鱼)中含量丰富。几种机制调节维生素 D 代谢,包括自我调节的负反馈等,取决于血清磷酸盐和钙水平、成纤维细胞生长因子 23(FGF-23)和甲状旁腺激素(PTH)。此外,作用于 PTH 的其他激素可以调节维生素 D 的合成,其中包括:糖皮质激素、雌激素、降钙素和生长激素。$1,25(OH)_2D$ 是维生素 D 的生物活性形式。为了确定临床实践中的维生素 D 状态,在血清中测量的是非活性形式 $25(OH)D$。对于成年人,最佳为血清水平高于 30ng/mL,而建议老年人高于 40ng/mL。目前,维生素 D 水平不足和缺乏分别定义为 20ng/mL~29ng/mL 和低于 20ng/mL(或 50nmol/L),这些情况在老年人群中非常常见。研究表明,维生素 D 在维持或改善老年人的肌肉力量和功能、身体机能和保持独立性方面具有潜在作用。维生素 D 与肌肉质量和力量相关的机制可能是直接或间接的,可能是通过钙控制、信号传递和肌质网中的积累,或者通过激活肌肉中的维生素 D 受体(VDR)。研究表明,VDR 表达在整个生命周期内发生变化,在卫星细胞中的表达比在成熟肌纤维中的表达更多,并且随着年龄的增长而表达减少。这表明维生素 D 在早期肌肉发育中的关键作用,但在老年肌肉生理学中的作用不太重要。

维生素 D 影响 Ⅱ 型肌纤维的直径和数量,特别是 Ⅱ A 型,它诱导快速的肌肉收缩速度,对于无氧最大强度的短爆发活动(如短跑、加速和减速、跳跃和改变方向)至关重要。Ⅱ 型肌纤维不仅对年轻运动员很重要,对老年人也很重要,因为它们能够降低老年人跌倒的风险。对维生素 D 缺乏症患者进行肌肉活检,发现维生素 D 缺乏症与以 Ⅱ 型肌纤维萎缩为特征的肌肉异常有关。相反,补充维生素 D 通过诱导肌肉蛋白质合成和肌生成来增加 Ⅱ 型肌纤维的数量和直径,从而增加肌肉力量和更好的神经肌肉性能。

在老年人群中,维生素 D 缺乏症在世界各地普遍存在。老年易患的原因包括皮肤合成减少和每天暴露在阳光下时间不足;或各种疾病,如慢性肾功能衰竭或胃肠道吸收不良。由于观察性研究的高度异质性和随机对照试验(RCT)的相互矛盾的结果,维生素 D 补充剂在预防和治疗肌少症中的确切作用仍不确定,需要额外的干预研究来阐明补充维生素 D 对骨骼肌的影响及其最佳血清水平,以在高龄时保持良好的身体机能。同时,由于维生素 D 缺乏症在老年人中很常见,而且由于维生素 D 除了骨骼肌营养作用之外还有许多其他基本生物学作用,临床医生应筛查肌少症患者的维生素 D 水平,并应提倡对患有维生素 D 缺乏或不足的老年人口服补充。尽管不应高估维生素 D 对肌肉力量的影响,但应避免老年人缺乏维生素 D。Beaudart 等人的荟萃分析显示,维生素 D 对肌肉力量有轻微的积极影响,尤其是那些基线维生素 D 缺乏,即水平<30nmol/L、年龄超过 65 岁的人;而对肌肉质量没有影响。

2. B 族维生素　显著的钴胺素或维生素 B_{12} 缺乏会导致多种神经肌肉症状,包括肌肉无力、感觉异常和麻木。研究发现,维生素 B_{12} 摄入量的增加与椅立测试的较高分数部分相关。一项研究发现,肌少症组的血清维生素 B_{12} 水平比健康对照组低 15%。维生素 B_{12}>300pg/mL 被认为是正常的临界值。与维生素 B_{12}>400pg/mL 水平的老年患者相比,维生素 B_{12} 水平<400pg/mL 的患者瘦体重、总骨骼质量和骨骼肌质量指数较低,在<400pg/mL 组中肌少症的患病率更高,这表明维生素 B_{12} 水平与肌少症的发展之间存在联系,维生素 B_{12} 可能对肌少症的发展具有保护作用。

维生素 B_6 天然存在于肉类中。明显缺乏的临床症状主要表现为神经系统症状,并且可以反过来影响运动神经元,导致虚弱和远端感觉丧失。研究发现,老年肌少症患者的维生素 B_6 摄入量明显低于非少肌症者。增加维生素 B_6 的摄入量与短期体能测试(SPPB)和起立测试的较高分数部分相关。因此,维生素 B_6 可能对老年人群发生肌少症具有整体保护作用,但还需要更多进一步的研究。

3. 维生素 E　骨骼肌可能是氧化损伤的重点部位,因为它是体内氧气消耗量最高的器官。因此,细胞抗氧化防御系统的状态与肌肉损伤之间的相关性可能很大。在正常情况下,骨骼肌细胞对氧化应激的抵抗力高于其他细胞类型,例如成纤维细胞。维生素 E 是一种脂溶性维生素,可通过清除活性氧(ROS)和增强细胞抗氧化能力来减少氧化损伤,从而发挥抗氧化特性。它由两个亚组组成,称为生育酚和生育三烯酚,其中生育酚的植醇尾是饱和的,生育三烯酚的植醇尾是不饱和的。维生素 E 是一种有效的过氧自由基清除剂,可防止脂蛋白的增殖。产生的反应性较低的生育酚自由基将与维生素 C 发生反应,从而将维生素 E 循环到其还原状态。许多研究都记录了维生素 E 与基因在衰老和炎症性年龄相关疾病中的相互作用,由此补充维生素 E 可以防止氧化应激和炎症。尽管文献中很少提及维生素 E 在维持肌肉健康方面的作用,但一项研究表明维生素 E 在修复营养不良肌肉中的作用。维生素 E 有助于预防衰老和治疗感染、动脉粥样硬化、心血管疾病、癌症、糖尿病和神经退行性疾病。在 50 岁以上的成年人中,除了减少血清晚期糖基化终末产物(AGE)外,还发现补充剂可以改善健康标志物,尤其是通过减少蛋白质损伤提高 HDL 胆固醇水平。由于已发现维生素 E 可以减少 AGE,因此补充剂可能会延缓或预防老年人的肌肉萎缩。

4. 维生素 C 与其他维生素　维生素 C 是另一种抗氧化剂,通过再生维生素 E 并随后维持维生素 E 的水平,而起到肌肉保护作用。维生素 C 和维生素 E 的组合可以为老年肌肉提供稳定的抗氧化剂供应,从而减少肌肉萎缩。其他维生素可能在肌少症的发展中发挥潜在作用。膳食类胡萝卜素和维生素 A 是人类抗氧化防御系统的重要组成部分,这可能暗示它们在预防对肌少症发病机制至关重要的氧化应激中的作用。研究表明,膳食摄入量以及维生素 A 和类胡萝卜素的血清水平都可能在肌肉质量的保存中发挥作用,但是需要随机对照试验和队列研究来进一步探索这种关系。

(三) 微量元素与肌少症

观察性研究表明,血清硒和钙摄入与肌肉质量显著相关。镁、硒、铁和锌的摄入量与老年人的身体表现显著正相关。此外,镁、硒、钙和磷的摄入量与肌少症的患病率有关。一项随机对照试验显示,镁补充剂改善了身体机能。镁、硒和钙似乎是最有希望预防和 / 或治疗肌少症的矿物质。

镁在肌肉功能和新陈代谢中发挥着重要作用,全身 27% 的镁保留在骨骼肌中,镁代谢的异常会对肌肉功能和性能产生影响。镁参与了 600 多种酶反应,例如蛋白质合成和 ATP 合成,并负责肌肉松弛。此外,镁有助于调节摄氧量、合成代谢激素分泌和炎症。因此,镁可能通过对炎症和合成代谢激素的影响对肌肉力量和肌肉质量产生间接影响。一项随机对照试验表明,镁摄入量与肌少症显著相关,补充镁可以改善老年人的表现。根据一项前瞻性队列研究,镁摄入量与四肢瘦体重呈显著正相关,血清镁与肌肉力量独立相关。总的来说,镁可能是预防和治疗老年人肌少症的重要营养素。

另一种可能对肌少症结果产生积极影响的潜在营养素是硒。硒是一种必需的微量元素,在动物和细菌中通过硒代半胱氨酸发挥其大部分生物学作用。这种氨基酸通过翻译机制掺入硒蛋白中,通常在各种代谢途径中起氧化还原酶的作用,防止氧化损伤。研究显示硒与肌肉质量、身体表现呈正相关。这些相关性可以通过硒对肌肉组织的潜在作用来解释。通过硒蛋白,硒被认为对肌肉合成和功能有影响。所有这些都表明硒具有预防和治疗肌少症的潜力。

钙是肌肉纤维的主要调节信号分子。钙在肌少症中的作用被认为是通过调节钙蛋白酶来发挥的,钙蛋白酶负责调节肌生成中的关键过程。一项对 396 283 名参与者进行的横断面研究显示,钙摄入量越高,发生肌少症的概率越低。这些证据表明每日钙摄入量在预防肌少症中具有重要作用,但钙在预防和治疗肌少症中的作用似乎在钙摄入量低的老年人中更有希望。

锌和铁在预防和治疗肌少症方面可能很重要,因为它们可能与氧化应激有关,但仍需要进一步的研究。磷、钾或钠对肌少症的可能影响仍不清楚。有研究报告了钾摄入量较高的个体与较低的肌少症发病风险相关。钾可能通过碱性饮食在保持瘦肉组织质量方面发挥作用,研究发现尿钾与瘦体重百分比显著正相关,认为富含钾的食物与较低的膳食酸负荷相关,可能有助于保持肌肉质量。

三、营养筛查、评定与肌少症

营养不良是肌少症发生的重要机制,与肌少症高度并发,许多筛查与评估手段存在重叠。我们建议,在筛查评估肌少症的同时,完善营养筛查与评定。

营养在促进健康和预防疾病方面发挥着重要作用。许多因素会导致体重变化和营养不良。营养不良是由不同程度的营养不足或过度营养和炎症活动共同导致的一种状况,导致身体成分异常、身体和精神功能下降以及疾病的临床结果受损。住院成年患者中营养不良的患病率从 30% 到 50% 不等,这取决于所使用的标准,以及是否包括高危患者以及已确定营养不良的患者。潜在的条件和营养(特别是能量和蛋白质)供应不足是发生营养不良的主要原因。营养不良风险最高的人是住院或住在疗养院的老年人(每 4~5人中就有 1 人)、低收入或孤立于社会的人、患有慢性疾病的人以及从严重疾病中康复的人,特别是上述状况影响到他们进食的能力。营养不良数量最大的群体是居家老年患者。在社区,65 岁 ~70 岁人群营养不良的患病率约为 5%。

基于病因学诊断饥饿和疾病相关营养不良的标准包括:

与饥饿有关的营养不良:没有炎症的慢性饥饿(例如神经性厌食症);

慢性疾病相关营养不良:继发于慢性轻度至中度炎症(例如肌少症、肌少症性肥胖、癌症、类风湿性关节炎);

急性疾病或与损伤相关的营养不良:当炎症为急性时,会导致严重的分解代谢状态(例如严重感染、ICU、烧伤、外伤等)。

2019 年,全球营养不良领导倡议(GLIM)标准发布。诊断过程包括三个步骤:使用经过验证的筛查工具进行筛查;根据 GLIM 进行诊断;根据 GLIM 进行严重程度分级。

(一)营养筛查

营养筛查的目的是早期识别患者的营养不良。查看患者的营养状况、体重、身高、非自愿体重减轻、食欲和摄入量似乎是必不可少的组成部分。这些参数几乎包含在所有营养不良筛查工具中。推荐的筛查工具有：

社区：营养不良通用筛查工具（MUST）；

医院：营养风险筛查（NRS）；

老年人：微型营养评定（MNA）。

重症监护中营养不良的筛查同样重要，比整体体重或 BMI 下降更重要的是，必须确定瘦体重或肌肉量的减少，即使在肥胖患者中也是如此。肌肉损失越严重，营养不良就越严重。使用 BIA、CT 或肌肉超声评估瘦体重是有用的工具。

（二）营养评定

对于那些在筛查中发现有风险的患者，应进行营养评定。完整的营养评定由主观和客观参数的组合组成，同时还需要结合使用其他多个参数和临床判断。

第一个被广泛接受的营养评估工具是主观全面评定（SGA）。SGA 包括体重和饮食变化史、持续性胃肠道症状、活动能力、疾病对营养需求的影响以及身体外观。另一个有用的工具是患者生成（PG）-SGA。

身体成分测量包括体重指数、中臂围、三头肌皮褶厚度等。身体成分评估方法中，BIA 是一种简单、廉价且非侵入性的身体成分估计方法。其他的方法包括双能 X 射线吸收法（DXA）、磁共振成像（MRI）和计算机断层扫描（CT）。对于研究，还有其他几种复杂的方法可供使用。这些包括 D3 稀释法、全身钾的测量和体内中子活化分析。这些技术要求高且昂贵，因此，它们不用于临床实践。

一般实验室参数包括：血液学筛查、肝脏参数、电解质、尿素和肌酐、维生素和矿物质检测。血清蛋白参与急性期反应，是反映疾病活动的炎症参数。C 反应蛋白（CRP）水平与白细胞介素 -6 的释放密切相关，可用作炎症标志物。此外，炎症会降低白蛋白水平。因此，低白蛋白水平并不是营养状况的良好指标、其更能反映疾病的严重程度，可用作结果预测因子。低血清白蛋白水平与较高的并发症和死亡率相关。血清蛋白具有不同的半衰期。甲状腺素转运蛋白（TTR）的半衰期要短得多（2 天），可反映营养状况的变化。所以在监测营养干预时，对于短期结果，可以使用转铁蛋白、甲状腺素转运蛋白、前白蛋白、或视黄醇结合蛋白，因为它们的半衰期短。白蛋白由于其较长的半衰期而更适合长期结果。

四、营养不良与肌少症

虽然营养不良导致肌少症的原因还不完全清楚，但人们已经认识到一些可能的机制。第一，低食物消耗可能导致能量摄入不足；随之而来的体重下降不仅是由于储存的脂肪耗尽，也是由于肌肉的分解代谢，导致肌肉质量减少。第二，老年人对蛋白质的需求可能会增加。除了提供氨基酸外，膳食蛋白质的摄入也是一种合成代谢的刺激，对肌肉蛋白质的合成有直接影响。由于这种反应在老年人中已被证明是迟钝的，他们的蛋白质摄入量可能需要相对更多，以维持氮平衡，防止肌肉质量和力量的损失。第三，某些膳食成分可能具有重要的抗氧化作用。活性氧（ROS）积累引起的氧化应激可以损害肌肉中的生物分子，还可影响炎症相关信号通路。虽然通常会被内源性抗氧化剂的作用抵消，但外源性抗氧化剂的作用可能非常重要；因此，确保老年人摄入足够的膳食抗氧化剂，如类胡萝卜素和硒，可能会保护肌肉组织免受氧化损伤。第四，炎症和肌少症之间的联系既指出了具有抗炎作用的饮食元素（如 ω-3 脂肪酸）的潜在益处，也指出了饮食对肥胖的影响的重要性，特别是内脏肥胖，这导致了低度炎症状态。补充 ω-3 长链多不饱和脂肪酸可降低 CRP、IL-6 和 TNF-α 水平；因此，控制 ω-3 和 ω-6 长链多不饱和脂肪酸的平衡和膳食含量有可能成为预防或治疗肌少症的一种方法。第五，还有其他饮食成分影响骨骼肌的证据，如维生素 D、肠道微生物。迄今为止，很少有研究将全食物供应作为增加营养摄入的一种手段，目前对整体改变饮食模式以实现肌肉力量增益的功效知之甚少。

（一）膳食成分与肌少症

膳食成分之间的共线性对单一营养素研究的解释提出了挑战。因此，使用全食物方法具有优势。特别是,这允许考虑在相同食物中一起发现的分组饮食成分,虽然可能对理解支撑机制的价值较低,但它对公共卫生考虑具有重要意义。有一些研究表明多吃水果、蔬菜和乳制品的好处,水果和蔬菜摄入量低与老年人功能受限有关。另外,研究发现较高的乳制品摄入量(牛奶、酸奶和奶酪)与较大的握力有关。

老年人的饮食质量与肌少症的各个组成部分(即肌肉质量、肌肉力量和身体表现)以及肌少症的总体风险之间的关系颇为密切。一部分证据表明"更健康"的饮食与更好的肌肉质量结果之间存在关系。有限且不一致的证据表明"更健康"的饮食与较低的肌肉力量下降风险之间存在联系。有强有力且一致的观察证据表明"更健康"的饮食与降低身体机能下降的风险之间存在联系。有一小部分横断面证据表明"更健康"的饮食与较低的肌少症风险之间存在关联。总体来说更高质量的饮食对老年人身体表现显示出益处。

饮食中含有许多抗氧化物质,如含有叶黄素和玉米黄质的类胡萝卜素、维生素 C 和 E、硒等。它们的基本功能是减少氧化应激和自由基的产生。此外,西红柿中的番茄红素、大豆中的异黄酮、葡萄中的多酚、洋葱、大蒜和韭菜中的烯丙基硫化物,以及许多水果和蔬菜中的黄酮类化合物都有抗氧化的作用。膳食酸碱负荷也对骨骼肌存在影响,代谢性酸中毒是慢性肾脏病肌肉丢失的重要原因之一,轻度代谢性酸中毒也可能与骨骼肌丢失有关。

膳食化合物通常相互关联。这可以解释为什么补充单一营养素的影响可能小于所预期的影响。高水果和蔬菜摄入量可能是另一种饮食影响的标志,这可能对肌肉功能有重要影响,类似于多摄入油性鱼类、维生素 D 和 ω-3 长链脂肪酸。健康饮食,即更多的水果和蔬菜摄入量、全谷类食品和油性鱼类,已被证明与老年人更高的肌肉力量有关。此外,在 42 岁 ~52 岁的女性中,不健康的饮食(如饱和脂肪摄入量较高与水果和蔬菜摄入量较低)与 4 年随访期间较高的躯体功能障碍有关;均衡饮食,坚持地中海式饮食显著改善了体力活动和步行速度。

(二) 饮食模式与肌少症

过去十多年中,在使用饮食模式来了解习惯性饮食在肌少症病因学中的作用方面取得了较大的进展。与全食物方法一样,模式分析能够评估饮食质量差异的整体影响,同时考虑到饮食成分之间的潜在协同作用和其他相互作用。现在有足够数量的研究描述了与肌少症的成分相关的饮食模式。

1. 间歇性禁食的地中海饮食模式　这种饮食的基础是蔬菜、水果、坚果、种子、豆类、全谷物和特级初榨橄榄油以及鱼 / 海鲜和发酵乳制品。选择的饮料是水、咖啡和茶。建议限时进食,每天进行 12 小时 ~16 小时的间歇性禁食。这种饮食模式除了对肌肉的益处之外,对心血管的保护作用是很强的。研究表明,长期严格的素食主义会增加骨折和肌少症的风险,并且抑郁症状会随着排除食物组的数量而增加。另一方面,现代人肉类摄入增加,导致社会中普遍存在的各种慢性疾病,包括心血管疾病、糖尿病和胃肠道肿瘤。鱼和海鲜提供高质量的蛋白质,既能满足饱腹感,又有助于肌肉和骨骼质量的提高和维持。特级初榨橄榄油(EVOO)、坚果和豆类不受限制地使用。与精炼的普通橄榄油和大多数食用种子油不同,EVOO 是未精炼的。它是通过冷压橄榄获得的,在这个意义上相当于纯橄榄汁。EVOO 保留了橄榄的亲水性成分,其中包括高度生物活性的多酚,这是其有益健康的基础,例如降低低密度脂蛋白胆固醇(LDL-C)和增加高密度脂蛋白胆固醇(HDL-C)、改善血管反应性等。坚果是营养丰富的食物,富含不饱和脂肪酸、纤维、蛋白质、多酚、植物甾醇、生育酚和非钠矿物质。这种独特的营养成分使坚果成为改善长期健康结果的最有效食物之一。随机对照试验表明,富含坚果的饮食会产生心脏代谢益处,包括改善胰岛素敏感性、LDL-C、炎症和血管反应性。研究表明,每天食用 1 份混合坚果可降低 28% 的 CVD 风险,再次为地中海饮食中坚果的心脏保护作用提供了一级科学证据。豆类是红肉和加工肉类的一种既饱腹又健康的替代品。乳制品推荐发酵的低脂版本,首选酸奶和软奶酪,不鼓励黄油和硬奶酪,因为它们富含饱和脂肪和盐。前瞻性队列表明鸡蛋摄入量与血清胆固醇无关,并且不会增加 CVD 风险,最好每周不超过 5 个蛋黄。

与现代人类不同,人类的远古祖先全年都无法获得无限量的食物供应。因此,人类在基因上适应了通过变得更能抵抗压力来应对间歇性禁食。限时进食是间歇性禁食的一种,是一种将每日卡路里摄入量限制在每天 6 小时~12 小时时间窗口的做法。研究显示定期进行间歇性禁食可减少腹内脂肪组织并减少自由基产生。这种古老的进化上保守的适应也引发强大的细胞反应,改善葡萄糖代谢和减少全身炎症,还可能降低患糖尿病、心血管疾病、癌症和神经退行性疾病的风险。禁食 12 小时后,胰岛素水平通常较低,糖原储备已耗尽。在这种禁食状态下,身体开始从脂肪细胞中调动脂肪酸作为代谢燃料而不是葡萄糖燃烧,这提高了胰岛素敏感性。限时饮食在减肥方面并不比标准的卡路里限制饮食更有效,但它似乎确实可以增强心血管健康,即使在非肥胖人群中也是如此。禁食还可以降低血压和静息心率,并通过增加心率变异性来改善自主神经平衡。然而,关于限时进食的证据仍然是初步的,主要基于动物模型和观察性人体研究。最流行的限时饮食形式包括吃两餐而不是三餐,并压缩卡路里消耗窗口。尚未进行头对头研究来评估最佳时间窗口,但 16:8 的禁食与进食比例是最受欢迎的,例如"朝九晚五式",即早上九点以后开始进食,下午五点前结束当天最后一次摄食。

2. 生酮饮食　由最少量的碳水化合物和蛋白质以及增加的脂肪量组成。因此,生酮饮食模拟了身体对饥饿反应的条件,其中脂肪是主要的能量来源。在生酮饮食中,脂肪与非脂肪(碳水化合物和蛋白质)的质量比例通常为 4:1,被广泛应用于癫痫、代谢紊乱和以阿尔茨海默病与帕金森病为代表的其他神经系统疾病中。在肌少症领域,一项研究显示了长期生酮饮食在减轻肌少症方面的有效性,饮食优先保留氧化肌纤维并提高线粒体功能和抗氧化能力,减少了氧化和内质网应激,从而减少蛋白质转换,这些变化使小鼠能够随着年龄的增长更好地保持肌肉质量和功能。一项随机双盲研究发现,生酮饮食在减轻体重方面非常有效,而不会导致瘦体重减轻,从而预防肌少症的风险。尤其对于肌少症性肥胖,生酮饮食作为一种可能的协同干预措施,以减少内脏脂肪组织和肝脏的脂肪浸润以及调节和改善肠道微生物群、炎症和身体成分。

3. 停止高血压的饮食方法(dietary approaches to stop hypertension,DASH)　饮食与肌少症或其组成部分(肌肉质量、握力、身体功能)的相关研究较少,且得出了不一致的结论。DASH 作为一种健康的饮食模式,其特点是饱和脂肪、肉类、甜食、添加糖和含糖饮料的摄入量低,水果和蔬菜、低脂乳制品、全脂食品、谷物产品、坚果、鱼和家禽的摄入量高。这种饮食模式对心血管疾病、癌症、2 型糖尿病等多种疾病有保护性作用。一项研究发现,超重和肥胖的老人在 DASH 饮食 8 周后,身体成分、肌肉力量和身体机能均得到改善。非洲裔美国人和白人成年人坚持这种饮食方式与更好的握力相关,但这项研究没有探讨 DASH 饮食与肌少症的关系。一项横断面的观察性研究在控制了潜在的混杂因素后,未能发现坚持 DASH 饮食与肌少症的患病之间存在显著关联。尽管如此,一些可能的机制可以帮助解释 DASH 和肌少症之间的关联。例如 DASH 可改善不良营养状况、抑制炎症过程、减少氧化应激以及中和轻度代谢性酸中毒。这些途径可能有助于防止与年龄相关的肌肉质量和力量下降。但这些推断需要在进一步的前瞻性研究中得到证实。

4. 卡路里限制(calorie restriction,CR)　通常比正常饮食少摄入 20%~40% 的卡路里,可保护线粒体健康并减少肌少症。CR 被认为是最有效的干预措施,可以延缓原发性衰老(与自然年龄相关的损伤)和继发性衰老(疾病和消极生活方式、行为导致的过早衰老),并延长许多物种的寿命。对啮齿动物的研究表明,CR 可将最大寿命延长 50%,并减少许多与年龄相关的疾病的发生。这些保护性影响可能是由于 CR 能够减少线粒体疾病(线粒体质子渗漏)和减少氧化应激。一项研究发现,CR 通过保持现有细胞化合物的完整性和功能来保护线粒体功能。此外,CR 似乎可以防止骨骼肌中与年龄相关的促凋亡信号增加。CR 已被证明可以调节与年龄相关的骨骼肌衰退中的促凋亡途径,例如线粒体、细胞因子/受体介导的信号传导。此外,建议 CR 结合运动可以更有效地抵消与肌少症相关的细胞凋亡。许多研究表明,PGC-1α 在脑、肝、心脏、棕色脂肪和内脏脂肪组织等不同器官中随 CR 升高。CR 引起的自噬正常化可能会随着年龄的增长而减少肌纤维萎缩。需要进一步的研究来估计 CR 是否有助于减少人类受试者与年龄相关的肌肉损失,以及饮食干预在多大程度上可以用于人群。因为过度的 CR(超过 50%)可能会产生很多副作用,比如虚弱、骨质疏松、抑郁、神经性厌食等。老年人群应使用轻度 CR。

5. **低热量饮食**　低热量饮食是一种能量限制饮食，旨在减轻体重。对于肌少症性肥胖的老年人，最佳和安全的能量限制范围是每天约 200kcal~700kcal 的能量缺口。有大量证据表明，低热量饮食对肥胖老年人的减肥非常有效。然而，虽然肥胖老年人的能量限制饮食会导致脂肪量减少，但这通常伴随着骨骼肌量的减少。据估计，肥胖老年人通过低热量饮食实现的体重减轻中约 25% 是骨骼肌质量。特别是对于肌少症性肥胖老年人来说，骨骼肌质量的损失对于保持走路或爬楼梯的能力是非常不利的。除了伴随低热量饮食引起的骨骼肌质量下降外，仅仅关注减肥也会对微量营养素状态和骨矿物质密度产生有害影响，是非常不可取的。因此，该人群的减肥饮食应始终关注肌肉质量的保存，并可与高蛋白饮食和 / 或微量营养素补充剂相结合。

6. **高蛋白摄入的低热量饮食**　上面讨论的每一种策略都不能有效地同时针对所有肌少症性肥胖。因此，最佳策略应结合不同的策略，以优化其效果并以脂肪量、骨骼肌量、肌肉力量和身体表现为目标。将低热量饮食与高蛋白摄入相结合是一种潜在有效的策略。但在肥胖和身体受限的老年人中发现了不一致的结果，其中评估了 6 个月期间使用以膳食为基础的蛋白质食物高蛋白低热量饮食的效果。干预组接受单独的低热量饮食建议（低于需要 500 大卡），每餐含 ≥30g 蛋白质（主要是动物蛋白），蛋白质摄入量为 1.2g/（kg·d）。他们发现对身体表现有积极影响，但对骨骼肌质量没有显著影响。此外，一项研究在热量限制期间食用高蛋白饮食的人中没有观察到肌肉质量或肌肉力量的改善。因此，虽然低热量高蛋白饮食的组合似乎对预防肌少症性肥胖有效，但似乎对治疗肌少症无效。

（三）终身营养

晚年获得的肌肉质量和力量不仅取决于肌肉损失的速度，还取决于早年达到的峰值。因此，影响生长的因素，例如早期营养的差异，可能会影响老年人的肌肉质量和力量。另外，出生时体重过轻预示着成年后的肌肉质量和力量会降低。很少有研究调查儿童早期饮食对增加肌肉质量和对后期功能的影响，目前有一些数据表明它的重要性。例如，在贫困条件下长大并且在童年时期经历过饥饿的老年人中，虚弱的风险更高。生命早期的营养可能是关键，因为新生儿时期的肌肉生长对营养摄入的差异很敏感。目前我们关于全生命过程中的营养摄入对成年肌肉质量和功能的作用知之甚少，需要进一步研究以了解早期营养如何影响全生命周期骨骼肌的质量与功能状况。注重改善终身饮食策略，以防止晚年出现肌少症。

（四）饮食和运动训练的结合

饮食和运动对身体机能的协同影响主要与蛋白质 / 氨基酸补充有关。例如，高蛋白膳食的摄入促进了老年人约 50% 的肌肉合成，高蛋白膳食与抗阻运动的结合促进了 100% 老年人的肌肉合成。

蛋白质补充与抗阻运动相结合，可提高肌肉力量，但未发现对躯体功能的改善存在差异。然而，相比之下，强化牛奶的摄入量与运动训练相结合并没有被证明可以增强训练效果。饮食模式的改变，特别是在 24 周内增加对更健康饮食模式的依从性（基于全麦食品、水果和蔬菜、鱼类、多不饱和脂肪酸和坚果），运动和运动健康饮食组的肌肉力量都有所改善，但在将运动训练与更健康的饮食模式相结合的组中，肌肉力量的改善更大。此外，最近研究表明，抗阻运动与这种饮食变化相结合会导致ⅡA 型肌肉纤维显著肥大，这表明它有可能逆转与年龄相关的影响。

目前，最好将运动与优化能量、蛋白质和维生素 D 等标准营养因素相结合。在高危人群中，长期坚持此类干预措施可能会存在不小的挑战。

五、营养与肌少症性肥胖

肌少症和肥胖并存称为肌少症性肥胖，对身体功能受限有着更不利的影响，这更加显示出预防或对抗肌少症性肥胖的重要性。主要挑战之一是保持骨骼肌质量和功能，同时减少该人群的脂肪量。营养是预防和治疗肌少症性肥胖的关键，以改善个体的身体成分变化和身体机能。

通常在 65 岁左右观察到脂肪组织量的峰值，主要特征是内脏脂肪量增加，这与肥胖的发展高度相关。肥胖是由能量摄入和能量消耗之间的不平衡引起的，能量盈余导致肥胖的发生。与骨骼肌质量正常的老年人相比,骨骼肌质量和力量较低的老年人发生肥胖的风险增加1.95倍~2.62倍。此外,人们通常认为肌少症和肥胖以协同方式发挥作用,因为肌少症性肥胖的后果通常比单独的肌少症或肥胖症更严重。肌少症和肥胖的一个重要风险因素是随着年龄的增长能量消耗率降低,这是由于体力活动减少以及瘦体重下降导致的基础代谢率降低。此外,与年龄相关的生理因素,如激素水平变化、血管变化、低度炎症和免疫因素,可能导致肌少症和肥胖的发展。

营养是肌少症和肥胖发展的关键因素。然而,营养影响肌少症和肥胖的机制是不同的。肌少症与营养摄入不足有关,而肥胖是能量过多的结果。为肌少症性肥胖设计的营养策略应以增加骨骼肌质量或防止骨骼肌流失同时减少多余的脂肪量为目标。关键问题是我们如何在能量不足的情况下保持肌肉的合成代谢,以避免在减脂过程中加速骨骼肌流失,加重肌少症的发展。

(一) 诊断建议

从诊断的角度来看,肥胖患者应考虑骨骼肌损失和功能障碍的风险,特别是在老年(>65岁)或同时发生代谢并发症、慢性疾病或急性并发症的情况下。应积极监测骨骼肌功能和质量,并防止或尽量减少接受减肥手术的患者出现骨骼肌损失,特别是接受低热量饮食治疗的患者。它还可能涉及从危重病中逐渐康复或在ICU中长期卧床的患者,或者患有特定内分泌疾病(如糖尿病、性腺功能减退、库欣综合征或长期糖皮质激素治疗)的患者。最重要的是,最近批准的全球营养不良诊断标准(GLIM)推荐:在存在低肌肉质量(或非自愿体重减轻)的情况下检测肥胖个体的营养不良。最近对营养不良定义达成共识的这一进展可能会提高识别和治疗肌少症性肥胖个体的可能性。

(二) 准确地评估肥胖

BMI用于筛查肥胖和随访体重,是一种合适的工具,其特异性较高。然而,在肥胖人群中,BMI和体脂率没有很强的相关性,并且由于BMI不能提供不同身体部位有关的信息(无脂肪质量和肌肉质量)或确定脂肪的分布,因此不应将其用于进一步评估身体肥胖者的组成。通过引入人体成分诊断、内脏脂肪评估、代谢指数和遗传易感性等方法,可以克服这一缺陷。众所周知,内脏脂肪和异位脂肪的增加导致心血管和代谢风险的增加超过了BMI。在临床实践中,应实施内脏脂肪、肥胖、人体成分和遗传/代谢因素的测量,以改进风险评估,并为高危肥胖者制定有效的预防和治疗策略。BMI的效用是有限的,通常不适合发现隐藏的脂肪。因此,有必要兼顾使用体脂率、去脂体重、骨骼肌量、代谢活跃的体细胞量、骨量和总体水量与细胞内外水的分布等指标评估肥胖情况。

(三) 治疗建议

适度减肥饮食、同时结合运动和高蛋白质摄入量≥1.2g/(kg·d)、动物蛋白含量相对较高且全天分次均衡给予,在改善肌少症性肥胖的不同参数方面具有最大的潜力。然而,需要进一步的研究来更好地探讨减重的最佳速率,运动的类型、强度和频率,以及不同营养策略对肌少症性肥胖者身体成分和身体机能参数的影响。目前,随着新的介入技术和减肥手术在成人肥胖治疗中的普及,未来我们可能不得不考虑减肥手术对术后肌肉保存的长期影响,以及保持这些老年患者活动能力的应对策略。

(四) 避免过度减重

老年人群中BMI轨迹的异质性和死亡风险的研究是非常有价值的发现,结果有趣且出人预料。正常体重下降、正常体重上升、超重稳定、超重变肥胖、Ⅰ级肥胖向上,Ⅱ/Ⅲ级肥胖向上六个BMI变化轨迹的人群,处于超重稳定轨迹的人存活率最高,处于超重变肥胖、正常体重向上、Ⅰ级肥胖向上、正常体重向下和Ⅱ/Ⅲ级肥胖向上轨迹的人死亡率依次递增。进一步分析表明,BMI轨迹比静态BMI状态更能预测死亡风险,意味着明显肥胖的人体重的进一步增加与个体的死亡风险较高有关,这表明体重的增加与死亡风险的关联取决于基线BMI状态。更值得我们注意的是,51岁时体重正常的人的体重减轻,即使是很小的程度(BMI减少大约1),也可能对健康产生重大的有害影响。许多研究发现,即使是很小的体重减轻也会对生存产生有害影响,无论最初的BMI水平如何。因此老年肌少症性肥胖患者应避免过度减重。

六、肠内肠外营养与肌少症

目前的营养指南中没有针对肌少症患者的肠内/肠外营养途径的具体建议,也没有专门针对肌少症开发的肠内肠外营养制剂,治疗应当个体化。但肌少症患者往往合并许多其他慢性疾病,也存在因各种情况需要手术或因急性事件入院接受治疗的情况,如疾病状态下及围手术期肠内肠外营养实施的基本原则对这部分患者同样适用。目前随着对继发性肌少症认识的加深,诸如慢性肝脏疾病、慢性肾脏疾病、肿瘤等导致的肌少症,可以考虑选择相应疾病适用型肠内肠外营养制剂。即使单纯的原发性肌少症合并营养不良,在经过完善的营养筛查和评定以后,适合肠内肠外营养的,也可以根据营养实施的原则进行干预,从而获益。

研究发现,口服营养补充剂有助于肌肉力量的改善。肠内营养与肌少症患者的住院死亡率降低独立相关。一项随机双盲研究发现,口服膳食补充剂改善了患有肌少症的营养不良老年人的力量。在轻中度肌少症患者中,膳食补充剂改善了腿部肌肉力量和质量。患有营养不良和肌少症的老年人可能无法仅通过饮食摄入足量的优质蛋白质和/或其他营养素。为减轻营养不良和肌少症找到一种方便且合理的营养策略将是有利的。当仅靠饮食不足以满足营养需求时,口服营养补充剂非常适合提供高质量的营养。

一般来说,当口服营养支持不足时,应考虑引入人工营养,如果胃肠道完整且可用,则使用肠内途径,建议采用正常热量或高热量聚合饮食。当经口喂养不足且消化器官无法正常工作3天~5天,或经口/肠内摄入量预计低于能量需求的一半以上达一周,或有吸收不良的证据,建议考虑肠外营养支持。

(罗 成)

<h3 align="center">参 考 文 献</h3>

1. Mathieu ME, Reid R, King NA. Sensory Profile of Adults with Reduced Food Intake and the Potential Roles of Nutrition and Physical Activity Interventions. Adv Nutr, 2019, 10 (6): 1120-1125.

2. Cox NJ, Ibrahim K, Sayer AA, et al. Assessment and Treatment of the Anorexia of Aging: A Systematic Review. Nutrients, 2019, 11 (1): 144.

3. Ascenzi F, Barberi L, Dobrowolny G, et al. Effects of IGF-1 isoforms on muscle growth and sarcopenia. Aging Cell, 2019, 18 (3): e12954.

4. Richter M, Baerlocher K, Bauer JM, et al. Revised Reference Values for the Intake of Protein. Ann Nutr Metab, 2019, 74 (3): 242-250.

5. Lorenzo I, Serra-Prat M, Yébenes JC. The Role of Water Homeostasis in Muscle Function and Frailty: A Review. Nutrients, 2019. 11 (8): 1857.

6. Serra-Prat M, Lorenzo I, Palomera E, et al. Total Body Water and Intracellular Water Relationships with Muscle Strength, Frailty and Functional Performance in an Elderly Population. J Nutr Health Aging, 2019, 23 (1): 96-101.

7. Johnson EC, Adams WM. Water Intake, Body Water Regulation and Health. Nutrients, 2020, 12 (3): 702.

8. Harris PR, Keen DA, Constantopoulos E, et al. Fluid type influences acute hydration and muscle performance recovery in human subjects. J Int Soc Sports Nutr, 2019, 16 (1): 15.

9. Kim H, Beom SH, Kim TH, et al. Association of Water Intake with Hand Grip Strength in Community-Dwelling Older Adults. Nutrients, 2021, 13 (6): 1756.

10. Behrouzi P, Grootswagers P, Keizer P, et al. Dietary Intakes of Vegetable Protein, Folate, and Vitamins B-6 and B-12 Are Partially Correlated with Physical Functioning of Dutch Older Adults Using Copula Graphical Models. J Nutr, 2020, 150 (3): 634-643.

11. Petermann-Rocha F, Chen M, Gray SR, et al. Factors associated with sarcopenia: A cross-sectional analysis using UK Biobank.

Maturitas, 2020, 133: 60-67.

12. Cederholm T, Jensen GL, Correia M, et al. GLIM criteria for the diagnosis of malnutrition-A consensus report from the global clinical nutrition community. Clin Nutr, 2019, 38 (1): 1-9.

13. Carbone JW, McClung JP, Pasiakos SM. Recent Advances in the Characterization of Skeletal Muscle and Whole-Body Protein Responses to Dietary Protein and Exercise during Negative Energy Balance. Adv Nutr, 2019, 10 (1): 70-79.

14. Mukund K, Subramaniam S. Skeletal muscle: A review of molecular structure and function, in health and disease. Wiley Interdiscip Rev Syst Biol Med, 2020, 12 (1): e1462.

15. Dupont J, Dedeyne L, Dalle S, et al. The role of omega-3 in the prevention and treatment of sarcopenia. Aging Clin Exp Res, 2019, 31 (6): 825-836.

16. O'Keefe JH, Torres-Acosta N, O'Keefe EL, et al. A Pesco-Mediterranean Diet With Intermittent Fasting: JACC Review Topic of the Week. J Am Coll Cardiol, 2020, 76 (12): 1484-1493.

17. Iguacel I, Miguel-Berges ML, Gómez-Bruton A, et al. Veganism, vegetarianism, bone mineral density, and fracture risk: a systematic review and meta-analysis. Nutr Rev, 2019, 77 (1): 1-18.

18. Key TJ, Appleby PN, Bradbury KE, et al. Consumption of Meat, Fish, Dairy Products, and Eggs and Risk of Ischemic Heart Disease. Circulation, 2019, 139 (25): 2835-2845.

19. de Cabo R, Mattson MP. Effects of Intermittent Fasting on Health, Aging, and Disease. N Engl J Med, 2019, 381 (26): 2541-2551.

20. Di Francesco A, Di Germanio C, Bernier M, et al. A time to fast. Science, 2018, 362 (6416): 770-775.

21. Sutton EF, Beyl R, Early KS, et al. Early Time-Restricted Feeding Improves Insulin Sensitivity, Blood Pressure, and Oxidative Stress Even without Weight Loss in Men with Prediabetes. Cell Metab, 2018, 27 (6): 1212-1221. e3.

22. Wallace MA, Aguirre NW, Marcotte GR, et al. The ketogenic diet preserves skeletal muscle with aging in mice. Aging Cell, 2021, 20 (4): e13322.

23. Ilyas Z, Perna S, A Alalwan T, et al. The Ketogenic Diet: Is It an Answer for Sarcopenic Obesity. Nutrients, 2022, 14 (3): 620.

24. Soltani S, Hashemi R, Heshmat R, et al. Association of dietary approaches to stop hypertension eating style and risk of sarcopenia. Sci Rep, 2020, 10 (1): 19339.

25. Strandberg E, Ponsot E, Piehl-Aulin K, et al. Resistance Training Alone or Combined With N-3 PUFA-Rich Diet in Older Women: Effects on Muscle Fiber Hypertrophy. J Gerontol A Biol Sci Med Sci, 2019, 74 (4): 489-494.

26. Neeland IJ, Poirier P, Després JP. Cardiovascular and Metabolic Heterogeneity of Obesity: Clinical Challenges and Implications for Management. Circulation, 2018, 137 (13): 1391-1406.

第三十七章　肌少症与跌倒

一、跌倒

跌倒是一种常见的老年综合征，是指突发、不自主、非故意的体位改变，倒在地上或更低的平面上。其发生率高，严重威胁老年人健康和生活质量，是造成老年人伤残和死亡的主要原因之一。

有研究显示，每年约三分之一的 65 岁以上老年人会发生跌倒，而且跌倒的发生率会随着年龄增长而增加，而对于 80 岁及以上的老年人，跌倒的年发生率高达 50%。据美国疾病预防控制中心数据显示，65 岁及以上老年人发生跌倒后 20%~30% 会出现中度至重度损伤而导致生活不能自理，甚至死亡。研究表明，75 岁以上老年人发生跌倒后约 40% 会出现损伤。对于 80 岁以上的老年人跌倒后出现损伤的概率高达 50%。根据中国疾病监测系统数据显示，跌倒也已经成为我国 65 岁以上老年人因伤致死的首要原因。据统计，我国每年至少有 2 000 万老年人发生共计约 2 500 万次跌倒，直接医疗费用在 50 亿元人民币以上，社会代价为 160 亿元~800 亿元人民币。跌倒已经对老年人健康造成巨大威胁，对社会造成巨大疾病负担和经济负担。

二、肌少症与跌倒的相互影响及其机制

老年人跌倒是多因素交互作用的结果，常见的危险因素有步态和平衡功能、感觉系统、中枢神经系统、骨骼肌肉系统、疾病和药物、环境因素等。肌少症是一种进行性全身肌量减少、肌肉力量降低或身体功能减退的老年综合征。因其对骨骼肌肉系统的影响，肌少症与跌倒的关系很快引起人们的关注。2012 年美国国立卫生研究院基金会（Foundation for the National Institutes of Health，FNIH）在巴尔的摩举办"肌少症共识"峰会中指出：肌少症是老化过程中肌肉质量的变化，其特征是在不进行治疗的条件下，肌肉强度下降会导致虚弱、残疾、跌倒的风险增高和失去独立生活的能力。2014 年亚洲肌少症工作组（Asia Working Group for Sarcopenia，AWGS），指出肌少症是老年人跌倒的危险因素。2021 年我国的老年人肌少症诊疗专家共识中也提到，肌少症会增加老年人跌倒、失能和死亡的风险，严重损害老年人的生活质量和健康。临床研究发现，肌少症患者跌倒的风险是普通人的 3 倍，尤其是增加了老年人跌倒的风险。也有研究表明，跌倒是肌少症的不良结局。许多荟萃分析也对肌少症与跌倒的关系进行了研究，2017 年，一项包含了 17 项研究的荟萃分析显示，肌少症组老年人跌倒的风险高于非肌少症组。2019 年，一项包含 33 项研究，45 926 例老年人的荟萃分析显示，肌少症组相较于非肌少症组跌倒风险显著增高，通过对研究设计、人群、性别、肌少症诊断标准等进行亚组分析后发现肌少症是跌倒的独立危险因素。一项由意大利巴勒莫大学开展的研究，对中国、印度、加纳、墨西哥及俄罗斯 5 个国家老年人群基于社区、具有代表性的横断面数据进行分析，发现肌少症患者的跌倒相关伤害患病率显著高于无肌少症者，以墨西哥为例，有肌少症与无肌少症人群的跌倒相关伤害患病率分别为 9.8% 和 2.7%。也有研究发现，跌倒会导致行动不便、害怕跌倒甚至住院，引起活动受限，从而加速肌肉质量和肌肉力量的下降，可能引起肌少症的发生。由此可见肌少症可导致跌倒，跌倒也可引起肌少症。结合各项研究，分析可能通过以下几方面产生相互影响。

（一）肌少症与平衡功能

平衡功能是人体为了在空间中保持身体姿势的平衡与方向的能力。它维持着人体姿势的平衡，从而减少跌倒的发生。平衡是人体对支持面的运动反应，人体的站立力平衡在地球重力的环境下是由前庭系统的感觉反馈和足底的皮肤输入感觉联合控制的。这种生物学机制是神经系统通过感觉输入系统激活脚踝和相关的肌肉，自动形成反应来避免跌倒。维持平衡的能力需要运动肌肉、神经和感觉系统的相互作用。有研究发现，握力和膝关节伸展力与双眼同时睁开时保持平衡的能力呈正相关。也有研究显示，大腿肌肉减少和内脏肥胖与中老年受试者的姿势不稳定相关。由此可见肌肉力量和肌肉质量是老年人保持平衡的能力的基本要素。有研究通过 CT 测定和对比发生跌倒的老年人和未跌倒的老年人下肢的肌肉密度和肌肉脂肪组织的浸润情况，发现相较于未跌倒者，跌倒者大多数肌肉显示出更低的肌密度和更高的肌肉脂肪组织浸润，跌倒者受影响最大的肌肉是髋关节近侧臀肌，而髋关节近侧臀肌需要更小的髋关节外展力量，而正是这导致了平衡功能的减弱，增加了跌倒的风险。这一病理表现也与肌少症患者骨骼肌减少相符。临床研究发现，对比非肌少症、肌少症前期、重症肌少症患者的足底压力中心（center of pressure，Cop）摆动轨迹，重度肌少症患者的摆动速度和幅度增大最明显，表明肌少症可引起平衡功能受损，而且肌少症的严重程度与平衡功能受损的程度相关，可能导致跌倒风险增加。由此可见肌少症能够引起平衡功能受损，而平衡功能受损是引起老年人跌倒的主要原因。这可能就是肌少症引起跌倒风险增加的原因之一。

（二）肌少症与步态

根据老年人步态的运动学特征，通常选择步态周期及步速、步长、步幅等相关指标来描述，其中步速这一步态参数被广泛应用。步速也是肌少症诊断标准的重要指标之一。研究显示，步速下降会引起跌倒风险增加。一些横断面调查显示，不论是对社区居住还是养老院居住的老年人，步速是预测跌倒的重要指标。Progetto Veneto Anziani 研究，纳入 2 710 名老年人，发现女性的步速与复发性跌倒显著相关。肌少症患者也会出现步速下降，从而导致跌倒风险增加。

（三）肌少症与骨骼

肌肉和骨骼有着密切的联系，共同来源于间充质细胞，具有相同的遗传、生理和生物学特性，并通过复杂的网络相互影响。从宏观上讲，骨骼有运动、保护和调节钙稳态等功能，肌肉通过肌腱附着于骨的表面，有助于骨骼的发育。骨骼与肌肉协同完成人体的运动。研究发现肌少症除了表现为肌肉质量和力量的下降，也可引起骨质疏松，增加跌倒风险。Hertfordshire 队列研究将骨骼肌减少与骨量减少进行综合分析，发现具有许多共同的危险因素和共同的发病机制，提出了肌少-骨质疏松症的概念。部分研究提到的"机械静态平衡论"，暴露在失重环境中的受试者，由于缺乏肌肉负荷，会引起强烈的骨质流失。也有研究表明，老年人群肌肉收缩功能的改变将引起骨强度的变化，具体可表现为骨松质内的水平及垂直骨小梁数量减少，骨皮质变薄，对抗剪切力、扭力和弯折能力减弱。由此可见肌少症患者肌肉质量和力量、功能均下降，引起骨质流失、骨强度下降。从微观上讲，肌肉与骨骼可通过多种因子相互作用。其中由肌纤维产生、表达、释放的细胞因子或多肽类被称为肌源性因子，由骨骼组织中的细胞分泌的因子被称为骨源性因子。研究表明，肌源性因子可对成骨细胞和破骨细胞产生影响，如成纤维细胞生长因子-2（fibroblast growth factor-2，FGF-2）可以刺激成骨细胞活性、抑制破骨细胞前体，肌生成抑制蛋白（myostatin，MSTN）、卵泡抑素样蛋白-1（follicular statin-like protein，FSTL-1）可以促进破骨细胞分化，鸢尾素（irisin）、胰岛素样生长因子-1（insulin-like growth factor-1，IGF-1）诱导成骨细胞分化。骨骼组织则通过骨源性因子，如骨钙素（osteocalcin，OCN）、FGF-23、机械生长因子（mechanical growth factor，MGF）、血管内皮生长因子（vascular endothelial growth factor，VEGF）和肝细胞生长因子（hepatocyte growth factor，HGF）等，促进肌肉增生。

（四）肌少症与内分泌激素

肌少症患者存在睾酮减少、IGF-1 水平降低、维生素 D 缺乏等内分泌激素失调情况。这些激素失调的情况也能引起跌倒风险增加。MrOS 研究通过对 5 883 名 65 岁及以上老年男性睾酮水平的统计分析，发现血清睾酮水平降低可能会增加跌倒的风险，因为性激素与肌肉质量低和身体表现（如神经肌肉协调能力下降、视力差和平衡障碍等)密切相关。一项随访了 3 年的研究发现,在老年女性中,IGF-1 水平降低可引起跌倒风险增加。也有研究发现,维生素 D 缺乏,可影响平衡功能,引起跌倒风险增加。

(五)跌倒对肌少症的影响

肌肉活动的减少是肌少症最主要的危险因素之一,如久坐、卧床时间延长、营养不良等。运动可通过诱导 AMP 活化蛋白激酶(amp-activated protein kinase,AMPK)、IGF-Akt-mTOR 及 PI3K-Akt-mTOR 信号通路等不同调节通路来激活自噬作用于骨骼肌,使 mTORC1 活化降低促炎介质的表达,降低氧化应激,增加线粒体生物合成及增加 IGF-1/ 肌生成抑制蛋白的比例,抑制肌肉萎缩并促使肌细胞再生,从而改善肌少症。也有研究发现,在社区居住的老年人中,久坐的时间与较低的瘦体重明显相关。与身体活动频繁者相比,久坐不动的患者肌纤维质量和肌力的下降更为明显。跌倒所致长期制动、卧床,引起肌肉废用等限制机体活动能力的情况,可导致肌少症发生。

三、干预策略和措施

目前国际公认的伤害预防策略包含教育预防策略(education)、环境改善策略(environment modification)、工程策略(engineering)、强化执法策略(enforcement)、评估策略(evaluation)等五个方面,即"5E"伤害预防综合策略。结合肌少症患者跌倒流行病学和危险因素的评估,按照"5E"伤害预防综合策略,制定适用于肌少症患者跌倒干预的措施。

(一)加强肌少症和跌倒相关健康教育

社区街道、居委会和社区卫生服务中心定期组织相关健康教育,通过义诊、科普宣讲、家医签约等方式,提升老百姓对肌少症和跌倒相互影响的认识,增加肌少症患者及其家属防跌倒的意识和技能,有利于减少跌倒发生,促进患者参与跌倒干预方案的制定和落实,提高依从性。

针对特殊、高风险人群,应提供个性化健康教育。对不便出门者,提供上门指导;对于不能使用电子产品或网络者,提供纸质资料,进行当面讲解;对于养老院等高风险人群聚集场所,应制定系列健康教育,并引起照护者的重视。

(二)改善环境,减少跌倒风险

创造熟悉、便利、无障碍,有一定应急装置的居家环境。合理安排室内家具高度和位置,家具和日用品摆放相对固定,便于取放。移走可能影响肌少症患者活动的障碍物,尽量设置无障碍空间,不使用有轮子的家具,尽量避免地面的高低不平,去除室内的台阶和门槛。将室内所有小地毯拿走,或使用双面胶带,防止小地毯滑动。尽量避免东西随处摆放,电线要收好或固定在角落,不要将杂物放在经常行走的通道上。居室内地面设计应防滑,保持地面平整、干燥,过道应安装扶手。选择好地板打蜡和拖地的时间,若是拖地板须注意等干了再行走,地板打蜡最好选择肌少症患者出远门的时候。卫生间的地面应防滑并保持干燥,最好使用坐厕而不使用蹲厕,在浴缸旁和马桶旁安装扶手。建议安装紧急呼叫装置在卫生间墙面低处,以发生跌倒时能够及时呼救。

减少社区公共环境中可能导致跌倒的环境危险因素。社区街道和居委会应关注社区公共环境安全,督促物业管理部门或向当地政府申请及时消除可能导致跌倒的环境危险因素。如道路要平整,地面应铺设防滑砖。路灯要亮,路灯损坏应及时维修。尽可能在有台阶处安装扶手。加强社区管理,清理楼道,禁止在楼道内随便堆放杂物及垃圾。雨、雪天注意及时清理路面。设立预防跌倒警示牌。

(三)提供适宜、安全、有效的防跌倒产品

目前市面上有多种多样的拐杖、助行器等辅助工具。只有能够符合肌少症患者个性化需求,并使之坚持使用的产品,才能真正发挥防跌倒的作用。从材料、结构、价格、外观、重量、质量等方面进行优化,才能为肌少症患者提供适宜、安全、有效的辅助工具。

(四)制订肌少症和跌倒防治制度和指南

政府推行能够促进社会、医疗机构、养老机构等开展肌少症和跌倒防治工作的相关制度和方案,有利

于减少环境中的跌倒危险因素,确保生产安全的辅助工具,引起社会重视。医疗卫生专家制订肌少症和跌倒防治的相关指南,规范相关流程,提高防治质量。

(五) 早筛查,肌少症和跌倒双向评估

积极进行早期筛查,对肌少症前期、肌少症的患者都应尽早进行跌倒风险筛查。跌倒是肌少症的常见不良结局之一。对已经诊断为肌少症前期或肌少症的老年人,应进一步进行不良结局的风险评估,包括衰弱、跌倒、失能风险,从而提供恰当的个体化干预方案,以阻止和逆转肌少症的发展,有效预防肌少症不良结局的发生。跌倒风险评估可采用 Morse 跌倒危险因素评估量表或老年人跌倒风险评估工具。同时跌倒可增加肌少症发生的风险,对未诊断肌少症,但已经发生跌倒的老年人也应积极进行肌少症筛查,评估肌少症风险。

除了上述干预策略和措施,肌少症患者跌倒风险高或发生跌倒后,可参考卫生部于 2011 年印发的《老年人跌倒干预技术指南》进行管理。

（刘　霞）

参 考 文 献

1. 陈冬梅, 赵柯湘, 肖谦. 肌肉与骨骼相互作用中的肌源性和骨源性因子. 中华老年医学杂志, 2017, 36 (3): 344-347.
2. 刘朝阳, 高德伟. 老年跌倒评估和预防. 实用老年医学, 2016, 30 (5): 364-367.
3. Veronese N, Smith L, Barbagallo M, et al. Sarcopenia and fall-related injury among older adults in five low- and middle-income countries. Exp Gerontol, 2021, 147: 111262.
4. Yeung SSY, Reijnierse EM, Pham VK, et al. Sarcopenia and its association with falls and fractures in older adults: A systematic review and meta-analysis. J Cachexia Sarcopenia Muscle, 2019, 10 (3): 485-500.
5. Gadelha AB, Neri SGR, Oliveira RJ, et al. Severity of sarcopenia is associated with postural balance and risk of falls in community-dwelling older women. Exp Aging Res, 2018, 44 (3): 258-269.

第三十八章 肌少症与抑郁症

抑郁症是以心境低落、兴趣减退、快感缺失为核心症状的心理疾病,在上述症状的基础上,患者常常伴有思维迟缓、认知功能损害、自杀观念和行为、焦虑等心理症状,部分患者还可出现躯体症状,如睡眠障碍、进食紊乱、精力下降、头晕、心悸等。据世界卫生组织2017年统计,全球抑郁症患病率达到4.4%,约3.22亿人罹患抑郁症;我国抑郁症患病率约4.2%,约5 400万人患有抑郁症。随着社会发展及人均预期寿命的延长,老年抑郁症患者呈现越来越多的趋势。据报道,55岁以上老年人抑郁症的患病率约13.5%,其中重度抑郁症患病率为1.8%。然而,75岁以上老年人抑郁症和重度抑郁症的患病率分别达17.1%和7.2%。由此可见,抑郁症是目前最常见的一种心理疾病,其特点具有高患病率、高致残率、高疾病负担等。抑郁症不仅影响患者的生活质量和工作状态,重度抑郁症(major depressive disorder,MDD)患者极易出现自杀行为,从而威胁患者的生命。

越来越多的研究表明,肌少症与抑郁症之间有着密切的联系。例如,抑郁症患者由于兴趣减退的原因更倾向于消极的生活方式,缺乏运动锻炼,而持续的生活方式改变,可导致肌肉废用性萎缩。肌少症患者由于肌肉力量和肌肉质量的恶化导致缺乏运动或者残疾,使脑源性神经营养因子(brain-derived neurotrophic factor,BDNF)和胰岛素样生长因子-1(insulin-like growth factor 1,IGF-1)的表达下降,这两个因子在神经细胞的重塑中发挥着重要作用,从而诱发抑郁症。

一、流行病学

由于肌少症和抑郁症的定义、诊断标准、流行病学调查方法和研究工具的不同,导致不同国家和地区报道的患病率有所差异。

中国大陆学者对7 706名60岁以上老年人群进行了肌少症与抑郁症相关性研究,横断面研究结果表明:在总样本、无肌少症、疑似肌少症、确诊肌少症的4个人群中,抑郁症的患病率分别为27.1%(2 085/7 706)、21.5%(927/4 310)、33.6%(882/2 627)、35.9%(276/769);纵向研究经过3.7年的长期随访,发现956名(20.6%)患者出现抑郁症状,与无肌少症的同龄人相比,诊断为疑似肌少症人群和确诊肌少症人群更容易出现抑郁症状。肌少症和抑郁症是相互影响的,针对865名中国老年人的研究显示,分别有61人(7.1%)和71人(8.2%)患有肌少症和抑郁症,在伴抑郁症状组的老年人群中,肌少症的患病率明显较高。中国台湾学者对名65岁或以上受试者(72.15岁 ±5.71岁)的研究显示,在中国台湾老年人群中,抑郁症状评分越高,罹患肌少症的风险越高。

韩国学者对521名65岁及以上的韩国老人骨骼肌质量(appendicular muscle mass,ASM)和肌肉功能(muscle function,MF)与抑郁症的关系进行研究,在521名老人中,抑郁症总体患病率21.3%,女性20.7%,男性21.5%;与正常ASM/正常MF组相比,低ASM/正常MF组、正常AMS/低MF组和低ASM/低MF组出现抑郁症的风险逐渐递增。

二、肌少症与抑郁症的相互影响因素及机制

(一) 运动缺乏

抑郁症患者由于心境低落、兴趣减退,可导致体力活动减少,长时间的运动缺乏可导致肌纤维横截面积的减少和慢缩型肌纤维减少,蛋白质的减少和降解,肌力和耐力降低,最后导致废用性骨骼肌萎缩;而运动锻炼可促进 BDNF、IGF-1 和血管内皮生长因子(vascular endothelial growth factor,VEGF)在体内的表达,这些因子可促进神经元发育和细胞增殖及生长。相关研究表明,运动可促进细胞因子白细胞介素 -6(interleukin-6,IL-6)的表达,而 IL-1、IL-8 和肿瘤坏死因子 -α(tumor necrosis factor-α,TNF-α)可被 IL-6 抑制,从而使这三种炎症细胞因子表达减少,减轻机体的炎症反应。由此可知,长期的体力活动缺乏对抑郁症患者和肌少症患者都是有害因素。

(二) 营养不良

营养不良是抑郁症患者合并肌少症的重要因素之一。抑郁症患者由于食欲下降,引起蛋白质、碳水化合物、维生素及矿物质等摄入不足,最终导致机体营养不良。而营养不良患者机体内缺乏必要的营养物质,使免疫功能下降、神经激素或神经传导递质发生变化,也可引起抑郁症。肌肉主要由蛋白质组成,氨基酸和蛋白质的补充可促进肌肉蛋白的合成,当抑郁症患者蛋白质摄入减少,自然会引起肌肉质量的下降。此外,维生素 D 的缺乏可能是肌少症和情绪障碍之间的共同危险因素,血清维生素 D 低于 30nmol/L 可损伤肌肉,低水平的维生素 D 会导致肌肉力量下降。而维生素 D 对大脑也具有神经免疫调节、神经营养因子调节、神经保护及促进发育的重要作用。

(三) 氧化应激

线粒体是生物进行氧化代谢的主要场所,在氧化过程中不断产生活性氧(reactive oxygen species,ROS),而功能异常的线粒体产生 ROS 过量。过度的氧化应激在骨骼肌萎缩、神经元变性中起着重要作用,氧化应激失衡产生的 ROS 可作用于中枢神经系统,造成神经细胞 DNA、RNA 及脂质的损伤,诱导神经细胞凋亡,从而影响神经细胞的信息传递、细胞修复等功能。据报道,氧化应激与抑郁症患者的认知功能损害存在关联,抑郁症状发作可能启动了机体的慢性氧化应激及免疫反应,对其认知功能造成持续的损害。而机体内 ROS 持续生成,可损害细胞内线粒体电子传递链的活性,导致线粒体功能障碍,从而使某些信号通路对蛋白质降解与合成失调,导致蛋白质降解增多和蛋白质合成减少,从而发生肌肉萎缩。

(四) 炎症反应

炎症反应是抑郁症与肌少症一个共同的病理生理机制。荟萃分析发现,抑郁症患者体内的 IL-6 和 TNF-α 等炎症因子高于健康对照组;抑郁症患者以及心境恶劣的患者与健康人相比,血清中 IL-1β 浓度升高,且 IL-1β 浓度与抑郁症状的严重程度具有相关性。炎症细胞因子可通过影响神经递质的合成、包装、释放,诱导人体大脑里多巴胺传递的改变导致抑郁症。已有研究证实炎症细胞因子在肌少症中的影响,如 TNF-α 与肌肉质量和肌力下降显著相关,而体内 TNF-α 的升高可通过 Akt-mTOR 通路使肌肉分解代谢增加,从而导致肌肉质量和肌力下降。肌少症患者体内 IL-1β 浓度升高,IL-1β 可刺激骨骼肌细胞激活环氧合酶 -2 和诱导型一氧化氮合酶(iNOS)的表达,从而使前列腺素 E_2(prostaglandin E_2,PGE_2)和一氧化氮(nitric oxide,NO)释放增加,体内升高的 IL-1β 可抑制成肌细胞的分化,诱发肌少症。

(五) 脑源性神经营养因子

脑源性神经营养因子(BDNF)属于神经营养因子类,BDNF 具有调控神经系统的发育、增加突触可塑性,并调控神经细胞凋亡的作用。BDNF 与抑郁症之间有着明显的相关性,有研究表明具有抑郁情绪和自杀念想的人群体内血浆 BDNF 水平降低。BDNF 与酪氨酸激酶受体 B(tyrosine kinase receptor B,TrkB)具有高亲和力,当 BDNF 结合到 TrkB 的细胞外结构域时,可导致 TrkB 细胞内结构域聚合并磷酸化,进而启动 ERK1/2 信号通路和 RAS-PI3K-Akt 信号通路,促进神经元细胞的增殖、突触发生和记忆形成。然而,海马中 BDNF-TrkB 信号通路降低在抑郁症发生的病理生理机制起到重要作用,而 TrkB 激动剂可改善抑郁

症患者的临床症状。有学者使用(2R,6R)-羟基去甲氯胺酮进行抗抑郁药物动物实验,(2R,6R)-羟基去甲氯胺酮的抗抑郁作用是通过 BDNF 的释放介导完成的,从而增强了内侧前额叶皮质的突触传递功能,这项药物实验进一步反证了 BDNF 与抑郁状态之间的关系。最近有研究表明,BDNF 可能也是肌少症的发病机制之一。在机体内,BDNF 在神经组织和骨骼肌等外周组织均广泛表达,尤其骨骼肌在收缩后可分泌更多的脑源性神经因子,骨骼肌分泌的 BDNF 作为再生运动神经元的逆行生长因子,具有减少肌少症中所见的去神经支配引起的骨骼肌萎缩的能力。

(六) 色氨酸

色氨酸是人体所必需的一种营养氨基酸,它是生物合成蛋白质和神经递质 5-羟色胺(5-hydroxytryptamine,5-HT) 的原料。5-HT 途径和犬尿氨酸途径是色氨酸代谢的主要途径。5-HT 为色氨酸在 5-HT 途径的主要代谢产物,是一种单胺神经递质,在大脑中起生化信使及调节器的作用,被认为是幸福和快乐的一个因素;5-HT 与大脑内的 5-HT 受体结合可调节情绪,而某些抗焦虑及抗抑郁药物可通过激活 5-HT1A 受体发挥药理作用。喹啉酸(quinolinic acid,QUIN)是色氨酸在犬尿氨酸途径的主要代谢产物,是 N-甲基-D-天冬氨酸(N-methyl-D-aspartic acid receptor,NMDA)受体的激动剂,也是一种神经兴奋性毒素。抑郁症患者因 QUIN 在中枢神经系统累积,持续激动 NMDA 受体,损伤包括海马区在内的神经元细胞,从而诱发抑郁症。据报道,血浆中低浓度的色氨酸与肌少症的发病显著相关。在骨骼肌中,色氨酸是骨骼肌蛋白质合成以及转换的必需氨基酸。动物实验研究发现,色氨酸缺乏对大鼠的骨骼肌发育、营养和收缩性都有影响,可导致大鼠骨骼肌质量下降。N-末端色氨酸残基被强调对抑制肌生成抑制蛋白很重要,肌生成抑制蛋白可以对骨骼肌生长产生负面调节。

(七) 葡萄糖代谢

研究表明,体内血糖增高可使海马部位受损,而且可对树突的凋亡和重塑产生负面影响,从而降低神经的可塑性。其病理改变可影响机体的下丘脑-垂体-肾上腺轴的正常工作,损害大脑的适应能力和机体情绪控制能力。根据一项糖尿病共患抑郁症患病率调查研究结果显示,2 型糖尿病患者中抑郁症患病率高达 49.20%。由此可知,体内葡萄糖稳态失衡可增加人群患抑郁症的风险。在人体各个器官中,骨骼肌是维持葡萄糖平衡的主要器官,餐后 75% 的葡萄糖都由骨骼肌摄取及代谢,因此,肌少症所表现的低肌肉质量可能会损害机体的葡萄糖稳态。在糖尿病患者中,因机体糖代谢紊乱所致血糖升高,可增加蛋白质分解代谢,降低肌肉蛋白质含量,肌肉含量下降可加重胰岛素抵抗,反过来胰岛素抵抗又可抑制肌肉蛋白质的合成。

三、防治策略

(一) 运动锻炼

运动锻炼是一种简单有效,且容易坚持的缓解机体压力的方式。研究表明,适当的运动锻炼可以缓解抑郁症患者的抑郁症状,此外还可改善患者的睡眠质量、认知功能、社会功能及生活质量等。运动已经被证明可以缓解肌少症和抑郁症的疾病进展,可以增强机体的抗氧化能力,减少氧化应激,起到抗炎作用以及升高体内神经营养因子水平。肌少症和抑郁症患者运动锻炼的方式有抗阻运动(仰卧起坐、深蹲起、杠铃卧推等)、有氧运动训练(慢跑、游泳、骑行等)和柔性训练(太极、瑜伽等)。研究表明,每周 150 分钟的适度有氧运动可改善抑郁症患者的症状,提高生活质量;与单独的有氧运动训练相比,联合抗阻运动对于改善抑郁症症状及骨骼肌功能效果更加明显;柔韧训练主要是低强度的肌肉活动方式,同时锻炼了精神和身体两个方面,可在较短时间内取得与有氧运动训练及阻力训练相同的治疗效果。

(二) 营养支持

众所周知,充足的营养是维持机体各种细胞正常工作的前提。早在 20 世纪 90 年代,有研究发现,高蛋白摄入人群在参加力量训练时,骨骼肌增长明显高于低蛋白摄入人群。目前我国建议老年人蛋白质摄入量(1.2~2.0)g/(kg·d),增加优质蛋白质摄入量维持在 25g/d~30g/d,有利于肌肉蛋白质的合成,改善肌肉质量和功能。老年人肌肉蛋白的合成离不开多不饱和脂肪酸,我们平常食用的深海鱼油、亚麻籽

油和大豆油中富含 ω-3 多不饱和脂肪酸。根据我国专家共识,ω-3 多不饱和脂肪酸中的二十碳五烯酸(eicosapentaenoic acid,EPA)和二十二碳六烯酸(docosahexaenoic acid,DHA)的总推荐摄入量为 0.25g/d~2.00g/d。对肌少症和抑郁症患者来说,除食用充足的蛋白质及多不饱和脂肪酸外,补充适量的维生素 D 也至关重要,膳食补充中优先选择富含维生素 D 的食物如深海鱼类和动物肝脏等,建议老年人每日常规补充 600IU~1 000IU 的维生素 D。

(三) 药物治疗

1. **非甾体类药物** 非甾体抗炎药(nonsteroidal anti-inflammatory drug,NSAID)主要通过抑制环氧合酶(cyclooxygenase,COX)使花生四烯酸不转变为前列腺素,从而减轻炎症介质前列腺素系列引起的炎症反应。有研究报道,通过接种芽孢杆菌疫苗的小鼠脑内 PGE_2 和 NO 水平增加,并出现抑郁症状,而布洛芬通过抑制 COX1 和 COX2 降低大脑内的 PGE_2 和 NO 水平而产生抗抑郁作用,其效果与氟西汀相当。另外一项研究显示,长期口服 NSAID 的人群比未服用 NSAID 的人群患肌少症的风险降低了 80%,并分析得出长期使用 NSAID 可预防肌肉质量下降和功能丧失。

2. **抗抑郁药物** 临床上主要采用药物治疗抑郁症,使患者的抑郁症状得到缓解,并且提高其生活质量,控制其病情进展。目前,抗抑郁药物主要有选择性 5- 羟色胺再摄取抑制药(selective serotonin reuptake inhibitor,SSRI)、选择性 5- 羟色胺和去甲肾上腺素再摄取抑制剂(selective serotonin and norepinephrine reuptake inhibitor,SNRI)、去甲肾上腺素和特异性 5- 羟色胺能抗抑郁药(norepinephrine and specific serotonergic antidepressant,NaSSA)、单胺氧化酶抑制药(monoamine oxidase inhibitor,MAOI)、三环类和四环类抗抑郁药等。SSRI 的抗抑郁作用机制是抑制突触前膜 5-HT 的再摄取,增加突触间隙内 5-HT 的浓度,提高 5-HT 能神经的传导。研究表明,西酞普兰抗抑郁效果明显,同时能使血清中 BDNF 的浓度升高。而 BDNF 对防止骨骼肌萎缩具有一定作用。目前,抗抑郁药物对肌少症患者的影响尚需更多的循证医学证据。

(四) 戒烟

吸烟已经成为危害人类健康的重要公共卫生问题,因香烟中含有大量氧自由基,其可导致血浆中的脂质、蛋白质过氧化,同时也是破坏细胞内结构的有害物质。进一步研究显示,香烟中的烟雾颗粒可激活细胞转录因子核因子 κB(nuclear factor- κB,NF- κB),而 NF-κB 在多种细胞中已被证实是香烟烟雾作用的主要细胞内介质,从而激活 TNF-α 的基因表达及分泌增加。在抑郁、焦虑及精神障碍人群中,吸烟比例是无精神疾患者群的 2~4 倍,而且抑郁症患者更容易成为吸烟者。在挪威进行的一项对青少年吸烟研究表明:有吸烟嗜好的青少年在成年后更容易患有焦虑。Meta 分析结果显示,吸烟可能会增加此类人群患肌少症的概率。由此可见,吸烟可能是导致抑郁症和肌少症的共同危险因素,因此,积极倡导公民戒烟可以起到预防和治疗抑郁症和肌少症的重要作用。

(胡建平 高 原)

参 考 文 献

1. 郝伟,陆林. 精神病学. 8 版. 北京: 人民卫生出版社, 2018.
2. Gao K, Ma WZ, Huck S, et al. Association Between Sarcopenia and Depressive Symptoms in Chinese Older Adults: Evidence From the China Health and Retirement Longitudinal Study. Front Med (Lausanne), 2021, 8: 755705.
3. Jin Y, Kang S, Kang H. Individual and Synergistic Relationships of Low Muscle Mass and Low Muscle Function with Depressive Symptoms in Korean Older Adults. Int J Environ Res Public Health, 2021, 18 (19): 10129.
4. Wang LT, Huang WC, Hung YC, et al. Association between Depressive Symptoms and Risk of Sarcopenia in Taiwanese Older Adults. J Nutr Health Aging, 2021, 25 (6): 790-794.

第三十九章 肌少症与吞咽困难

吞咽困难(dysphagia)指食物从口腔至胃运送过程中受阻而产生咽部或食管的不适症状,导致不能足够的进食并获取足够的营养,使机体产生一系列的不良后果。肌少症不仅发生在四肢骨骼肌,引起全身肌肉容量与功能下降的同时,也发生在参与吞咽的头颈部肌肉中,影响吞咽相关肌肉的功能和活动,从而影响吞咽功能,严重时可导致吞咽困难。1992年,华盛顿大学的Veldee等人首先提出营养不良与吞咽困难的关系这个话题。1995年,美国威斯康星大学的Robbins等人发现随着年龄的增长会影响舌肌强度和压力(lingual strength and pressure)。2012年,日本学者Kuroda等人报道了臂围和吞咽功能之间的相关性,暗示存在肌肉减少性吞咽困难,并第一次提出"肌肉减少性吞咽困难"(sarcopenic dysphagia,SD)(简称肌少性吞咽困难)。日本吞咽困难康复协会(Japanese Association of Dysphagia Rehabilitation)在第19届年会上对肌少性吞咽困难的定义及诊断标准(表39-1)达成了共识,"肌少性吞咽困难"被定义为全身肌肉和吞咽相关肌肉的肌肉减少导致的吞咽困难。当全身不存在肌少症时,不应诊断为肌少性吞咽困难,而且神经肌肉疾病引起的肌少症也排除在肌少性吞咽困难之外。日常活动缺乏、营养不良或重大疾病导致的原发性和继发性肌少症都包括在肌少性吞咽困难中。有研究表明,肌少症是吞咽困难的独立危险因素,在社区中患有肌少症的老年人出现吞咽困难的风险是无肌少症老年人的2.7倍。肌少性吞咽困难好发于70岁以上的老年人群,特别是在住院期间长期卧床且无法进食的患者中的发生率更高。国外研究表明,老年人中肌少性吞咽困难的患病率甚至可高达30%~40%。因此,我们需要对肌少症和吞咽困难之间的关系进行进一步探讨。

表39-1 肌肉减少性吞咽困难诊断标准

①存在吞咽困难

②存在全身性肌少症

③影像学检查(计算机断层扫描、磁共振成像、超声检查)与吞咽肌肉损失表现一致

④排除肌少症以外造成吞咽困难的原因

⑤肌少症是引起吞咽困难的主要原因,但可能存在其他原因(脑卒中、脑损伤、神经肌肉疾病、头颈癌和结缔组织疾病)

确诊肌少性吞咽困难诊断(definite diagnosis):①②③④

很可能的肌少性吞咽困难诊断(probable diagnosis):①②④

可能的肌少性吞咽困难诊断(possible diagnosis):①②⑤

一、肌少症与吞咽困难的相互影响因素

由于衰老和疾病的影响,老年人的吞咽过程常伴有不同程度的生理改变,头颈部解剖结构的变化、口咽部疾病等原因都可能会影响吞咽功能,并引起吞咽困难。老年人常因慢性疾病、活动减少及营养不良而发展为全身肌少症,累及吞咽相关肌肉及其功能,导致肌少性吞咽困难的发生。目前对于肌少性吞咽困难

的具体生理机制并不明确,但相关研究调查发现骨骼肌质量损失、营养不良和日常活动减低是肌少性吞咽困难的危险因素。

随着年龄的增长,吞咽相关肌肉的力量和质量以及吞咽的功能不断下降,吞咽相关肌肉的萎缩是肌少性吞咽困难产生的主要原因。吞咽过程可以分为三个阶段,每一个阶段都是由多个肌群协同发挥作用,任何一个吞咽肌肉的改变都会影响吞咽功能。口腔期指的是食团从口腔进入咽部的过程,主要由口轮匝肌、咬肌参与;咽期指的是食团从咽部进入食管入口的过程,主要由颏舌肌、二腹肌、下颌舌骨肌、甲状舌骨肌、肩胛舌骨肌、环咽肌参与;食管期指的是食团由食管下行进入胃的过程,主要由食管平滑肌参与。研究表明,肌少症对Ⅱ型肌纤维的影响大于Ⅰ型肌纤维,而吞咽肌肉主要由Ⅱ型肌纤维组成,由于肌少症的发生,与吞咽相关的肌肉在随着衰老发生改变的同时,肌肉的力量和功能下降的速度加快,会导致吞咽困难程度的加重。

由于吞咽相关肌肉的力量很难测量,因此常使用舌压作为吞咽肌肉力量的替代指标。舌头是一种与吞咽相关的肌肉,在咀嚼食物、食团形成和将食团推入咽部的过程中起着重要作用,舌头力量的下降会对吞咽功能产生不利影响。与增龄相关的脂肪浸润、淀粉样蛋白沉积和舌肌纤维损失等都会使舌压降低,导致舌头力量下降、吞咽相关肌肉的功能受损以及吞咽困难的风险增加,从而使人体对食物及液体的摄入减少,加快了机体的营养不良,导致肌少症的发生。

老年人由于药物的使用、情绪的多变以及多种慢性疾病的影响,常会导致各种营养不良问题的发生,使疾病恢复期延长,感染、压疮、跌倒等风险增加,加重肌少症的发生,进一步加重吞咽困难。老年患者长期卧床常常会导致吸入性肺炎的发生,急性炎症引起的侵袭会加速疾病相关的肌少症的发生,同时由于长期卧床和禁食的治疗方案,会出现失用性吞咽相关肌肉的萎缩,当不适当的营养支持持续治疗数天,会发生由于营养不良导致的全身肌肉力量、质量和功能的损失,导致肌少症,进而加重患者的吞咽困难。

二、评估及诊断

目前许多工具已被用于评估及测量吞咽相关肌肉的功能和力量。洼田饮水试验是临床上最常用的吞咽功能检查,根据患者饮水经过及所需时间可以筛查出大部分吞咽困难患者。EAT-10评分(eating assessment tool,EAT-10)是吞咽困难程度的自评量表,也可用于筛查一部分有吞咽困难的患者。反复唾液吞咽测试(repetitive saliva swallowing test,RSST)主要用于老年患者吞咽功能初步筛查,常需要医护人员的参与,过程方便、简单,但试验方法不够严谨,且评估过程中易使患者产生紧张及不适的情绪。功能性经口摄食量表(functional oral intake scale,FOIS)是一种安全有效的评估记录工具,通过观察及询问来随时评估记录患者当前的经口摄食功能等级,可以持续监测患者经口摄食能力变化趋势,来评估患者吞咽功能的变化情况。食物摄入量水平量表(food intake level scale,FILS)是在日常实践中通过观察患者的经口摄入水平用来评估吞咽困难的严重程度。吞咽困难预后和严重程度量表(dysphagia outcome and severity scale,DOSS)是根据患者进食行为和过程来评估患者吞咽困难的严重程度以及预后的方式。

临床工作中,经常使用舌压测量仪测量最大舌压,使用舌压作为吞咽肌肉力量的替代指标,小于20kPa的舌压代表低吞咽肌肉力量。表面肌电图(surface electromyography,sEMG)也用于评估浅表吞咽肌肉的功能,分析吞咽相关肌群活动时的频率、时间、振幅等,但无法掌握深层肌肉的功能状况,想要获得形态较小肌肉的情况也存在一定的困难。高分辨率测压(high resolutionesophageal manometry,HRM)是通过测量胃肠道的腔内压力来评估吞咽困难,正常情况下,在吞咽过程中,食团上端管括约肌压力降低,当食管上括约肌压力增加会导致食团运输受损,从而影响吞咽的过程。超声检查和磁共振检查在临床上并不常用。超声检查通过超声波对吞咽过程中的问题进行观察和分析,普遍用于口腔期舌头的观察。但由于咽部和食管生理构造的特殊性,使得超声检查对吞咽相关肌肉的观察不太理想。磁共振检查是评估吞咽相关肌肉质量和邻近结构的工具,可以用来评估吞咽相关肌肉的厚度、咽腔大小,以及肌肉内脂肪浸润情况,但其价格昂贵并不普遍适用于临床工作。

目前评估吞咽困难的金标准是吞咽造影录像检查（video fluoroscopic swallowing study, VFSS），通过侧位及前后位成像对吞咽的不同阶段进行评估，显示吞咽的动态过程，了解患者吞咽功能和解剖结构有无异常，判断是否存在吞咽困难。但 VFSS 因其要接受放射线，且评估过程时间较长，通常不适用于危重患者。

肌少性吞咽困难工作组（Working Group on Sarcopenic Dysphagia）提出的肌少性吞咽困难 5 步诊断流程是唯一可靠且经过验证的肌少性吞咽困难诊断方法（图 39-1）。该诊断方法将肌少性吞咽困难划分为 3 类，包括可能的肌少性吞咽困难（possible sarcopenic dysphagia），很可能的肌少性吞咽困难（probable sarcopenic dysphagia）以及不可能的肌少性吞咽困难（no sarcopenic dysphagia）。我们可以用这种方式来评估患者肌少症与吞咽困难之间的关系。

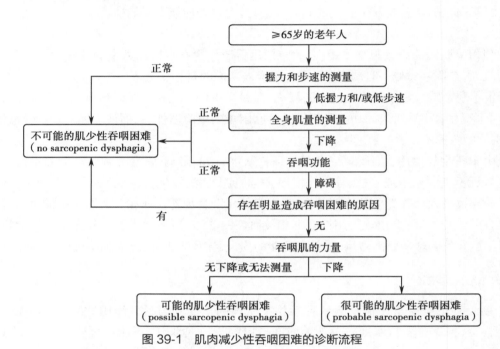

图 39-1　肌肉减少性吞咽困难的诊断流程

三、防治

对于肌少性吞咽困难的防治，主要包括两大方面，包括对于肌少症的防治以及对吞咽困难后的康复训练。

首先最重要的就是营养支持。营养不良是肌少性吞咽困难的危险因素，因此增加营养非常必要。有数据表明，82 例 65 岁及以上无吞咽困难且限制口服摄入超过 2 天的住院患者中，其中 63 例出现全身肌肉的减少，21 例出现肌少性吞咽困难。蛋白质和氨基酸的膳食补充剂有助于改善肌肉质量，对肌少性吞咽困难的防治具有重要意义。肌少性吞咽困难患者食物的选择、进食量以及进食姿势在一定程度上也会影响营养的吸收。一般情况下，建议吞咽困难的患者以流质及糊状食物为主。进食量一般每口 3mL~4mL 为宜。进食速度要慢，且要增加咀嚼次数。卧床患者进食时床头需抬高 30° 左右，普通患者一般取坐位进食，头稍前倾，进食后保持原进食体位大于半小时，尽量保持上身挺直，防止胃内的食物反流。对于长期卧床老年患者，其营养支持的重点在于预防误吸、防止脱水以及纠正营养不良，主要的干预方式包括管饲进食和经口进食，但也需要考虑不同患者的吞咽能力，随着治疗的进展，不断调整营养的摄入方式。

适量的运动训练对肌少性吞咽困难的康复十分重要。老年人可以根据自身情况选择适宜的体力活动，避免因长期卧床以及绝对静养引起或加重肌少症，适当的舌及颈部肌肉强化练习有助于吞咽相关肌肉的恢复。抗阻训练被认为是预防肌肉萎缩并且改善肌力的有效方法。舌压抗阻训练（tongue-pressure resistance training, TPRT）可以增加舌肌强度，改善舌头灵活性。患者舌头上抬至上腭，唇闭合状态下保持

10秒,随后休息10秒,重复5次,每天完成2次,研究表明,持续1个月后,TPRT可同时改善舌肌和舌骨上肌功能。Shaker训练也称抬头练习,是通过刺激舌骨上肌收缩使喉上抬,促进食管上端括约肌开放,改善吞咽功能。下颏抗阻力训练(chin tuck against resistance,CTAR)是在Shaker训练的基础上提出的一种新的锻炼方法。等长收缩CTAR训练是患者端坐在椅子上,将充气皮球放在下颏和胸骨柄之间,患者内收下颏,持续挤压皮球60秒,然后休息60秒,反复3次;等张收缩CTAR训练是连续挤压皮球,颈部及下颌配合进行交替挤压皮球和放松挤压运动,反复30次。每天分别完成2组。有研究表明,吞咽困难与低抬头力量独立相关,CTAR可以加强舌骨上肌群的收缩力,有效改善吞咽功能。因此,加强患者的抬头力量也是治疗肌少症相关吞咽困难的一种有效方法。

根据综合性的吞咽困难评估方式,早期发现吞咽困难,尽早进行人为干预,防止肌少性吞咽困难的发生。KT指数(the Kuchi-Kara Taberu index)(表39-2)是一种全面评估进食及吞咽功能的工具,其中包括13个评估项目,每个项目以5分制进行评分,医务人员可以根据患者日常护理的需求,识别需要专业评估和治疗的临床症状,确定患者的弱势项目并进行干预,鼓励有进食和吞咽问题的人早期经口摄入,防止吞咽困难的发生。对于一些疾病早期予以药物治疗,预防肌少症,是从根源上减少肌少性吞咽困难发生的有效措施。老年患者常见的牙齿脱落和口腔卫生差的问题,也会降低咀嚼效率,导致食团形成不良,最终难以输送到咽部进行吞咽,因此解决相关口腔问题对于防治肌少性吞咽困难也具有重要意义。

表39-2 KT指数

评估项目
进食意愿
整体状况
呼吸状况
口腔状况
进食时的认知功能
口腔准备和推进期
咽部吞咽困难的严重程度
进食时的姿势和耐力
进食行为
日常活动能力
食物摄入量
食物改良
营养

肌少症和吞咽困难均属于老年综合征,对老年患者的身体和心理影响显著,导致许多不良后果的发生。肌少症和吞咽困难两者相互影响,互为因果。肌少症会导致吞咽肌肉的质量和功能下降,而吞咽困难会导致机体发生营养不良,继而引起或加重肌少症,两者存在着一定的恶性循环。因此我们必须予以足够重视,早期防治,避免产生临床不良结局。

(夏文静 肖 谦)

参 考 文 献

1. 李梦玲, 王艳娟, 冯辉. 一种新的概念: 肌少性吞咽障碍. 实用老年医学, 2021, 35 (1): 90-94.

2. Azzolino D, Damanti S, Bertagnoli L, et al. Sarcopenia and swallowing disorders in older people. Aging Clin Exp Res, 2019, 31 (6): 799-805.

3. Chen KC, Lee TM, Wu WT, et al. Assessment of Tongue Strength in Sarcopenia and Sarcopenic Dysphagia: A Systematic Review and Meta-Analysis. Front Nutr, 2021, 8: 684840.

4. Chen KC, Jeng Y, Wu WT, et al. Sarcopenic Dysphagia: A Narrative Review from Diagnosis to Intervention. Nutrients, 2021, 13 (11): 4043.

5. Wakabayashi H, Kishima M, Itoda M, et al. Japanese Working Group on Sarcopenic Dysphagia. Diagnosis and Treatment of Sarcopenic Dysphagia: A Scoping Review. Dysphagia, 2021, 36 (3): 523-531.

第四十章 肌少症与睡眠障碍

睡眠障碍是指睡眠的始发或/和维持发生障碍,导致睡眠时间或睡眠质量不能满足个体的生理需要,并且影响日间功能的综合征。美国睡眠医学学会编制的国际睡眠障碍分类(international classification of sleep disorders,ICSD)将睡眠障碍分为如下几类:①失眠;②呼吸相关性睡眠障碍;③中枢性嗜睡症;④昼夜节律性睡眠障碍;⑤异态睡眠;⑥睡眠肢体过动症。睡眠障碍目前多采用匹兹堡睡眠质量指数(Pittsburgh sleep quality index,PSQI)来评估睡眠质量和通过问卷调查睡眠时长。匹兹堡睡眠质量指数中0~5:睡眠质量很好;6~10:睡眠质量还行;11~15:睡眠质量一般;16~21:睡眠质量差。

睡眠障碍在老年人中很常见,在韩国、日本、荷兰、西班牙等多国的研究中,60岁以上老年人睡眠障碍患病率约为30%~40%。我国的一项研究显示,老年男性睡眠障碍患病率为49.2%。肌少症是一种增龄性疾病,累及全身骨骼肌,可导致跌倒等多种不良结局,60岁~70岁人群肌少症患病率约12%,≥80岁的人群肌少症患病率接近30%。睡眠障碍与肌少症的发生率都随着年龄的增长而增加,两者有相同的危险因素,比如:较少的体力活动。两者都会造成相类似的不良后果,比如:器官功能损害、生活质量差甚至死亡。因此,睡眠障碍和肌少症之间可能存在潜在的联系。

一、流行病学

由于目前缺少大规模调查以及研究方法的不同,关于睡眠障碍与肌少症的共患率尚无明确的结论。根据2020年日本一项肌少症与失眠相关的研究,1 592名大于65岁的老年人中睡眠障碍和肌少症的共患率约12.1%。我国的一项研究中,肌少症与睡眠障碍的共患率约7.4%。

虽然近年来关于肌少症与睡眠障碍的研究日益增多,但关于这两种疾病之间关系的证据仍相对较少,大多数试验局限于睡眠时间与肌少症之间的关系。目前认为睡眠时间与肌少症之间存在U型关系:与正常睡眠时间(6~8小时)人群相比,短睡眠时间(<6小时)和长睡眠时间(>8小时)人群中患肌少症的风险较高。中国四川一项针对社区老年人睡眠时间的研究中,自我报告的睡眠时间与肌少症之间存在U型关系:与睡眠时间正常的老年女性相比,短睡眠时间者患肌少症的风险增加了4倍以上,而长睡眠时间者患肌少症的风险增加了3倍以上。中国台湾一项针对社区老年人的研究中,也得出了这种U型关系,而且显示出了性别差异,女性睡眠时间与肌少症的联系更加显著,这可能与绝经后女性体内激素变化有关。

一项基于2008年~2011年韩国全国性国民健康营养调查数据分析显示长睡眠时间(≥9小时)更易患肌少症。西班牙一项类似的研究仅发现了短睡眠时间与肌少症可能相关。

睡眠质量也与肌少症密切关联。在2017年荷兰一项队列研究中,除了发现较晚的睡眠时间与肌少症联系紧密,还发现睡眠质量的下降与肌少症的患病率呈正相关,而且这种相关性在绝经后女性中更为明显,PSQI得分每上升一个层次表明睡眠质量下降,患肌少症的风险就会增加10%。

不仅是睡眠时间、睡眠质量与肌少症存在密切关系,睡眠昼夜节律也与肌少症相关。韩国一项具有全国代表性的队列研究,显示出轮班工人中肌少症的患病率比从未经历过轮班工作的人明显增高;与定期的轮班工作相比,不定期轮班工作的工人患肌少症的概率更高,说明与轮班工作相关的昼夜节律紊乱可能会增加肌少症的风险。但该研究中,睡眠时间与肌少症并没有被证实有相关性。

2021 年巴西的一项研究发现阻塞性睡眠呼吸暂停综合征与肌少症和肥胖相关,但在排除混杂因素后,无论是短睡眠时间还是长睡眠时间与肌少症都没有明显的联系。日本的一项研究中,认为肌少症与睡眠启动/维持困难相关,而与睡眠时间无关。

二、肌少症与睡眠障碍的相互影响及机制

睡眠障碍与肌少症之间存在潜在关联,虽然介导这种联系的潜在机制还没有完全清楚,但肌少症与睡眠障碍的发病存在诸多相似的病理生理机制。可能与下列机制相关(图 40-1):

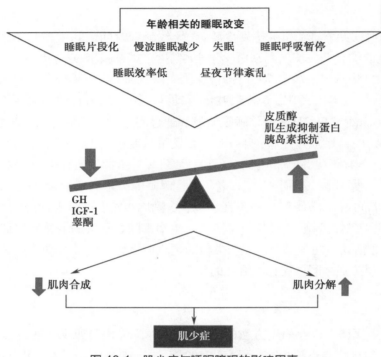

图 40-1 肌少症与睡眠障碍的影响因素

(一)激素

睡眠对激素有显著的调节作用。睡眠障碍会减少生长激素(growth hormone,GH)、睾酮的分泌,并增加皮质醇的水平。

1. **生长激素** 睡眠直接影响生长激素的分泌。虽然目前尚不清楚慢波睡眠是否刺激生长激素分泌,但是已经有研究证实慢波睡眠的持续时间与生长激素的分泌量直接相关。随着年龄的增长,老年人睡眠障碍的患病率增加,睡眠结构发生变化,包括入睡困难、总睡眠时间缩短、睡眠效率降低、睡眠片段化、失眠、睡眠呼吸暂停、昼夜节律紊乱以及慢波睡眠减少,这些睡眠结构的改变,尤其是慢波睡眠的持续时间可能会导致生长激素分泌减少。而生长激素减少会影响肌肉蛋白质的代谢,进而影响骨骼肌肌肉质量,与肌少症密切相关。

2. **睾酮** 睾酮水平本身与年龄密切相关,女性中,睾酮在 20 岁~45 岁时显著下降,男性 30 岁以后机体中可利用的睾酮水平每年下降 2%。睾酮的分泌受到下丘脑-脑垂体-肾上腺皮质轴(hypothalamic-pituitary-adrenal cortex axis,HPA 轴)和下丘脑-垂体-性腺轴(hypothalamic-pituitary-gonadal axis,HPG 轴)的调控,研究表明这与老年人常见的昼夜节律紊乱和睡眠障碍有关。另外,有研究指出睡眠不足会影响老年人 24 小时睾酮水平,且在睡眠中断后,睾酮水平恢复欠佳,而睾酮下降则与肌少症密切相关。

3. **皮质醇** 睡眠碎片化和快波睡眠时间减少可能会导致夜间皮质醇水平增高。睡眠不足和慢性失

眠与 HPA 轴过度活跃有关,而 HPA 轴过度活跃会引起促肾上腺皮质激素(adrenocorticotropic hormone, ACTH)和皮质醇的增高。而皮质醇可以通过增加肌肉退化和减少蛋白质合成而导致肌少症。

(二)胰岛素抵抗

胰岛素抵抗指胰岛素作用的靶器官(主要是肝脏、肌肉和脂肪组织)对胰岛素作用的敏感性降低。虽然目前已经有研究证实睡眠障碍与糖代谢受损有关,但具体机制尚不明确。有研究提出睡眠障碍可能与交感神经活动和夜间皮质醇水平增高相关,或间接通过食欲失调,导致体重增加和肥胖,而这是胰岛素抵抗的主要风险因素,胰岛素可促进肌肉合成代谢,抑制肌肉降解,胰岛素抵抗已被证实与肌少症有关。

(三)炎症反应

睡眠障碍可引起低级别炎症,炎症因子包括白细胞介素、肿瘤坏死因子和 C 反应蛋白表达的增加,通过氧化和蛋白水解酶途径使得肌肉组织合成代谢失衡,蛋白分解代谢增加,最终导致骨骼肌质量减少,从而导致肌少症的发生。

三、联合防治策略

肌少症与睡眠障碍的相互影响机制尚未完全明确,但现有证据提示夜间睡眠过短或过长与骨骼肌力量、功能和肌肉质量的损失密切相关,因此,改善睡眠可作为肌少症的一种干预措施。

(一)病因治疗

老年人睡眠障碍多数情况下和躯体疾病、药物影响、昼夜节律的变化有关。这种情况下,应找出老年人睡眠障碍的原因,积极治疗原发疾病,从而改善睡眠。

(二)非药物治疗

肌少症的治疗目前主要是生活方式的干预,包括运动和营养支持,而规律运动、饮食控制也作为改善睡眠障碍的生活方式的干预。此外,白天充足的光照也有利于改善睡眠。

1. **睡眠卫生教育**　包括生活方式的改变,如饮食控制、规律运动、减少兴奋剂和酒精的使用;控制干扰睡眠的环境因素,如噪声、光和温度等;避免白天午睡时间过长、过晚锻炼及大量进食夜宵;规律运动和白天充足的光照有利于改善睡眠。

2. **刺激控制疗法**　改善不利于睡眠的睡眠环境及床上行为,包括担心、阅读、使用智能手机或电视。对患者进行刺激控制的指导包括:①只有在感到困倦的时候才躺在床上;②尽量减少在卧室里保持清醒的活动;③睡眠活动只在卧室的床上,而不是沙发等其他地方;④醒来后马上离开卧室;⑤只有在感到困倦的时候才去卧室;⑥规律早起,不严格要求夜间睡眠时间;⑦白天不要小睡。

3. **睡眠限制疗法**　睡眠限制疗法缩短卧床清醒时间,增加入睡的驱动力以提高睡眠效率,但仍需保持每日睡眠时间不少于 5 小时。当睡眠效率超过 90% 的情况下可增加 15 分钟的卧床时间;当睡眠效率低于 85% 时则减 15 分钟卧床时间;睡眠效率在 85%~90% 之间,卧床时间不变。

4. **放松疗法和想象**　①渐进式肌肉放松训练;②自体训练(通过一系列练习将注意力集中在身体的特定身体感觉上,从而使身心得到放松);③缓慢、深沉、有自我意识地呼吸;④想象(愉快的想象可以舒缓心情,更易进入睡眠状态)。

5. **失眠认知行为治疗**(cognitive behavioral therapy for insomnia,CBTI)　这是专门针对失眠症的一种非药物治疗方案,包括纠正失眠症相关认知扭曲和误解的认知方法,如刺激控制,睡眠限制等行为方法以及睡眠卫生教育等方法。

(三)药物治疗

药物治疗的原则是按需、间断、足量、个体化。药物治疗的目的是缓解症状,改善睡眠质量和 / 或延长有效睡眠时间,缩短睡眠潜伏期,减少入睡后觉醒。临床常用于治疗失眠的药物包括:苯二氮䓬类受体激动剂、褪黑素受体激动剂、食欲素受体激动剂、抗精神病药物及具有催眠效应的抗抑郁药物。

对于失眠患者,美国睡眠医学会推荐的一般用药顺序为:①短、中效非苯二氮䓬受体激动剂(包括酒石酸唑吡坦、右佐匹克隆、扎来普隆）或褪黑素受体激动剂；②其他苯二氮䓬受体激动剂或褪黑素受体激动剂；③具有镇静作用的抗抑郁药（如米氮平、曲唑酮、氟伏沙明和多塞平），尤其适用于伴有抑郁（或）焦虑障碍的失眠患者；④联合使用苯二氮䓬受体激动剂和具有镇静作用的抗抑郁药；⑤抗癫痫药、抗精神病药不作首选，仅适用特殊情况和人群；⑥巴比妥、水合氯醛虽被美国食品药品监督管理局批准治疗失眠，但临床不推荐；⑦非处方药，如抗组胺药常用于失眠自我处理，临床并不推荐；⑧食欲素受体拮抗剂中的Suvorexant 已被美国食品药品监督管理局批准用于失眠的治疗。

（四）综合治疗方式

首选认知行为疗法和非苯二氮䓬类受体激动剂（或褪黑素受体激动剂）组合治疗。如果短期控制症状，则逐步减停非苯二氮䓬类受体激动剂；否则需要每个月定期评估临床症状，每 6 个月全面评估睡眠情况，以判定是否继续使用非苯二氮䓬类受体激动剂。治疗全程中，尽可能间断使用非苯二氮䓬类受体激动剂，并持续保持认知行为疗法干预。

（郑　坤　夏　丽）

参 考 文 献

1. 中华医学会神经病学分会, 中华医学会神经病学分会睡眠障碍学组. 中国成人失眠诊断与治疗指南 (2017). 中华神经科杂志, 2018, 51 (5): 324-335.

2. Piovezan RD, Abucham J, Dos Santos RV, et al. The impact of sleep on age-related sarcopenia: possible connections and clinical implications. Ageing Res Rev, 2015, 23 (PtB): 210-220.

3. Fábrega-Cuadros R, Cruz-Díaz D, Martínez-Amat A, et al. Associations of sleep and depression with obesity and sarcopenia in middle-aged and older adults. Maturitas, 2020, 142: 1-7.

4. Lucassen EA, de Mutsert R, le Cessie S, et al. Poor sleep quality and later sleep timing are risk factors for osteopenia and sarcopenia in middle-aged men and women: the NEO study. Plos One, 2017, 12 (5): e0176685.

5. Chien MY, Wang LY, Chen HC. The Relationship of Sleep Duration with Obesity and Sarcopenia in Community-Dwelling Older Adults. Gerontology, 2015, 61 (5): 399-406.

第四十一章 肌少症与慢性疼痛

疼痛被定义为一种与实际或潜在的组织损伤相关的不愉快的感觉和情绪情感体验,或与此相似的经历。慢性疼痛(chronic pain,CP)是指持续或者反复发作超过 3 个月的疼痛。2018 年,世界卫生组织重新修订了国际疾病分类(international classification of disease,ICD)-11 并首次将慢性疼痛作为一种独立疾病列入分类目录。ICD-11 还制定了一套全新实用的慢性疼痛分类方法,将慢性疼痛分为慢性原发性疼痛、慢性癌症相关性疼痛、慢性术后和创伤后疼痛、慢性继发性肌肉骨骼疼痛、慢性继发性内脏痛、慢性神经病理性疼痛和慢性继发性头痛或颌面痛七大类。慢性疼痛几乎没有任何益处,它是导致残疾的主要原因。慢性疼痛的患者通常伴随着长期的经济消耗和工作能力下降,并与较高的离婚率和自杀率相关,慢性疼痛还增加了药物滥用的风险。在控制其他变量时,慢性疼痛与预期寿命缩短有关,一项纳入超过 10 000 名癌症患者的系统综述和荟萃分析发现,重度疼痛患者的平均生存时间为 27 个月,而无疼痛患者的平均生存时间为 71 个月。

一、流行病学

慢性疼痛的总体患病率很高,患病率的差异受收入水平、年龄、性别、疼痛评价标准等多方面的影响。美国疾病预防控制中心研究显示,2016 年美国慢性疼痛的患病率在 11%~40% 之间;一项英国系统性综述报告显示英国慢性疼痛总体患病率为 43.5%,中度至重度致残性疼痛的患病率为 10.4%~14.3%;一项纳入 28 个低中等收入国家共 122 项研究的系统综述显示,慢性疼痛在普通成年人群中的患病率为 33%,在普通老年人群中的患病率为 56%,腰背痛的患病率分别为 18% 和 31%,头痛患病率分别为 39% 和 49%,肌肉骨骼疼痛患病率分别为 26% 和 39%,关节痛患病率分别为 14% 和 42%,广泛疼痛的患病率分别为 14% 和 22%。这 122 项报道中,有 50 篇描述了疼痛与残疾相关,40 篇与性别相关,34 篇与年龄相关,36 篇与抑郁症相关,19 篇与焦虑症相关,13 篇与躯体不适相关。目前国内缺乏对于慢性疼痛大样本多中心的流行病学调查,一项对中国 31 个地区的 9 357 名受试者调查显示慢性疼痛的患病率为 31.54%;一项对四川地区 1 381 名老年人的研究报道老年人慢性疼痛的患病率为 57.3%。

总的来说,老年人罹患慢性疼痛和肌少症的风险更高,且慢性疼痛的患病率高于肌少症。慢性疼痛的患者患肌少症的风险增加,而肌少症患者患慢性疼痛的风险也增加。一项对 1 452 名年龄 ≥ 70 岁的社区居住男性进行为期 5 年的前瞻性研究显示,有慢性疼痛的老年男性发生肌少症和残疾的风险增加;另一项对 2 928 名 70 岁 ~79 岁基线水平功能良好的成年人进行长达 9 年的跟踪随访研究,慢性疼痛、体重指数(body mass index,BMI)和身体活动情况是影响正常成年人是否进展为肌少症的决定性因素,研究发现慢性疼痛以及较高的 BMI 预示着向肌少症的转变,而适度的身体活动预示着从肌少症到更正常状态的转变。由此可见,尽管不是独立危险因素,慢性疼痛确实是诱导肌少症发生的重要危险因素,因此,报告慢性疼痛的患者有必要进行肌少症的评估。

二、发病机制

慢性疼痛引起老年人功能衰退、衰弱、独立性丧失、生活质量下降,与老年人的残疾风险增加、住院率和死亡率增高相关,而肌少症也与残疾和衰弱密切相关,这些不良事件可能在肌少症与慢性疼痛的关联中起桥梁作用。目前,肌少症和慢性疼痛之间的因果关系以及两者之间相互影响的机制仍不清楚,然而已经提出了几种猜想来解释两者之间的关系,包括废用性萎缩、神经传导调节、炎症和氧化应激、遗传因素等方面。

首先,慢性疼痛患者的运动积极性会大大下降,因为他们通常恐惧并逃避引发疼痛的运动,从而陷入焦虑、回避、残疾和疼痛加剧的恶性循环,因此,运动量减少导致的废用性萎缩可能是慢性疼痛患者更容易进展为肌少症的原因之一。其次,慢性关节损伤会降低股四头肌运动神经元的兴奋性,并降低股四头肌本体感觉的敏锐度,因此,来自疼痛关节的传入信号可能无法引起相关骨骼肌的正常运动传出,从而导致肌肉无力和废用性萎缩。此外,骨骼肌力量和完整性在关节对齐中起着重要作用,骨骼肌质量与力量下降可能会导致关节半脱位、关节损伤和退行性变,从而引发慢性疼痛。炎症及氧化应激引起肌细胞死亡增加,再生受损,是引起肌少症的重要分子机制,研究表明慢性疼痛患者促炎细胞因子例如白细胞介素(interleukin,IL)-1、IL-6 及肿瘤坏死因子(tumor necrosis factor,TNF)-α 增加。此外,遗传因素可能与肌少症和慢性疼痛有关,HFE 基因 C282Y 纯合子与老年人肌少症、衰弱和慢性疼痛有关,与常见的"野生型"基因型相比,C282Y 纯合子报告慢性疼痛的可能性增加,罹患肌少症的可能性上升。

三、与肌少症相关的慢性疼痛类型

鉴于肌少症和慢性肌肉骨骼疼痛(chronic musculoskeletal pain,CMSP)多见于老年人群,因此目前的研究主要集中在慢性肌肉骨骼疼痛与肌少症之间的关系,与肌少症具有相关性的慢性疼痛类型主要包括慢性腰背痛、慢性关节痛以及纤维肌痛,上述也是除了头痛之外老年人群最常见的疼痛部位。

(一)慢性腰背痛与肌少症

慢性腰背痛(chronic low back pain,CLBP)指反复持续 3 个月及以上的从背部肋缘到臀沟之间的疼痛,它是慢性肌肉骨骼疼痛最主要的原因。CLBP 的患病率很高,且随年龄的增长而增加,据报道超过三分之一的社区老人患有 CLBP。CLBP 导致患者骨骼肌质量和功能下降的风险增加,老年 CLBP 患者骨骼肌质量指数显著低于非 CLBP 患者,不仅如此,CLBP 患者的附肢骨骼肌指数(appendicular skeletal muscle index,ASMI)、肌肉横截面积(cross sectional area,CSA)、椎旁肌脂肪浸润率、腰伸肌力均显著低于非 CLBP 患者,CLBP 患者的相对握力也显著低于非 CLBP 患者。

CLBP 导致的骨骼肌质量和功能下降与疼痛的严重程度相关,如果疼痛具有足够的侵入性或持续性以致减少日常活动,就会导致肌少症和残疾的发展,有研究表明支撑骨盆或腰椎的肌肉(如躯干和四肢肌肉)质量下降与脊柱畸形的进展以及腰背痛增加有关,同样,另一项研究也报道躯干肌肉质量和残疾风险与疼痛程度评分显著相关。从心理层面上看,灾难性的疼痛可能是导致肌少症最相关的心理因素。不过也有报道显示有肌少症的背痛组和没有肌少症的背痛组间疼痛程度没有显著差异,肌少症患者的腰痛和腿痛没有增加。

用于缓解老年肌少症的治疗方法,例如肌肉功能锻炼,可能是治疗或预防老年 CLBP 的潜在方法,研究表明,每天步行>45 分钟可以减少椎旁肌肉损失,并降低跌倒、背痛和肌少症的风险。

(二)慢性关节痛与肌少症

肌少症的发生发展与老年人身体残疾和下肢大关节活动障碍密切相关。慢性关节痛也是发生肌少症的重要风险因素,反之,肌少症也可能会加剧下肢疼痛患者的运动功能下降,以及增加其跌倒和骨折的风险。

有文章报道,患有慢性膝关节疼痛及髋关节疼痛的老年女性下肢力量和下肢肌肉质量的下降幅度大于无疼痛女性,但未观察到慢性关节痛对男性肌少症相关结果的影响,然而这篇文章并未分析患者的关节影像学改变,因为骨关节炎会增加肌少症的发生风险,女性由于激素的影响,其发生骨质疏松和骨关节炎的概率高于男性,这似乎也可以部分解释此结果,因此,这篇文章无法解释肌少症的发生风险增高究竟归因于骨关节炎还是疼痛。另有研究表明,膝关节痛女性患者的肌肉质量显著低于没有膝关节疼痛的女性患者,并且认为较低的肌肉质量可能是轻度影像学表现的膝关节炎患者膝关节疼痛的危险因素,具体而言,即在轻度关节炎的情况下,肌少症患者发生疼痛的风险高于非肌少症患者。还有研究表明,无论是否有膝关节炎的影像学表现,握力和下肢肌肉力量都与膝关节炎患者的疼痛评分有关。患有膝关节疼痛的男性出现行动不便和跌倒的可能性增加,并且表现出较低的膝关节肌肉力量。

因此,评估患者的疼痛和肌少症可能有助于风险评估和治疗,而改善肌少症的干预措施,如蛋白饮食加运动可以改善骨关节炎患者的疼痛。

(三) 纤维肌痛和肌少症

纤维肌痛(fibromyalgia,FM)是一种关节外风湿性疾病,其特点是慢性广泛性疼痛、睡眠障碍、身体疲惫和认知困难。FM 患者的体力活动减少,久坐率增加。与正常肌肉不同,FM 患者的肌肉纤维由网状或弹性纤维网络连接。通过对 12 例无任何外伤史的原发性 FM 患者肌肉活检显示,7 名患者表现出 Ⅱ 型肌纤维萎缩,5 名患者表现出 Ⅰ 型肌纤维"虫蛀样"改变,而在电子显微镜下所有病例均显示节段性肌纤维坏死伴脂质和糖原沉积以及肌膜下线粒体积聚。

尽管引起纤维肌痛的发病机制尚不清楚,可能与疼痛调节障碍和中枢敏化障碍有关,但线粒体功能障碍和活性氧中间物(reactive oxygen intermediate,ROI)的过度产生是其重要特征。而脂质沉积、肌纤维化、线粒体功能障碍以及活性氧(reactive oxygen species,ROS)超载也是肌少症的重要病理生理学改变,因此,纤维肌痛和肌少症病理生理学变化有一定的重叠性。有研究表明 FM 患者只表现出肌肉功能显著降低,而肌肉质量没有任何损失,也有报道 FM 患者握力和步行速度均显著低于正常对照组,不仅如此,其骨骼肌质量、体重指数、握力和步行速度的下降均与疼痛程度显著相关。诱发及加重肌少症的风险因素,如缺乏运动、超重或肥胖,也是引发 FM 的危险因素,一项针对挪威女性的纵向社区研究表明,超重或肥胖的女性比体重正常的女性患 FM 的可能性升高 60% 至 70%,改善肌少症的干预措施如体育活动减少了 FM 的发生风险。

(廖芷吟)

参 考 文 献

1. Jackson T, Thomas S, Stabile V, et al. Prevalence of chronic pain in low-income and middle-income countries: a systematic review and meta-analysis. Lancet (London, England), 2015, 385 Suppl 2: S10.

2. Nakagawa M, Kawakami M, Teraguchi M, et al. Influence of Sarcopenia on the Effect of Exercise Therapy for Elderly Patients with Chronic Low Back Pain. Spine surgery and related research, 2020, 4 (3): 247-255.

3. Scott D, Blyth F, Naganathan V, et al. Prospective associations of chronic and intrusive pain with sarcopenia and physical disability amongst older Australian men: The Concord Health and Ageing in Men Project. Experimental gerontology, 2021, 153: 111501.

4. Tamosauskaite J, Atkins JL, Pilling LC, et al. Hereditary Hemochromatosis Associations with Frailty, Sarcopenia and Chronic Pain: Evidence from 200975 Older UK Biobank Participants. The journals of gerontology, Series A, Biological sciences and medical sciences, 2019, 74 (3): 337-342.

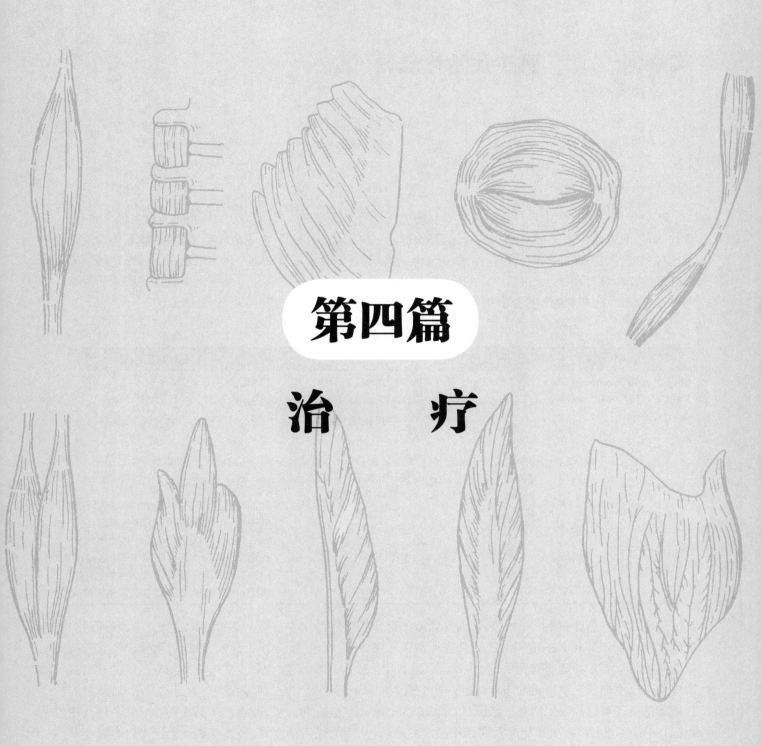

第四篇

治　疗

第四十二章 肌少症治疗总论

肌少症是衰老过程中各种致病因素参与的进行性骨骼肌丧失。导致肌少症可能的病理生理机制有：营养不良、激素水平紊乱、慢性炎症、氧化应激、神经系统退化、细胞凋亡、蛋白质合成障碍、线粒体功能障碍、卫星细胞凋亡和端粒酶障碍等。增龄与衰老是客观规律，目前没有证据显示可以通过干预来逆转衰老所导致的肌少症。所以，针对肌少症的治疗基本都从继发因素着手。从全面的眼光来看继发因素所导致的肌少症，肌少症理想的治疗需要覆盖其所有的发病机制和调节可能的激素紊乱（见表42-1）。

表 42-1　肌少症以病人为中心的管理

早期识别	一级预防	二级预防	三级预防
肌少症五项（sarcopenia-five，SARC-F）量表、ISHII（Ishii score chart）筛查测试	运动 适量的蛋白质摄入	抗阻力训练 当25（OH）维生素D降低时：每日补充1 000IU维生素D	物理治疗 职业疗法
	对于所有住院患者都需要进行足够的抗阻力训练（包括ICU患者）	如需低蛋白饮食：亮氨酸增强型必需氨基酸补充剂或者HMβ补充剂 男性雄激素功能减退：补充睾酮	吞咽功能时进行语言治疗 提供足够的蛋白质 控制好慢阻肺、慢性心衰、糖尿病等基础疾病；排除恶病质：通过血清白蛋白及C反应蛋白等指标鉴别；排除蛋白质代谢障碍：厌食症或吸收障碍；寻找可以逆转的病因；补充足够的热量；药物展望：阿拉莫林、肌生成抑制蛋白抗体

运动疗法在肌少症的干预中最为重要且需要贯穿肌少症治疗的全程。真实世界的研究方面，通过对近年来肌少症治疗相关的随机对照研究进行系统回顾，其中就包含了运动、营养支持、运动辅以营养支持以及药物治疗等多项随机对照研究，结果显示运动疗法最为有效，表现为肌少症患者单纯有足够的运动或锻炼就可以增加四肢肌肉量和步行速度。其中最为推荐的运动模式有抗阻运动、有氧运动及平衡性训练。抗阻运动不仅可以改善肌肉功能，还可以减少跌倒、增加骨密度、骨强度，改善机体的心肺功能和各种代谢指标；有氧运动可以减少体脂率及肌肉中浸润的脂肪，从而增强活动能力，另外有氧运动还可以改善心肺功能和体内炎症反应，这也会提高机体的运动能力；平衡功能训练可以帮助老年人维持正常日常活动能力、预防跌倒等。

营养支持方面，荟萃分析汇总了12个随机对照研究，包含了肌少症患者和非肌少症人群，分析显示单独给予营养支持也可以改善肌肉质量、肌肉力量和步行速度。研究显示通过增加必需氨基酸的摄入，肌少症受试者的膝部伸展有所增加。现有证据表明，在运动基础上联合营养支持可以改善肌肉力量和功能，但对肌肉质量的改善各不相同。

老年患者的营养不良和肌少症经常重叠,营养不良在肌少症的发病机制中起关键作用,因此预防和治疗肌少症的主要措施之一是补充充足的营养。营养的质量和数量对于支持肌肉合成代谢、减少分解代谢和改善预后都是必不可少的,营养干预能够降低肌少症发病率。作为预防和治疗的基本原则,首先必须满足个人的热量需求,否则所有其他营养支持措施都将无效。营养治疗的关键是早期和持续的干预,特别强调摄入足够蛋白质、维生素 D、抗氧化营养素和长链多不饱和脂肪酸。在蛋白质摄入方面 WHO 仍然建议健康老年人蛋白质摄入量为 0.8g/(kg·d),但一些国际工作组的推荐量为 (1.0~1.2)g/(kg·d),有些患者甚至可能需要更高的摄入量,另外具有高亮氨酸含量的蛋白质,如乳清蛋白,似乎对肌肉蛋白质合成有额外的积极影响;在老年人群中,维生素 D 缺乏症在世界各地普遍存在,补充维生素 D 通过诱导肌肉蛋白质合成和肌生成来增加 Ⅱ 型纤维的数量和直径,从而增加肌肉力量和更好的神经肌肉性能,临床医生应筛查肌少症患者的维生素 D 水平,提倡对维生素 D 缺乏或不足的老年人口服补充;骨骼肌是氧化损伤的重点器官,维生素 E 可以减少糖基化终末产物,可能会延缓或预防老年人的肌肉萎缩;维生素 C 是另一种抗氧化剂,维生素 C 和 E 的组合可以为老年肌肉提供稳定的抗氧化剂供应,从而减少肌肉萎缩;从膳食脂肪中获得的脂肪酸是肌肉的重要能量来源,脂肪是肌细胞膜的重要成分,有证据显示补充 ω-3 长链多不饱和脂肪酸和鱼油制剂对老年人的肌肉力量和功能参数有积极影响;在微量元素补充方面,镁、硒和钙似乎是最有希望预防和/或治疗肌少症的矿物质。在饮食模式上,间歇性禁食的地中海饮食模式、生酮饮食、停止高血压的饮食方法(dietary approaches to stop hypertension,DASH)、卡路里限制饮食、高蛋白摄入的低热量饮食均有证据对肌少症或肌少症性肥胖有益。

在肌少症的药物治疗中,药物干预获益的证据相较于运动和营养疗法少,虽然有多个药物正在进行临床试验,但目前仍没有批准上市的治疗肌少症的药物。各项研究显示综合各种治疗措施有改善肌少症的作用,但目前干预超过三个月的研究结果并不理想。药物研究方面,选择性雄激素受体调节剂对肌肉质量增长有效,但无法观察到它对肌肉力量或者肌肉功能的作用。目前已经有一些前期药物试验提示肌生成抑制蛋白中和抗体和激活素 ⅡB 受体阻断剂能显著提高四肢肌肉量和某些方面的肌肉功能,但是仍需要后续的研究加以验证。

在评估治疗有效性方面,目前对于干预的预期治疗结果存在着如下争议:①以逆转肌少症状态(从肌少症逆转为非肌少症)为目标;②以肌少症诊断标准的某些参数(肌肉质量、力量和运动能力)改善到正常值为目标。2018 年,欧洲肌少症工作组对肌少症的定义进行了更新,强调评估肌少症时需优先评估"肌肉功能"而不是评估"肌肉质量",这种转变也顺应老年医学发展的趋势,更注重器官功能的维护,即更关注影响生活质量的老年综合征、躯体状态,而非某种疾病。随着循证证据的增加,肌少症治疗的目标也会不断更新和完善。

(徐凌杰)

参 考 文 献

1. Jadczak AD, Makwana N, Luscombe-Marsh N, et al. Effectiveness of exercise interventions on physical function in community-dwelling frail older people: an umbrella review of systematic reviews. JBI Database System Rev Implement Rep, 2018, 16 (3): 752-775.

2. Mori H, Tokuda Y. Effect of whey protein supplementation after resistance exercise on the muscle mass and physical function of healthy older women: A randomized controlled trial. Geriatr Gerontol Int, 2018, 18 (9): 1398-1404.

3. Takeuchi I, Yoshimura Y, Shimazu S, et al. Effects of branched-chain amino acids and vitamin D supplementation on physical function, muscle mass and strength, and nutritional status in sarcopenic older adults undergoing hospital-based rehabilitation: A

multicenter randomized controlled trial. Geriatr Gerontol Int, 2019, 19 (1): 12-17.

4. Yoshimura Y, Bise T, Shimazu S, et al. Effects of a leucine-enriched amino acid supplement on muscle mass, muscle strength, and physical function in post-stroke patients with sarcopenia: A randomized controlled trial. Nutrition, 2019, 58: 1-6.

5. Zhu LY, Chan R, Kwok T, et al. Effects of exercise and nutrition supplementation in community-dwelling older Chinese people with sarcopenia: a randomized controlled trial. Age Ageing, 2019, 48 (2): 220-228.

第四十三章 肌少症的运动治疗

综合目前已有的最佳循证证据,肌少症的治疗以运动疗法为主,而且运动疗法需要覆盖肌少症预防和治疗的全程。运动对肌少症的单个组成部分(即肌肉力量,肌肉质量和数量以及体力活动)有积极影响。但目前用来改善肌少症的最合适的运动类型尚未得到统一的答案。

一、运动对于肌肉及肌少症的影响机制

运动系统的肌肉属于横纹肌,由于绝大部分附着于骨,故又名骨骼肌。骨骼肌是人体最大的组织器官,约占体重的 40%,每块肌肉都是具有一定形态、结构和功能的器官,有丰富的血管、淋巴分布,在躯体神经支配下收缩或舒张,进行随意运动。在骨和关节的配合下,通过骨骼肌的收缩和舒张,完成各种躯体运动。宏观层面,肌肉质量增长的过程,主要是肌肉肥大的过程,肌肉质量变化的过程可以简单形容为"用进废退"。微观层面,拉伸应力是抗阻运动期间机械感测蛋白变形的一个非常重要的触发因素,耐力运动则通过抑制肌肉蛋白质的分解代谢,从而对衰老肌肉的蛋白质平衡产生影响。

一方面,缺乏运动及肌肉的废用必然会导致肌肉质量及肌肉力量的减退。研究显示,卧床会引起肌肉质量和肌肉力量的减少,其中老年人减少的程度比年轻受试者更严重,长期卧床可能会通过影响哺乳动物雷帕霉素靶蛋白复合物 -1(mammalian target of rapamycin complex-1,mTORC1)信号和氨基酸转运蛋白含量来损伤机体对氨基酸的反应,从而影响肌肉蛋白的合成。即使健康老年人短期卧床,肌肉内 Toll 样受体 4、白细胞介素 -6、白细胞介素 -10、白细胞介素 -15 和核因子 κB(nuclear factor-κB,NF-κB)的表达都会升高,血清中 γ 干扰素和巨噬细胞炎性蛋白 -1β 含量增加,这些促炎递质表达的增加是急性疾病伴随的肌肉分解代谢响应的重要因素。

另一方面,与缺乏体力活动相比,保持积极体力活动的生活方式可以减少肌少症的发生,并防止体内脂肪堆积和减少体内的炎症反应。运动可以改善肌肉介导的胰岛素抵抗,改善线粒体的功能,改善老年受试者的神经与血管功能。运动会使肌肉细胞产生机械应力、导致其伸长,这种拉伸应力可能是肌肉变形、肥大的重要触发因素。在动物实验中可以观察到中年大鼠在经过 12 周的抗阻运动后会激活肌肉的 Akt/mTOR 信号系统、抑制 FoxO1/MuRF1 的表达。有氧运动不会影响 mTOR 信号系统,但会抑制 FoxO1/MuRF1 蛋白的表达并增加 AMPK/PGC-1α 表达。运动过程中产生的乳酸,也可影响肌肉分化,促进肌肉合成代谢。乳酸能够以 GPR81 乳酸受体依赖的方式诱导 C2C12 细胞合成信号、促进肌肉肥大,运动产生的乳酸与运动产生的机械刺激相互促进,形成有效的正反馈,促进肌肉的肥大。综合多个研究结果可以观察到,一方面不同年龄的受试者对运动疗法的反应各异,即运动疗法使年轻受试者较老年受试者增加了更多的肌肉质量和肌肉力量;另一方面,性别之间也有差异,这些差异表现在男性在运动后肌肉质量和肌肉力量的改善较女性更明显。

二、不同运动类型对肌少症的影响

运动疗法主要包含抗阻运动和有氧运动,另外还有柔韧性训练和平衡训练。

（一）抗阻运动

抗阻运动指肌肉克服一定阻力进行锻炼,其中包含了力量锻炼和耐力锻炼。抗阻运动可以促进肌肉肥大,提高肌肉力量和体力表现,研究显示这种提高与促进肌纤维肥大及预防肌纤维萎缩有关。抗阻运动还可以促进肌肉整体质量的增加,改善肌肉活动强度及能力,减缓增龄相关的肌肉减少,以及减少肌肉组织中的脂肪浸润。抗阻运动不仅可以改善肌肉功能,还可以减少跌倒、增加骨密度、骨强度,改善机体的心肺功能和各种代谢指标(如降低低密度脂蛋白、甘油三酯、血压,升高高密度脂蛋白,改善胰岛素敏感性等)。抗阻运动会使肌肉蛋白质合成急剧增加,并持续 72 小时,其中老年受试者比年轻受试者肌肉蛋白质合成率低,但两者增加率呈等比例升高。

遗憾的是,并不是所有研究的结果都支持抗阻运动的积极作用,各个临床研究显示出抗阻运动对肌肉质量和力量的改善程度效果各异。在微观层面,抗阻运动可以改善单个肌肉纤维的收缩特性,研究发现经过抗阻运动后年轻受试者与 74 岁老年受试者的肌肉质量都得以增加,但大于 85 岁的高龄人群中却未能观察到单个肌肉纤维功能的改善;宏观方面,在大于 85 岁的高龄人群的临床研究中也能观察到抗阻运动对肌肉质量与肌肉力量的改善,提示在不同年龄段机械负荷都会对肌肉产生积极影响,但也有研究显示经过抗阻运动后 80 多岁的老年受试者肌肉质量并没有增加。

目前,指南推荐每周在非连续的两日做 8 组 ~10 组的全身抗阻运动,根据基础情况选择中等强度或高等强度的训练,每组重复 8 次 ~12 次,组间休息 2 分钟(表 43-1)。锻炼方法最好选择涉及所有大肌群的抗阻运动(包括腿部、髋部、胸部、背部、腹部、肩部和上肢),并遵循循序渐进的原则逐渐加量,其中最简便的活动方式就是爬楼梯,其他常规的抗阻运动方式比如仰卧起坐、俯卧撑、屈曲 - 伸展大腿等都是有效且方便的。

（二）有氧运动

有氧运动指大肌肉群节律性和重复性的运动,有氧运动时肌肉主要通过有氧代谢为肌肉供能,这就需要机体有良好的心肺功能、足够的肌肉量和相对稳定的神经系统功能,常见的有氧运动就包括快步走、跑步、游泳、网球、有氧操、跳舞和自行车骑行等。正如上述有氧运动的条件与限制,增龄必然会导致有氧运动能力的下降,而且在健康及患病老年人中均有下降,原因一方面为老年人心肺功能、神经系统协调性和活动耐量下降,另一方面就是肌肉质量和肌肉力量、功能的下降,其中心肺功能、神经系统协调性和活动耐量的下降似乎对老年人有氧耐量的下降影响更大。研究显示有氧运动可以减低体脂率及肌肉中浸润的脂肪,从而增强活动能力;有氧运动也可以改善单个肌肉纤维的收缩特性,但却不能在大于 85 岁的高龄人群中观察到单个肌肉纤维功能的改善。另外,有氧运动还可以改善心肺功能和体内炎症反应,这也会提高机体的运动能力。综上所述及结合目前已有的证据,有氧运动对肌少症的改善有积极作用,但还需要更多的临床试验提供循证证据。

指南建议在有氧运动上对老年人和非老年人需要一视同仁,即可以进行每周 150 分钟的中等体力运动或进行每周 60 分钟的重度体力运动,运动强度需要视该老年人基础慢性疾病和躯体活动能力而定(表 43-1)。

（三）其他运动类型

柔韧性训练指在锻炼过程中使关节达到最大伸展幅度的锻炼方法,虽然有证据显示柔韧性训练可以改善健康结局,但在运动能力及步行速度下降的老年人中间过度伸展髋关节、膝关节及肘关节可能导致跌倒、骨折等不良事件。运动方面的指南建议一周进行 1 天 ~2 天中等强度的包含颈部、肩部、肘部、腰部、髋部、下肢和脚踝的柔韧性训练,最好与抗阻运动和有氧运动同时进行(表 43-1)。

增龄的过程往往会伴随体位性低血压、本体感觉受损、视力障碍、步行速度下降、行走姿势改变、神经反射调节迟钝等,上述种种情况均会导致老年人的平衡功能障碍。平衡功能训练可以帮助老年人维持正常日常活动能力、预防跌倒等。推荐有跌倒风险的老年人可以每周进行 3 天以上的平衡训练,训练过程依然要循序渐进逐渐加大强度,锻炼方法是在保证安全的情况下单脚站立、闭眼站立、走"独木桥"(即走标识的直线）、在柔软的地面行走、退步走、起身 - 坐下训练等（表 43-1）。

表 43-1　美国运动医学会（ACSM）建议的运动方案

运动方式	运动时长	运动强度	运动频率
抗阻运动	2~12 个月 （10~60 分钟 / 次）	循序渐进	2~3 次 / 周
耐力运动	2~12 个月 （20~60 分钟 / 次）	循序渐进	3~5 次 / 周
多组分运动 阻力 耐力 平衡 灵活性	45~60 分钟 / 次 10 分钟 20 分钟 8 分钟 7 分钟	循序渐进	2~3 次 / 周

三、运动联合其他疗法

有 4 个针对亚洲人群的随机对照研究，包括 2 个社区人群和 2 个住院人群，研究采用亚洲肌少症工作组诊断标准。在住院人群的研究中，对受试者进行了抗阻运动和营养支持，营养支持包括支链氨基酸、维生素 D、乳清蛋白、β - 羟基 β - 甲基丁酸盐（β-hydroxy β-methyl butyrate，HMβ）增强型牛奶，结果显示上述干预显著改善了受试者的体力活动、肌肉质量和肌肉力量。在一个日本女性人群为期 24 周的对照研究中，抗阻运动联合补充乳清蛋白的受试者比单纯进行抗阻运动及单纯进行乳清蛋白补充的受试者在肌肉力量、握力、步行速度方面改善得更显著。另一个在社区人群的研究中，受试者被随机分到单纯运动组和运动加 HMβ 补充组，受试者都进行了 12 周的锻炼，两个组的受试者在 12 周的运动后都增强了下肢伸展力量和 5 次起立 - 坐下运动成绩，但对步行速度没有改善，另外在锻炼加丁酸甲酯补充组中观察到了下肢肌肉量和四肢肌肉量的增加，这是单纯运动组中没有观察到的，遗憾的是，在干预结束 12 周后，肌肉质量的增加又消失了。

四、运动注意事项

（一）运动前准备

医生须先评估患者运动的偏好、活动场地、文化程度、运动习惯、自律性、基础疾病情况、肢体功能障碍、是否有跌倒风险、是否有想达到的短期或长期运动目标等。

（二）运动处方

首先医生要重视运动处方，需像对待药物医嘱一样对待运动医嘱，并给予老年患者具体的建议，建议在什么时候在哪做何种运动、一周几次，具体如"每天行走 3 次，每次 10 分钟，运动强度以轻微喘气、能勉强说话为宜，行走的距离不限，但一定要行走满 10 分钟"。其次医生开具运动处方时一定要视老年人的基础情况因人而异，开具不同强度及时间的运动处方，尽量避免跌倒、受伤等情况。

（三）热身运动

运动之前最好进行 5 分钟左右的热身运动（如散步 5 分钟），以调整呼吸、提高后续运动中的平衡感。对于非常虚弱的老年人而言，可能需要在有氧运动之前进行抗阻运动或 / 和平衡训练。

（四）特殊人群

对于存在听力障碍、视力障碍等感觉障碍的老年人需要为其提供运动标识、声音提示以及亲身示范。

（五）监护指导

医生或者老年人身边的人可能需要对运动的全程进行监护、指导和鼓励，并在运动过程中尽量保障老年人的安全、减少受伤的概率。

（六）营养支持

运动的同时还要保证蛋白质的摄入，如每人每天 1.5g/kg 蛋白质，以满足运动期间剧烈的代谢需要。蛋白质的摄入需要平均分配到每一餐，目前有证据提高肌肉质量或肌肉功能的营养补充剂也可以在运动后加以补充（如支链氨基酸、维生素 D、乳清蛋白、HMβ 增强型牛奶等）。

（徐凌杰）

参 考 文 献

1. Jadczak AD, Makwana N, Luscombe-Marsh N, et al. Effectiveness of exercise interventions on physical function in community-dwelling frail older people: an umbrella review of systematic reviews. JBI Database System Rev Implement Rep, 2018, 16 (3): 752-775.

2. Mori H, Tokuda Y. Effect of whey protein supplementation after resistance exercise on the muscle mass and physical function of healthy older women: A randomized controlled trial. Geriatr Gerontol Int, 2018, 18 (9): 1398-1404.

3. Takeuchi I, Yoshimura Y, Shimazu S, et al. Effects of branched-chain amino acids and vitamin D supplementation on physical function, muscle mass and strength, and nutritional status in sarcopenic older adults undergoing hospital-based rehabilitation: A multicenter randomized controlled trial. Geriatr Gerontol Int, 2019, 19 (1): 12-17.

4. Yoshimura Y, Bise T, Shimazu S, et al. Effects of a leucine-enriched amino acid supplement on muscle mass, muscle strength, and physical function in post-stroke patients with sarcopenia: A randomized controlled trial. Nutrition, 2019, 58: 1-6.

5. Zhu LY, Chan R, Kwok T, et al. Effects of exercise and nutrition supplementation in community-dwelling older Chinese people with sarcopenia: a randomized controlled trial. Age Ageing, 2019, 48 (2): 220-228.

第四十四章　肌少症的营养治疗

大量研究已证实,在老年患者中肌少症通常与营养不良伴随出现,这是因为随着年龄的增长,能量需求减低,因此食物及能量摄入量会显著下降,而食物总摄入量下降又会引起大多数营养素的摄入量下降,这将导致老年人体重减轻,并对肌肉力量、质量和身体机能产生影响。近年来,人们已经逐渐意识到给予老年人充足营养的重要性。目前针对饮食与肌少症的研究主要从营养支持、补充特定营养素和整体饮食模式展开。

一、营养支持

营养支持是预防和治疗肌少症的重点。肌肉质量由多种因素的复杂作用控制,其中蛋白质合成和分解之间的动态平衡是它的主要决定因素。研究发现,蛋白质摄入量减少与肌肉损失和握力降低有关,而充足的蛋白质摄入有助于保持老年人的肌肉质量和力量。由于老年人的肌肉蛋白质合成反应和餐后肌肉蛋白质分解抑制减弱,因此,建议老年人应每日摄入足量的高质量蛋白质以对抗上述情况。

然而,美国国家健康和营养调查(National Health and Nutrition Examination Survey,NHANES)对11 680名51岁以上成年人的蛋白质摄入量进行研究后发现,高达46%的老年人没有达到成年人每日蛋白质建议摄入量的最低值,即每千克体重0.8g蛋白质。为了防止肌少症的发生和进展,每日膳食中补充足量的高品质蛋白质具有重要意义。根据衰老相关蛋白质需求(protein needs with ageing,PROT-AGE)研究组的建议,老年人每日蛋白质摄入量应该增加到每千克体重1.2g,对于体弱或患有急、慢性疾病的老年人则需要每日每千克体重1.2g~1.5g的膳食蛋白质摄入。一项在70岁~85岁老年人中展开的为期12周的双盲随机对照试验证实,相较于每日每千克体重0.8g蛋白质的摄入,每日每千克体重1.5g蛋白质的摄入显著提高了骨骼肌质量和质量指数以及步行速度。

除了增加膳食蛋白质总量的摄入,针对性地摄入富含亮氨酸的蛋白质,如乳清蛋白对于肌肉质量和力量的维持具有重要的作用。亮氨酸是一种必需的支链氨基酸,普遍存在于所有蛋白质中,通常动物蛋白质多于植物蛋白质。亮氨酸是一种肌肉蛋白合成代谢的主要营养调节剂,能够触发mTOR途径增加蛋白质合成并抑制蛋白酶体减少蛋白质水解。亮氨酸还可以刺激胰腺β细胞释放胰岛素,刺激回肠和结肠的L细胞合成和分泌胰高血糖素样肽-1,改善骨骼肌中的葡萄糖摄取,增加骨骼肌中的合成代谢信号,有助于维持肌肉质量。研究证实,为期13周的乳清蛋白补充剂改善了肌少症患者的肌肉质量和下肢功能。

二、特定营养素

(一) 氨基酸补充剂

1. 亮氨酸　除了可以通过含量丰富的乳清蛋白中获得外,还可以通过直接使用亮氨酸补充剂达到治疗肌少症的目的。一项关于亮氨酸补充剂的研究发现,持续13周的亮氨酸补充剂摄入(每日6g)可有效提高65岁以上参与者的步行时间并增强呼吸肌功能,提高最大静态呼吸力。

2. 瓜氨酸　瓜氨酸是鸟氨酸循环的中间产物,具有抗炎作用并能促进有氧代谢。随着年龄增长,人体细胞内抗氧化系统对活性氧产生的控制逐渐降低,持续的炎症状态也会频繁出现,这些都会引起肌少症典型分解代谢过程的激活,导致肌肉萎缩。瓜氨酸能有效降低白细胞介素-6、肿瘤坏死因子-α和C反应蛋白等炎症细胞因子的血清浓度,改善炎症状态和氧化应激水平,减轻骨骼肌萎缩。一项瓜氨酸苹果酸补充剂的研究显示,6周的补充剂摄入明显改善身体表现,特别是提高步行速度。

3. 精氨酸 精氨酸也是鸟氨酸循环的中间产物。精氨酸在一氧化氮合酶催化下产生一氧化氮。一氧化氮作为有效的血管扩张剂,能够引起血管舒张,从而改善中央和外周血管的循环,并增加生长激素分泌,从而促进蛋白质合成代谢和伤口愈合。一项为期21天的临床研究证实,每日口服3g的L-精氨酸可以有效提高新型冠状病毒感染患者的握力并预防股四头肌质量的下降。

4. 半胱氨酸 半胱氨酸是一种条件必需氨基酸,可以从饮食中直接摄入,也可以在体内由必需氨基酸甲硫氨酸和非必需氨基酸丝氨酸合成。半胱氨酸是谷胱甘肽的前体,谷胱甘肽是细胞内主要的硫醇和重要的抗氧化分子,而氧化应激会随着生物体的衰老而增加。研究表明,谷胱甘肽减少与氧化应激和肌肉细胞凋亡增加有关。由于半胱氨酸是谷胱甘肽合成的限制底物,因此,半胱氨酸可用性降低可能导致老年人谷胱甘肽水平降低。此外,研究证实,14天的N-乙酰半胱氨酸和甘氨酸补充剂摄入可增加老年艾滋病感染患者红细胞谷胱甘肽水平,降低氧化应激标志物浓度,增强肌肉力量,并改善线粒体功能和胰岛素敏感性。

(二) 维生素补充剂

维生素的需求量虽然很少,但对于人类维持正常的生理机能是必不可少的。维生素缺乏会对人类健康造成严重威胁。维生素的生理作用已被广泛研究,尽管化学结构和特性不同,但不同的维生素具有一些共同特征:①自然界中的大多数维生素都是以氨基酸为前体合成的。②维生素的主要功能是调节代谢,它既不是细胞的组成部分,也不产生能量。③除维生素D外,大部分维生素人体不能合成或合成足够的量,需要通过食物补充。研究发现,维生素对于维持肌肉健康和功能也具有重要作用,其作用主要包括促进合成代谢、抑制分解代谢和抗氧化应激等。

1. 维生素D 维生素D是一种脂溶性维生素,是一种在阳光照射(90%)和饮食摄入(10%)时由皮肤合成的维生素。维生素D在钙和磷的代谢中发挥重要作用,并通过维持健康水平的甲状旁腺素刺激成骨细胞活性并促进骨矿化。研究证实,维生素D对肌肉健康具有多重影响:一方面,维生素D通过上调卵泡抑制素和胰岛素样生长因子-2诱导细胞增殖;通过诱导多种肌源性转录因子,包括肌球蛋白、成肌分化因子1等调控细胞分化;通过诱导细胞周期停滞促进骨骼肌纤维横截面积增加,从而调节肌肉再生起始;另一方面,维生素D通过骨骼肌中表达的维生素D受体调节基因转录和促进蛋白质从头合成参与肌肉功能调节。此外,存在涉及膜结合维生素D受体的快速非基因途径,影响肌质网的钙处理和肌肉细胞中的钙信号传导。严重维生素D缺乏症还可能引起继发性甲状旁腺功能亢进症和低磷血症从而导致近端肌肉无力。维生素D还能抑制肌生成抑制蛋白的表达,防止肌肉退化并改善肌肉力量。一项为期6个月的前瞻性队列研究证实,给予骨质疏松症和/或维生素D缺乏症患者每日20μg骨化二醇治疗后,肌肉力量和体能明显提高,反复跌倒的百分比和平均跌倒次数明显降低。

2. 维生素C 维生素C是一种水溶性维生素,广泛存在于细胞质和细胞外液中,具有强大的抗氧化能力,可直接与自由基相互作用,从而防止氧化损伤,是重要的抗氧化剂。肌少症发生机制之一是氧化应激,活性氧可直接引发肌肉萎缩和功能丧失,并上调炎症细胞因子的表达,因此,补充维生素C能抑制活性氧的产生来对抗肌少症的发展。维生素C除了可以保护蛋白质、脂质、碳水化合物和核酸免受正常新陈代谢过程中产生的促氧化剂的损害,还可以恢复维生素E和谷胱甘肽的还原异构体。研究发现,补充维生素C对运动引起的肌肉损伤也具有保护作用。

3. B族维生素 维生素B_6是一种天然存在于肉类中的维生素。维生素B_6的缺乏会引起神经系统症状,反过来影响运动神经元,导致远端感觉丧失。在细胞水平上,维生素B_6缺乏会显著减少肌纤维上静止卫星细胞的数量。维生素B_6作为氨基酸代谢中酶的辅助因子参与蛋白质合成,还可以作为抗氧化剂有效保护细胞免受活性氧的攻击。研究发现,维生素 B_{12} 的缺乏与衰弱和肌少症之间同样具有重要联系。维生素 B_{12} 是 DNA 合成的辅助因子,特别是在神经系统鞘磷脂的合成中具有重要作用。维生素 B_{12} 缺乏会引起周围神经系统出现脱髓鞘改变,伴有明显的神经纤维损伤,常引起四肢远端无力、麻木和疼痛,从而导致平衡受损、共济失调、甚至衰弱和肌少症的发生。

4. 类胡萝卜素、维生素 A 和维生素 E　三者都属于抗氧化剂,已被证实在衰老中起重要作用。这些维生素作为外源性抗氧化剂和抗炎剂影响骨骼肌及其功能。其中维生素 E 作为一种脂溶性维生素,通过干扰脂质自由基的传播来防止细胞膜中的脂质过氧化链反应。因此,膳食类抗氧化维生素可能是预防和治疗肌少症的潜在维生素补充剂。

(三) ω-3 多不饱和脂肪酸

目前的研究已经证实,慢性炎症与衰老骨骼肌中的线粒体异常具有密切联系,能引起氧化应激和线粒体功能障碍。ω-3 多不饱和脂肪酸可有效减少人体脂肪组织炎症,还可通过激活 mTOR 信号通路直接增加肌肉蛋白质合成的速率。还有研究发现,ω-3 多不饱和脂肪酸能够激活卫星细胞从而促进损伤后肌肉的再生来维持肌肉健康。此外,ω-3 多不饱和脂肪酸可通过改善神经肌肉接头传导性和肌肉收缩活动来增加肌肉力量。由于人类自身无法合成 ω-3 多不饱和脂肪酸,因此通过膳食中补充足量的 ω-3 多不饱和脂肪酸对于预防和治疗肌少症具有重要意义。一项为期 6 个月的临床试验发现,ω-3 多不饱和脂肪酸补充剂可增加大腿肌肉体积并提高肌肉力量。

(四) 矿物微量元素

钙是肌肉纤维的主要调节信号分子,通过调节钙蛋白酶间接调节肌肉生成过程。研究证实,钙摄入量越高,罹患肌少症的概率越低。因此,适量钙的摄入不但有利于预防骨质疏松症也能预防肌少症。

硒是一种必需的微量元素,在动物和细菌中通过硒代半胱氨酸发挥其大部分生物学作用。这种氨基酸通过翻译机制掺入硒蛋白中,通常在各种代谢途径中起氧化还原酶的作用,防止氧化损伤。硒蛋白 N 是第一个与先天性肌营养不良症有关的硒蛋白,研究发现,硒缺乏还会引起肌肉疼痛和肌肉无力。因此,硒摄入量也可能影响肌少症的发生。

其他微量元素包括镁、钾、磷、铁、锌等,尽管有研究表明上述微量元素的缺乏会损害蛋白质的合成和代谢,但目前其与肌肉生成以及肌肉力量之间的联系尚未完全确认。

肌少症作为一种年龄和疾病相关的全身性骨骼肌疾病,尽管依靠饮食和营养补充无法彻底治愈,但充足合适的营养对于疾病的预防和延缓都具有重要作用。因此,无论是否罹患肌少症,老年人群都应补充充足的蛋白质和相关维生素及其他营养素以对抗肌少症的发生。

三、整体饮食模式

由于食物与营养素之间存在线性关系,同时食物成分之间还存在复杂的相互作用,因此人们对于整体饮食模式的作用及饮食模式在预测健康方面的影响产生了浓厚的兴趣。"健康"的饮食模式会对身体的生长发育产生积极影响。通常认为,"健康"的饮食模式是摄入更多高质量食物,如水果、蔬菜、全谷物、鱼、瘦肉、低脂乳制品、坚果及橄榄油等。

(一) 地中海饮食模式

地中海饮食模式对心血管疾病、认知功能障碍、衰弱和癌症均有积极的影响,是一种较为公认的有益健康的饮食模式。地中海饮食模式的特点是植物性食物包括水果、蔬菜、豆类和谷物以及橄榄油的摄入量较高,鱼、蛋、禽类和乳制品的摄入量适中,红肉摄入量低,用餐时适量饮用红酒。尽管缺乏地中海饮食模式在肌少症病因学中的作用,但一些研究探索了地中海饮食模式与握力、步行速度和肌肉量及身体功能之间的关系,都显示出积极的作用。地中海饮食模式对肌少症的保护作用包括多个方面:其一,摄入大量植物性食物和橄榄油会带来大量外源性具有抗氧化作用的维生素(如维生素 C、维生素 E、类胡萝卜素等)及 ω-3 多不饱和脂肪酸,这些物质具有强大的抗氧化能力,能有效地清除肌肉内过量的自由基,恢复肌肉的氧化还原稳态。其二,地中海饮食模式还能通过降低多种年龄相关的慢性疾病(如心血管疾病、糖尿病等)的发生风险从而降低对肌少症的诱导或恶化。综合来看,地中海饮食模式对于预防肌少症的发生和延缓肌少症的恶化都具有积极意义。

(二)北欧饮食模式

北欧饮食模式是一种与地中海饮食模式类似的整体饮食模式,二者的区别在于:北欧饮食模式使用富含 ω-3 多不饱和脂肪酸的菜籽油替代橄榄油。北欧饮食模式能有效降低心血管疾病、脑卒中、认知衰退的发生率。近年来一些研究发现,北欧饮食模式能提高老年人的肌肉力量和肌肉质量,尽管这些研究都局限于女性,但仍能为肌少症饮食模式的选择提供参考意义。

(三)生酮饮食

生酮饮食早在 19 世纪 20 年代便被引入临床用于治疗癫痫,目前常作为肥胖患者的减重策略之一,是一种近年来风靡的饮食模式。生酮饮食的营养素组成包括 55%~60% 的脂质,30%~35% 的蛋白质及 5%~10% 的碳水化合物。一项人体研究发现,生酮饮食在减重方面非常有效,且不会出现肌肉质量的减少。此外,生酮饮食还可通过减轻炎症、降低内脏脂肪、保护肠道菌群等途径保护骨骼肌的损失和身体机能的下降。因此,生酮饮食特别适合作为伴随肥胖的肌少症患者或者肌少症性肥胖患者的推荐饮食模式。

除了上述几种较为公认的饮食模式,研究者还对我国老年人群的饮食模式与肌少症之间的关联进行了探索。一项关于社区老年人饮食模式的研究对中国三个不同地区的饮食模式与肌少症的关系进行了横断面分析,发现 "蘑菇 - 水果 - 牛奶" 模式表现出较低的肌少症发生风险。这种饮食模式摄入的食物中含有相对高的钙、磷、镁、钾等微量元素,这些微量元素对于维持骨骼和肌肉的健康十分重要。此外,"蘑菇 - 水果 - 牛奶" 模式中亮氨酸和异亮氨酸的摄入量高于世界卫生组织的建议摄入量,亮氨酸作为肌肉蛋白合成代谢的主要营养调节剂,足量的摄入可以防止骨骼肌的损失。

尽管部分西方的健康饮食模式对于肌肉质量和功能的保护都具有相对确切的作用,但我国幅员辽阔,人口分布广泛,饮食习惯本身即存在地域差异。因此,我国老年人群的饮食习惯可能无法完全照搬一些西方国家的饮食模式,结合我国现有的饮食模式与目前较为公认的有益于肌少症的饮食模式,探索出更符合中国人的饮食模式,将更加有利于我国老年人群的健康。

(吴永鑫)

参 考 文 献

1. Cerri AP, Bellelli G, Mazzone A, et al. Sarcopenia and malnutrition in acutely ill hospitalized elderly: Prevalence and outcomes. Clin Nutr, 2015, 34 (4): 745-751.

2. Martone AM, Marzetti E, Calvani R, et al. Exercise and protein intake: a synergistic approach against sarcopenia. Biomed Res Int, 2017, 2017: 2672435.

3. Krok-Schoen JL, Archdeacon Price A, Luo M, et al. Low dietary protein intakes and associated dietary patterns and functional limitations in an aging population: a NHANES analysis. J Nutr Health Aging, 2019, 23 (4): 338-347.

4. Bauer J, Biolo G, Cederholm T, et al. Evidence-based recommendations for optimal dietary protein intake in older people: a position paper from the PROT-AGE Study Group. J Am Med Dir Assoc, 2013, 14 (8): 542-559.

5. Park Y, Choi JE, Hwang HS. Protein supplementation improves muscle mass and physical performance in undernourished prefrail and frail elderly subjects: a randomized, double-blind, placebo-controlled trial. Am J Clin Nutr, 2018, 108 (5): 1026-1033.

6. Bauer JM, Verlaan S, Bautmans I, et al. Effects of a vitamin D and leucine-enriched whey protein nutritional supplement on measures of sarcopenia in older adults, the PROVIDE study: a randomized, double-blind, placebo-controlled trial. J Am Med

Dir Assoc, 2015, 16 (9): 740-747.

7. Martínez-Arnau FM, Fonfría-Vivas R, Buigues C, et al. Effects of leucine administration in sarcopenia: a randomized and placebo-controlled clinical trial. Nutrients, 2020, 12 (4): 932.

8. Caballero-García A, Pascual-Fernández J, Noriega-González DC, et al. L-citrulline supplementation and exercise in the management of sarcopenia. Nutrients, 2021, 13 (9): 3133.

9. Bologna C, Pone E. Clinical study on the efficacy and safety of arginine administered orally in association with other active ingredients for the prevention and treatment of sarcopenia in patients with COVID-19-related pneumonia, hospitalized in a sub-intensive care unit. Healthcare (Basel), 2022, 10 (1): 162.

10. Nguyen D, Hsu JW, Jahoor F, et al. Effect of increasing glutathione with cysteine and glycine supplementation on mitochondrial fuel oxidation, insulin sensitivity, and body composition in older HIV-infected patients. J Clin Endocrinol Metab, 2014, 99 (1): 169-177.

11. Iolascon G, Moretti A, de Sire A, et al. Effectiveness of calcifediol in improving muscle function in post-menopausal women: a prospective cohort study. Adv Ther, 2017, 34 (3): 744-752.

12. Ryan MJ, Dudash HJ, Docherty M, et al. Vitamin E and C supplementation reduces oxidative stress, improves antioxidant enzymes and positive muscle work in chronically loaded muscles of aged rats. Exp Gerontol, 2010, 45 (11): 882-895.

13. Ralapanawa DM, Jayawickreme KP, Ekanayake EM, et al. B12 deficiency with neurological manifestations in the absence of anaemia. BMC Res Notes, 2015, 8: 458.

14. Chung E, Mo H, Wang S, et al. Potential roles of vitamin E in age-related changes in skeletal muscle health. Nutr Res, 2018, 49: 23-36.

15. Chang CK, Huang HY, Tseng HF, et al. Interaction of vitamin E and exercise training on oxidative stress and antioxidant enzyme activities in rat skeletal muscles. J Nutr Biochem, 2007, 18 (1): 39-45.

16. Smith GI, Julliand S, Reeds DN, et al. Fish oil-derived n-3 PUFA therapy increases muscle mass and function in healthy older adults. Am J Clin Nutr, 2015, 102 (1): 115-122.

17. Petermann-Rocha F, Chen M, Gray SR, et al. Factors associated with sarcopenia: a cross-sectional analysis using UK Biobank. Maturitas, 2020, 133: 60-67.

18. Rederstorff M, Krol A, Lescure A. Understanding the importance of selenium and selenoproteins in muscle function. Cell Mol Life Sci, 2006, 63 (1): 52-59.

19. Verlaan S, Aspray TJ, Bauer JM, et al. Nutritional status, body composition, and quality of life in community-dwelling sarcopenic and non-sarcopenic older adults: a case-control study. Clin Nutr, 2017, 36 (1): 267-274.

20. Barrea L, Muscogiuri G, Di Somma C, et al. Association between Mediterranean diet and hand grip strength in older adult women. Clin Nutr, 2019, 38 (2): 721-729.

21. Perälä MM, von Bonsdorff MB, Männistö S, et al. The healthy Nordic diet predicts muscle strength 10 years later in old women, but not old men. Age Ageing, 2017, 46 (4): 588-594.

22. Ilyas Z, Perna S, A Alalwan T, et al. The Ketogenic diet: is it an answer for sarcopenic obesity？Nutrients, 2022, 14 (3): 620.

23. Li C, Kang B, Zhang T, et al. Dietary pattern and dietary energy from fat associated with sarcopenia in community-dwelling older Chinese people: a cross-sectional study in three regions of China. Nutrients, 2020, 12 (12): 3689.

第四十五章 肌少症的药物治疗

肌少症的治疗除了饮食和营养的干预,药物也是其治疗的重要环节。截至目前,尚没有获得美国食品药品监督管理局批准的专门用于治疗肌少症的药物。但一些药物包括肌酸、类固醇激素、生长激素、肌生成抑制蛋白拮抗剂等表现出肌肉保护作用,可能对于防治肌少症的发生有一定的作用。然而绝大多数药物仍处于动物或临床试验阶段,对人类骨骼肌质量和功能的作用还需进一步确认。

一、肌酸

肌酸是一种内源性代谢物,是目前使用最广泛和最有效的运动补充剂之一。肌酸在可兴奋组织中的重要作用是在能量需求增加时加速腺苷三磷酸(ATP)再生,从而维持肌肉功率输出和收缩。此外,肌酸在线粒体和肌节之间的能量转移中发挥作用,补充肌酸还可增加肌内糖原储存。肌酸通过一系列直接合成代谢包括促进蛋白质和糖原合成、细胞骨架重塑和信号转导及其他代谢生长和信号因子的合成来抵消肌少症和肌肉萎缩。肌酸还可以通过一系列抗分解代谢途径保护骨骼肌,包括降低亮氨酸氧化和血浆亮氨酸出现的速度及抑制肌原纤维蛋白降解。研究发现,肌酸还具有一定的抗氧化能力,能防止氧化应激对肌肉的负面影响。

二、性激素及其受体调节剂

(一)睾酮

睾酮是一种调控合成代谢的激素,在各种靶组织和器官中具有多种生理作用,对于维持肌肉质量和功能、骨量及身体成分至关重要。睾酮既能促进肌细胞的增殖,又能增加肌纤维直径。睾酮促进肌细胞增殖通过提高成肌细胞培养系统中卫星细胞的有丝分裂活性实现;增加肌纤维直径通过提高细胞内氨基酸的再利用率,促进蛋白质合成实现。睾酮还能够通过增加胰岛素样生长因子-1的水平并激活mTOR来改善蛋白质合成并增加肌肉质量。研究发现,睾酮水平随着年龄的增长而降低。因此,睾酮缺乏会导致肌少症的发生和发展,而补充睾酮,特别是给予老年男性一定程度睾酮的补充,能有效延缓肌少症的发生。

选择性雄激素受体调节剂是一种小分子药物,可在不同组织中对雄激素受体产生不同程度的激动或拮抗作用。研究发现,选择性雄激素受体调节剂能够完全激动肌肉和骨骼中雄激素受体从而发挥作用。依诺波沙是一种具有组织选择性和雄激素药理活性的口服非甾体选择性雄激素受体调节剂,在Ⅱ期临床试验中,三个月的依诺波沙治疗可使老年男性、绝经后女性和癌症患者的瘦体重及身体机能都有所增加,提示依诺波沙作为肌少症治疗药物具有广阔前景。

(二)雌二醇

雌二醇是一种活跃于生殖器官的常见类固醇激素,也存在于包括骨骼肌在内的其他器官和组织中。绝经后妇女或双侧卵巢切除术后,有限的雌激素(主要为雌二醇)水平会导致骨质疏松症、衰弱和肌少症。雌二醇水平降低对肌肉质量产生负面影响的机制可能与促炎细胞因子的增加有关。此外,雌二醇可能对肌肉质量有直接影响,研究证实骨骼肌中肌细胞膜上具有雌激素β受体。雌二醇还影响卫星细胞的活化和增殖,从而增强细胞的生长和恢复潜力。雌激素还可以参与抗氧化系统,因为它可以降低烟酰胺腺嘌呤二核苷酸磷酸氧化酶(超氧自由基的重要来源)的表达,并提高一氧化氮的生物利用度。雌二醇在与雌激素受体结合后激活 MAPK 和 NF-κB 信号传导,这将刺激线粒体抗氧化酶(例如超氧化物歧化酶和谷胱甘肽过氧化物酶)的表达,并引起女性线粒体活性氧的产生减少。一些临床研究证实接受雌激素治疗的绝经后妇女比未接受治疗的妇女体力更强。另一项关于双胞胎的研究也证实,接受雌激素治疗的兄弟姐妹比未接受治疗的双胞胎具有更强的肌肉力量和最大的步行速度。

(三)脱氢表雄酮

脱氢表雄酮是循环中含量最丰富的类固醇激素,是雌激素和雄激素的前体。脱氢表雄酮水平随着年龄的增长而下降,70 岁 ~80 岁男性的脱氢表雄酮只有峰值时的约 20%,同龄女性的脱氢表雄酮只有峰值时的约 30%。作为类固醇激素的天然前体,脱氢表雄酮在代谢为活性雄激素或雌激素时发挥其合成代谢作用。脱氢表雄酮还刺激胰岛素样生长因子 -1 的产生,这有助于肌肉生长和修复,并通过降低胰岛素样生长因子 -1 结合蛋白的水平来增加其在肌肉中的生物利用度。此外,脱氢表雄酮还通过增加骨骼肌中氨基酸的吸收率、改善胰岛素敏感性从而直接影响合成代谢。一些研究发现,当与运动训练相结合时,脱氢表雄酮在增加人类肌肉质量和力量方面能够发挥更好的作用。此外,脱氢表雄酮能降低体脂,因此对于高体重的老年患者,脱氢表雄酮能有效改善肌肉质量和功能。

三、生长激素和胰岛素样生长因子 -1

生长激素和胰岛素样生长因子 -1 通过作用于不同的组织和器官参与调节身体成分,它们都充当骨骼肌中的合成代谢剂,促进肌肉质量增加。生长激素与生长激素受体结合,该受体在骨骼肌、肝脏、脂肪组织、心脏、肾脏等组织中表达,生长激素受体的激活诱导大多数组织中胰岛素样生长因子 -1 的合成。胰岛素样生长因子 -1 主要通过与胰岛素样生长因子 -1 受体结合发挥作用,该受体是一种跨膜酪氨酸激酶,在与胰岛素样生长因子 -1 结合后发生自磷酸化,磷酸化后进一步激活磷脂酰肌醇 3 激酶 / 蛋白激酶 B 通路,从而抑制细胞凋亡,促进蛋白质合成和细胞分化;磷酸化后还会导致 MAP 激酶级联的激活,最终诱导细胞增殖。一项药物研究证实,生长激素的补充显著减少了手术后肌肉的损失。另一项研究则显示了胰岛素样生长因子 -1 对肝硬化患者的肌肉萎缩和步态缓慢具有显著的改善。

四、生长素释放肽

生长素释放肽是一种促生长素释放素受体激动剂,主要由胃、肠和下丘脑中的细胞产生。虽然肌肉缺乏促生长素释放素受体,生长素释放肽仍可以促进骨骼肌合成代谢作用。实验性使用生长素释放肽可逆转顺铂和癌症对骨骼肌的不利影响。生长素释放肽可逆转顺铂和肿瘤引起的蛋白激酶 B 通路、成肌分化因子和成肌蛋白下调,同时下调蛋白酶体中负责蛋白水解的 E3 连接酶。此外,生长素释放肽还能下调顺铂引起的肌生成抑制蛋白的增加。在动物中,生长素释放肽可防止顺铂引起的肌肉坏死和炎症细胞浸润,还可以提高肌肉力量。

五、β - 羟基 β - 甲基丁酸

β- 羟基 β- 甲基丁酸是亮氨酸的代谢产物。研究已证实,β- 羟基 β- 甲基丁酸通过上调合成代谢信号通路刺激蛋白质合成和下调分解代谢信号通路减少蛋白水解两条途径共同影响肌肉蛋白质代谢。其中调节合成代谢主要通过激活 mTOR 刺激蛋白质合成;调节分解代谢则通过降低蛋白酶体表达和蛋白酶体酶活性参与泛素 - 蛋白酶体和自噬 - 溶酶体系统调控抑制肌肉蛋白分解。人体研究证实了 β- 羟基 β- 甲基丁酸在力量和耐力运动中的益处,其中包括对肌肉肥大、肌肉力量、减少肌肉损伤、有氧运动、抗疲劳和再生能力的积极影响。

六、血管紧张素转化酶抑制剂和血管紧张素受体阻滞剂

血管紧张素转化酶抑制剂（ACEI）和血管紧张素受体阻滞剂（ARB）是一类通过抑制血管紧张素Ⅱ的产生或阻断血管紧张素Ⅱ对其受体结合的药物。研究发现，血管紧张素Ⅱ对骨骼肌结构和功能具有直接毒害作用，此外，血管紧张素Ⅱ还促进慢性炎症，而这正是肌少症的重要驱动因素。因此，使用血管紧张素转化酶抑制剂和血管紧张素受体阻滞剂可以改善这些有害影响。血管紧张素转化酶抑制剂和血管紧张素受体阻滞剂治疗可减少高血压和内皮功能障碍，促进肌肉组织中蛋白质的合成，并改善骨骼肌萎缩。血管扩张剂具有潜在地改善老年人 IR 所致的一氧化氮依赖性血管扩张受损，从而增加肌肉局部血流灌注，对长期使用 ACEI 和 ARB 者，延缓肌肉减少的效果可成为额外获益。此外，血管紧张素受体阻滞剂已被证实可以增强运动对肌生成抑制蛋白的抑制作用。血管紧张素转化酶抑制剂则可以通过增强外周组织中的胰岛素功能来增加骨骼肌对葡萄糖的吸收，从而改善骨骼肌功能。

七、肌生成抑制蛋白拮抗剂

肌生成抑制蛋白是一种由肌细胞分泌的蛋白质，是骨骼肌质量和生长的负性调节剂。肌生成抑制蛋白通过与激活素受体ⅡB型（activin receptor typeⅡB，ActRⅡB）结合，从而激活 Smad2/3 介导的蛋白质降解途径。因此，阻断肌生成抑制蛋白-ActRⅡB通路将有效防止肌肉质量和力量的损失。目前利用拮抗肌生成抑制蛋白治疗肌少症的几种药物正在进行临床试验，其中包括肌生成抑制蛋白抗体曲戈卢单抗和激活素受体抑制剂比玛卢单抗，均已进入Ⅱ期临床试验。

尽管目前尚缺乏对肌少症具有确切治疗作用的药物，但对于预防及延缓肌少症的发生和发展仍有许多可供参考的潜在药物可以选择，已有部分药物的临床试验正在积极推进中，相信在不久的将来，我们能够在肌少症的药物治疗领域取得重大突破。

（吴永鑫）

参 考 文 献

1. Dhillon RJ, Hasni S. Pathogenesis and management of sarcopenia. Clin Geriatr Med, 2017, 33 (1): 17-26.

2. Candow DG, Forbes SC, Chilibeck PD, et al. Effectiveness of creatine supplementation on aging muscle and bone: focus on falls prevention and inflammation. J Clin Med, 2019, 8 (4): 488.

3. Saad F, Röhrig G, von Haehling S, et al. Testosterone deficiency and testosterone treatment in older men. Gerontology, 2017, 63 (2): 144-156.

4. Fonseca GWPD, Dworatzek E, Ebner N, et al. Selective androgen receptor modulators (SARMs) as pharmacological treatment for muscle wasting in ongoing clinical trials. Expert Opin Investig Drugs, 2020, 29 (8): 881-891.

5. Dalton JT, Barnette KG, Bohl CE, et al. The selective androgen receptor modulator GTx-024 (enobosarm) improves lean body mass and physical function in healthy elderly men and postmenopausal women: results of a double-blind, placebo-controlled phaseⅡtrial. J Cachexia Sarcopenia Muscle, 2011, 2 (3): 153-161.

6. Ikeda K, Horie-Inoue K, Inoue S. Functions of estrogen and estrogen receptor signaling on skeletal muscle. J Steroid Biochem Mol Biol, 2019, 191: 105375.

7. Ronkainen PH, Kovanen V, Alén M, et al. Postmenopausal hormone replacement therapy modifies skeletal muscle composition and function: a study with monozygotic twin pairs. J Appl Physiol (1985), 2009, 107 (1): 25-33.

8. Huang K, Cai HL, Bao JP, et al. Dehydroepiandrosterone and age-related musculoskeletal diseases: connections and therapeutic implications. Ageing Res Rev, 2020, 62: 101132.

9. Welch C, Majid Z, Greig C, et al. Interventions to ameliorate reductions in muscle quantity and function in hospitalised older adults: a systematic review towards acute sarcopenia treatment. Age Ageing, 2021, 50 (2): 394-404.

10. Saeki C, Kanai T, Nakano M, et al. Low serum branched-chain amino acid and insulin-like growth factor-1 levels are associated with sarcopenia and slow gait speed in patients with liver cirrhosis. J Clin Med, 2020, 9 (10): 3239.

11. Conte E, Camerino GM, Mele A, et al. Growth hormone secretagogues prevent dysregulation of skeletal muscle calcium homeostasis in a rat model of cisplatin-induced cachexia. J Cachexia Sarcopenia Muscle, 2017, 8 (3): 386-404.

12. Lowery RP, Joy JM, Rathmacher JA, et al. Interaction of beta-hydroxy-beta-methylbutyrate free acid and adenosine triphosphate on muscle mass, strength, and power in resistance trained individuals. J Strength Cond Res, 2016, 30 (7): 1843-1854.

13. Cabello-Verrugio C, Morales MG, Rivera JC, et al. Renin-angiotensin system: an old player with novel functions in skeletal muscle. Med Res Rev, 2015, 35 (3): 437-463.

14. Heisterberg MF, Andersen JL, Schjerling P, et al. Effect of losartan on the acute response of human elderly skeletal muscle to exercise. Med Sci Sports Exerc, 2018, 50 (2): 225-235.

15. Beaudart C, McCloskey E, Bruyère O, et al. Sarcopenia in daily practice: assessment and management. BMC Geriatr, 2016, 16 (1): 170.

16. Rooks D, Swan T, Goswami B, et al. Bimagrumab vs Optimized standard of care for treatment of sarcopenia in community-dwelling older adults: a randomized clinical trial. JAMA Netw Open, 2020, 3 (10): e2020836.

中英文名词对照索引

β- 羟基 β- 甲基丁酸盐（β-hydroxy β-methyl butyrate，HMβ） 315

β2 微球蛋白（β2-microglobulin，β2-MG） 172

γ 干扰素（interferon γ，IFN- γ） 225

Ⅲ型纤连蛋白域蛋白 5（fibronectin type Ⅲ domain containing protein 5，FNDC-5） 66

1 型糖尿病（type 1 diabetes mellitus，T1DM） 117

2 型糖尿病（type 2 diabetes mellitus，T2DM） 117

3- 羟基 -3- 甲戊二酸单酰辅酶 A 还原酶（3-hydroxy-3-methylglutaryl coenzyme A reductase，HMGCR） 245

5- 羟色胺（5-hydroxytryptamine，5-HT） 294

AMP 活化蛋白激酶（AMP-activated protein kinase，AMPK） 245

ATP 敏感型 K 通道（the ATP-sensitive K-channel，K-ATP 通道） 246

B 细胞淋巴瘤 2/ 腺病毒 E1B 蛋白相互作用蛋白 3（B cell lymphoma 2/adenovirus E1B 19-kDa protein-interacting protein 3，Bnip3） 250

c-Jun 氨基端激酶（c-Jun N-terminal kinase，JNK） 199

N- 甲基 -D- 天冬氨酸（N-methyl-D-aspartic acid receptor，NMDA） 294

Na⁺-K⁺-2Cl⁻ 共转运体（Na^+-K^+-2Cl⁻ cotransporter，NKCC） 247

NADPH 氧化酶（NADPH oxidase，NOX） 247

NF-κB 受体激活蛋白配体（receptor activator of NF-κB ligand，RANKL） 178

p75 神经营养因子受体（p75 neurotrophin receptor，p75NTR） 67

Toll 样受体（Toll-like receptor，TLR） 197

A

阿尔茨海默病（Alzheimer disease，AD） 264

氨甲酰磷酸合成酶（carbamoyl phosphate synthetase，CPS） 202

B

白色脂肪组织（white adipose tissue，WAT） 132

白细胞介素 -1（interleukin-1，IL-1） 188

白细胞衍生趋化因子 2（leukocyte cell-derived chemotaxin 2，LECT2） 199

半胱氨酸天冬氨酸蛋白 -3（cysteine-asparticacidprotease-3，caspase-3） 172

臂踝脉搏波传导速度（brachial-ankle wave velocity，baPWV） 137

表面肌电图（surface electromyography，sEMG） 297

丙型肝炎病毒（hepatitis C virus，HCV） 204

补充性肠外营养（supplementary parenteral nutrition，SPN） 162

补体 C1q/ 肿瘤坏死因子相关蛋白（complement C1q/tumor necrosis factor-related protein，CTRP） 200

哺乳动物雷帕霉素靶蛋白复合物 -1（mammalian target of rapamycin complex-1，mTORC1） 313

C

叉头框 O（forkhead box O，FoxO） 65

肠道 - 肌肉轴（gut-skeletal muscle axis） 214

肠内营养（enteral nutrition，EN） 162

肠外营养（parenteral nutrition，PN） 162

肠系膜脂肪组织（mesenteric adipose tissue，MAT） 214

沉默信息调节因子 1（silence information regulator 1，SIRT1） 86

成纤维细胞生长因子 21（fibroblast growth factor-21，FGF-21） 67

成纤维细胞生长因子 23（fibroblast growth factor 23，FGF-23） 178

持续气道正压通气（continuous positive airway pressure，CPAP） 165

促红细胞生成素（erythropoietin，EPO） 243

促肾上腺皮质激素（adrenocorticotropic hormone，ACTH） 303

D

代谢综合征（metabolic syndrome，MS） 130

代谢综合征相关性肌少症（metabolic syndrome related sarcopenia） 131

单胺氧化酶抑制药（monoamine oxidase inhibitor，MAOI） 295

胆汁酸（bile acid，BA） 85

蛋白 - 能量消耗（protein energy wasting，PEW） 170

低密度脂蛋白受体相关蛋白 4（low density lipoprotein receptor-related protein 4，LRP-4） 67

地中海饮食（mediterranean diet，MD） 201

第 1 秒用力呼气容积（forced expiratory volume in one second，FEV_1） 157

凋亡信号调节激酶 -1（apoptosis signal regulating kinase-1，ASK-1） 202

动脉粥样硬化性心血管疾病（atherosclerosis cardiovascular disease，ASCVD） 136，137

短链脂肪酸（short-chain fatty acid，SCFA） 84

多腺苷二磷酸核糖聚合酶（poly ADP-ribose polymerase，PARP） 250

E

二十二碳六烯酸（docosahexaenoic acid，DHA） 295

二十碳五烯酸（eicosapentaenoic acid，EPA） 295

二肽基肽酶 4 抑制剂（dipeptidyl peptidase-4 inhibitors，DPP4-I） 121

F

法尼醇 X 受体（Farnesoid X receptor，FXR） 85

反复唾液吞咽测试（repetitive saliva swallowing test，RSST） 297

泛素 - 蛋白酶体途径（ubiquitin proteasome pathway，UPP） 207

泛素 - 蛋白酶体系统（ubiquitin-proteasome system，UPS） 145

芳香族氨基酸（aromatic amino acid，AAA） 206

非酒精性单纯性脂肪肝（non-alcoholic fatty liver，NAFL） 196

非酒精性脂肪性肝病（non-alcoholic fatty liver disease，NAFLD） 132，196

非酒精性脂肪性肝炎（non-alcoholic steatohepatitis，NASH） 196

非甾体抗炎药（nonsteroidal anti-inflammatory drug，NSAID） 189，248，295

粪便微生物群移植（fecal microbiota transplantation，FMT） 90

附肢骨骼肌指数（appendicular skeletal muscle index，ASMI） 306

proliferator-activated receptor-γ coactlvator-1α，PGC-1α） 67

G

肝细胞癌（hepatocellular carcinoma，HCC） 196

肝脏激素调节元件结合蛋白 -1c（sterol regulatory element-binding protein 1c，SREBP-1c） 197

高分辨率测压（high resolutionesophageal manometry，HRM） 297

功能独立测试（function independent measure，FIM） 219

功能性电刺激（functional electric stimulation，FES） 222

功能性经口摄食量表（functional oral intake scale，FOIS） 297

骨钙素（osteocalcin，OCN） 178

骨骼肌肌钙蛋白 T（skeletal troponin T，sTnT） 68

骨骼肌指数（skeletal muscle index，SMI） 98

骨骼肌质量（appendicular muscle mass，ASM） 292

骨骼肌质量指数（skeletal muscle mass index，SMI） 205

骨关节炎（osteoarthritis，OA） 187

骨髓增生异常综合征（myelodysplastic syndrome，MDS） 243

骨形态发生蛋白（bone morphogenetic protein，BMP） 66

骨折风险预测工具（fracture risk assessment tool，FRAX） 181

骨质疏松症（osteoporosis，OP） 178

冠状动脉粥样硬化性心脏病（coronary atherosclerotic heart disease，CHD） 136

国际骨质疏松基金会（International Osteoporosis Foundation，IOF） 181

国际肌少症工作组（the International Working Group on Sarcopenia，IWGS） 94

国际睡眠障碍分类（international classification of sleep disorders，ICSD） 301

国际糖尿病联盟（International Diabetes Federation，IDF） 130

过氧化物酶体增殖物激活受体 -α（peroxisome proliferator-activated receptor-α，PPAR-α） 197

过氧化物酶体增殖物激活受体 -γ 共激活剂 1α（peroxisome

H

核苷酸结合寡聚化结构域样受体蛋白 3（NOD-like receptor protein 3，NLRP3） 84

核糖体蛋白 S6 激酶 β1（ribosomal protein S6 kinase β1，RPS6KB1） 198

核因子 κB（nuclear factor kappa-B，NF-κB） 65

呼吸暂停低通气指数（apnea-hypopnea index，AHI） 165

还原型辅酶Ⅱ（nicotinamide adenine dinucleotide phosphate，NADPH） 65

环氧合酶（cyclooxygenase，COX） 295

活性氧（reactive oxygen species，ROS） 157，173，206，293，307

活性氧中间物（reactive oxygen intermediate，ROI） 307

J

肌红蛋白（myoglobin，Mb） 242

肌肉蛋白质分解（muscle protein breakdown，MPB） 213

肌肉蛋白质合成（muscle protein synthesis，MPS） 213

肌肉功能（muscle function，MF） 292

肌肉环指蛋白 1（muscle ring finger protein 1，MuRF1） 247

肌肉间隙脂肪组织（intermuscular adipose tissue，IMAT） 199

肌肉减少性吞咽困难（sarcopenic dysphagia，SD） 296

肌肉萎缩 F 盒蛋白（muscle atrophy F-box protein，MAFbx） 250

肌少性吞咽困难工作组（Working Group on Sarcopenic Dysphagia） 298

肌生成素转录因子（myogenin transcription factors，MRF） 169

肌生成抑制蛋白（myostatin，MSTN） 200

肌细胞内脂质（intramyocellular lipid，IMCL） 199

肌源性分化因子 1（myogenic differentiation 1，MyoD1） 249

激活素受体 II B 型（activin receptor type II B, ActR II B） 324

甲状腺激素（thyroid hormone, TH） 237

简易精神状态检查（mini-mental state examination, MMSE） 265

简易躯体功能（short physical performance battery, SPPB） 217

简易体能状况量表（short physical performance battery, SPPB） 99, 181

进行性脊髓性肌萎缩（progressive spinal muscular atrophy, PMA） 230

巨噬细胞抑制性细胞因子 1（macrophage inhibitory cytokine-1, MIC-1） 66

K

克罗恩病（Crohn disease, CD） 213

口服营养补充（oral nutritional supplement, ONS） 162

快速老化小鼠亚系（senescence accelerated mouse/prone, SAMP） 59

喹啉酸（quinolinic acid, QUIN） 294

溃疡性结肠炎（ulcerative colitis, UC） 213

L

酪氨酸激酶受体 B（tyrosine kinase receptor B, TrkB） 293

连枷臂综合征（flail arm syndrome, FAS） 230

连枷腿综合征（flail leg syndrome, FLS） 230

硫酸吲哚酚（indoxyl sulfate, IS） 172

卵泡抑素（follistatin, FST） 66

M

慢性肌肉骨骼疼痛（chronic musculoskeletal pain, CMSP） 306

慢性肾脏病（chronic kidney disease, CKD） 169, 243

慢性疼痛（chronic pain, CP） 305

慢性腰背痛（chronic low back pain, CLBP） 306

慢性阻塞性肺疾病（chronic obstructive pulmonary disease, COPD） 156

美国国家健康和营养调查（National Health and Nutrition Examination Survey, NHANES） 317

美国国立卫生研究院基金会（the Foundation for the National Institute of Health, FNIH） 94

美国重症医学会（Society of Critical Care Medicine, SCCM） 238

N

钠 - 葡萄糖耦联转运体 2 抑制剂（sodium-glucose cotransporter 2 inhibitor, SGLT-2i） 121

脑源性神经营养因子（brain-derived neurotrophic factor, BDNF） 67, 221, 292

鸟氨酸氨甲酰基转移酶（ornithine carbamyl transferase, OCT） 202

脓毒症相关性肌萎缩（sepsis-induced skeletal muscle atrophy） 235

O

欧洲老年肌少症工作组（European Working Group on Sarcopenia in Older People, EWGSOP） 94

欧洲危重病医学会（European Society of Intensive Care Medicine, ESICM） 238

P

爬行脂肪（creeping fat, CF） 214

帕金森病（Parkinson disease, PD） 224

匹兹堡睡眠质量指数（Pittsburgh sleep quality index, PSQI） 301

平山病（Hirayama disease, HD） 230

葡萄糖转运蛋白 4（glucose transporter-4，GLUT4）　84

Q

起立 - 行走计时测试（timed-up and go test，TUG）　99

前列腺素 E$_2$（prostaglandin E$_2$，PGE$_2$）　293

轻度认知功能损害（mild cognitive impairment，MCI）　264

去甲肾上腺素和特异性 5- 羟色胺能抗抑郁药（norepinephrine and specific serotonergic antidepressant，NaSSA）　295

去脂体重（fat-free mass，FFM）　247

全国疾病死因监测系统（National Mortality Surveillance System，NMSS）　235

全球疾病负担研究（Global Burden of Disease Study，GBD）　204

全身炎症反应综合征（systemic inflammatory response syndrome，SIRS）　236

缺氧诱导因子（hypoxia-inducible factor，HIF）　167

R

热休克蛋白（heat shock protein，HSP）　72

人类白细胞抗原（human leukocyte antigen，HLA）　245

溶酶体膜相关膜蛋白 2（lysosome associated membrane protein type 2a，Lamp2a）　153

肉毒碱棕榈酰基转移酶 1（carnitine palmitoyl transferase 1，CPT1）　197

S

噻唑烷二酮类（thiazolidinedione，TZD）　246

三碘甲状腺原氨酸（triiodothyronine，T$_3$）　85

舌压抗阻训练（tongue-pressure resistance training，TPRT）　298

神经肌肉电刺激疗法（neuromuscular electrical stimulation，NMES）　222

神经肌肉接头（neuromuscular junction，NMJ）　67

肾素 - 血管紧张素 - 醛固酮系统（renin-angiotensin-aldosterone system，RAAS）　165

肾素 - 血管紧张素系统（renin-angiotensin system，RAS）　247

生长分化因子 11（growth differentiation factor-11，GDF-11）　66

生长激素（growth hormone，GH）　69，165，248

生长激素释放激素（growth hormone releasing hormone，GHRH）　69

生长激素受体（growth hormone receptor，GHR）　60

生长停滞和 DNA 损伤诱导 45α（growth arrest and DNA damage-inducible 45α，Gadd45a）　85

失眠认知行为治疗（cognitive behavioral therapy for insomnia，CBTI）　303

食物摄入量水平量表（food intake level scale，FILS）　297

双能 X 射线吸收法（dual energy X-ray absorptiometry，DXA）　64

四碘甲状腺原氨酸（tetraiodothyronine，T$_4$）　85

四肢骨骼肌质量（appendicular skeletal muscle mass，ASM）　199

四肢骨骼肌质量指数（appendicular skeletal muscle mass index，ASMI）　199

T

肽酪氨酸 - 酪氨酸（peptide tyrosine tyrosine，PYY）　84

糖皮质激素（glucocorticoid，GC）　173

体脂（body fat，BF）　125

体重指数（body mass index，BMI）　125，165，219，225

天冬氨酸蛋白水解酶 1（cysteinyl aspartate specific proteinase-1，caspase1）　84

铜锌超氧化物歧化酶（Cu/Zn-superoxide dismutase，SOD1）　59

吞咽困难预后和严重程度量表（dysphagia outcome and severity scale，DOSS）　297

吞咽造影录像检查（video fluoroscopic swallowing study，VFSS）　298

脱氢表雄酮（dehydroepiandrosterone，DHEA） 69, 249

W

外周动脉疾病（peripheral artery disease，PAD） 136

晚期糖基化终末产物（advanced glycation end product，AGE） 245

微管相关蛋白 1 轻链 3（microtubule-associated protein light chain 3，LC3） 153

微型营养评定（mini-nutritional assessment，MNA） 219

维生素 D 受体（vitamin D receptor，VDR） 197, 205

X

细胞因子信号传送阻抑物 3（suppressor of cytokine signaling-3，SOCS3） 171

下颏抗阻力训练（chin tuck against resistance，CTAR） 299

下丘脑 - 垂体 - 性腺轴（hypothalamic-pituitary-gonadal axis，HPG 轴） 302

下丘脑 - 脑垂体 - 肾上腺皮质轴（hypothalamic-pituitary-adrenal cortex axis，HPA 轴） 302

下肢动脉疾病（lower extremity artery disease，LEAD） 152

纤溶酶原激活物抑制物 -1（plasminogen activator inhibitor-1，PAI-1） 199

纤维肌痛（fibromyalgia，FM） 307

腺苷酸活化蛋白激酶（adenosine monophosphate-activated protein kinase，AMPK） 199

血管紧张素 - Ⅱ（angiotensin- Ⅱ，Ang- Ⅱ） 172

血管紧张素 Ⅱ 1 型受体（angiotensin Ⅱ receptor type 1，AT1） 247

血管紧张素转化酶抑制剂（angiotensin-converting enzyme inhibitor，ACEI）/ 血管紧张素 Ⅱ 受体阻滞剂（angiotensin Ⅱ receptor blocker，ARB） 247

血管内皮生长因子（vascular endothelial growth factor，VEGF） 293

血管生成素样蛋白 4（angiopoietin like protein 4，ANGPTL4） 199

Y

亚洲肌少症工作组（Asian Working Group for Sarcopenia，AWGS） 94, 184

亚洲人骨质疏松自我筛查工具（osteoporosis self-assessment tool for Asians，OSTA） 181

烟酰胺腺嘌呤二核苷酸（nicotinamide adenine dinucleotide，NAD^+） 85

炎症性肠病（inflammatory bowel disease，IBD） 87, 213

腰大肌厚度（transversal diameters of psoas muscle measurements，TDPM） 209

腰大肌体积（total psoas volume，TPV） 209

腰大肌总面积（total psoas area，TPA） 209

腰臀比（waist-to-hip ratio，WHR） 125

腰围（waist circumference，WC） 125

一氧化氮（nitric oxide，NO） 293

胰岛素抵抗（insulin resistance，IR） 130, 196

胰岛素受体底物 1（insulin receptor substrate 1，IRS-1）-PI3K-Akt 171

胰岛素样生长因子（insulin-like growth factor，IGF） 69

胰岛素样生长因子结合蛋白（insulin-like growth factor-binding proteins，IGFBPs） 69

胰高血糖素样肽 -1（glucagon-like peptide-1，GLP-1） 246

胰高血糖素样肽 -1 受体激动剂（glucagon-like peptide-1 receptor agonists，GLP-1 RAS） 121

乙酰胆碱（acetylcholine，ACh） 67

乙酰胆碱受体（acetylcholine receptor，AChR） 67

乙酰辅酶 A 羧化酶（acetyl-CoA carboxylase，ACC） 197

乙型肝炎病毒（hepatitis B virus，HBV） 204

游离脂肪酸（free fatty acid，FFA） 198

原发性侧索硬化（primary lateral sclerosis，PLS） 230

原肌球蛋白相关激酶 B 受体（tropomyosin-related kinase B receptor，TrkBR） 67

Z

真核起始因子 -2（eukaryotic initiation factor 2，eIF2） 207

支链氨基酸（branched chain amino acid，BCAA） 206

脂多糖（lipopolysaccharide，LPS） 85

脂肪酸（fatty acid，FA） 246

脂肪酸合酶（fatty acid synthase，FASN） 197

脂肪细胞型脂肪酸结合蛋白（adipocyte-fatty acid binding protein，A-FABP） 198

中国健康与养老追踪调查数据库（China Health and Retirement Longitudinal Study，CHARLS） 187

肿瘤坏死因子 -α（tumor necrosis factor-α，TNF-α） 60, 188, 198, 225

肿瘤相关性肌少症（cancer-associated sarcopenia） 106

重度抑郁症（major depressive disorder，MDD） 292

重症监护室（intensive care unit，ICU） 235

转化生长因子 β（transforming growth factor-β，TGF-β） 247

转化生长因子 β 活化激酶结合蛋白 1（transforming growth factor-β-activated kinase 1，TAK1） 188

棕色脂肪组织（brown adipose tissue，BAT） 132

阻塞性睡眠呼吸暂停（obstructive sleep apnea，OSA） 165

阻塞性睡眠呼吸暂停低通气综合征（obstructive sleep apnea hypopnea syndrome，OSAHS） 165

组蛋白脱乙酰酶（histone deacetylase，HDAC） 84